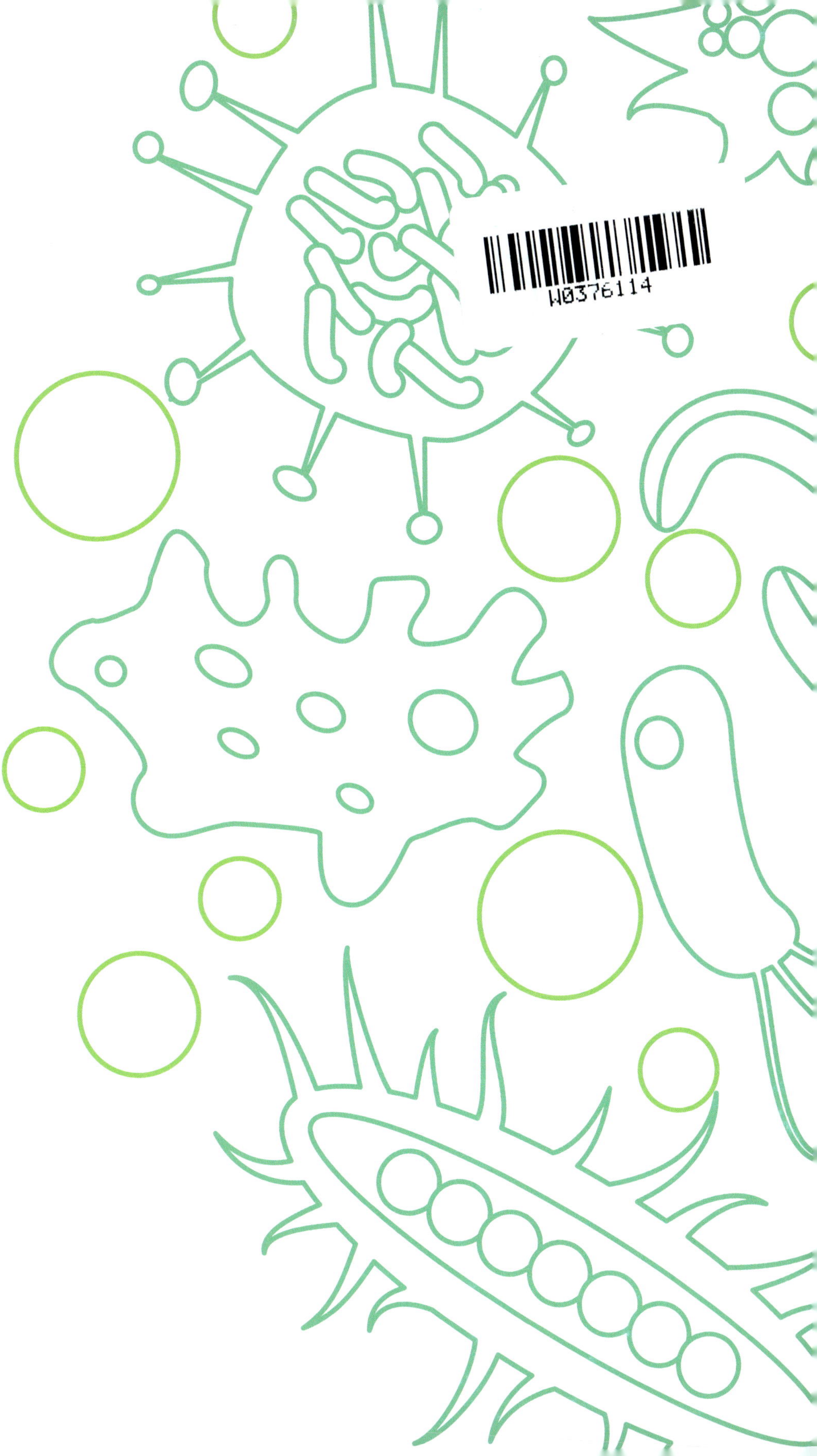

Dr. med. Michael Tank

Reizdarm adé – nichts tut mehr weh

Ein Ratgeber für Patienten
Eine Darstellung ganzheitlicher Praxiserfahrungen
Ein Wegweiser

ISBN 978-3-9817477-4-4

Über das Buch – Reizdarm adé – nichts tut mehr weh!

Wer Vorabend-TV schaut, kommt an den unzähligen Werbespots für gesundheitsfördernde Mittel nicht vorbei. Neben Schmerzen in jeglicher Form und Schlafstörungen werden vor allem Darmprobleme, also Blähungen, Verstopfung, Bauchschmerzen thematisiert. Die angeblich so toll wirkenden Präparate sind allesamt rezeptfrei und behandeln eines nicht: die Ursachen. Eine symptomatische Behandlung ist jedoch wie ein Regenschirm bei Regen. Man wird nicht so nass, aber es regnet trotzdem. Ziel einer Behandlung sollte die Beseitigung der Ursache sein. Also, um im Bilde zu bleiben, das Wetter zu ändern, statt Schirme zu verteilen.

Wer sich bei Reizdarmbeschwerden in die Hände der Schulmedizin begibt, wird in vielen Fällen ebenfalls enttäuscht. Wenn - nach den üblichen Tests - auf symptomatische Behandlung und Diätempfehlungen keine Besserung eintritt, dann wird gerne eine psychosomatische Ursache attestiert.

Dieses Buch will auf weitere, ganzheitlich biologische Untersuchungsmethoden hinweisen und aufzeigen, dass es für viele Betroffene doch eine Lösung der Darmprobleme geben kann. Mit anderen Methoden kommt man zu anderen Ergebnissen. Und mit präziseren Diagnosen kommt man zu einer gezielteren Behandlung. Diese Erkenntnis hat den Autor, Dr. Michael Tank, bewogen, in diesem Buch zusammenzufassen, was er tagtäglich in seiner Praxis erlebt. **Vielen Patienten, die seit Jahren an Darmbeschwerden leiden, kann geholfen werden. Sie müssen nur einen anderen Weg gehen.**

Autor: © Dr. Michael Tank
1. Auflage Januar 2018
ISBN 978-3-9817477-4-4
Weitere Informationen unter:
www.buch-reizdarm-ade.de
www.tank-deutschland.de
www.die-gesundheits-gmbh.de
www.therapeutikum-hamburg.de

Verlag: DMT GmbH
Borsteler Chaussee 47
22453 Hamburg

Handelsregister Hamburg
B102223
Steuerkasse Hamburg
Ust-IdNr. DE279937059

Medizin ist eine Wissenschaft, die ständigem Wandel unterliegt. Verschiedene Sichtweisen und Therapiemöglichkeiten sind üblich. Die in diesem Buch wiedergegebenen Darstellungen, Hinweise und Empfehlungen entsprechen der Meinung des Autors. Autor und Verlag übernehmen keine Gewähr und keine Haftung für die Richtigkeit der Angaben. Aus den Aussagen abgeleitete Therapien liegen allein in der eigenen Verantwortung des anwendenden oder verordnenden Therapeuten oder Patienten. Geschützte Warennamen ® werden nicht immer kenntlich gemacht.

Inhaltsverzeichnis

Prolog 10

Einleitung 11

Allgemeines zu Verdauungsbeschwerden 26

Reizdarm: Definition 31

Reizdarm – schulmedizinische Sicht 31

Empfohlene Untersuchungsmethoden 32
- Ultraschall 32
- Endoskopie – Spiegelung 33
- Stuhluntersuchungen 36
- Funktionstests 37
- Fruchtzucker – Fruktose, Fruktoseintoleranz 37
- Milchzucker – Laktose, Laktoseintoleranz 41
- Sorbitintoleranz 45
- Zöliakie 46
  - Wie erfolgt die Diagnose der Zöliakie? 48
- Tropische Sprue 52
- Histaminintoleranz 53
- Zusammenfassung schulmedizinische Diagnostik 57

Der Reizdarm aus ganzheitlicher Sicht 58

Anatomie und Physiologie des Verdauungstraktes – wie der Magen-Darm-Trakt aufgebaut ist und funktioniert 60
- Die Verdaung beginnt im Mund 60
- Der Magen 62
- Blockade der Magensäurebildung - krank durch Medikamente 64
- Nebenwirkungen von PPI 66
- Alternativen zur Säureblockade 68
- Der Dünndarm 68
- Leber und Galle 70
  - Die Leber 70
  - Galle 71
- Die Bauchspeicheldrüse 73
- Der Dickdarm 75
- Die Iliozökalklappe 76

Chronisch entzündliche Darmerkrankungen (CED) 78
- Morbus Crohn und Colitis ulcerosa 78
  - Colitis ulcerosa 78
  - Morbus Crohn 79
- Unterschiede zwischen Colitis ulcerosa und Morbus Crohn 80
- Ganzheitliche Sicht chronischer Darmentzündungen 80

Das Lymphsystem – ein weitgehend unerwähntes wichtiges Flüssigkeitssystem 89

Giftung-Entgiftung 91
Natürliche Ausscheidungsmöglichkeiten des Körpers 92
Erhöhte Atemfrequenz 93
Schwitzen 93
Durchfall 93
Erbrechen 93
Erhöhter Wasserumsatz 94
Fieber 94

Wissenswertes zur Verdauung 95
Die Verdauung der Nahrungsmittelbestandteile im Einzelnen 98
Fettstoffwechsel 98
Kohlenhydratstoffwechsel 100
Eiweißstoffwechsel 103
Ballaststoffe 105

Das Mikrobiom, die Mikrobiota, die Darmflora... 107
Bakterien sind unterschiedlich 109
Was tut die Mikrobiota für uns? 111
Weitere Fakten zur Mikrobiota: 111
Sind Babys bei der Geburt steril? 112
Epigenetik 118

Mögliche zusätzliche Laboruntersuchungen beim Reizdarm 122
Stuhluntersuchungen 122
Klassische Stuhlprobe 122
Triple Faeces Test (TFT) 122
Floraanalyse 123
Stuhluntersuchung auf Fette und Eiweiß sowie Gallensäuren 124
Entzündungsanzeigende Eiweiße im Stuhl 125
Calprotectin 125
Lactoferrin 125
Lysozym 126
Eosinophil derived Neurotoxin (EDN) 126
Pankreas-Elastase 127
Parameter, die die Durchlässigkeit der Darmwand anzeigen 128
PMN-Elastase 129
Beta-Defensine 129
Zonulin 130
Serumalbumin im Stuhl 131
Blut im Stuhl 131
Nachweis von M2-PK im Stuhl 132
Sekretorisches IgA (sIgA) 133
Histamin im Stuhl 135

Ganzheitliche Untersuchungsmethoden **136**
Akupunkturpunkte und Meridiane 140
IST-EAV 143
Professionelle Applied Kinesiology (PAK) 146

Reizdarm durch Infekte? **153**
Faktoren für Infektionen des Magen-Darm-Traktes 153
Natürliche Schutzfaktoren 154
Wie beeinträchtigen uns krankmachende Mikroorganismen? 155
Toxine im Darm 155
Störungen des Salz- und Wasserhaushalts 158
Virulenzfaktoren 158

Typische Krankheitserreger, die Reizdarm-Symptome auslösen oder unterhalten können **160**
Helicobacter pylori (früher: Campylobacter pylori) 160
Yersinien, Yersiniose 163
Salmonellen - Salmonellose 165
Shigellen 166
Campylobacter 167
Listerien - Listeriose 168
Amöben 171
Lamblia intestinalis (= Giardia lamblia) 175
Würmer 179
Tab.: Tabellarische Darstellung gängiger Wurmmittel 184
Pilzinfekte 185
Rotaviren 187
Norovirus 189
Coxsackieviren 190
Adenoviren 191
Tab.: Tabellarische Erregerübersicht 192

Übertragungswege – einige Erklärungen **194**
Wie schütze ich mich vor aerogener Übertragung? 195
Wie schütze ich mich vor Schmierinfekten? 196
Wie schütze ich mich vor Zoonosen? 197
Wie schütze ich mich vor fäkal-oralen Übertragungen? 198
Wie kommen die Erreger auf die Rohkost oder das Fleisch bzw. den Fisch? 199

Nahrungsmittelhandling **201**
Schon beim Einkauf Fehler vermeiden 201
Lebensmittellagerung 201
Mindesthaltbarkeitsdatum und Verbrauchsdatum 203
Zubereitung von Nahrung 204
Warmhalten von Nahrung 207
Abwasch 207
Entsorgung von Speiseresten und Verschnitt 208

Nahrungsmittelunverträglichkeiten und Allergien 209

Antigen? Hapten? Allergen? 214
Wann also wird eine normale, nützliche, lebenswichtige Immunreaktion zur Allergie? 216
Prostaglandine 217
Leukotriene 218
Lecithin – Phosphatidylcholin 219
Histamin 219

Typ I: Allergie vom Soforttyp 220

Typ II: Zytotoxische Reaktion 222

Typ III: Immunkomplexreaktion 223

Typ IV: Allergie vom verzögerten Typ 224

Allergietests 227
Allergien vom Soforttyp: 229
Der Pricktest 229
Der Scratch-Test 229
Der Intracutantest 230
Die nasale Provokation 230
Die inhalative Provokation 230
Die orale Provokation 230
Allergien vom verzögerten Typ 230
Der Epicutantest 230
Test lebender menschlicher Zellen außerhalb des Körpers 231
Nahrungsmitteltests mit LTT 231

Immunglobuline - Allgemeines 233
IgG bei Nahrungsmitteln 233

Kennzeichnung - Was ist drin im Essen? 237
1.) Bezeichnung des Lebensmittels 237
2.) Das Zutatenverzeichnis 237
3.) Allergene 237
4.) Nährwertangaben 239

Zusatzstoffe in Nahrungsmitteln 240

Der undichte Darm - Folge und Ursache von Nahrungsmittelunverträglichkeiten? 244

Haptene – Schlüssel zur Autoimmunerkrankung? 245

Reizdarm-Symptome und ihre Bewertung 250
Bauchschmerzen 250
Mit Bauchschmerzen zum Arzt, wenn 250

Ursachen von Bauchschmerzen 251
Durchfall oder Verstopfung – was ist normal? 253
Durchfall 256
Verstopfung 258
Gasbildung und Bauchkrämpfe 261

Der durchlässige Darm – das Leaky Gut Syndrom 264
Leaky Gut als ein schweres Stadium einer Darmentzündung? 267
Die Gehirn-Darm-Achse 270
Darmhormone, die auch im Gehirn wirken 273
Typische Symptome einer geschädigten Gehirn-Darm Achse 276
Leaky gut durch Nervenfunktionsstörungen? 279
Wie kann man eine eingeschränkte Vagusfunktion erkennen? 280
Wie stärkt man den Vagusnerv? 281
Verbesserung der Hirnfunktion 284

Checkliste Darm-Probleme 288

Vorgehen bei Reizdarmproblemen: 290

Ganzheitliche Therapieansätze bei Darmproblemen 294
Nosodentherapie 294
Probiotika und Prebiotika 296
Stuhltransplantation 298
Ernährung 298
Reihenfolge in der ganzheitlichen Therapie 298
Ernährungsumstellung in der Reizdarmtherapie 300
Histaminintoleranz 300
LowFODMAPs 301
Blutgruppendiät 302
Weitere Therapiemöglichkeiten
der Reizdarmsymptome 303

Mögliche Folgen einer chronischen Darmproblematik 307
Haarausfall / Nagelwachstumsstörungen / Schlecht heilende Wunden 307
Anämie 308
Rückenschmerzen 309
Hormonstörungen (unregelmäßige Menstruation und andere) 309
Gewichtsabnahme - Gewichtszunahme 311

Typische Fragen aus der Praxis 312

Nachwort 316

Ausblick 319

Stichworte – Erklärungen 320

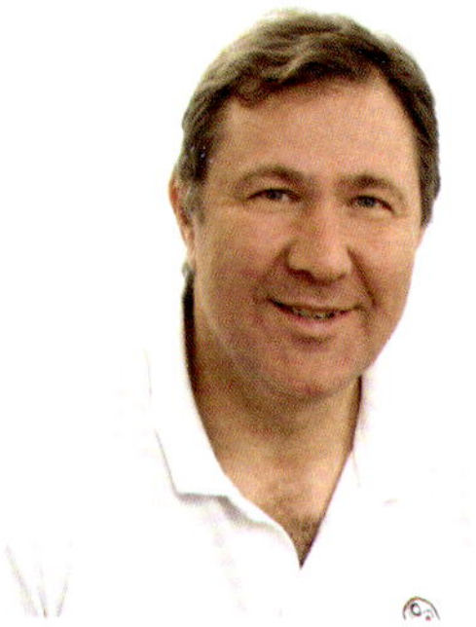

Dr. med. Michael Tank
HAUTARZT/ALLERGOLOGE
SPORTMEDIZIN
CHIROTHERAPIE

Prolog

Als 5-jähriger erlitt ich eine Blinddarmentzündung, die unser Hausarzt als Darmverstimmung diagnostizierte. Zum Glück nahm mein Vater meine Beschwerden ernster und brachte mich eigenmächtig ins Krankenhaus. Ich hatte eine Bauchfellentzündung, stand kurz vor einem Blinddarmdurchbruch und wurde sofort operiert. 1965 gab es außer Penicillin keine Antibiotika, so dass die Sterberate einer Bauchfellentzündung damals über 60% lag.

Eine Woche lang blieb mein Bauch offen und wurde täglich gespült. Ich überlebte, allerdings mit einer stark verwachsenen Narbe. Später litt ich als Jugendlicher unter ausgeprägten, übelst riechenden Blähungen, hatte mehrmals am Tag Stuhlgang und fand das normal. Ich war eben der „Stinker", und wenn es beim Sport mal wieder in der Volleyballhalle roch, wurde als erster mein Name genannt. Beim Fußball fiel es nicht so auf, aber ich erinnere mich an pausenlose Luftabgänge bei Laufeinheiten.

Ich litt also schon als Jugendlicher unter Darmproblemen, doch ich konnte damit umgehen und nahm die Blähungen nicht wichtig. Im Studium ging es mir diesbezüglich nicht besser und ich schob es auf die Antibiotika, die ich 15 Jahre vorher bei der Blinddarmentzündung bekommen hatte und die möglichen Verwachsungen, die durch die Operation entstanden waren. Erst nach dem Studium, in dem ich immer wieder unter Wirbelblockaden litt und stets meine Blähungen hatte, traf ich einen ganzheitlich arbeitenden Zahnarzt, der mir riet, auf Weizen zu verzichten. Fortan waren die Rückenprobleme besser und die Blähungen seltener.

Es gab also eine andere als die von mir vermutete Ursache. Erst Jahre später, in meiner eigenen Praxis, wurde ich quasi täglich darauf gestoßen, dass ich mich mit dem Darm und der Ernährung auseinandersetzen musste.

Einleitung

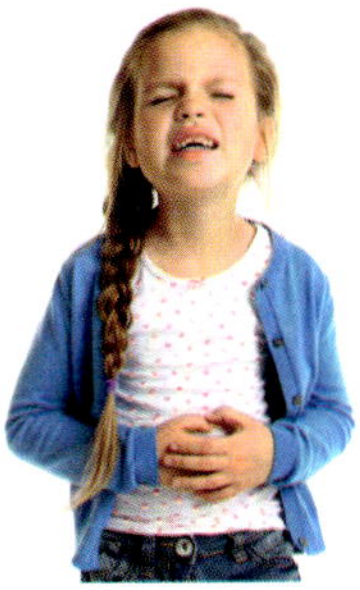

Lara, 7 Jahre – Bauchweh, unklarer Befund

Die kleine Lara kam mit ihrer Mutter in die Praxis. Sie war ein kleines Mädchen, etwas über 7 Jahre alt, blond und wirkte irgendwie bedrückt. Sie sprach mit leiser, etwas betrübter Stimme. Auf Befragen zeigt sie auf ihren Bauch. „Da tut es weh!" sagte sie. „Immer?" fragte ich. „Nein, manchmal morgens, manchmal tagsüber, immer mal wieder" Die Mutter, die sie begleitete, zog einen Riesenstapel Papier aus der Tasche. Sie war mit Lara schon bei vielen Ärzten gewesen. Namhafte Professoren, Fachärzte und Hausärzte hatten sie gesehen, auch Kinderärzte waren konsultiert worden. Selbst Heilpraktiker hatten ihre Kunst versucht. Am Ende diagostizierte man bei ihr eine Glutenunverträglichkeit (Zöliakie) und Laktoseintoleranz. Ihr Speiseplan war sehr reduziert, Freude am Essen hatte das kleine Mädchen nicht mehr. Was aber viel wichtiger war: es hatte sich nichts gebessert. Die Veränderung der Kost führte mal durchaus zu Besserungen, ein anderes Mal waren bei gleicher Kost wieder die Bauchschmerzen zu spüren. Die Geschichte ging nun schon über ein Jahr lang.

Nach Durchsicht der Unterlagen konnte ich eine eindeutige Diagnose nicht stellen. Ich bat Lara sich zu entkleiden und sich auf meine Liege zu legen. Bei der Durchuntersuchung zeigten sich die Organsysteme Magen, Dünndarm und Dickdarm auffällig. Außerdem testete der Kontrollpunkt für den 3-Erwärmer pathologisch. Die Nosode für Peitschenwürmer zeigten eine Reaktion. Alle Befunde konnten durch ein Wurmmittel namens Helmex® ausgeglichen werden.

Ich verordnete dieses Mittel und bat die Mutter sich vier Wochen später mit Lara noch einmal vorzustellen. Nach vier Wochen kam ein fröhliches, strahlendes Kind auf mich zu und sprach mit fester Stimme: „nichts tut mehr weh". Auf meine Frage, was passiert sei, sagte die Mutter, dass es bereits nach der ersten Einnahme des Wurmmittels zu ein bisschen Bauchrumoren und einem Tag Durchfall gekommen sei. Danach seien die Bauchbeschwerden bereits vorbei gewesen. Die zweite Einnahme des Wurmmittels habe keine weitere Veränderung gebracht. Lara hatte wieder begonnen Nahrungsmittel zu essen, die sie laut ihrer Verbotsliste eigentlich nicht mehr essen sollte. Bauchschmerzen waren jedoch nicht wieder aufgetreten.

Jetzt kam Lara nach mehr als 2 Jahren wieder in die Praxis, weil sie Bauchbeschwerden hatte. Diese bestanden erst seit kurzem und es ging ihr eigentlich ganz gut. Die Ursache war ein Infekt, den ich schnell finden und behandeln konnte. Auf meine Frage an die Mutter und Lara, was denn aus der diagnostizierten Zöliakie geworden sei, kam heraus, dass Lara inzwischen in der Schule alles isst und nicht auf Gluten achtet. Zuhause hat es die Mutter nicht über das Herz gebracht, ihrer Tochter Gluten zu geben. Aber seit damals verträgt Lara glutenhaltige Nahrungsmittel, die sie außer Haus konsumiert, ohne jegliche Probleme.

Dieses Beispiel zeigt exemplarisch, was sich in meiner Praxis nahezu tagtäglich abspielt. Schulmedizinisch ausdiagnostizierte Fälle mit teils unhaltbaren Diagnosen und noch unhaltbareren Ernährungsempfehlungen kommen hilfesuchend in meine Praxis und wundern sich, dass es nahezu immer Darminfekte sind, die man leicht und erfolgreich behandeln kann, die ihre Beschwerden auslösen. Darüber will ich in diesem Buch berichten. Ich will Ihnen aufzeigen, dass die Schulmedizin zwar durchaus ihre Berechtigung hat, aber in vielen Fällen einfach danebenliegt. Schulmedizinische Untersuchungen sind manchmal nicht zielführend, verwechseln Ursache und Folgen und führen zu Fehldiagnosen. Daraus resultieren Behandlungsansätze, die oftmals die Lebensqualität des Patienten stark beeinträchtigen und die man rückwirkend eindeutig als Übertherapie klassifizieren kann.

Patienten mit Verdauungsbeschwerden sind eine häufige Klientel, nicht nur in meiner Praxis, sondern allgemein in hausärztlichen Praxen. Die Diagnose Reizdarm ist häufig die, die abschließend gestellt wird. Doch was ist ein Reizdarm?

Streng schulmedizinisch handelt es sich bei der Diagnose Reizdarm um eine psychosomatische Erkrankung. In dem ICD - 10 Schlüssel, der alle Krankheiten in einen Zahlencode übersetzt, um Häufigkeiten und Zusammenhänge in Datenbanken besser darstellen zu können und so epidemiologische Hinweis zu erhalten, ist der Reizdarm sowohl mit der Klassifikation F 45.3 Somatoforme autonome Funktionsstörung hinterlegt als auch unter K.58 Reizdarm mit und ohne Diarrhoe (Durchfall).

Das bedeutet praktisch, dass an einem Patienten, der an chronischen Bauchbeschwerden leidet, zunächst typische Untersuchungen durchgeführt werden. Kann man keine Ursache finden, sind also alle schulmedizinischen Diagnostikmethoden ohne Ergebnis, wird aus dem Reizdarm eine „Somatoforme autonome Funktionsstörung“ und damit ein psychosomatisches Krankheitsbild.

Viele Patienten, die mich in meinen Praxisräumen aufsuchen, wollen nicht an eine psychische Ursache glauben. Sie sind nahezu glücklich, wenn man ihnen eine Ursache präsentieren kann. Dieses gelingt mir und meinen Kollegen regelmäßig mithilfe ganzheitlicher Diagnostikmethoden. Finden wir eine Ursache, so haben wir fast immer die Möglichkeit, diese Ursache zu behandeln. Wenn wir es in Zusammenarbeit mit dem Patienten schaffen, die Ursache wirklich zu beseitigen, also die Grunderkrankung zu heilen, dann verschwinden auch die Symptome. Im Gegensatz zu vielen schulmedizinischen Therapieansätzen ist eine Heilung damit verbunden, dass der Patient hinterher nicht nur beschwerdefrei ist, sondern sich auch meistens wieder vielfältiger ernähren kann und ganz erheblich an Lebensqualität gewinnt.

Das vorliegende Buch richtet sich im Wesentlichen an Betroffene. Es übt Kritik an ärztlichen Kollegen und anderen Heilberufen, die in vielen Fällen unlogisch, kostenintensiv und aufwändig an Krankheitsbildern herum therapieren, die sie nach meiner Auffassung nicht verstanden haben. Diesbezüglich kann das Buch auch anderen medizinischen Heilberufen und ärztlichen Kollegen als ein simpel geschriebener Ratgeber den Weg weisen.

Mein Ziel ist es, den vielen Menschen, die Bauchbeschwerden haben und an vermeintlichen Allergien leiden, einen neuen Weg zu zeigen. Dieser Weg führt bei vielen, aber sicherlich nicht bei allen, zu Verbesserungen des Gesundheitszustandes. Wenn Sie dieses Buch gelesen haben, haben Sie ein Wissen erworben, das es Ihnen ermöglicht, die Äußerungen Ihrer Therapeuten kritisch bewertend zu sehen. Sie sind dann in der Lage zu beurteilen, ob Ihr Therapeut Ihnen wirklich helfen kann, oder ob Sie sich jemand anderem anvertrauen sollten. Ich bemühe mich, alle Erklärungen so zu fassen, dass der Inhalt leicht verständlich ist. Dazu muss ich Vereinfachungen benutzen, die man in ärztlichen Fortbildungen so vereinfacht nicht stehen lassen würde. Ziel ist aber, dass die betroffenen Laien verstehen, was ich ihnen erklären möchte. Deswegen bitte ich Vorgebildete und Therapeuten um ein bisschen Nachsicht in der Bewertung mancher Aussage. Es war für mich nicht leicht, einen Mittelweg zu finden, der ausreichend Präzision und die nötige Vereinfachung bietet. Außerdem wiederholen sich manche Erklärungen. Ich habe das bewusst so gemacht, damit der Laie im jeweiligen Kapitel die nötigen Informationen noch einmal bekommt und hoffentlich dann nicht so oft nachschlagen muss. Abschließend hoffe ich, dass mir diese Gratwanderung gelungen ist und Sie als geschätzter Leser von dem Buch profitieren.

Wie auch Sie für sich das Wetter ändern

Wenn Sie dieses Buch lesen, es gekauft oder ausgeliehen haben und sich für das Thema Reizdarm interessieren, dann sind Sie wahrscheinlich Betroffener.

Dann leiden Sie womöglich an Stuhlunregelmäßigkeiten, Bauchweh, Blähungen, Völlegefühl oder alles zusammen. Und wahrscheinlich waren Sie schon bei Ärzten, Heilpraktikern, vielleicht sogar in einem Krankenhaus. Und dann gehe ich davon aus, haben Sie schon einiges an Geld in ihre Gesundheit investiert. Ziemlich sicher bin ich, dass Manches eine - vorübergehende - Besserung gebracht hat, aber Sie nicht wirklich zufrieden sind. Eventuell haben Sie auch Ernährungsauflagen bekommen, die kaum umsetzbar sind, die Ihnen die Freude am Essen und vielleicht sogar am Leben nehmen. In jedem Fall scheinen Sie unter dem Problemfeld „Darm" oder „Verdauung" zu leiden. Und leidende oder erduldende Menschen nennt man nach dem lateinischen Partizip „pati"= leidend, erduldend, Patienten.

Sie sind also ein Patient, ein Leidender. Ziel dieses Buches ist es, Ihr Leiden zu lindern oder, noch besser, zu beseitigen. Sie vom Patienten zum gesunden Menschen zu machen.

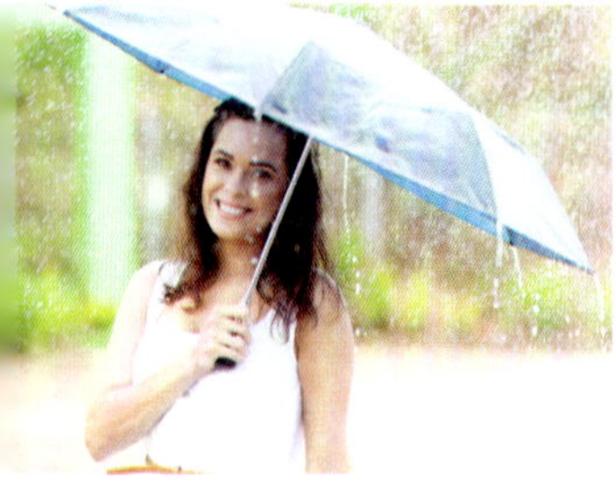

Ursachen bekämpfen – anstatt nur Symptome zu lindern

Ich bin ein Freund von Bildern.

Stellen Sie sich vor, es regnet. Dann werden wir nass und finden das nicht gut. Wir könnten frieren, bekommen ein unangenehmes Gefühl auf der Haut oder könnten sogar krank werden. Wir versuchen also, möglichst nicht nass zu werden. Deswegen haben wir Schirme und Regenkleidung erfunden und Unterstände gebaut. Wir wissen, dass wir Regen hinnehmen müssen und uns nur vor den Folgen schützen können. Diese Schutzmaßnahmen beeinträchtigen uns zwar – weil man nicht gerne in Regenkleidung herumläuft, ein Schirm einen doch in der Beweglichkeit und dem, was man tun kann, einschränkt (einen Garten umgraben mit Regenschirm klappt nicht so ganz) oder, weil, wenn man sich unterstellt, man einfach nicht das machen kann, was man eigentlich tun wollte, - aber wir werden wenigstens nicht nass. Wir schützen uns vor den Folgen des Regens, aber wir ändern nicht das Wetter.

Genauso sehe ich Maßnahmen, die den meisten Patienten wegen chronischer Darmbeschwerden verordnet oder empfohlen werden. Sie lindern die Beschwerden, aber sie behandeln nicht die Ursache. Man kann damit leben, aber es schränkt ein und macht nicht immer wirklich Spaß.

Mein Ziel ist, für Sie Ihr Wetter zu ändern.

Den Regen in Trockenheit oder sogar Sonnenschein umzuwandeln. Dann brauchen Sie all die mehr oder weniger einschränkenden Schutzmaßnahmen nicht mehr.

Ich will meine Patienten also heilen, wenn möglich. Und das gelingt erstaunlich oft, - auch bei Patienten, denen man vorher erklärt hat, dass sie eine lebenslange Diät einhalten müssen, lebenslang Medikamente nehmen müssen oder sich mit den Beschwerden arrangieren sollen.

In diesem Buch will ich auf alternative Ansätze hinweisen und aufzeigen, dass es neben der „Schulmedizin", trotz vielfach anders lautender professoraler Meinung, eine andere, Heilung bringende, Chance geben kann.

Ich bin Sprecher eines Arbeitskreises ganzheitlicher Therapeuten, denen allen gemein ist, dass sie eine „alternative" Diagnostik betreiben. Und klar ist, dass man mit anderen Methoden zu anderen Ergebnissen kommt. Deswegen weiß ich, dass die „schulmedizinische" Überprüfung unserer Testergebnisse in vielen Fällen kein Ergebnis bringt. Wie auch, wenn die Methoden anders sind. Ich weiß und erlebe auch, dass Kollegen uns belächeln oder sogar verunglimpfen. Für mich ist unsere Diagnostik neben der Schulmedizin eine weitere Möglichkeit, etwas über den Patienten herauszufinden. Und erweiterte Diagnostik birgt neue Chancen. Wenn man die Ursache für ein Problem gefunden hat, dann ist eine zielgerichtete Therapie oft möglich und hat große Aussicht auf Erfolg. Erfolg bedeutet, wie oben beschrieben, nicht, dass ich dauerhaft die Symptome unterdrücke, also Regenschirme verteile, wie viele der vermeintlich etablierten Behandlungsansätze es tun. Ich möchte, dass die Patienten keine Patienten mehr sind, nicht mehr leiden und ein möglichst normales Leben führen können. Der Regen muss weg.

Ich möchte Ihnen in einer ersten Übersicht darstellen, warum, nach meiner Erfahrung, die Schulmedizin in vielen Fällen keinen Erfolg hat. Welche Möglichkeiten Sie haben und was Sie dafür tun müssten. Weiter hinten im Buch folge ich dann der üblichen Strukturierung für Sachbücher und gebe detailliertere Informationen.

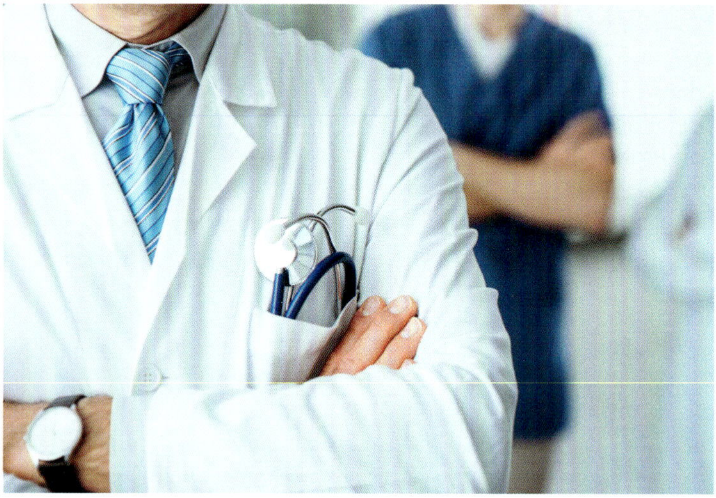

Halbgötter behandeln oft Laborbefunde

Wenn man Medizin studiert, erfährt man studienbegleitend eine Sozialisation, eine Anpassung an ärztliche Gepflogenheiten. Man lernt, wie man als Arzt zu denken hat, wie man Entscheidungen zu treffen hat und wie man Patienten zu behandeln hat. Das ist auch mir so passiert. Und meine Kommilitonen, die im ersten Studienjahr noch mit ölverschmierten Händen und dicken schwarzen Rändern unter den Fingernägeln ungekämmt und langhaarig im Parka zum Präparierkurs erschienen, hatten zum Ende des Studiums gepflegte Kurzhaarfrisuren und peinlich saubere Hände. Ich hatte eigentlich immer kurze Haare, weil ich über die Bundeswehr studiert habe und zwischendurch immer wieder hin musste.

Mit dem Äußeren hatte sich auch unser Denken geändert. Wir sahen uns als die wissenden Ärzte und den Patienten als den Dummen, der einem alles glauben und möglichst ohne Rückfragen den Anweisungen Folge leisten sollte.

Mit dem Äußeren hatte sich auch unser Denken geändert. Wir sahen uns als die wissenden Ärzte und den Patienten als den Dummen, der einem alles glauben und möglichst ohne Rückfragen den Anweisungen Folge leisten sollte. Das hat sich von 1988, als ich Examen machte, bis heute ein bisschen geändert. Dennoch haben durchaus manche Ober- oder gar Chefärzte die Attitude nicht abgelegt und glauben, dass sie Kraft ihrer Position unangreifbar und manchmal sogar unfehlbar seien.

Wissenschaft gibt eine bestimmte Art zu denken vor. Alles soll durch Studien belegbar und im breiten Konsens abgesichert sein. Ich erlebe dieses Denken als Belastung. Wenn ein Laborwert nicht das ergibt, was man zu finden glaubt, dann ist ein Indiz nicht da, aber dennoch schließt das, anders als von der Schulmedizin angenommen, das Vorhandensein einer Krankheit meistens nicht aus. Labore können Fehler machen. Die Probenentnahme aus Blut, Stuhl, Urin oder Köpergewebe, die Lagerung, Verpackung und der Transport von Proben, all das kann Fehler provozieren und zu falschen oder uneindeutigen Ergebnissen führen.

Röntgenbilder oder Kernspinnuntersuchungen zeigen statische Bilder und sehen Veränderungen, wie Brüche oder Tumore, Entzündungen oder Muskelverletzungen und Einblutungen, aber sie zeigen nichts über die Funktion des abgebildeten Körperteils oder gar des gesamten Körpers. Und Entzündungen, die gerne als Ursache von Beschwerden verkauft werden, sind Folgen, sind Symptome, aber keine Ursache.

Warum ist die Entzündung da? – diese Frage kann ein Bild oder ein Laborbefund eben oft nicht erklären. Deswegen behandele ich Menschen und keine Bilder oder Laborbefunde.

Ich frage meinen Patienten gerne, was denn der Automechaniker macht, wenn er das Auto repariert hat. Und die meisten antworten: „Rechnung schreiben". Das sicher auch, aber viel wichtiger ist: er prüft das Ergebnis seiner Arbeit. Und das tut er nicht, indem er ein Foto vom Motor oder Getriebe macht, sondern indem er eine Probefahrt durchführt, also die Funktion testet. Und deswegen bin ich dafür, dass man Patienten auch funktionell untersucht und nicht nur Bilder macht. Was in Bezug auf Muskeln und Skelettsystem vergleichsweise einfach erscheint, mag beim Darm eher schwierig sein. Aber es gibt Funktionstests. Die sind auch nicht der Weisheit letzter Schluss – d.h. auch sie können eine Störung übersehen. Aber immerhin können sie als ein starkes Indiz bei der Ursachensuche gewertet werden. Am besten allerdings ist, wenn man das sensibelste Instrument nutzt, das es gibt: den Patienten selbst und sein Empfinden. Eine ausführliche Befragung und Erfassung der Beschwerdeumstände, mit Fragebogen und im Gespräch nimmt oft das Ergebnis eines Funktionsversuches vorweg. „Herr Doktor, wenn ich morgens einen Milchkaffee trinke, dann kriege ich 2 Stunden später Bauchweh" ist ein durch den Patienten selbst erhobenes Ergebnis eines Belastungstests mit eben jenem Milchkaffee. Und da ich Menschen und nicht Atemtests behandle, ist diese Aussage für mich viel mehr wert, als z.B. ein Laktose-Atemtest.

Besonders häufig habe ich erlebt, dass den Patienten eingeredet wird, dass sie etwas nicht haben können, weil keines der Untersuchungsergebnisse die geklagten Beschwerden bestätigt. Und dann wird gerne die Psyche bemüht: „Das ist alles psychosomatisch".

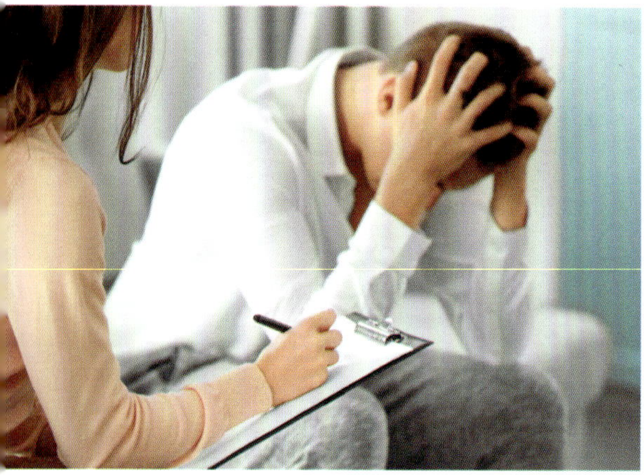

Ich gehe damit etwas anders um: Außer bei offensichtlich psychiatrisch auffälligen Patienten gehe ich davon aus, dass der oder die Patient(in) sich selbst ziemlich gut kennt und sich über sich selbst äußern kann. Wenn der Patient mitteilt, etwas habe früher funktioniert und tue es jetzt nicht mehr, dann muss ich das als Arzt so hinnehmen. Der Betroffene fühlt sich ja immerhin so beeinträchtigt, dass er deswegen mich und wahrscheinlich auch andere Therapeuten aufgesucht hat. Wenn ich nichts finde, dann hat nicht der Patient zwingend unrecht, sondern dann habe ich es eben mit meinen Möglichkeiten nicht gefunden. Meine Aufgabe als Arzt ist es also, die Beschwerden ernst zu nehmen und herauszufinden, was die Probleme hervorruft und nicht die Probleme in Frage zu stellen. Weiterhin sollte ich dem Patienten nach meinen Untersuchungen verständlich erklären, was nach meiner Meinung sein Problem ist. Das ist nicht immer einfach, weil es dem Betroffenen an Wissen und Kenntnissen mangelt und manchmal auch, weil die Sprache ein Hindernis ist. Ein Teil der Widerstände entsteht durch vorgefertigte Meinungen. "Aber mein Arzt hat gesagt...," oder „ich habe in der Zeitung/dem Internet gelesen..."

Es ist schwierig, sich Neuem zu öffnen und zu akzeptieren, dass man Befunde auch anders interpretieren kann. Das gilt übrigens nicht nur für Patienten, sondern auch für Therapeuten.

Manche Patienten wollen Diagnosen nicht akzeptieren, manche sie überprüfen lassen. Wie bereits oben beschrieben, führen unterschiedliche Methoden zu unterschiedlichen Ergebnissen, weswegen Schwierigkeiten auftauchen können. Der Hausarzt, zu dem ein Vertrauensverhältnis besteht, weil er den jeweiligen Patienten schon lange kennt und ihm oft auch geholfen hat, der soll nun die von mir gestellten Diagnosen überprüfen. Und natürlich findet er nichts, denn er hat ja auch schon früher mit seinen Methoden nichts gefunden, sonst wäre der Patient ja nicht zu mir gekommen.

Meine wesentliche Aufgabe ist es, dem Patienten klar zu machen, welche Erwartungen er haben kann und welche nicht erfüllbar erscheinen. So wollen manche nach **einer** Behandlung gesund sein, und das bei Krankheitsdauern von Jahren. Es gibt zwar einzelne Fälle in denen es gelingt, nach einer Therapie Beschwerdefreiheit zu erreichen, aber in der Regel benötigt die Behandlung länger. Vor allem dann, wenn man auf die Unterstützung anderer Fachgebiete zurückgreifen muss. Wenn ich z.B. eine chronische Zahnentzündung als übergeordnete Ursache für Darmprobleme diagnostiziere, kann die Behandlung mit Zahn ziehen, Knochen abheilen lassen, weitere Versorgung einleiten etc. gerne einmal 3 Monate und länger dauern. Wenn unverträgliche Zahnmaterialien eine Rolle spielen, kann es schon im Interesse des Patienten liegen, das Ganze über einen längeren Zeitraum zu strecken, weil er sonst die finanziellen Mittel nicht aufbringen kann, die man benötigt, um all die Zähne neu zu füllen, die z.B. mit unverträglichem Kunststoff gefüllt sind. Ausleitungsbehandlungen nach Schwermetallbelastung durch Amalgam können Monate oder Jahre dauern. Ausleitungsbehandlungen können aber erst begonnen werden, wenn alles Fremdmaterial entfernt wurde. Niemand putzt bei Regen Fenster – also macht auch eine Reinigung, und nichts Anderes sind Ausleitungsbehandlungen, erst Sinn, wenn der Nachschub unterbrochen ist, also die Zähne saniert und andere mögliche Quellen eliminiert wurden.

Alles was wir schlucken, und das ist z.B. auch Abrieb von Zahnkunststoffen, kann den Darm beeinträchtigen. Und dann bringt eine vorschnell begonnene Darmsanierung wenig. Sie mag Linderung verschaffen, aber so lange die Ursache weder entdeckt noch beseitigt ist, halte ich sie für verschwendete Energie und weggeworfenes Geld.

In manchen Fällen ist die Ursache von Beschwerden nicht behandelbar. Eine Zerstörung des Darms durch Operationen, ein Fehlen von Verdauungsenzymen aufgrund von Autoimmunerkrankungen der Bauchspeicheldrüse, können beispielsweise nur unterstützend behandelt werden. Eine Heilung ist in diesen Fällen nicht möglich. Der Patient muss damit leben und sich mit der Krankheit arrangieren. Auch das ist eine oft ungeliebte Wahrheit, die man besprechen muss. Manche fragwürdigen Therapeuten machen Heilversprechen, die nicht realisierbar sind. Deswegen ist die Beratung, dass etwas wirklich nicht zu beheben ist, weil nachweislich irreversible Schäden vorliegen, wichtig und sinnvoll für die Zukunft des Patienten.

Alle diese Überlegungen muss man zusammenfassen und mit dem Patienten besprechen.

Nun wird der eine oder andere sagen: Das hat mir mein Hausarzt auch schon gesagt – was ist das Besondere an den in diesem Buch vorgestellten Ideen?
Hier kommen wir in den Bereich, in dem man spitzfindig werden muss.

Wenn ein H2-Atemtest eine Laktoseintoleranz bestätigt, dann wird diese zum Zeitpunkt des Tests vorgelegen haben. In so weit hat die Schulmedizin recht.

Die Konsequenz: „Sie müssen lebenslang Laktose meiden“ kann man allerdings kritisch hinterfragen. Wenn der Patient die Laktoseunverträglichkeit noch nicht lange hat, wenn er früher Laktose vertragen hat, dann müssen neue Faktoren aufgetreten sein, die ihn die Laktose jetzt nicht mehr vertragen lassen. Und wenn man die findet und behandelt, dann wird die Laktoseintoleranz mit ziemlicher Wahrscheinlichkeit wieder verschwinden. Die Schulmedizin beendet die Untersuchung mit dem Befund „Laktoseintoleranz“ und weiß bei dieser Diagnose als Behandlung nur eine Diät anzubieten, die keine Laktose enthält oder das fehlende Enzym in Kapselform zu ersetzen. Die Alternativmedizin untersucht neben dem Darm den ganzen Menschen und fragt nach den möglichen Gründen einer neu aufgetretenen Laktoseintoleranz. Und wenn z.B. eine chronische Infektion mit Würmern oder Lamblien vorliegt, die mit den üblichen schulmedizinischen Untersuchungsmethoden sehr oft nicht gefunden werden kann, dann kann diese Infektion die Darmwand so nachhaltig schädigen, dass sie das Enzym Laktase, das die Laktose spaltet, nicht mehr bereitstellen kann. Heilt man die Infekte aus, erholen sich die Darmzellen und stellen die Verdauungsenzyme wieder bereit. Dann wird die Laktose wieder vertragen.

Das gilt sinngemäß auch für die vermeintliche Histaminintoleranz, die erworbene Fruktoseintoleranz, die Sorbitintoleranz. Bei einigen dieser Intoleranzen gibt es genetisch bedingte und erworbene Unverträglichkeiten. **Die erworbenen sollte man in den meisten Fällen beseitigen können.**

Bei den genetischen Formen denken die Schulmediziner und die meisten Patienten, dass wegen der Genetik keine Therapie möglich ist und weitere Untersuchungen nichts einbringen können. Aber auch hier lohnt sich der genauere Blick.

In 8-9 von 10 Fällen ist z.B. eine genetische Zöliakie (Glutenunverträglichkeit) nicht symptomatisch. Das bedeutet, der Betroffene hat die genetischen Voraussetzungen und entwickelt die Erkrankung dennoch nicht. Wenn also jemand plötzlich eine Zöliakie diagnostiziert bekommt und die genetische Untersuchung ebenfalls ergibt, dass man betroffen ist, dann lohnt es sich dennoch darüber nachzudenken, warum es früher keine Symptome gegeben hat. Und was der Auslöser dafür sein könnte, dass aus einer stummen Zöliakie eine symptomatische geworden ist. Und wenn man dann mögliche Ursachen aufspüren kann, dann kann die Beseitigung der Ursachen auch dazu führen, dass die Symptomatik verschwindet oder sich zumindest bessert.

Es gibt Auslöser, die aus einer stummen Zöliakie eine symptomatische machen. Diese gilt es zu finden und zu behandeln.

Es gibt also, entgegen dem, was man den meisten Patienten weismacht, trotz Genetik möglicherweise doch etwas, das man tun kann. Außerdem wird häufig, wenn eine solche genetisch bedingte und unheilbare Diagnose gestellt wurde, alles, was später ähnliche Symptome hervorruft, ohne umfassende Untersuchung dieser Diagnose zugeordnet. Einmal Laktoseintoleranz bedeutet immer Laktoseintoleranz und, viel schlimmer, alles was der Darm in der Zukunft hat, ist dann automatisch Symptom der bekannten Laktoseintoleranz. Wenn sich jemand mit Laktoseintoleranz eine Salmonelleninfektion zuzieht und mit Durchfall zum Arzt geht, wird in vielen Fällen der Durchfall auf einen Diätfehler geschoben und nicht mehr richtig untersucht.

Dieses Phänomen beobachte ich in meiner Praxis häufiger. Jemand mit Rheuma hat bei allen Gelenkbeschwerden ein rheumabedingtes Problem, jede Beinschwäche bei Multipler Sklerose ist ein Symptom dieser unheilbaren Krankheit und so weiter. Dabei kann man bei genauer Untersuchung oft finden, dass es eben ein neuer zusätzlicher Infekt ist, der das Problem auslöst und der wegen der bestehenden Vorerkrankung schwerer verläuft als üblich.

Viele Unverträglichkeiten sind in der Tatsache begründet, dass die Darmzellen geschädigt werden und deswegen die nötigen Verdauungsenzyme nicht mehr bereitstellen können. Die Folge ist, dass unverdaute Nahrungsmittel, die der Betroffene nicht mehr aufnehmen kann, weil er sie nicht zu aufnehmbaren Untereinheiten aufspalten kann, in tiefere Abschnitte des Darmes gelangen, wo sie den Bakterien als Nahrung dienen. Die Zusammensetzung der Bakterienkolonisation im Darm ist abhängig von der für die Bakterien zur Verfügung stehenden Nahrung. Kommen nun Nahrungsbestandteile in Darmbereichen an, wo sie nicht hingehören und normalerweise nicht vorkommen, dann können sich dort Bakterien ernähren und vermehren, die dort nicht, oder nicht in den Mengen, hingehören. Es kommt zum Stoffwechsel von „falschen" Bakterien, die Gase oder Fuselalkohole, Toxine, aber auch Vitamine produzieren können. Ein Teil der ungewohnten Stoffwechselprodukte kann den Darm oder die Leber belasten, über die Lymphe in den Kreislauf gelangen und irgendwo im Körper Symptome auslösen, oder es kann zu einer direkten Schädigung der Darmzellen und der Darmbewohner kommen.

Die Fehlbesiedlung mit Bakterien oder Hefepilzen und Schimmelpilzen ist in diesem Zusammenhang aber nur die Folge einer Störung, die die Darmzellen beeinträchtigt. Aber die Fehlbesiedlung kann das Krankheitsbild unterhalten und dazu führen, dass eine dauerhafte Problematik entsteht.

Wenn man also plötzlich bestimmte Nahrungsmittel nicht mehr verträgt, dann bedeutet Weglassen der Nahrungsmittel, dass man sich und den Darm entlastet. Das führt zu weniger Beschwerden und, wenn man wieder mehr davon zu sich nimmt, dann wird es wieder schlimmer. Deswegen glauben viele Therapeuten, man müsse lebenslang eine entsprechende Auslassdiät einhalten. Viele Heilpraktiker und naturheilkundliche Ärzte glauben mit Nahrungsergänzungen wie Curcuma, Aloe, Weihrauch und anderen, die Entzündung hemmen zu müssen und dann sei dem Patienten geholfen. Auch hier gilt: ja, das kann und wird auch oft helfen, ABER: es behandelt das Symptom „Entzündung", das eine andere Ursache hat. Setzt man die Medikation ab, kommt es oft zur Wiederkehr des Problems. Ich habe am Anfang dieses Absatzes geschrieben die „Schädigung der Darmzellen" ist häufig die Ursache einer Unverträglichkeit. Natürlich schädigen später, wenn der Teufelskreis angefangen hat, auch die durch Bakterien hergestellten Stoffwechselprodukte die Zellen. Aber es geht eben darum, den ersten hauptursächlichen Auslöser zu finden. Nur wenn man den beseitigt, kann man die Folgeschäden behandeln und den Teufelskreis durchbrechen.

Spontanheilungen gibt es. Oft schafft es der Organismus irgendwann, bestimmte belastende Faktoren zu eliminieren. Wenn Sie aber über lange Zeit an den Symptomen leiden, wenn man Ihnen einen Reizdarm diagnostiziert hat, dann ist die Aussicht auf eine Spontanheilung vergleichsweise gering.

Was schädigt die Darmzellen?

Es gibt eine Vielzahl von Ursachen, wie Zahnmaterialien, Waschmittelrückstände, künstliche Emulgatoren, Farb- und Konservierungsstoffe, Geschmacksstoffe u.a. die direkt auf die Darmzellen einwirken können. Dazu folgt im Buch später mehr. Aus unserer Erfahrung im Arbeitskreis aber sind Infekte die mit Abstand wichtigste Ursache. Infekte mit Würmern und Bakterien, Viren und Pilzen und zwar genau in dieser Reihenfolge.

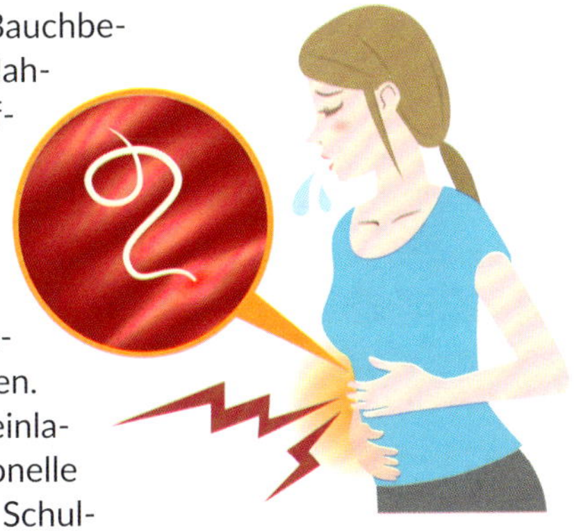

Wurminfekte können direkt alle Formen von Bauchbeschwerden machen. Außerdem können sie Nahrungsmittelunverträglichkeiten und Nährstoffaufnahmestörungen auslösen und damit zu Mangelzuständen führen. Hormonelle Regulationsstörungen, die man bei menstruierenden Frauen, die keine Hormone nehmen, sehr oft als Zyklusstörung sieht, sind in den allermeisten Fällen auf Wurminfekte zurückzuführen. Schmierblutungen, Spannungsgefühle, Wassereinlagerungen und Hautunreinheiten können hormonelle Ursachen haben und die sind, anders als die Schulmedizin glaubt, oft durch Infekte ausgelöst. Chronische bakterielle Infekte können nicht nur dauerhaft selbst Beschwerden wie Bauchkrämpfe, Stuhlunregelmäßigkeiten, Blähungen und Völlegefühl auslösen, sie können sich auch überlagern. Das bedeutet praktisch, dass man mehrere bakterielle Infekte gleichzeigt findet, die zusammen ein untypisches Krankheitsbild abgeben. Wenn z.B. eine Doppelinfektion mit Clostridien (bestimmte Darmbakterien), die ein Toxin bilden, dass die Darmbewegung hemmt und zur Verstopfung führt und gleichzeitig mit Salmonellen, die Durchfälle auslösen, besteht, dann kann am Ende herauskommen, dass es wechselnde Stühle gibt. Der Kot also mal eher weich bis zum Durchfall und manchmal eher hart bis zur Verstopfung ist. Das kann sich ändern und hängt von der Ernährung ab, die mal die eine Bakterienart begünstigt und mal die andere. Ich muss nicht erwähnen, dass Stuhlproben in vielen Fällen keine befriedigende Diagnose ergeben. Warum das so ist, finden Sie in diesem Buch.

Wurminfekte können alle Formen von Bauchbeschwerden verursachen

Die Bindung von Bakterientoxinen an Aktivkohle, Heilerde oder Zeolith ist eine symptomatische Behandlung, weil die Bakterien ja trotzdem da sind. Aber die Bindung der Giftstoffe sorgt dafür, dass die Beschwerden besser werden oder vorübergehend verschwinden. Manchmal heilen die Infekte auch aus, weil das Immunsystem ohne die Schädigung durch die Toxine die Bakterien erfolgreicher bekämpft. Dann ist der Patient gesund und Therapeut und Patient gehen davon aus, dass die Bindung der Gifte ursächlich dafür war.

Alle Menschen haben im normalen täglichen Leben immer Kontakt mit Bakterien, auch mit schädlichen, die krankmachen können. Warum wird man manchmal krank und manchmal nicht? Warum bekommen bestimmte Patienten immer neue Infekte, oft auch immer am gleichen Organ, also z.B. immer Atemwegsinfekte oder immer Infekte im Verdauungstrakt? Was steckt dahinter?

Die Situation des Immunsystems hängt von vielen Faktoren ab. Krankheitsauslöser kann eine besonders hohe Erregerbelastung sein. Oder es besteht ein latenter Virusinfekt, den man kaum oder gar nicht spürt, weil das Immunsystem ihn, ohne zu erkranken, bekämpft. Die zusätzliche Belastung mit neuen Erregern ist dann zu viel. Oder der Genuss von Lebensmitteln, die man schlecht verträgt, belastet das Immunsystem. Dann reichen oft kleine Erregermengen für einen Infekt. Oder man hat ein durch Stress, Elektrosmog, Schlafmangel o.ä. belastetes Immunsystem, das weitere Belastungen eben nicht mehr aushalten kann. Mangelzustände, wie sie durch Nährstoffaufnahmestörungen entstehen, können genauso zu einer Schwäche des Immunsystems führen, wie chronische Entzündungen z.B. an Zähnen oder Mandeln.

In diesem Zusammenhang sei darauf hingewiesen, dass bei jedem Mangel, der diagnostiziert wird, geklärt werden muss, warum er entstanden ist. Ich bekomme Patienten mit bis zu 20 verschiedenen Nahrungsergänzungen und zutreffenden Laborbefunden, die einen Mangel bestätigen. Doch ihnen geht es durch die Nährstoffeinnahme nicht besser und die Werte steigen trotz vorschriftsmäßiger Dosierung nicht oder nur wenig an. Wenn eine Aufnahmestörung besteht – und das ist mit Abstand der häufigste Grund für einen Nährstoffmangel – dann kann man als Tablette einwerfen, was man will, es wird nicht aufgenommen und kommt folglich nicht an. Deswegen ist die reflexhafte Verordnung von Nährstoffpulvern, -tabletten oder -kapseln solange falsch, wie die Ursache des Mangels ungeklärt ist. Und auch wenn ich die Ursache finde, z.B. einen Wurminfekt, dann muss diese erst behandelt werden und eine Kontrolluntersuchung muss bestätigen, dass die Behandlung erfolgreich war, bevor man Nährstoffe oral geben kann. Das gilt nicht für die Gabe als Spritze oder Infusion, die ich am Verdauungstrakt vorbei in den Körper geben kann.

Ein weiterer wichtiger Grund für immer am gleichen Organ wiederkehrende Beschwerden können Traumata sein. Traumata sind Verletzungen, die physischer aber auch seelischer Art sein können. Diese Verletzungen können z.B. Impfungen, Operationsnarben, alte, längst abgeheilte Schürfwunden, in der Tiefe liegende Muskelfaserrißnarben oder emotionaler Belastungen, wie der Verlust von Angehörigen oder einem liebgewonnenen Tier, das Zerbrechen von Beziehungen, Hänseleien in der Kindheit oder berufliche Fehlschläge und Ähnliches sein. Diese Verletzungen werden im Körper abgespeichert. Man weiß heute, dass nach der chinesischen Medizin Organe und die mit ihnen verbundenen Organmeridiane so genannte Maximalzeiten und so genannte Minimalzeiten haben, in denen sie viel bzw. weniger Energie haben. Eine Theorie besagt, dass in diesen Meridianen, die gerade zum

Zeitpunkt des Auftretens des Traumas besonders empfindlich waren, die Information des Traumas abgelegt ist und den Energiefluss beeinträchtigt. Das Löschen dieser Information normalisiert das System und führt zu weniger Beschwerden. Ich weiß, dass der Begriff Energie, den manche mit dem Qi der chinesischen Medizin gleichsetzen, nicht klar zu definieren ist. Aber ich habe auch gelernt, dass der Zugang zu Traumata durch die entsprechenden Akupunkturpunkte auf Meridianen zu teils verblüffenden Ergebnissen für den Patienten führt. Eine Traumatherapie ist wirksam, wenn man über Akupunkturpunkte Einfluss auf das System Mensch nimmt, auch wenn die Begrifflichkeiten nicht abschließend geklärt sind und man nicht im Detail erklären kann, wie und warum das funktioniert.

Es geht also darum, mit verschiedenen Methoden Ursachen zu finden und diese gezielt zu behandeln. Weiterhin geht es darum, dem Patienten aufzuzeigen, was hilfreiche Begleitmaßnahmen sind und an welcher Stelle Therapiemaßnahmen besser unterbleiben. Es geht darum, den Patienten zunächst zu heilen und dann zu stabilisieren. Und vor allem geht es darum, ihn aufzuklären.

Natürlich kann man sich Infekte erneut holen. Wer in Tierställen arbeitet, wer gerne rohes Fleisch, rohen Fisch oder Rohmilchprodukte verzehrt, wer viel auf Reisen geht, der hat eben ein erhöhtes Risiko für erneute Infekte. Und dann muss der Patient wissen, wann er erneut zur Untersuchung kommen sollte oder ob es ausreicht, einige Tage zuzuwarten.
Es gibt individuelles Verhalten z.B. bei der Nahrungsmittellagerung oder -zubereitung, dass zu erhöhtem Infektionsrisiko führt und das man ändern kann.

Es gibt persönliche Probleme, die man angehen muss, seien es soziale Probleme, Schwierigkeiten einer Konfliktverarbeitung oder Stress im Beruf, oder seien es chronische Zahnentzündungen, die das Immunsystem so schwächen, dass die Infektabwehr häufig versagt.

Ärzte sind Wegweiser, und die zeigen die Richtung, aber sie laufen nicht mit. Bewegen muss man sich selbst.

Der Arzt kann nur zeigen, was nicht stimmt, machen muss der Patient selbst etwas. Wir sind also die Wegweiser, und die zeigen nur die Richtung, aber sie laufen nicht mit. Man kann immer wieder zurückkommen und sich an ihnen orientieren, doch bewegen muss man sich selbst.

Wenn Sie noch nicht aufgegeben haben, wenn Sie noch die Energie aufbringen können, etwas für sich und Ihre Gesundheit zu tun, dann könnte es ein erster hilfreicher Schritt sein, dieses Buch zu lesen. Und dann könnte es sein, dass auch Sie das Wetter für sich ändern.

Allgemeines zu Verdauungsbeschwerden

Magen-Darm-Probleme sind ein häufiges Krankheitsbild in den hausärztlichen und kinderärztlichen Praxen. Genaue statistische Zahlen dazu sind schwer zu bekommen. Manche Quellen behaupten jeder 4. Patient in einer Kinderarztpraxis käme wegen Bauchbeschwerden. Das statistische Bundesamt (www.destatis.de) veröffentlicht für 2013 folgende Fallzahlen für eine stationäre Behandlung bei Kindern:

Gesamtzahl aller stationären Behandlungsfälle	556262	100%
Bauchschmerzen	20955	3,8%
Funktionelle Darmstörung	16188	2,9%
Akute Appendizitis	17290	3,1%
Darminfekte	34435	6,2%
Sonstige Gastroenteritis/Kolitis	47133	8,5%
SUMME	**136001**	**24,5%**

Bei weiblichen Erwachsenen sind es 87 534 Behandlungsfälle bei insgesamt 10 128 610 stationären Patientinnen, eine Quote von 0,8%. Hier wurden nur Behandlungsfälle wegen unklarer Bauchbeschwerden erfasst, Darmkrebs etc. findet sich in diesen Zahlen nicht.

Für Männer liegen mir vergleichbare Untersuchungen nicht vor. Es finden sich aber folgende Zahlen: Von insgesamt 9 066 165 Behandlungsfällen waren 970 038 stationär wegen Bauchbeschwerden (10,7%). Hierbei ist eben zu berücksichtigen, dass ALLE Behandlungen, also auch Darmkrebs, Darmverschluss etc. erfasst wurden. Eine präzisere Aussage zur Häufigkeit von Darmbeschwerden, die unklar sind und nicht einer Infektion, Entzündung oder einem Tumorgeschehen zuzuordnen sind, ließ sich nicht finden. *(Quelle: Statistisches Bundesamt, www.destatis.de)*

Die AOK gibt für das Jahr 2008 folgende Zahlen an:

Arbeitsunfähigkeit pro 10000 AOK-Pflichtmitgliedern

	Fälle	Tage
Krankheiten des Verdauungssystems	1599	10006
Bestimmte infektiöse und parasitäre Krankheiten	960	5617

Arbeitsunfähigkeitsfälle in % und Arbeitsunfähigkeitstage

	in %	Tage
Krankheiten des Verdauungssystems	3,6	7,3
Bestimmte infektiöse und parasitäre Krankheiten	6,5	11,8

Viele Magen-Darm-Beschwerden verschwinden nach einigen Tagen wieder. Nicht wegen jeder „Magenverstimmung" sucht man den Arzt auf, manche Patienten vertrauen ihrem Heilpraktiker mehr als dem Arzt. Deswegen dürfte die tatsächliche Häufigkeit von Magen-Darm-Beschwerden wesentlich höher liegen, als die von Krankenkassen erfasste.

Oft kann man akute Magen-Darm-Beschwerden auf den Verzehr bestimmter Nahrungsmittel zurückführen. In leichten Fällen erfolgt keine Abklärung und damit auch keine Feststellung der Ursache. Diese könnte z.B. in der Kontamination von Speisen mit Bakteriengiften oder Schimmelpilzgiften liegen, in einer Kontamination mit ansteckenden Viren oder Bakterien. Schmierinfekte, die Übertragung von Fäkalien in den Mund (oral-fäkale Übertragung), die Übertragung von tierischen Produkten (Eier, Rohmilch, Fleisch, Fisch) bei mangelnder Reinigung oder rohem Verzehr sind weitere Möglichkeiten, infektbedingte Verdauungsbeschwerden zu aquirieren.

Oft kann man Magen-Darm-Beschwerden auf den Verzehr bestimmter Nahrungsmittel zurückführen.

In Deutschland liegt die Prävalenz des Reizdarmsyndroms bei etwa 11,8%. Prävalenz bezeichnet die zu einem bestimmten Untersuchungszeitraum Erkrankten. Es bedeutet in diesem Fall also, dass mehr als jeder Zehnte in Deutschland an Darmbeschwerden leidet, die als Reizdarm eingeordnet werden. Zwischen 60 und 70% der Be-

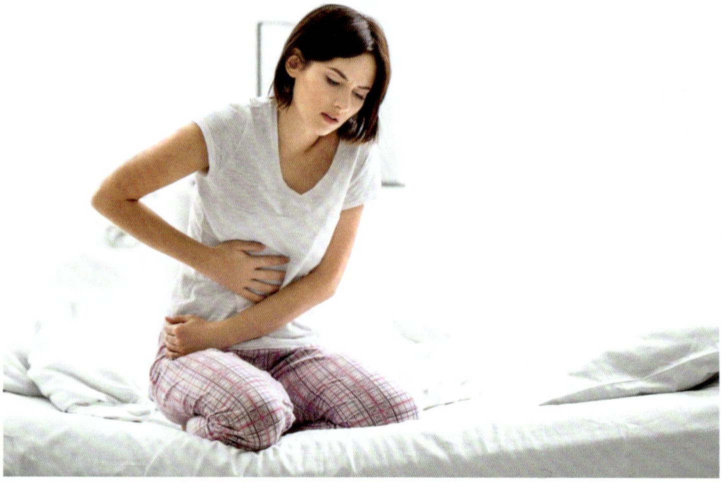

völkerung leiden zumindest zeitweise an Symptomen wie Blähungen, Durchfall, Verstopfung und Bauchkrämpfen sowie Schmerzen *(http://www.reizdarmselbsthilfe.de/start/RDS-APS-Hannover11.pdf).*

In der Praxis wird nach der üblichen Diagnostik, wenn sich keine Hinweise für M. Crohn, Colitis ulcerosa, Malabsorptionssyndrome, seelische Störungen, Infekte oder gynäkologische Ursachen finden lassen, oft die Diagnose funktionelle Darmbeschwerden (F 45.32) gestellt, die mit „Reizdarmsyndrom“ gleichgesetzt wird und in den Klassifikationsbereich Neurotische, Belastungs- und somatoforme Störungen gruppiert ist. *(Funktionelle Darmbeschwerden bei Erwachsenen, Dtsch Ärzteblatt 2012,109(5),83-94)*

Laut dieser Veröffentlichung des Deutschen Ärzteblattes liegt bei etwa 50 % der Patienten, die sich mit länger als 3 Monate anhaltenden Bauchbeschwerden beim Arzt vorstellen, eine funktionelle gastrointestinale Störung vor. Zum besseren Verständnis: Bei etwa der Hälfte aller Patienten erbringen alle Untersuchungen kein Ergebnis, dass die Beschwerden befriedigend erklärt. Zur empfohlenen Diagnostik gehört neben Sonographie (Ultraschall der Bauchorgane) und Basislabor (Suche nach Entzündungen und veränderten Blutwerten) bei Frauen eine gynäkologische Untersuchung und bei Personen über 40 Jahren die Ileokoloskopie (Spiegelung des Dickdarms und der unteren Abschnitte des Dünndarms) und die Erfassung psychosozialer Belastungsfaktoren. Spezialdiagnostik zum Ausschluss einer Gluten-(Klebereiweiß), Fruktose- (Fruchtzucker-) und Lactoseintoleranz (Milchzuckerunverträglichkeit) bzw. Fettmalabsorption (Fettverarbeitungs-und aufnahmestörung) wird empfohlen. Die Bestimmung von IgG-Titern auf Nahrungsmittelallergene werden ausdrücklich nicht empfohlen. (Diese Untersuchung wird gerne von Heilpraktikern und Ganzheitsmedizinern empfohlen, weil nahezu immer etwas zu finden ist. Ich erkläre später im Buch, warum diese Untersuchung keine Relevanz für die Behandlung hat.) Bei negativen Ergebnissen aller beschriebenen Untersuchungen wird die Diagnose Reizdarmsyndrom gestellt. Umgekehrt lautet bei positiven Befunden die entsprechende Diagnose z.B. Laktose-Intoleranz oder Glutenunverträglichkeit.

Ab diesem Zeitpunkt werden oft alle ähnlichen Beschwerden auf diese Diagnosen geschoben und eine neue Qualität der Beschwerden, die der Patient berichtet, nicht untersucht. Man hat ja die Ursache bereits gefunden, glauben die Kollegen häufig. Ich muss dem entgegenhalten, dass die Patienten oft genau spüren, dass die Beschwerden trotz Meidung der unverträglichen Lebensmittel auftreten oder sich in ihrer Art und Häufigkeit verändern. Für uns ist diese Veränderung der Beschwerden ein Hinweis, dass sich möglicherweise etwas Anderes, Zusätzliches manifestiert.

Mit ganzheitlicher Diagnostik gelingt oft der Nachweis von Infekten, die mit der schulmedizinischen Routine-Diagnostik nicht zu finden sind. Es handelt sich dabei zumeist um Parasiten, auch um chronische Infekte mit überwiegend intrazellulären Erregern, also Erregern, die in den Zellen verschwinden und im Blut nicht mehr nachweisbar sind.

Wenn es z.B. um die HIV-Infektion geht, dann weiß heute jeder, dass man durch den Einsatz geeigneter Medikamente die Viruslast so weit senken kann, dass man das Virus nicht mehr nachweisen kann, ähnliches gilt auch für Hepatitis-B und C-Infekte.

Dass es auch für ganz banale bakterielle Infekte gelten kann, ist für die Schulmedizin heute nicht vorstellbar. Zwar müssen auch Schulmediziner zugeben, dass z.B. bei Borreliose-Infekten die Nachweise im Blut-, Hirn- und Gewebswasser oft negativ sind und man vielleicht erst bei der 10ten Untersuchung zu einem positiven Ergebnis kommt, aber für banale Darminfekte wird das abgestritten. Negative Untersuchungsbefunde schließen einen Infekt nicht aus, - das sollte dringend akzeptiert werden. Neben der universitären Medizin, wie die Schulmedizin auch genannt wird, gibt es eine Reihe von ganzheitlichen Methoden, die tagtäglich belegen, dass sie hilfreich sind und das universitäre Angebot ergänzen. Trotzdem ist nicht alles, was angeboten wird auch seriös. Dieses Buch will ein bisschen Licht ins Dunkel bringen und Wege aus dem Krankheitsbild Reizdarm aufzeigen.

Nicht alle Bauchbeschwerden sind Magen- oder Darmbeschwerden.

PRAXIS-STORY

Hierzu eine kleine Geschichte, die sich 2015 in meiner Praxis genau so zugetragen hat:
Die Patientin, mitten in den 50ern und leicht übergewichtig, klagte über Stuhlunregelmäßigkeiten und Blähungen. Oberbauchbeschwerden habe sie teils krampfartig, insbesondere nach dem Essen, dazu einen geblähten Bauch. Ihr Hausarzt habe nichts gefunden und glaube an psychosomatische Beschwerden. Die Patientin kam mit großen Erwartungen von weither und hatte sich für den Termin extra einen Tag frei genommen. Die kinesiologische Testung ergab eine Infektion mit Lamblien (kleine parasitäre Geißeltierchen) sowie zwei bakterielle Begleitinfekte. Ich erklärte der Frau, dass Lamblien eine Vielzahl von Magen-Darm-Symptomen incl. Bauchkrämpfen und Stuhlunregelmäßigkeiten machen können und gab ihr die Kopie aus dem Lehrbuch mit. Sie war erleichtert, dass sie nun eine Diagnose hatte, und nicht mehr als „Psycho" gesehen werden würde.

Die Gabe von Metronidazol (einmalige Gabe einer hohen Dosis von 2g) nach entsprechender Testung führte zu einem unruhigen Tag mit mehreren Stuhlgängen, danach war es ruhig und die Spannung im Bauch nach dem Essen besser.

Fünf Tage später rief die Patientin an, sie habe wieder solche Bauchschmerzen im Oberbauch, ob das vom Medikament kommen könne? Es sei schlimmer als je zuvor. Die klare Antwort: nein – eher nicht. Am übernächsten Tag erneuter Anruf: es werde schlimmer im Bauch, sie habe nahezu unerträgliche Schmerzen seit sie das Medikament genommen habe (was nun schon knapp 1 Woche zurücklag). Nach meiner Diagnose traute sie ihrem Hausarzt nicht mehr, was sie tun solle. Ich versuchte ihr zu erklären, dass das Medikament nicht schuld sein könne und dass sie sich einem Arzt ihres Vertrauens in der Heimat vorstellen möge, weil sie ja nicht mal eben zur Kontrolle nach Hamburg kommen könne. Als ich am übernächsten Tag in die Praxis kam, lag dort ein Fax des Ehemannes. Seine Frau habe Gallensteine und sei gestern operiert worden.

Nicht immer also ist es der Darm, wenn es Probleme gibt, und... man kann auch mehrere Erkrankungen parallel haben. Es stellt sich allerdings die Frage, warum der Hausarzt die Gallensteine nicht früher gesehen hat. Sie hätten zwar die beklagten Bauchbeschwerden der Patientin nicht erklärt, aber man hätte zumindest um die Existenz der Steine gewusst und mit einer möglichen Gallenkolik rechnen können.

Reizdarm: Definition

Wenn jemand ohne erkennbare und in Untersuchungen nachweisbare Ursache über einen längeren Zeitraum (in der Regel 3 Monate und länger) an Bauchschmerzen, einem geblähten Bauch, Blähungen mit Abgang von Darmwinden und Verstopfung oder Durchfällen leidet, wird die Diagnose Reizdarm gestellt. Bevor man diese Diagnose stellt, muss man untersuchen, ob man sich eine Begründung für die Beschwerden finden lässt. Erst wenn alle typischen Untersuchungen keine Erklärung liefern, gilt das Krankheitsbild als Reizdarm. Da man international heute die Krankheiten nach einem Schlüssel codieren muss, kommt für die ersten drei Monate, wenn die Untersuchung noch läuft, die Klassifikation K.58 „Reizdarm mit und ohne Diarrhoe“ (Durchfall) in Frage. Sind alle möglichen Ursachen mit den üblichen Untersuchungsmethoden ausgeschlossen und ergibt sich daraus keine Diagnose, wird der Reizdarm als F 45.3 „Somatoforme autonome Funktionsstörung“ eingeordnet. Autonome Funktionsstörung bedeutet in dem Zusammenhang, dass der Darm das Problem selbst macht und somatoform soll aussagen, dass der gesamte Symptomenkomplex sich nicht auf eine organische Ursache zurückführen lässt.

Reizdarm – schulmedizinische Sicht

Wie oben bereits beschrieben, werden Darmbeschwerden, wenn sie länger als 3 Monate andauern, entsprechend den offiziellen Empfehlungen einem Untersuchungsalgorithmus unterzogen.

Dazu gehört neben einer Anamnese, also der gründlichen Befragung über die Umstände und das Erscheinungsbild der Beschwerden, die körperliche Untersuchung. Zunächst wird der Bauch abgetastet. Man sucht nach Verhärtungen, spürt die Spannung im Gewebe, versucht im Bauch - je nach Fettgehalt des Patienten-, Veränderungen zu ertasten. Dann wird der Bauch mit dem Stethoskop abgehört und die Darmgeräusche beurteilt. Engstellen, die bis zum Darmverschluss gehen, kann man durch eine Veränderung der Darmgeräusche ebenso ausmachen wie Darmlähmungen, die eine Minderung der Darmgeräusche zur Folge haben können. Üblicherweise erfolgt eine Untersuchung des Stuhls auf pathologische Keime, also Bakterien, die Krankheiten erzeugen können und die man im Darm nicht haben will. Die Suche nach Wurmeiern und Hefepilzen rundet die Diagnostik ab. Der Nachweis von Hefepilzen alleine bedeutet noch nicht, dass man wirklich ein Problem damit hat, kann aber dazu führen, dass man sich entschließt, die Diagnose Darmpilzinfekt zu stellen.

Werden Wurmeier gefunden, belegt das eine Wurminfektion. Die Untersuchungen auf Wurmeier sind allerdings in unter 1% der Fälle positiv.

Im Blut wird nach Veränderungen gesucht, die eine Entzündung nahelegen. Über spezielle Werte versucht man, die Zellgesundheit von Leber, Bauchspeicheldrüse, Niere und Blutzellen zu erfassen und Entzündungsmarker nachzuweisen. Ultraschalluntersuchungen der Bauchorgane und eine Darmspiegelung, bei Frauen zusätzlich eine gynäkologische Untersuchung, komplettieren die empfohlenen Maßnahmen *(Funktionelle Darmbeschwerden bei Erwachsenen, Dtsch Ärzteblatt 2012,109(5),83-94).*

Empfohlene Untersuchungsmethoden

Ultraschall

Ultraschallgeräte finden sich inzwischen in nahezu jeder hausärztlichen und internistischen Praxis. Ob der Praxisinhaber damit gut umgehen kann, lässt sich für den Patienten nicht feststellen. Im Ultraschall sollten, je nach Luftfülle im Bauch und je nach Fettleibigkeit sowie Füllungszustand des Magen-Darm-Traktes, die Bauchorgane darzustellen sein. Dazu gehören in erster Linie Leber und Gallenblase, Magen, Dünndarm und Teile der vorderen Bauchspeicheldrüse. Man kann die Aorta beurteilen, die das Blut vom Herzen in die Beine leitet, sowie die Nieren und die Blase. Der Dickdarm entzieht sich der Darstellung weitgehend, ebenso der hintere Teil der Bauchspeicheldrüse. Wie bei allen bildgebenden Verfahren sieht man die anatomische Gestalt, also die Form des Organs, seine Lage im Körper, seine Reflektionen des Schalles, die je nach Durchblutung und Kompaktheit des jeweiligen Gewebes unterschiedlich sind. Anhand von Erfahrung kann der Untersucher feststellen, ob die Elastizität des Gewebes, seine Beschaffenheit im Körper normal ist oder ob sich Veränderungen zeigen, die z.B. für eine Entzündung sprechen. Atypische Reflexionsmuster in der Gallenblase können z.B. für Gallensteine oder Polypen sprechen, eine Aufweitung der Gallenwege spricht dafür, dass die Galle nicht abfließt. Das wiederum kann in einem Gallenstein begründet liegen, der den Gallengang versperrt oder in einem anderen Hindernis, das z.B. eine gutartige oder bösartige Gewebeneubildung, also im schlimmsten Falle Krebs, sein kann. Die Leber kann verfetten (etwa 40% der deutschen Bevölkerung hat einen zu hohen Fettanteil im Lebergewebe), sie kann Zysten oder Gewebeneubildungen enthalten, sich in Größe oder Konsistenz von normalem Lebergewebe unterscheiden. Bilder, in diesem Fall Ultraschallbilder, zeigen also strukturelle Störungen. Wenn man es in verständliche Bilder übersetzen will, kann man sich das so vorstellen, als ob die Form nicht mehr dem Original entspricht. Ein Auto kann Beulen, Roststellen haben, es kann ein Reifen fehlen etc., das alles kann man durch Bilder sehen. Was man weder beim Auto noch bei den Bilddarstellungen der Organe sehen kann, ist, ob sie funktionieren. Wenn sich Gallensteine oder ein gestauter Gallengang findet, kann man aber davon ausgehen, dass die Steine Beschwerden machen und die Galle nicht richtig abfließt. Fehlende Galle im Darm führt unweigerlich zu Störungen der Fettaufnahme und kann entsprechend Verdauungsbeschwerden und atypische Stühle machen. Insofern kann eine Ultraschalluntersuchung der Leber, der Galle und der ableitenden Gallenwege bereits die Ursache von Darm-Beschwerden aufzeigen und zur Diagnose führen. Entzündungen der Bauchspeicheldrüse, Nierensteine, Krebsgeschwülste im Bauchraum und auf dem Bauchfell lassen sich mit Ultraschall feststellen. Die Hohlorgane, also der Magen, die drei Dünndarmanteile und der Dickdarm lassen sich mit Ultraschall nicht ausreichend untersuchen. Zwar wird man ausgeprägte anatomische Veränderungen, wie sie bei größeren Tumoren vorkommen, sehen können, aber gerade kleine Veränderungen und insbesondere Entzündungen lassen sich, mit Ausnahme beim Blinddarm, nicht erkennen. Dafür wird die Spiegelung der Organe herangezogen.

Endoskopie – Spiegelung

Heute kann man durch flexible optische Fasern und kleinste Kameras das Innere von Magen- und Darm-Trakt direkt anschauen. Die flexiblen Endoskope werden über die vorhandenen Körperöffnungen in die Organe eingeführt. Der Untersucher kann sie dort lenken und inzwischen sogar Proben entnehmen.

Info:
Endoskopie (Spiegelung) (griechisch ἔνδον éndon ‚innen'; σκοπεῖν skopein ‚beobachten')
Quelle: Wikipedia

Gastroskopie (Magenspiegelung)

Über Mund oder Nase werden dünne Schläuche durch den Rachen und die Speiseröhre bis in den Magen eingeführt. Dies geschieht bei vollem Bewusstsein, kann unangenehm sein, tut aber bei ordnungsgemäßer Durchführung nicht weh. Der Magen muss leer sein und wird in der Regel mit etwas Kohlendioxid oder Raumluft aufgeblasen, damit sich das Organ dehnt und so weniger Falten aufweist und der Untersucher einen besseren Überblick bekommt. Gasreste können nach der Untersuchung zu Aufstoßen führen und unangenehm sein. Die Beurteilung der sichtbaren Schleimhäute auf dem gesamten Weg vom Mund bis zum Magenausgang, in einigen Fällen auch etwas darüber hinaus, erfolgt auf einem Monitor, den der Patient manchmal sogar mit einsehen kann. Man kommt also in den Bereich des oberen Dünndarms hinein, kann sogar die Öffnung, in der der gemeinsame Gang von Galle und Bauchspeicheldrüse in den Darm mündet darstellen und hier Steine entfernen. Wesentlich weiter in den Dünndarm kann man von außen jedoch nicht sehen, weil die Länge der Endoskope nicht ausreicht und es schwer wird, den Schlingen des weiteren Dünndarmes zu folgen. Der Dünndarm hat eine Gesamtlänge von knapp 4 Metern, einsehbar von oben, also vom Mund aus, sind maximal 50cm. Diese Form der Spiegelung nennt man Gastro(Magen) -Duodeno(12-Finger-Darm) -Skopie(Spiegelung).

Man kann Entzündungen der Schleimhäute erkennen, die sich meisten im Magen (Gastritis = Magenschleimhautentzündung) oder in der unteren Speiseröhre (Oesophagitis = Speiseröhrenentzündung – oft durch Rückfluss von Magensäure) befinden. Magengeschwüre sind Defekte der Schleimhaut, also kleine Löcher. Diese sind zumeist entweder durch eine Infektion (häufig Helicobacter pylori – siehe später im Buch) oder eine dauerhafte Anwendung von Schmerzmitteln (Aspirin, Ibuprofen etc.) ausgelöst und können ernsthafte Gesundheitsprobleme machen. An diesen Stellen fehlt der Eigenschutz der Magenschleimhaut und der Magensaft greift eigenes Gewebe an. Im schlimmsten Fall kann es zu einem Durchbruch der Magenwand kommen oder zur Auflösung von Blutgefäßwänden mit nachfolgenden massiven Blutungen. Diese Verlaufsformen bedürfen in der Regel einer operativen Versorgung, wobei diese - befundabhängig- auch endoskopisch erfolgen kann. Krebsverdächtige Veränderungen, Geschwüre und Entzündungen kann man nicht nur sehen, man kann auch Proben entnehmen und diese entweder zur mikroskopischen Aufarbeitung oder zur mikrobiologischen Untersuchung einschicken. Histologie nennt man die mikroskopische Gewebeuntersuchung, bei der Zellen mit verschiedenen Verfahren angefärbt und markiert werden können und dem erfahrenen Histologen verraten, ob es sich um gutartiges oder bösartiges Gewebe handelt, welches das Ursprungsgewebe ist, welche Immunzellen eine Rolle im lokalen Geschehen spielen und über welche chemischen Marker oder immunologisch nutzbare Eigenschaften die Zellen verfügen. Diese Informationen sind, insbesondere bei Krebsgeschehen, wichtig für die Diagnosestellung und die Therapieplanung. Die mikrobiologische Aufarbeitung versucht Bakterien oder Pilze, Würmer etc. nachzuweisen. Das gelingt leider nicht in allen Fällen, so dass ein negatives Untersuchungsergebnis nicht zwingend bedeutet, dass eine entsprechende Infektion nicht vorliegt, sondern nur aussagt, dass bei der durchgeführten Untersuchung eine solche nicht bewiesen werden konnte.

Koloskopie (Dickdarmspiegelung)

Von unten, also durch den After, kann man sich den Dickdarm ansehen. Diese Untersuchung wird Koloskopie (Dickdarm-Spiegelung) genannt. Vom After und dem Enddarm über das Sigmoid (unterster Teil des Dickdarms) gelangt man in den absteigenden, dann den horizontal verlaufenden und dann den aufsteigenden Dickdarm. Dieser wird durch eine Art Schleuse (Ileozökalklappe) vom unteren Dünndarm abgetrennt. (mehr dazu später). Man kann das Endoskop mit etwas Geschick durch diese Ileozökalklappe hindurch schieben und ein kleinen Teil des unteren Dünndarms einsehen. Der weitausgrößte Teil des Dünndarms bleibt aber der direkten Betrachtung verborgen. Nun entsteht Krebs

des Verdauungstraktes zumeist in den oberen Abschnitten (Mundboden, Speiseröhre und Magen) oder im unteren Bereich, also dem Dickdarm, der gut einsehbar ist. Hier können auch Proben entnommen werden, wenn der Verdacht auf abklärungsbedürftige Gewebsveränderungen besteht. Divertikel, kleine Aussackungen der Darmschleimhaut, in denen sich Speisereste sammeln können, finden sich besonders im unteren Dickdarm und können durch eine Koloskopie gut dargestellt werden. In den Darm hineinreichende Schleimhauterhebungen nennt man Polypen. Polypen können zu Dickdarmkrebs entarten und werden deswegen in der Regel entfernt und mikroskopisch untersucht. Dickdarmpolypen gehören zu den häufigsten Befunden der Endoskopie.
Auch der Darm wird zur besseren Einsehbarkeit mit Gas aufgeblasen. Das kann zu leichten Schmerzen führen. Fast jeder kennt schmerzhafte Blähungen, - so in etwa darf man sich das vorstellen. Da heute die meisten Spiegelungen in Kurznarkose mit Propofol (das Mittel, das sich Michael Jackson zum Schlafen hat spritzen lassen) durchgeführt werden, spürt der Patient diese Darmdehnungsschmerzen in der Regel nicht. Die Untersucher versuchen nach der Untersuchung das eingeleitete Gas abzusaugen, um den Folgebeschwerden vorzubeugen. Das gelingt allerdings nicht immer vollständig. Deswegen kann es nach der Untersuchung zu Flatulenzen kommen, die für den Untersuchten nicht zu kontrollieren sind. Manchmal gehen auch Reste von Spülflüssigkeit ab, so dass man sich quasi „feucht in die Hose furzt". Deswegen sollte man NICHT mit öffentlichen Verkehrsmitteln von der Untersuchung nach Hause fahren, sondern sich abholen lassen, ggf. etwas länger in der Praxis verweilen und dort noch mal auf der Toilette ordentlich Luft ablassen. Wechselunterwäsche sollte man dabeihaben und – man sollte danach einige Stunden nicht zur Arbeit gehen.

Untersucher können Raumluft oder Kohlendioxid in den Darm einleiten. Kohlendioxid hat den Vorteil, dass es bis zu 100 x besser vom Gewebe aufgenommen und über die Lunge abgeatmet werden kann. Es macht also deutlich weniger Folgebeschwerden. Allerdings kostet es den Untersucher Geld, eine entsprechende CO2-Flasche vorzuhalten und anzuschließen, so dass diese Leistung ggf. extra bezahlt werden muss.

Die Videokapsel

Für den Bereich des Darms, der weder von oben noch von unten eingesehen werden kann, gibt es neuerdings eine Kamerakapsel, die man schlucken muss und die durch den Magen-Darm-Trakt läuft und in festen Zeitabständen Fotos schießt. Die Fotos setzt eine Software zu einem Film zusammen, den der Arzt dann beurteilt. Leider ist die Kapsel nicht zu lenken und liefert deswegen keine gezielten Bilder. Außerdem sind Probenentnahmen nicht möglich. Weil der nicht einsehbare Darmteil sehr selten Krebs entwickelt und die meisten Störungen, wie bereits beschrieben, im sichtbaren Darmanteil auftreten, ist die Kapsel aus meiner Sicht eher eine Spielerei, als eine wirklich nötige Untersuchungsmethode.

Die „Spiegelungen" zeigen also sichtbare Veränderungen der Gewebestruktur. Diese lassen Rückschlüsse auf Erkrankungen zu und sind deswegen eine sinnvolle Untersuchung, um Ursachen für Magen-Darm-Symptome abzuklären. Bilder können jedoch nur Sichtbares darstellen und nicht die Funktion des Organs. Deswegen sind unauffällige Befunde so zu interpretieren, dass eine Gewebeveränderung nicht vorliegt und eine sichtbare Ursache der Beschwerden nicht gefunden werden kann. Zeigen sich Entzündungen von Schleimhäuten, dann sind diese Magen- oder Darmschleimhautentzündungen nichts als ein Symptom. Sie werden aber gerne als Diagnose benutzt. Magenschleimhautentzündung hört sich ja auch zunächst einmal wie eine bekannt Krankheit an. Doch was ist die Ursache der Entzündung? Diese Antwort bleibt die Schulmedizin oft schuldig, denn wenn keine Krankheitserreger gefunden werden und auch keine Medikamente eingenommen werden, die eine solche Entzündung auslösen können, dann endet hier die schulmedizinische Kompetenz. Dann wird das Symptom behandelt. Und weil Magensäure eine entzündete und damit nicht funktionsfähige Schleimhaut angreifen kann, wird nahezu immer zunächst die Säureproduktion unterbunden. Das bessert die Symptomatik, aber behandelt nicht die Ursache.

Stuhluntersuchungen

Die üblichen Untersuchungen des Stuhls (idealerweise drei Proben aus drei aufeinander folgenden Stuhlgängen) versuchen Erreger nachzuweisen, die typischerweise Darmstörungen verursachen können. Dazu gehören Bakterienarten wie Salmonellen, Shigellen, Listerien, Yersinien, bestimmte Colibakterien, Clostridien und einige andere Arten. Man untersucht ebenfalls auf Viren, hier stehen Adenoviren, Enteroviren und Noroviren ganz vorne, bei kleinen Kindern auch Rotaviren. Auf Parasiten wie Amöben, Lamblien, Blastozysten sowie Wurmeier wird ebenfalls untersucht. Hefepilze werden oft gefunden, sind allerdings meistens von untergeordneter Bedeutung. Parasiten wie Amöben und Lamblien werden selten nachgewiesen, sind aber eine durchaus häufige Ursache unklarer Darmbeschwerden. Würmer versucht man zu finden, indem man nicht die Würmer selbst, sondern Wurmeier im Stuhl sucht. Nach meinen Praxiserfahrungen werden Würmer bzw. Wurmeier in weniger als 1 % der Untersuchungen gefunden.

Aus Kostengründen wird oft nur eine statt drei Proben eingeschickt. Die Lagerung von Proben und der Versand machen den Nachweis bestimmter Erreger schwierig, wenn nicht unmöglich. Insbesondere Lamblien und Amöben zerfallen an der Luft innerhalb von 30 Minuten und kommen so eher zufällig im Labor an. Da manche Darmbakterien mit Luftsauerstoff gut umgehen können, andere aber absterben und weil manche Bakterien sich in der Stuhlprobe weiter vermehren, kommt im Labor nicht das an, was ursprünglich als Probe gewonnen wurde.

Funktionstests

Die Untersuchung, ob ein Nahrungsmittel bzw. ein Nahrungsmittelbestandteil nicht vertragen wird, lässt sich in Toleranztests untersuchen. Dazu wird eine definierte Menge des zu untersuchenden Stoffes gegeben und man untersucht die Reaktion des Körpers auf diese Gabe.

Fruchtzucker – Fruktose, Fruktoseintoleranz

Fruktose findet sich in Früchten wie Kernobst, Beeren, exotischen Früchten und in Honig. Honig enthält ca. sieben Mal mehr Fruchtzucker als beispielsweise eine Birne. Unser Haushaltszucker, der aus Zuckerrohr oder Zuckerrüben stammt, besteht aus Saccharose, einem Zweifachzucker, der aus je einem Teil Glukose (Traubenzucker) und einem Teil Fruktose besteht und im Körper in seine Bestandteile gespalten wird. Weltweit sind Jahrhunderte lang Zuckerrohr und Zuckerrübe die Ausgangsmaterialien für die Zuckergewinnung gewesen.

In den 70er Jahren des letzten Jahrhunderts wurde eine Methode zur Gewinnung von Zucker aus Maisstärke erfunden. Dabei gelang die Anreicherung von Fruktose, so dass man aus Maisstärke ein Zuckerprodukt gewinnen kann, dessen Anteil an Fruktose nicht 50 %, sondern 55 % beträgt. Diese High-fructose corn syrup (HFCS) genannten Produkte sind inzwischen etwa dreimal billiger als Glukose. Außerdem ist Fruktose ungefähr 20 % süßer als Glukose. Die Industrie spart deswegen bei gleicher Süße Substanz, was die Herstellung von HFCS-haltigen Produkten noch billiger macht. Die Vermarktung erfolgt auch unter dem Namen Isoglukose, was impliziert, es sei mit Glukose gleich (iso = gleich in quantitativer Hinsicht). Leider sind Fruktose und Glukose im Körper alles andere als gleich. Unser Gehirn arbeitet hauptsächlich mit Glukose (= Blutzucker). Der Glukosespiegel wird von der Bauchspeicheldrüse mit Hilfe der Hormone Insulin und Glukagon sehr penibel kontrolliert und sowohl zu niedrige Spiegel als auch zu hohe Spiegel werden vermieden, um das Gehirn konstant zu versorgen und Schäden durch schwankende Zuckerspiegel zu vermeiden.

Fruktose unterliegt dieser Kontrolle nicht und kann direkt zu Fett umgebaut werden und z.B. eine Fettleber fördern. In den letzten 30 Jahren wurde der Anteil an HFCS-haltigen Süßungsmitteln in unserer Nahrung stetig erhöht. Dadurch gelangt wesentlich mehr Fruktose in unsere Nahrung als früher. Man kann bei Sichtung der epidemiologischen Daten davon ausgehen, dass die weltweit zunehmende Fettleibigkeit zu einem wesentlichen Teil auf der vermehrten Aufnahme von fruchtzuckerhaltigen Nahrungsmitteln beruht.

Dr. med. Rainer Mutschler, verantwortlicher Betreiber des Blogs Biomedizin-blog.de beschreibt auf seiner Seite *http://www.biomedizin-blog.de/de/maissirup--high-fructose-corn-sirup-hfcs-sehr-oft-ein-versteckter-zucker-in-lebensmitteln-wp261-253.html* mögliche Risiken durch einen zu hohen Fruktosekonsum:

- Erhöhung des Blutdrucks
- nächtliche hypertensive Insulinresistenz (Bluthochdruckanfälle)
- Typ 2 Diabetes
- Eine nicht-alkoholischen Fettleber-Erkrankung (NASH)
- durch den Anstieg des Harnsäurespiegels kann Fruktose zu Gicht und/oder metabolischem Syndrom führen und das Fortschreiten der chronischen Nierenerkrankung beschleunigen
- Intrakranielle atherosklerotische Veränderungen (z. B. Verengung und Verhärtung der Arterien im Kopf)
- Erhöhung vom Herzfehlerrisiko: wenn Sie zu wenig Kupfer im Blut haben
- hat eine genotoxische Wirkung auf den Darm
- sie fördert die Metastasierung bei Brustkrebs-Patienten
- tubulointerstitielle Schäden (Schädigung der Tubuli und interstitiellen Gewebe Ihrer Niere)
- Erschöpfung und verwandte Gesundheitsprobleme
- Erhöht das Risiko, am Bauchspeicheldrüsenkrebs zu erkranken

Die bis hier beschriebenen Risiken gelten für jedermann. Einige Menschen haben aber andere Probleme mit Fruktose. Sie können sie nicht richtig verarbeiten. Entweder besteht eine Aufnahmestörung im Darm oder eine Verarbeitungsstörung in der Leber. Die Verarbeitungsstörung in der Leber ist eine genetisch bedingte Erkrankung, die mit einer Häufigkeit von etwa 1: 20000 in der deutschen Bevölkerung vorkommt. Sie führt, außer gelegentlich zu Erbrechen, nicht zu typischen Symptomen im Magen-Darm-Trakt und soll hier nicht weiter besprochen werden.

Die Fruktose-Aufnahmestörung im Darm, medizinisch Malabsorption genannt, ist eine Störung des Transportes der Fruktose durch die Darmwand. Sie ist in der Regel eine erworbene Störung, die sich entsprechend beseitigen lässt, wenn man den Darm heilt. Das Transportenzym (Fruktose GLUT 5 Transporter) unterstützt die Fruktose bei ihrer passiven Diffusion durch die Darmwand. Ist die Darmzelle krank, wird das Transportenzym nicht mehr oder nur vermindert bereitgestellt. Die Fruktose verbleibt im Darm und gelangt in den Dickdarm, wo sie normalerweise nicht ankommen sollte. Sie wird dort von Bakterien verstoffwechselt, die beim Stoffwechsel Gase wie Methan, Wasserstoff und Kohlendioxid freisetzen. Das führt zu Dehnungsschmerzen im Darm, einem aufgeblähten Gefühl und zu Blähungen. Gärung lässt Fettsäuren und Fuselalkohole entstehen und begünstigt eine beschleunigte Darmpassage, so dass Durchfall oder zumindest weicher Stuhl entstehen können.

GLUT 5 und ein ähnliches Transportenzym namens GLUT 2 scheinen vermehrt gebildet zu werden, wenn sich Traubenzucker in der Nahrung befindet. Deswegen kann die Anwesenheit von Glukose die Aufnahme von Fruchtzucker begünstigen und die Symptomatik mildern.

Tests auf Fruktoseintoleranz:

1. Blutuntersuchung

Untersucht wird der Blutspiegel von Fruktose nach Gabe einer definierten Fruchtzuckermenge. Mit dem gleichen Test werden beide Fruktoseunverträglichkeiten untersucht, die genetische Stoffwechselstörung und die Aufnahmestörung.

Man gibt dem Patienten 1-1,5 g Fruchtzucker pro Kilogramm Körpergewicht (z.B. 100 g für einen 70 kg Menschen) in Wasser oder Tee (- nicht in Fruchtsaft!) zu trinken. Nach 30, 60, 90 und 120 Minuten nimmt man Blut ab und bestimmt den Fruchtzuckergehalt. Kann Fruchtzucker bei einer Aufnahmestörung nicht richtig aufgenommen werden, kommt auch nicht so viel im Blut an. Man erwartet bei Gesunden einen deutlichen Anstieg an Fruchtzucker im Blut, während bei Betroffenen mit Malabsortion der Anstieg ausbleibt.
Malabsortion:

Normwerte:	krankhaft
Ausgangswert 10-60mg/dl	
Anstieg > 60mg/dl	Anstieg < 50 mg/dl
Maximum nach 30 - 60 Min > 150 mg/dl	

2. Atemtest:
Wenn Bakterien im Dickdarm Fruchtzucker verarbeiten, entsteht, wie beschrieben, auch Wasserstoff. Dieser wird im Blut gelöst und zur Lunge transportiert, wo er abgeatmet wird und in der Atemluft erscheint. Eine Möglichkeit zu testen, ob Bakterien Fruktose verarbeiten, ist es, die Wasserstoffmenge in der Atemluft vor und 30-60 Minuten nach einer Gabe von Fruchtzucker zu messen. Ein Anstieg an Wasserstoff in der Ausatemluft spricht für eine Fruchtzuckerunverträglichkeit. Treten mit der Gabe des Fruchtzuckers Symptome auf, also Bauchschmerzen, Durchfälle und Unwohlsein, sind das weitere Hinweise auf eine Unverträglichkeit. Leider sind ca. 10% der Untersuchten so genannte Nonresponder, d.h. sie haben keine Bakterien, die sofort Wasserstoff produzieren. Deswegen ist der Test alleine manchmal ungenau. Weitere mögliche Fehlerquellen bei diesen Tests:

- Nahrungsaufnahme in den letzten 12 Stunden vor dem Test- alles außer Leitungswasser ist verboten.
- Verwendung von Prothesenhaftcremes oder Mundspülungen können das Ergebnis verfälschen
- Rauchen kann den Messvorgang beeinträchtigen – man soll 12 Stunden vorher nicht rauchen
- Antibiotikaeinnahme in den letzten 4 Wochen vor dem Test – Antibiotika beeinflussen die Darmbesiedlung
- Darmspiegelung in den letzten 4 Wochen. Die Darmspiegelung, die mit einer Darmreinigung und -spülung einhergeht, verändert die Darmflora und kann zu falschen Ergebnissen führen
- Sport oder stärkere körperliche Belastung während oder unmittelbar vor dem Test verändert die Stoffwechselsituation im Körper und kann zu falschen Ergebnissen führen.

Die Konsequenz einer festgestellten Fruktosemalabsorption ist zunächst die Meidung von fruchtzuckerhaltigen Nahrungsmitteln. Für die Betroffenen entsteht ein Zwiespalt. Einerseits hilft die Meidung dabei, die Symptome zu lindern. Andererseits macht die ständige Einschränkung Stress, beeinträchtigt das Lebensgefühl und kann, wenn man nicht aufpasst, sogar zu Nährstoffmangelsituationen führen.

Es ist wichtig, dass man zunächst alles tut, um den Darm nicht zusätzlich zu belasten und die ungewollten Bakterien nicht zu füttern. Deswegen muss eine möglichst konsequente Meidung stattfinden. Da die Fruchtzuckerintoleranz dosisabhängig ist, kann man die geringen Fruchtzuckermengen, die sich in Gemüse finden, meist vernachlässigen. Größere Mengen sollen aber unbedingt vermieden werden.

Nennenswerte und beachtenswerte Mengen an Fruchtzucker findet sich in fast allen Obstsorten, allen Trockenfrüchten, Obstsäften und Smoothies, Softdrinks (alle Limonaden, die nicht ausdrücklich zuckerfrei („zero") sind, enthalten Süßungsmittel mit Fruktoseanteil), allen aus Früchten hergestellten Nahrungsmittel wie Wein, Cider, Most, Marmelade und Honig.

Manche Menschen glauben, sie können sich nicht an eine für sie hilfreiche Ernährung halten und meiden die fruchtzuckerhaltigen Lebensmittel nicht. Es gibt tatsächlich eine Tablette, die helfen kann, die Symptome zu mildern. Das Enzym Xylose-Isomerase (eine andere Bezeichnung lautet Glukose-Isomerase) wandelt die Fruktose im Dünndarm in Glukose um. Leider funktioniert das auch umgekehrt. Das Enzym kann aus Glukose auch Fruktose machen. Das Enzym stellt also immer ein Gleichgewicht zwischen Glukose und Fruktose her. Weil aber Glukose sehr schnell aufgenommen wird, verschiebt sich das Gleichgewicht immer zugunsten der Fruktose, die in Glukose umgewandelt wird.

Ganzheitliche Anmerkung:

Die Fähigkeit Fruktose aufzunehmen hängt von der Bereitstellung von Transportsystemen in der Darmwand ab. Schädigungen der Darmwand führen zu einem Mangel an Transportsystemen und damit zu einer reduzierten Aufnahme von Fruktose. Deswegen kann eine Fruktoseaufnahmestörung erworben sein und wieder verschwinden, wenn die Darmzellen regeneriert sind. Die Darmzellen werden alle 3-5 Tage erneuert, so dass bei Wegfall der schädigenden Auslöser eine Besserung der Symptomatik innerhalb einer Woche erwartet werden kann.

Heute erhältliche Produkte: Xylosolv, Fructaid, Fructozym
(Stand 11/2017)

Milchzucker – Laktose, Laktoseintoleranz

Laktose (Milchzucker) ist ein Zweifachzucker, der aus einem Teil Glukose und einem Teil Galaktose besteht. Milchzucker ist der mengenmäßig größte Zuckeranteil in der Muttermilch und erreicht ca. 7g/l. Dagegen haben Kuhmilch mit 4,8 g/l, Schafmilch 6,3g/l und Ziegenmilch 3,9g/l einen geringeren Laktoseanteil.

Milchzucker wird im Darm durch ein Enzym namens Laktase in die Einzelzucker gespalten. Glukose wird durch einen Transporter namens GLUT 4 durch die Darmwand transportiert. Galaktose, wie auch Fruktose, werden durch einen erleichterten Transport durch die Darmwand aufgenommen und letztendlich im Glukosestoffwechsel weiterverarbeitet.

Die Fähigkeit Laktose zu spalten ist in jedem gesunden Neugeborenen vorhanden. In sehr seltenen Fällen gibt es Kinder, die kein funktionsfähiges Enzym haben, was sich bereits in den ersten Lebenstagen als Durchfall äußert. Solange sich das Kind in einem Alter befindet, in dem es gestillt wird - bei Naturvölkern bis zu mehrere Jahre -, bildet es ausreichend Laktase. Geht die Fähigkeit, Laktose zu spalten, verloren, gelangt die Laktose in tiefere Darmabschnitte, wo sie von Bakterien unter Bildung von Gas und anderen Abbauprodukten verarbeitet wird.

Beschwerden bei Laktoseintoleranz

Nicht jeder, der eine Laktoseintoleranz hat, hat auch Beschwerden. Ich behandele Menschen und nicht Laborergebnisse, deswegen kann es sein, dass jemand, der trotz auffälliger Testergebnisses keine Beschwerden hat, weiter laktosehaltige Milch und Milchprodukte zu sich nehmen kann.

Typische Beschwerden können sein:
Blähungen, Bauchweh, Durchfall, Verstopfung, wechselnde Stühle, Kopfschmerz, Müdigkeit nach dem Verzehr von Milchprodukten.
Das Prinzip der Entstehung der Beschwerden ist ähnlich wie bei der Fruktoseintoleranz. Ein Substrat, in diesem Fall Laktose, gelangt in Bereiche des Darms, in die es normalerweise nicht kommt. Dort wird es von Bakterien verarbeitet, die Gase und Stoffwechselprodukte bilden. Diese beeinträchtigen die Darmzellen und können durch die Darmwand aufgenommen werden und im gesamten Körper wirken. Je nach Substrat, also ob es sich um Fruktose, Laktose, Sorbit oder andere Stoffe handelt, die man nicht verträgt, weil man sie nicht verarbeiten kann, liegt dem Ganzen eine unterschiedliche Ursache zugrunde.

Ursachen der Laktoseintoleranz:
Es gibt genetisch bedingte Schwächen, Laktose zu verarbeiten. Diese kann man in entsprechenden Untersuchungen feststellen. Die meisten Menschen verlieren mit zunehmendem Alter die Fähigkeit, Laktose zu spalten, wenn sie nicht zu jenen gehören, die von einer genetischen Veränderung profitieren und bei denen die Laktosespaltfähigkeit erhalten bleibt. Nach meinen Erkenntnissen sind das vorwiegend Menschen mit der Blutgruppe „B“, die aus dem Europäischen Raum stammen. Asiaten mit der Blutgruppe "B“ können keine Laktose spalten.

Darmerkrankungen, bei denen die Darmzellen in Mitleidenschaft gezogen werden, können dazu führen, dass das Enzym Laktase, das auf der Darmzelloberfläche, zum Darmlumen hin, sitzt, nicht mehr ausreichend gebildet wird. Dann kann Laktose plötzlich nicht mehr verarbeitet werden und reichert sich im Darminhalt an.

Manche Bakterien im Dünn- und noch mehr im Dickdarm, wie z.B. einige Arten von Escherichia coli, besitzen ein so genanntes LAC-Operon. Das ist eine genetische Funktionseinheit, die die nötigen Enzyme bereitstellt, die das Bakterien zur Verarbeitung und Aufnahme von Laktose benötigt. Sie wird aktiviert, wenn sich Laktose im Umfeld des Bakteriums findet und keine für das Bakterium bessere Energiequelle zur Verfügung steht. Wenn Laktose, wie vorgesehen, im Dünndarm gespalten und aufgenommen wird, erreicht sie den Dickdarm nicht und kann dort auch nicht verarbeitet werden. Die Bakterien sind dann nicht auf die Verarbeitung von Laktose eingerichtet. Kommt durch eine Störung im Dünndarm jedoch Laktose im Dickdarm an, kann unter bestimmten Umständen das Lac-Operon aktiviert werden und die Bakterien verarbeiten Laktose. Dabei entstehen Wasserstoff und Methan, die Blähungen auslösen. Außerdem wird Laktat, das Salz der Milchsäure gebildet, das verdünnt werden muss und deswegen Wasser in den Darm zieht und so zu weichem Stuhl und Durchfällen führen kann.

Laktosetoleranztest

Bei Verdacht auf eine Unverträglichkeit von Laktose wird dem zu untersuchenden Patienten zunächst Blut abgenommen und der Ausgangsblutzuckerwert (Nullwert) bestimmt. Dann wird ihm Laktose zu trinken gegeben. Erwachsene bekommen 50 g Laktose in 400 ml Wasser, bei Kindern wählt man nach Körpergewicht 2g/kg.
Bei einem Gesunden ohne Laktoseintoleranz spaltet die Laktase der Dünndarmschleimhaut die Laktose in Glukose und Galaktose, was nach Aufnahme der Zucker zu einem Glukoseanstieg im Blut führt. Es soll einen Anstieg von mindestens 20 mg/dl Glukose geben.
Voraussetzung ist, dass der zu Untersuchende 12 Stunden nüchtern geblieben ist. Deswegen macht man solche Tests morgens.
Nach 30, 60, 90 und 120 Minuten wird Blut entnommen und der Blutzuckerspiegel gemessen. Steigt dieser nicht an, spricht das dafür, dass die Laktose nicht gespalten werden konnte und deswegen kein Zucker aufgenommen wurde. Außerdem erwartet man Symptome wie Blähbauch, Durchfall, Blähungen oder Bauchkrämpfe, die auch erst nach mehreren Stunden auftreten können.

Steigt der Blutzuckerspiegel nicht oder nicht ausreichend hoch an, ist die Diagnose Laktoseintoleranz bzw. Laktasemangel sehr wahrscheinlich.

Sensitivität und Spezifität werden mit 75% und 83% angegeben. Sensitivität bedeutet, dass auch wirklich eine Laktoseintoleranz vorliegt und nicht etwas anderes die Ergebnisse verursacht hat. Spezifität bedeutet, dass bei einem negativen Ausfall des Tests, also, wenn man keine Laktoseintoleranz findet, auch wirklich sicher sein kann, dass keine Laktoseintoleranz da ist. Die Zahlen machen deutlich, dass die Fehlerquote vergleichsweise groß ist. Sensitivität von 75% bedeutet, das in 3 von 4 Fällen das richtige Ergebnis gefunden wurde. Oder anders herum, dass die Irrtumswahrscheinlichkeit 25% ist. Ich bin sicher, dass Sie, liebe Leser, sich nicht in ein Flugzeug setzen würden, das mit 75%iger Wahrscheinlichkeit sicher ankommt.

Auch für Laktose gibt es einen H2-Atemtest, der Wasserstoff in der Atemluft nachweist. Er funktioniert genau wie beim Fruktosetest beschrieben, nur, dass man eben Laktose trinkt und nicht Fruktose. Die genetische Disposition für eine Laktoseintoleranz liegt in Deutschland bei etwa 15%. Man kann also durch genetische Untersuchungen schauen, ob jemand eine entsprechende „Neigung" hat. Das bedeutet aber nicht, dass er auch symptomatisch wird, also Krankheitszeichen zeigen wird. Ich rate von dieser Untersuchung als Suchtest ab, weil sie Ängste schüren kann, ohne dass man durch das Wissen wesentliche Vorteile hat.

Ist eine Laktoseintoleranz nachgewiesen, gilt es zunächst Laktose zu meiden. Konzentrate von Milch, also Molkepulver, Milchpulver oder Kondensmilch enthalten viel Laktose. Milchschokolade enthält etwa dreimal mehr Laktose als Vollmilch. Bei Käse ist der Laktosegehalt davon abhängig, wie lange er gereift ist, d.h. Bakterien ausgesetzt war. Je länger der Käse reift, desto geringer wird sein Laktosegehalt sein. Auch laktosefreie Milch enthält noch Spuren von Laktose. Weil die meisten Menschen eine Restaktivität an Laktase haben, können sie geringe Laktosemengen tolerieren.

Ganzheitliche Anmerkung:

Säugetieren stillen ihre Jungen mit ihrer Milch. Bei allen Säugetieren werden heranwachsende Individuen an „normale Ernährung" gewöhnt. Die sieht für den Löwen anders aus als für z.B. Elefantenkinder und Wale, aber allen gemein ist, dass sie nicht aus Milch besteht und keine Laktose enthält. Der normale Vorgang bei Säugetieren, zu denen auch wir gehören, ist, dass die Nahrung laktosefrei wird. Da die Natur nichts tut, dass nicht irgendwie einen Sinn ergibt, darf man also annehmen, dass der Verlust der Fähigkeit, Laktase zu bilden und Milchzucker zu verarbeiten eine logische Folge der „normalen" Ernährung ist. Normal ist dabei nach heutiger Erkenntnis nicht der Totalverlust an Laktaseaktivität, aber eine Verminderung auf 5-10%. Es ist also normal, mit zunehmendem Alter Laktose schlechter spalten zu können. Deswegen muss für die Mehrheit gelten, dass Milch und laktosehaltige Milchprodukte nicht in größeren Mengen konsumiert werden sollten. Bestimmte Menschen haben im Laufe der Entwicklungsgeschichte eine Genveränderung erfahren, die dazu führt, dass sie auch in höherem Lebensalter eine Laktaseaktivität haben und Milch und Milchprodukte gut vertragen. Auch wenn hier die Schulmedizin meinen Erkenntnissen nicht folgt, ich habe in meiner Praxis sehr gute Erfahrungen mit der so genannten blutgruppengerechten Ernährung nach Dr. D´Adamo gemacht. Seinen Untersuchungen zu Folge vertragen Menschen mit der Blutgruppe „NULL" (ca. 41% der deutschen Bevölkerung) keine Milchprodukte, Menschen mit der Blutgruppe „A" (43%) nur vergorene Milchprodukte und Menschen mit der Blutgruppe „B" (11%) so ziemlich alle Milchprodukte. Die Blutgruppe „AB", die nur etwa 5% der Bevölkerung bei uns ausmacht, verträgt einiges an Milchprodukten, aber nicht alles. Die gesamte Ernährungsempfehlung finden sie unter www.dadamo.com.

Meine Untersuchungen ergeben regelmäßig, dass sich diese Unverträglichkeit von Milch und Milchprodukten auf die Anwesenheit von Laktose zurückführen lässt. Das bedeutet, dass die meisten durch die Umstellung auf laktosefreie Milchprodukte profitieren und ihre Beschwerden ganz oder teilweise verlieren.

Bei weitem leidet nicht jeder, der eine Laktoseintoleranz hat, an merklichen Symptomen. Bis heute ist unklar, warum bei manchen Menschen Symptome auftreten und bei anderen nicht. Ein Grund könnte die bakterielle Besiedlung sein. In vielen Fällen berichten Patienten in meiner Praxis darüber, dass Bauchbeschwerden plötzlich aufgetreten sind. Nach einem Urlaub, nach einem Infekt, bei dem Antibiotika eingenommen wurden, bei Stress oder als Folge von verdorbenem Essen. In diesen Fällen darf man annehmen, dass diese genannten Belastungen, die die Darmflora verändern, auch die Darmzellen beeinträchtigen. Sie können der Auslöser für eine Schädigung der Darmzellen mit Verlust der Enzymbereitstellung von Laktase sein.

Sorbitintoleranz

Sorbit ist ein Zuckeralkohol, der im Gegensatz zu Glukose und Fruktose ein lineares und kein ringförmiges Molekül darstellt. Sorbit gewann man früher aus Vogelbeeren (den Früchten der Eberesche), die bis zu 12 % Sorbit enthalten. Es kommt aber auch in anderen Früchten und vor allem in Kernobstsorten vor. Birnen, Äpfel, Pflaumen, Aprikosen und Pfirsiche sind reich an Sorbit. Getrocknetes Obst, insbesondere Aprikosen und Pflaumen, kann sehr große Sorbitmengen enthalten. Sorbit wird als Zuckeraustauschstoff verwendet und heute industriell hergestellt. Im Vergleich zur Saccharose ist seine Süßkraft vermindert und erreicht 40-60%. Der Abbau im Körper erfolgt unabhängig von Insulin. Deswegen wird Sorbit in Diabetikernahrung als Süßungsmittel eingesetzt.

Die Lebensmittelindustrie nutzt Sorbit auch als Feuchthaltemittel. Sorbit ist hygroskopisch (wasseranziehend) und kann Lebensmittel und Kosmetika vor dem Austrocknen schützen.

Als Nahrungsmittelzusatz trägt Sorbit die E-Nummer 420.
Sorbit ist in der EU, mit Ausnahme von Getränken, als Zusatz für fast alle Lebensmittel in beliebig hoher Menge zugelassen. Bei Aufnahmen in größeren Mengen führt die Eigenschaft, dass es Wasser anzieht, zu einem Wassereinstrom in den Darm. Die Folge sind Durchfälle. Sorbit wird deswegen auch als Abführmittel verwendet.

Bisher ist unklar, wie Sorbit genau im Darm aufgenommen wird. Da eine Sorbitaufnahmestörung oft mit einer Fruktoseaufnahmestörung einhergeht, ist anzunehmen, dass auch Sorbit einen erleichterten, durch Transporter unterstützen Weg in die Darmzellen nimmt und mit Fruktose möglicherweise um den gleichen Transporter konkurriert.

Sorbit, das nicht aufgenommen wird, gelangt in den Dickdarm und dient dort Bakterien als Nahrung. Auch hier entstehen Gase und Substanzen, die die Darmzellen beeinflussen. Die Folge sind die bekannten Symptome wie Blähungen, Bauchschmerzen, Bauchkrämpfe und ein Blähgefühl.

Sorbit kann ab etwa 5g bereits Probleme machen und ab etwa 20g zu Durchfällen führen. Da es in „gesunden" Süßigkeiten als kaloriensparender Zuckerersatz eingesetzt wird, können normale Halsbonbons, Pralinen oder andere Süßigkeiten Sorbit enthalten. Das gleiche gilt für Medikamente.

Wie bei allen Intoleranzen ist die Dosis für die Reaktion entscheidend. Kleine Mengen machen wenig oder keinen Ärger, große Mengen machen deutliche Symptome. Auch für Sorbit gibt es einen Atemtest, der nach den bereits beschriebenen Prinzipien funktioniert.

Zöliakie

(= einheimische Sprue = glutensensitive oder gluteninduzierte Enteropathie = Heubner-Herter-Krankheit)
Die Zöliakie oder einheimische Sprue ist ein zunächst den Darm betreffendes Krankheitsbild. Es handelt sich um eine immunologische Reaktion auf Bestandteile von Getreide, in deren Folge die Darmzellen geschädigt werden.

Auslöser ist eine Reaktion auf den Eiweißstoff Gluten, der in Weizen vorkommt. **Gluten** (lat. gluten = Leim) oder **Klebereiweiß** ist ein Sammelbegriff für ein Stoffgemisch aus Proteinen, Fetten und Kohlenhydraten, das im Samen einiger Arten von Getreide vorkommt. Es enthält die Aminosäuren Prolin und Glutamin in sehr großen Mengen. In Verbindung mit Wasser beim Anrühren von Teig sorgen diese Aminosäuren für eine Vernetzung der Moleküle und geben dem Teig eine innere Struktur. Sie kleben die Teile quasi zusammen, so dass der Teig Gas halten kann, was zu einem lockeren und gleichzeitig stabilen Teig führt. In Weizenbroten sind bis zu 13% Gluten in der Trockenmasse, nach anrühren des Teiges und Wasserbindung sind es bis zu 30% des Gesamtgewichts.

Gluten unterteilt man aufgrund chemischer Eigenschaften in zwei Untergruppen von Substanzen, die Prolamine und die Gluteline. Prolamine und Gluteline kommen in Getreidesamen vor und wirken dort als Speicherproteine, die später dem keimenden Korn die nötigen Aminosäuren und Nährstoffe bereitstellen.

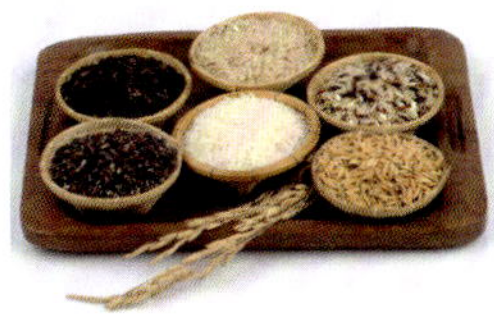

Unterschiedliche Getreide enthalten unterschiedliche Speicherproteine.

Unterschiedliche Getreide enthalten unterschiedliche dieser Speicherproteine. So nennt man die Prolamine des Weizens Gliadin, des Hafers Avenin, des Roggens Secalin, der Gerste Hordein.

Diese Eiweiße können im Körper immunogen wirken und lösen bei disponierten Menschen eine Darmentzündung aus, die man einheimische oder endemische Sprue oder Zöliakie nennt. Disponierte Menschen sind Menschen, bei denen genetische Veränderungen vorliegen. Diese kann man untersuchen und nachweisen. In Nordeuropa liegt die Häufigkeit bei etwa 1: 130 bis 1:300. Allerdings hat nicht jeder, der eine genetische Disposition hat, auch Symptome. Derzeit geht man davon aus, dass nur etwa jeder Fünfte bis Zehnte, der die genetischen Voraussetzungen hat, auch wirklich erkrankt. Das kann allen Hoffnungen machen, bei denen eine Zöliakie diagnostiziert wurde. Wenn 80-90% aller genetisch Erkrankten keine Krankheitssymptome zeigen, dann muss es weitere Faktoren geben, die aus der genetischen Disposition eine manifeste Erkrankung machen. Und wenn man diese Faktoren identifiziert und behandelt, bestehen gute Chancen, das Krankheitsbild abzumildern oder eine Symptomfreiheit zu erreichen.

Neueste Untersuchungen haben ergeben, dass möglicherweise Viren eine Rolle spielen. In Chicago haben Wissenschaftler Reovirenstämme gefunden, die in Mäusen eine Zöliakie-ähnliche Erkrankung auslösen können. Die Vermutung, dass eine Infektion mit Reoviren beim Ausbruch der Zöliakie eine Rolle spielen könnte, untermauert die Entdeckung, dass bei Menschen mit Zöliakie im Vergleich zu einer Gruppe ohne Zöliakieerkrankung die Antikörperspiegel gegen Reoviren signifikant höher waren und auch ein Molekül namens Interferon-Regulatory-Factor 1 (IRF-1), dass bei Entzündungen eine Rolle spielt, in der erkrankten Gruppe vermehrt vorkam.

Reoviren kommen bei vielen Tieren vor und gehören zur gleichen Familie wie Rotaviren. Sie befallen auch Menschen und können Darm- und Atemwegserkrankungen auslösen. *(Science,10.1126/science.aan1500,2017)*

Ich gehe davon aus, dass es weit mehr als nur diese Infektion ist, die eine Zöliakie manifest werden lässt. Andere Infekte, immunmodulierende Substanzen wie Schwermetalle, hormonaktive Substanzen (endokrine Disruptoren), Kunststoffmonomere, Nahrungsmittelzusätze sollten ebenfalls einen Einfluss auf das Immunsystem und die Darmzellen haben und somit eine Rolle bei jeglicher Form der Darmstörung spielen, also auch bei der Zöliakie.

Die durch Gluten ausgelöste Darmentzündung führt zu einer Verkümmerung (Atrophie) der Darmzellen. Diese stellen keine Transportmoleküle und keine Bindungsrezeptoren für Nährstoffe mehr bereit. Die Folge ist, dass die Nährstoffe nahezu unbearbeitet im Darm verbleiben und dort Bakterien als Nahrung dienen. Die Bakterien, die sonst diese Nährstoffbestandteile nicht bekommen, wachsen, es siedeln sich Arten an, die nicht dorthin gehören und diese produzieren Stoffwechselprodukte, die den Darm und den Rest des Organismus belasten. Blähungen, Durchfälle, Bauchschmerzen, Gewichtsabnahme sind typische Symptome. Wenn die Nährstoffaufnahme nicht mehr funktioniert, stellt sich ein Nährstoffmangel ein. Die Entzündung im Darm zerstört die Eiweiße, die den Darm abdichten, so dass tiefer liegende Gewebeschichten immunologisch zugänglich werden und mit Darminhalt in Kontakt kommen, der so dort normalerweise nie ankommt. Das führt zu weiterer Entzündung und häufig zur Bildung von Antikörpern gegen körpereigene Eiweißstrukturen.

Viele der Betroffenen erkranken erst im Erwachsenenalter.

Gedeihstörungen bei Kindern sind mögliche Anzeichen einer Zöliakie. Es können sich Zahnschäden sowie Haut- und Schleimhautentzündungen zeigen, die Kinder sind oft übellaunig und entwickeln sich nicht richtig. Meistens treten die ersten Symptome auf, wenn die Kinder zunehmend an Brot und Teigwaren herangeführt werden. Viele der Betroffenen erkranken erst im Erwachsenenalter.

Wie erfolgt die Diagnose der Zöliakie?

Zunächst einmal führt die Anamnese zur Beschreibung von Symptomen von Darmproblemen und einer allgemeinen Leistungsschwäche, die über die gestörte Nährstoffaufnahme und die chronische Entzündung erklärt werden kann.

Wenn die Ernährung und die Anamnese zusammenpassen und man den Verdacht hat, dass Getreidebestandteile eine Reaktion auslösen, muss man neben dem Verdacht auf eine Nahrungsmittelunverträglichkeit auch den Gedanken an eine Zöliakie haben.

Humane Leukozyten Antigene (HLA), eine individuelle Zusammensetzung von verschiedenen Eiweißstrukturen kennzeichnen die Leukozyten (weiße Blutkörperchen). Die HL-Antigene sind für die Identifizierung der Zellen und Steuerungsvorgänge im Immunsystem wichtig und spielen z.B. bei Abstoßungsreaktionen bei Organtransplantationen eine Rolle. Nahezu alle (99,5%) Zöliakie-Patienten tragen eines der HLA-Merkmale HLA-DQ2, DQ7 oder DQ8.

Nachweislich können nur die HLA-Moleküle DQ2, DQ7 und DQ8 den zuständigen Immunzellen Gliadinpeptide präsentieren. Somit ist es nahezu unmöglich, eine Zöliakie zu entwickeln, wenn man nicht eines der genannten HLA-Merkmale besitzt. Die Untersuchung auf HLA-DQ2/DQ7/DQ8 ist daher ausgesprochen wertvoll für den Ausschluss einer Zöliakie.

Zur Diagnosesicherung sollte eine Blutuntersuchung eingeleitet werden, die Antikörper gegen Gliadin, einen Autoantikörper gegen Darmgewebe (Endomysiom) und gegen ein Enzym namens Gewebstransglutaminase, das erst bei zerstörter Darmwand für das Immunsystem zugänglich wird, sucht. Sind diese Antikörper nachgewiesen, besteht ein großer Verdacht auf eine Zöliakie. Dabei ist die Untersuchung genauer, wenn man Antikörper des Typs IgA (Schleimhautantikörper) und des Typs IgG (Blut- und Gewebeantikörper) untersucht. Etwa 10% aller Menschen haben einen Mangel an IgA, dem Antikörpertyp, der unsere Schleimhäute schützen soll. Bei Ihnen kann der Nachweis der Antikörper falsch negativ ausfallen. Deswegen sollte immer auch die Gesamtmenge an IgA bestimmt werden. Dieser Wert zeigt an, ob der IgA-Nachweis gegen Gliadin aussagekräftig ist oder nicht.

Der Nachweis bestimmter Antikörper ist wesentlicher Teil der Diagnosestellung.

Die alleinige Untersuchung auf Gliadinantikörper, die gerne heute noch als Suchtest eingesetzt wird, ist ungenau. Gliadin-Antikörper treten auch bei Allergikern oder Personen mit anderen Autoimmunerkrankungen und finden sich auch bei ca. 5 % der gesunden Bevölkerung. Bei Kindern unter zwei Jahren ist die Sensitivität der Laboruntersuchungen, insbesondere der Nachweis von Antikörpern gegen Endomysium, reduziert. Daher haben die Gliadin-Antikörper (AGA vom IgA- und IgG-Typ) in dieser Altersgruppe eine besondere diagnostische Bedeutung.

Die Bestimmung der oben genannten HL-Antigene kann helfen, die Diagnose zu stützen oder zu verwerfen. Wenn man Gluten meidet und so die Entzündung reduziert, wird dem Immunsystem auch weniger Antigen angeboten, so dass die Antikörpermengen reduziert werden. Als gut eingestellt gilt eine glutensensitive Enteropathie (Zöliakie), wenn keine Antikörper gegen Gliadin mehr nachweisbar sind.

Eine genetische Untersuchung an Blutzellen kann feststellen, ob es sich um eine erbliche Form der Erkrankung handelt, oder ob sie erworben wurde. Trotz aller Blutuntersuchungen fordern die Fachgesellschaften als Absicherung der Diagnose eine Gewebeprobe aus dem Dünndarm, die eine Zellatrophie (-Verkümmerung) unter dem Mikroskop sichtbar aufweisen muss.

Ganz wichtig ist, dass eine Dünndarmzottenatrophie, also die im Mikroskop zu sehende Verkümmerung der Darmzellen, nicht ausschließlich bei Zöliakie auftritt. Nahrungsmittelallergien und Darminfekte können ein ähnliches Bild erzeugen. Insofern braucht man mehrere Befunde, - Antikörper, Genetik und Histologie - um eine sichere Diagnose stellen zu können. Oder anders ausgedrückt: es ist nicht leicht, eine belastbare Diagnose zu stellen, da die Befunde teilweise fehlen können oder auch bei anderen Erkrankungen auftreten.

Bestimmte Erkrankungen werden bei Zöliakie-Patienten bis zu zehnmal häufiger gefunden als in der Normalbevölkerung. Vor allem autoimmune Erkrankungen sind sehr eng mit der Zöliakie assoziiert. Bei gemeinsamem Auftreten ist die Zöliakie oftmals asymptomatisch:

Autoimmunerkrankungen:
- Dermatitis herpetiformis Duhring
- primär biliäre Zirrhose
- Psoriasis
- Kollagenosen (Sjögren-Syndrom; Systemischer Lupus erythematodes)
- Autoimmunhepatitis
- Diabetes mellitus Typ1
- Autoimmun-Thyreoiditis
- Addison-Syndrom

Weitere Erkrankungen bzw. Symptomkomplexe:
- Down- oder Turner-Syndrom
- Morbus Crohn
- Colitis Ulcerosa
- Osteoporose
- Migräne
- Epilepsie
- Reizdarmsyndrom
- Depressionen und Angststörungen

- Asthma bronchiale
- Transaminasenerhöhungen
- Selektiver IgA-Mangel

Selbstversuch

Wer sich den umfassenden und belastenden Untersuchungen nicht unterziehen will, der sollte sich probehalber glutenfrei ernähren und sehen, ob es ihm bessergeht. Erste Veränderungen sind innerhalb einer Woche zu erwarten, in schweren Fällen sollte man die Diät 90 Tage strikt befolgen. Ergibt sich eine Besserung, bedeutet das nur, dass Gluten eine Symptomatik auslöst. Ob das dann eine Zöliakie ist, die eine lebenslange Glutenkarenz erfordert, steht auf einem anderen Blatt und bedarf weiterer Untersuchungen.

Grundsätzlich können Menschen mit einer Glutenunverträglichkeit Fisch, Fleisch, Eier, Milchprodukte, Obst, Gemüse und Kartoffeln essen. Bei den Getreiden sind erlaubt: Mais, Hirse, Reis, Buchweizen, Amaranth, Quinoa u.a.

Doch Vorsicht:
In Brot müssen Inhaltsstoffe unter 5% nicht separat deklariert werden, so dass z.B. ein Buchweizenbrot auch Spuren anderer glutenhaltiger Getreide enthalten kann.

Wer betroffen oder interessiert ist, findet im Internet unter den hier aufgeführten Seiten (und anderen) weitere Informationen.
http://www.ernaehrung.de/tipps/zoeliakie/
https://www.ugb.de/ernaehrungsberatung/zoeliakie/
http://www.was-ist-zoeliakie.de/glutenfreie-lebensmittel/

Ganzheitliche Anmerkung:

Wer erst im Erwachsenenalter erkrankt, hat erlebt, dass er sich jahrelang ohne Rücksicht auf Gluten ernährt hat und damit so gut gefahren ist, dass er keine Krankheitszeichen bekommen hat. Gerade an diese Gruppe von Betroffenen wende ich mich hier. Sie haben jahrelang keine Beschwerden gehabt und sind nun erkrankt. Alle Untersuchungen ergeben nun eine Zöliakie und die erforderliche Diät bringt auch eine Besserung. Damit ist doch eigentlich alles klar, oder?

Wenn nur 10-20% derer, die eine genetisch nachgewiesene Zöliakie haben, auch erkranken, dann muss es weitere Faktoren geben, die zum Krankheitsausbruch geführt haben. Wer sich nicht nur auf die Laboruntersuchungen und die Biopsie aus dem Darm verlässt, sondern an sich und seinen Menschenverstand glaubt, kommt zu dem Schluss, dass es einen oder mehrere Auslöser gegeben haben muss, die aus der stummen Zöliakie eine manifeste Zöliakie gemacht haben. Und wenn man diese findet und behandeln kann, dann sollte es gelingen, aus der aktiven Erkrankung wieder eine stumme Disposition zu machen. Die ganzheitliche Diagnostik weist oft Ursachen einer Darmschädigung nach, die zu einer erworbenen Zöliakie führen.

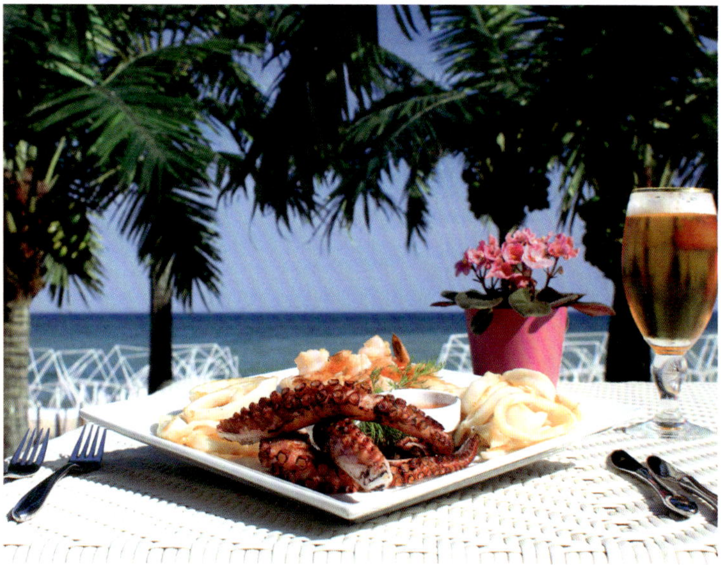

Tropische Sprue

Ein bei Menschen in den Tropen und bei Tropenreisenden auftretendes Syndrom, dass sich durch eine Nährstoffaufnahmestörung bemerkbar machen und auch mit den typischen Symptomen einer Zöliakie wie Bauchschmerzen, Blähungen, Übelkeit und Erbrechen, Schwindel und Durchfall einhergehen kann, nennt man tropische Sprue. Die Ursache ist nicht geklärt. Man nimmt eine Infektion an und versucht verschiedene Antibiotika, ohne dass bisher ein konkreter Erreger benannt werden kann.

Ganzheitliche Anmerkung:

Bemerkenswert ist, dass offensichtlich Erreger, die man nicht nachweisen kann, ein Krankheitsbild unterhalten, das dem typischen Reizdarm entspricht. Hier gibt die Schulmedizin zu, dass es so etwas gibt. Wir ganzheitlichen Mediziner sind in der Lage mit unseren Untersuchungsmethoden reproduzierbar versteckte Infekte bei unseren Patienten zu finden, die sich häufig nicht mit den schulmedizinisch üblichen Untersuchungsverfahren darstellen lassen. Die Existenz der von uns gefundenen Infekte wird oft von den schulmedizinisch ausgerichteten Kollegen verneint. Zu schließen, nur, weil man es nicht nachweisen kann, sei es nicht da, ist eine typische Schlussfolgerung. Ich halte das für nicht wissenschaftlich und für unangemessen. Ich glaube, dass neben der tropischen Sprue eine erworbene einheimische Sprue gibt, die ebenfalls infektiöse Ursachen hat.

Histaminintoleranz

Im Darm rumort es besonders nach dem Essen, Kopfschmerzen und Herzrasen können auftreten, das Gesicht wird rot, die Nase geht zu und die Augen jucken, eine Hitzewelle durchströmt einen, die Blähungen erzwingen ihren Weg ins Freie und vielleicht kommt noch ein bisschen weicher Stuhl oder gar Durchfall mit.

So könnte das ausgeprägte Szenario eines Krankheitsbildes aussehen, das neuerdings in aller Munde ist: Histaminintoleranz „Histamin? - hab´ ich schon mal irgendwo gehört..." wird manch einer sagen. Stimmt!

„Histamin? - hab´ ich schon mal irgendwo gehört..." wird manch einer sagen. Stimmt!

Histamin ist ein körpereigener Botenstoff. Histamin spielt eine Rolle bei Allergien vom Soforttyp, also z.B. Heuschnupfen, Nahrungsmittelallergien oder Medikamentenallergien. Histamin als körpereigener Botenstoff reguliert u.a. die Durchblutung und die Durchlässigkeit von Blutgefäßwänden und somit die Wasserverteilung im Gewebe. Menschen, die sich dauerhaft mit zu wenig Flüssigkeit versorgen, haben erhöhte Spiegel an Histamin im Gewebe. Freies Histamin sorgt im Gewebe für einen Flüssigkeitseinstrom. Man kann diesen bei Allergietests erkennen, es bildet sich eine Quaddel an der Stelle, an der Histamin mit dem Gewebe in Kontakt gekommen ist. Bei allergischen Reaktionen, an denen Histamin als Botenstoff des Immunsystems beteiligt ist, kommt es zu Anschwellungen von Gewebe. Schleimhäute haben eine große Elastizität und können deshalb sehr stark anschwellen, im schlimmsten Fall so sehr, dass die Atemwege verlegt werden und Erstickung droht.
Weil Histamin so direkt auf die Gewebe wirkt, ist Histamin im Körper in Zellen verpackt und seine Freisetzung im Körper gut reguliert. Freies Histamin wird im Körper schnell abgebaut. Wegen der Histaminwirkung auf Gewebe ist es so vorgesehen, dass von außen zugeführtes oder durch Darmbakterien gebildetes Histamin nicht frei im Darm vorkommen, sondern dort schnellstmöglich gebunden und unschädlich gemacht werden soll. Bei der Betrachtung der Histaminintoleranz geht es also um Histamin, das im Darm als freies Histamin vorkommt.

Man muss also zwischen der Histaminwirkung im Körper durch körpereigene Freisetzung von Histamin und der Situation im Darm unterscheiden. Normalerweise wird das Histamin im Darm durch ein Enzym namens Diaminoxidase (DAO) gespalten und wirkungslos gemacht. Wenn von diesem Enzym nicht genug vorhanden ist, kommt es zu einer Anhäufung von Histamin und den bekannten Wirkungen. Bei einer Histaminintoleranz funktioniert die normale Entgiftung (Abbau des Histamins) nicht (mehr) und es kommt zu Symptomen, die durch Histamin ausgelöst werden.

Eine Histaminintoleranz ist die erworbene Unfähigkeit, Histamin im Darm abzubauen. Intoleranz bedeutet im medizinischen Zusammenhang Unverträglichkeit.

Unverträglichkeiten habe ich bereits in diesem Buch besprochen. Für die Milchzuckerunverträglichkeit (Laktoseintoleranz) und die Fruchtzuckerunverträglichkeit (Fruktoseintoleranz) gibt es jeweils eine angeborene, genetisch festgelegte und eine erworbene Form dieser Erkrankung.

Für Histamin ist bisher keine genetische Veränderung beschrieben, die zwingend zur Histaminintoleranz führt. Allerdings kann man unterschiedliche Genotypen mit unterschiedlicher DAO-Aktivität finden, sodass es zumindest eine genetische Disposition für das Auftreten einer Histaminabbauschwäche im Darm geben kann. Das bedeutet praktisch, dass jemand aus genetischen Gründen anfälliger für eine Histaminabbaustörung sein kann.

Histamin im Gewebe und Histamin im Darm ist nicht das Gleiche

Viel schadet viel, wenig schadet wenig.
Im Gegensatz zu einer Allergie ist eine Intoleranz immer Dosis-abhängig. Bei Allergien reichen kleine Allergenmengen aus, um eine maximale Reaktion auszulösen. Bei Intoleranzen dagegen machen kleine Mengen nur wenig Symptome und, je mehr man zu sich nimmt, umso stärker werden die Symptome.

Was bedeutet jetzt Intoleranz für den Darm? Der Stoff, gegen den man intolerant geworden ist, kann nicht mehr richtig verarbeitet werden. Er reichert sich an und löst Reaktionen aus. Diese sind meistens Blähungen, Durchfälle, Bauchschmerzen, teils krampfartig, meistens im Zusammenhang mit Nahrungsaufnahme. Insoweit unterscheidet sich die Histaminintoleranz nicht von der Fruktose- oder Laktoseintoleranz: Man isst etwas und bekommt eine Reaktion. Doch im Detail funktioniert die Histaminintoleranz komplett anders. Bei Fruktose und Laktose handelt es sich um Nahrungsmittelbestandteile, die nicht wie vorgesehen verarbeitet werden können und deswegen von Bakterien genutzt werden. Die Bakterien produzieren verschiedenste Stoffwechselprodukte, von denen einige die Darmwand beeinträchtigen und zu Symptomen führen. Die Wirkung von Histamin ist nicht auf eine Wirkung bakterieller Verarbeitungsprodukte oder Gasbildung etc. zurückzuführen. Zwar bilden Bakterien auch Histamin, die Wirkung löst aber das Histamin selbst aus.

Histamin wird aus der Aminosäure Histidin gebildet. Diese Bildung erfolgt auch durch Bakterien in Nahrungsmitteln, wenn diese reifen. Reifung bedeutet chemische Veränderung des Lebensmittels durch Bakterien oder Pilze. Lange gereifte Käse, Räucherwürste, Schinken,

Rotweine, Bier und vor allem Konserven enthalten oft große Mengen an Histamin. Auch frisches Fleisch und frischer Fisch, die länger gelagert wurden, können nennenswerte Histaminmengen enthalten. Früher wurden Lebensmittel haltbar gemacht, indem man sie vergor. Vergären bedeutet, dass Bakterien die organischen Stoffe in Säuren, Gase oder Alkohol umwandeln. Bei diesen Stoffwechselschritten entsteht auch Histamin. Fermentierte Lebensmittel, z.B. Sauerkraut, sauer eingelegter Fisch oder Gurken stehen noch heute auf unserem Speiseplan und gelten als besonders förderlich für die Darmgesundheit. Das sind sie auch – so lange sich keine Histaminunverträglichkeit eingestellt hat, denn Histamin enthalten sie reichlich.

Neben histaminhaltigen Lebensmitteln gibt es noch Lebensmittel, die körpereigenes Histamin im Darm freisetzen und so zu erhöhten Mengen an Histamin im Darm führen können. Medizinisch werden sie Histaminliberatoren genannt. Dazu gehören, Erdbeeren, Ananas, Zitronen, Meeresfrüchte, manche Getreide, Kakao und vor allem Alkohol. Wie oben bereits beschrieben, wird das Histamin im Darm durch ein Enzym namens Diaminoxidase (DAO) gespalten und wirkungslos gemacht. Wenn von diesem Enzym nicht genug vorhanden ist, kommt es zu einer Anhäufung von Histamin und verstärkten Wirkungen. Symptome, die an eine Histaminintoleranz, aber auch an andere Darmerkrankungen/Intoleranzen denken lassen:

Alle Formen der Bauchbeschwerden, wie
- Blähungen
- Stuhlunregelmäßigkeiten
- zu fester Stuhl
- Stuhlgang seltener als einmal täglich
- Durchfälle und breiiger Stuhl
- Stuhlgang öfter als einmal täglich
- Kolikartige Bauchschmerzen
- Völlegefühl

Wenn die Darmwand nicht intakt ist, kann Histamin sogar ins Blut und vor allem in die Lymphe aufgenommen werden und ins Kreislaufsystem geraten. Das erklärt Fernwirkung z.B.
- Kopfschmerz
- Herzrasen
- Kollappsneigung
- Flush-Symptome
- Schwindel
- Blutdruckabfall
- Augenjucken, Naselaufen, Augentränen

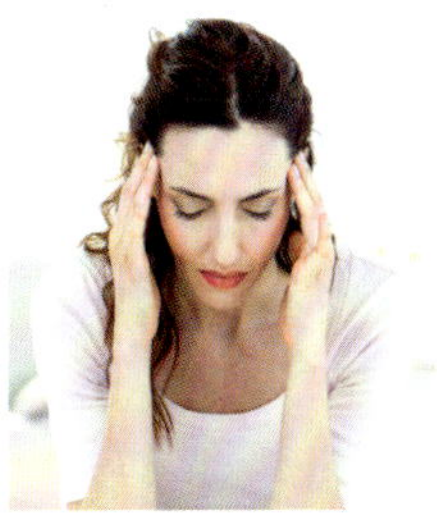

Letztere Symptome können auch bei einer Allergie auftreten, die bis zum allergischen Schock führen kann und bei der Histamin eine wichtige Rolle spielt. Deswegen ist hier Vorsicht geboten und eine allergologische Abklärung erforderlich. Therapeutisch wird entweder die konsequente Meidung histaminhaltiger Nahrungsmittel empfohlen oder die Einnahme von Medikamenten, die die Histaminwirkung unterbinden. Das sind die typischen Antiallergika wie Loratadin, Cetirizin, Fexofenadin und andere. Die Diaminoxidase, das Enzym, das Histamin spaltet, kann man in der Apotheke kaufen. Daosin®, so heißt das Präparat, ist nicht erstattungsfähig. Wenn die Einnahme von Daosin® die Beschwerden bessert, ist eine Histaminintoleranz wahrscheinlich.

Ganzheitliche Anmerkung

Objektiv betrachtet ist eine Histaminintoleranz ein Symptom einer gestörten Enzymbereitstellung im Darm. Zu einer erworbenen Histaminintoleranz gehört ein Mangel an DAO. Dieses Enzym wird von den Darmzellen gebildet, zumindest so lange diese gesund sind. Kranke Darmzellen sind in ihrer Funktion gestört. Sie bilden weder die nötigen Verdauungsenzyme noch können sie Nährstoffe gezielt aufnehmen. Es kommt also zu Nährstoffverarbeitungs- und Nährstoffaufnahmestörungen. Bei einer Histaminintoleranz sind zusätzlich zu möglichen genetischen Schwächen immer zusätzliche Faktoren nötig, die das System so belasten, dass die Schwäche verstärkt wird und zu Symptomen führt. Es handelt sich also um eine erworbene Erkrankung. Und wenn man vorher nicht krank war, sollte es auch Möglichkeiten der Heilung geben.

Wenn man nichts zu sich nimmt, dass durch die Diaminoxidase verarbeitet werden muss, wirkt sich ein Mangel nicht aus. Man ist zwar nicht gesund, aber man leidet an keinen Symptomen. Wenn Sie histaminhaltige Nahrungsmittel und histaminfreisetzende Nahrungsmittel meiden, geht es Ihnen besser. Das ist wie ein großer Regenschirm, der verhindert, dass Sie nass werden. Aber es regnet immer noch. Wenn Sie das Wetter ändern wollen, dann müssen Sie den Darm dazu bringen, wieder ausreichend DAO zu produzieren. Und dafür benötigen Sie den wirklichen Grund der Darmzellschädigung. Erworbene Intoleranzen, auch gegen Laktose, Fruktose oder Gluten und insbesondere gegenüber Histamin, sind in erster Linie ein Symptom der Erkrankung der Darmschleimhaut. Die Ursache der Darmerkrankung, die die Intoleranzen auslöst, zu finden, ist das Problem, an dem die übliche Schulmedizin häufig scheitert.

Nur wenn Sie herausfinden, was die Darmzellen schädigt und diese Ursache(n) beseitigen, dann können Sie wieder Histamin verarbeiten und sich vielfältiger ernähren.

Eine wichtige Unterstützung bei einer Histaminintoleranz ist die Gabe von hochdosiertem Vitamin B6, Mangan und Zink, weil diese Spurenelemente und Vitamine die Funktion der DAO unterstützen.

Zusammenfassung schulmedizinische Diagnostik

Die bis hier beschriebenen Untersuchungen entsprechen den offiziellen Empfehlungen. Negative Befunde kommen in etwa der Hälfte aller Fälle vor. Das bedeutet, dass mit diesen Untersuchungsmethoden bei etwa der Hälfte der Patienten, die an chronischen Darmbeschwerden leiden, eine Ursache gefunden wird und damit eine Diagnose gestellt werden kann. Ob diese Diagnose die Beschwerden wirklich erklärt und ob es sinnvolle Therapiemöglichkeiten gibt, sagt dieser Wert noch nicht aus. Nicht selten werden z.B. Diäten verordnet, die man kaum einhalten kann. Wenn es dann weiterhin zu Beschwerden kommt, werden diese oft auf Diätfehler zurückgeführt. Das ist für den Arzt einfach und der Patient ist schuld.

Ich sehe in meiner Praxis schulmedizinisch vorschriftsmäßig belegte Diagnosen. Ja, es gibt die Zöliakie, die Fruktoseintoleranz, die Laktoseintoleranz und die Histaminunverträglichkeit. Und es gibt Patienten, bei denen die Meidung des unverträglichen Lebensmittels die einzige sinnvolle Therapiemaßnahme ist. Nur sehe ich bei einem großen Teil dieser Patienten, dass diese nachgewiesenen Funktionsstörungen im Stoffwechsel des jeweiligen Substrates ein behandelbares Symptom, und eben keine eigenständige Krankheit, sind. Und diesen Menschen kann ich Hoffnung machen. Man sollte mit der Diagnose der jeweiligen Unverträglichkeit nicht aufhören zu denken und zu untersuchen. Man sollte nicht alles, was ein solcher Patient nach Diagnosestellung erleidet, unter die gleiche Diagnose subsummieren. Nicht jeder Durchfall bei einem Patienten mit Zöliakie ist ein Zöliakiesymptom, es kann trotzdem zu Infekten kommen, zu Nahrungsmittelunverträglichkeiten gegen andere Nahrungsmittel oder zu Toxinbelastungen. Und dann muss man besonders gut hinschauen.

Man sollte mit der Diagnose der jeweiligen Unverträglichkeit nicht aufhören zu denken und zu untersuchen.

Die andere Hälfte der Patienten, bei denen mit den beschriebenen Untersuchungen keine Diagnose gestellt werden konnte, sind die typischen Reizdarmpatienten, die dann in die „Psychosomatik“ abgeschoben werden. Ohne nachweisbare Diagnose muss es sich ja um eine psychisch ausgelöste Störung handeln – so die offizielle Meinung, die sich in den eingangs beschriebenen unterschiedlichen Klassifikationen gemäß ICD-10 widerspiegelt.

In der ganzheitlichen Medizin, die ich Ihnen in diesem Buch erklären will, gehen wir anders vor. Wir verlassen uns nicht auf die einmal gestellte Diagnose und überprüfen sie immer wieder. Außerdem finden wir oft andere Ursachen, die der schulmedizinischen Diagnostik entgehen.

Der Reizdarm aus ganzheitlicher Sicht

Wer sich mit Patienten, die gemäß schulmedizinischer Diagnose an einem Reizdarm-Syndrom leiden, unterhält, kann nahezu immer einen Zeitraum erfragen, in dem die Verdauung normal war oder zumindest keine wesentlichen Beschwerden im Tagesgeschehen auslöste. Auch wenn ein einzelnes auslösendes Ereignis nicht immer geschildert werden kann, so sind doch Zeiträume zu erfassen, in denen es besserging.

Auslösende Ereignisse für das Auftreten von Darmproblemen können ausgeprägte akute Magen-Darm-Erkrankungen sein. Diese treten gerne bei Urlaubsreisen auf, nach Grillfesten oder Restaurantbesuchen. Ein Urlaub auf dem Bauernhof kann ebenso ein Auslöser sein, wie eine längere Antibiotikaeinnahme. Stress, insbesondere einschneidende Erlebnisse wie eine Trennung, der Tod eines Menschen, Mobbing oder Verlust der Arbeit und Aufgabe der Lebensziele/-planung können wichtige Faktoren sein, durch die eine vielleicht latente Störung manifest wird. Wichtig ist und bleibt: Es kann mehrere, sich überlagernde Ursachen geben. Irgendwann kommt ein Auslöser dazu, der die körpereigenen Regulationskräfte überfordert und dann wird die Krankheit manifest. Das gilt übrigens nicht nur für Darmprobleme.

Wenn alle schulmedizinischen Ursachen ausgeschlossen sind (siehe oben), eine genetische Nahrungsmittelproblematik wie Sprue (Zöliakie), Fruktoseintoleranz etc. ausgeschlossen werden kann, dann darf man annehmen, dass eine heilbare Erkrankung vorliegt.

Warum? Wenn es vorher eine funktionierende und normale Verdauung gab und diese nun nicht mehr besteht, muss etwas passiert sein, dass diese Veränderung auslöst. Und wenn diese Veränderung einen Auslöser hat, sollte man diesen in der Regel identifizieren und beseitigen können. Und wenn die normale Funktion des Verdauungssystems wiederhergestellt ist, dann sollten auch die Beschwerden gebessert oder verschwunden sein. Was diese Auslöser sind und wie man sie findet, ist Gegenstand dieses Buches. Ganzheitliche Methoden können Störungen nachweisen, die sich mit schulmedizinischer Routine-Diagnostik nicht erkennen lassen, Infekte finden, die der normalen Blut- und Stuhluntersuchung nicht auffallen, Unverträglichkeiten aufdecken, die sich normalen Tests entziehen.
Liebe Leser, Reizdarmsyndrom ist keine Dauerdiagnose, mit der Sie lebenslang beschäftigt sind. Das Wort „Syndrom“ sagt in der Medizin immer aus, dass es sich um einen Symptomenkomplex handelt, aber die Ursachen vielfältig sein können. Diese zu finden und zu be-

seitigen ist unsere tägliche Aufgabe. Dabei benötigen wir durchaus die Untersuchungsmethoden der Schulmedizin, aber wir können sie um eine ganze Palette an Möglichkeiten erweitern. Wir ganzheitlichen Diagnostiker sehen uns als Ergänzung zur Schulmedizin, die ihre Berechtigung hat und vielen Menschen hilft. Allerdings glauben wir, dass es darüber hinaus noch eine Form von Medizin gibt, die gerade bei chronischen Problemen besser diagnostizieren und dadurch gezielter helfen kann.

Um Ihnen die Details erklären zu können, benötigen Sie Kenntnisse der Anatomie und Physiologie des Verdauungstraktes. Diese folgen in den kommenden Kapiteln.

Wer sich medizinisch auskennt, kann den folgenden Teil überspringen und auf Seite 78 weiterlesen.

Anatomie und Physiologie des Verdauungstraktes – wie der Magen-Darm-Trakt aufgebaut ist und funktioniert

Die Verweildauer des Nahrungsbreis in den einzelnen Verdauungsorganen ist individuell verschieden und hängt zudem besonders von der Nahrungszusammensetzung ab. Die angegebenen Zeiten sind Durchschnittswerte.

Verdauungsorgan
Mundhöhle - während des Kauvorgangs
Speiseröhre - 1-10 Sekunden
Magen - 0,5-6 Stunden
Dünndarm - 7-9 Stunden
Dickdarm - 25-30 Stunden
Mastdarm - 30-120 Stunden

Die Verdauung beginnt im Mund

Getrieben durch unser Grundbedürfnis nach Energie entwickeln wir ein Gefühl des Nahrungsbedarfs, den Hunger. Wenn wir eine Nahrungsquelle entdeckt haben, werden wir entsprechend unserem Geschmack und Bedarf eine Auswahl treffen und die Nahrung aufnehmen.

Das bedeutet praktisch, dass wir sie in den Mund stecken, oder, wenn das einzelne Stück zu groß ist, abbeißen. Mit den Schneidezähnen trennen wir ein entsprechend großes Stück ab und kauen es. Kauen bedeutet zerkleinern. Dazu dienen die Backenzähne. Der Reiz von Nahrung im Mund lässt aus den Speicheldrüsen sofort die Speichelflüssigkeit fließen. Diese enthält ein Enzym zur Spaltung von Stärke, darüber hinaus Schleim, um die Speise gleitfähig zu machen, Antikörper um die Immunabwehr einzuleiten, antibakterielle Substanzen, einen Faktor zur Vitamin B12-Aufnahme sowie Ionen, die den Speichel leicht basisch werden lassen. Der Körper produziert ständig Speichel, um die Mundschleimhäute feucht zu halten und das Sprechen zu ermöglichen.

Info:
Wer Brot einmal lange kaut, wird merken, dass das eigentlich neutral schmeckende Brot irgendwann beginnt, süß zu schmecken. Das geschieht durch das im Speichel befindliche Enzym Amylase 1 (Ptyalin), das lange Zuckermoleküle (Stärke) zu einzelnen Zuckermolekülen spaltet, die dann süß schmecken.

Ohne Nahrungsaufnahme werden täglich etwa 500 ml Speichel gebildet, bei Nahrungsaufnahme kann die Menge bis zu 1,5 l pro Tag ansteigen. Der Speichel löst Nahrungsbestandteile, die so besser an die Geschmacksknospen gelangen.

Im Mund wird über die Geschmacksknospen die Nahrung beurteilt und die Informationen ans Gehirn übermittelt. Untersuchungen an Ratten haben gezeigt, dass Nahrungsbestandteile aus dem Mund innerhalb weniger Sekunden im Gehirn ankommen. Es scheint so zu sein, dass die Identifikation der Nahrung durch das Gehirn ein bisher unterschätzter Mechanismus ist, der Auswirkungen auf die gesamte Verdauung hat. Das Lutschen von manchen Arzneimitteln kann zu einer besseren Aufnahme derselben führen.

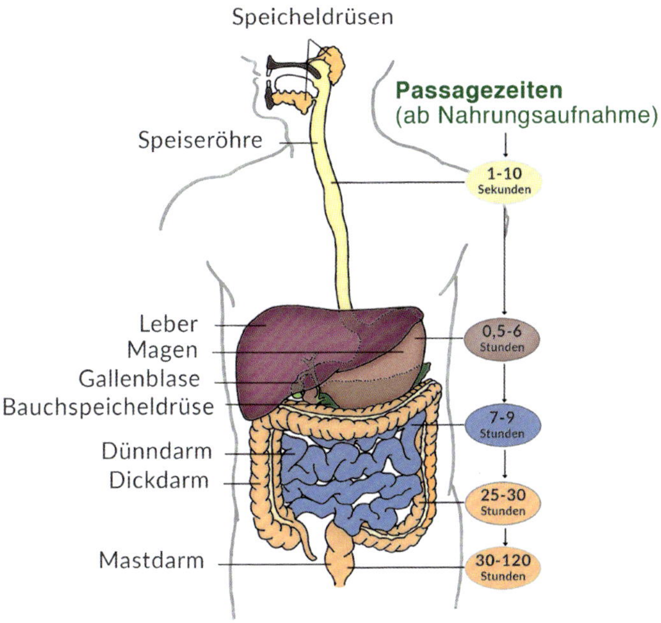

Die Zerkleinerung der Nahrung hilft nicht nur beim Schluckakt, sondern sie vergrößert auch die Fläche, an der Verdauungsenzyme angreifen können und erleichtert so die Verarbeitung und spätere Verwertung der Nahrung. Bereits im Mund werden Kohlenhydrate gespalten.

Durch das Schlucken gelangt die Nahrung durch die Speiseröhre in den Magen. Der eigentliche Schluckakt ist ein aktiv gesteuerter Mechanismus, der auch gegen die Schwerkraft funktioniert. Man kann also im Handstand schlucken und die Nahrung kommt tatsächlich im Magen an. Möglich ist das durch eine peristaltische Bewegung der Speiseröhrenwand, die ringförmige und längs verlaufende Muskeln aufweist und durch entsprechend koordinierte Kontraktionen den Speisebrei fortbewegt. Während man das Schlucken im Mund aktiv steuern kann, ist die Weiterleitung in der Speiseröhre ein unwillkürlicher Mechanismus, den man nicht aktiv steuern kann. Für die 25 - 30 cm lange Passage aus dem Mund in den Magen braucht die Speise etwa 10 Sekunden. Die Speiseröhre ist mit einer Schleimhaut ausgekleidet, die ein Gleiten der

Nahrung ermöglicht und hat an ihrem Ende einen Verschlussmechanismus, der (normalerweise) verhindert, dass Nahrung aus dem Magen zurück in die Speiseröhre fließt.

Erkrankungen der Speiseröhre können Ursache für eine gestörte Schluckfunktion sein. Die Folge sind meistens Entzündungen der Speiseröhrenschleimhaut mit Schmerzen hinter dem Brustbein. Aber auch ein Aufstoßen und das versehentliche Aspirieren von Nahrung in die Luftröhre kommen vor. Nahrungsbrei in die Luftröhre und damit dann auch in die Lunge zu bekommen, kann zu lebensbedrohlichen Situationen führen. Neben einer Erstickung durch Unterbrechung der Luftzufuhr kann es auch zur Lungenentzündung kommen.

Das häufige Sodbrennen als Folge eines Rückflusses von Magensäure in die untere Speiseröhre wird im Kapitel über den Magen besprochen.

Der Magen

Gesunder Magen bleibt unbeachtet, viel Arbeit, wenig Dank.
Wilhelm Busch

Nach ihrer etwa 10 Sekunden dauernden Passage durch die Speiseröhre landet die im Mund zerkleinerte und mit Speichel durchmischte Speise im Magen. Der Magen ist ein sackartiges Hohlorgan mit einer kräftigen Muskelhülle. Er ist innen von einer dicken Schleimhaut ausgekleidet und hat eine leicht gefältelte Oberfläche. Sein Eingang liegt am Ende der Speiseröhre direkt unter dem Zwerchfell. Bei Fettleibigkeit kann ein gefüllter Magen die Beweglichkeit des Zwerchfells einschränken und für Atemprobleme und sogar Herzprobleme sorgen. Der Magenausgang wird durch einen Schließmechanismus, einen starken Muskelring, den Magenpförtner, kontrolliert. Ausreichend im Magen verdaute Speise gelangt durch den Magenausgang in den Zwölffingerdarm.

Im Magen erfolgt der zweite Verdauungsschritt. Unter dem Einfluss von Magensäure werden Enzyme aktiv und zerlegen die Eiweißstoffe. Fette und Kohlenhydrate werden im Magen nicht gespalten. Im Gegenteil: die im Mund durch Enzyme im Speichel begonnene Spaltung von Stärke stoppt unter dem Einfluss der Magensäure.

Der Geruch, der Geschmack oder nur die Vorstellung von Nahrung lässt einem manchmal „das Wasser im Munde zusammenlaufen". Die gleichen Reize regen auch die Bildung von Magensaft an, bevor die Speisen überhaupt im Magen angekommen sind. In Ruhe, wenn der Magen nicht gefüllt ist, wird nur eine geringe Menge Magensaft produziert, und dieser Saft enthält kaum Säure. Die Abgabe von Säure in den Magen ist eine Energie verbrauchende chemische Reaktion, die nur bei Bedarf, also wenn eine Mahlzeit kurz bevorsteht oder wenn Speisen in den Magen gelangen, stark gesteigert wird. Gleichzeitig wird neben der in den Magen abgegebenen Säure der Gegenpart, die Lauge oder Base gebildet und in den Blutkreislauf abgegeben. Das ist wichtig, um im Körper eine ausgeglichene Säure-Base Bilanz zu behalten.

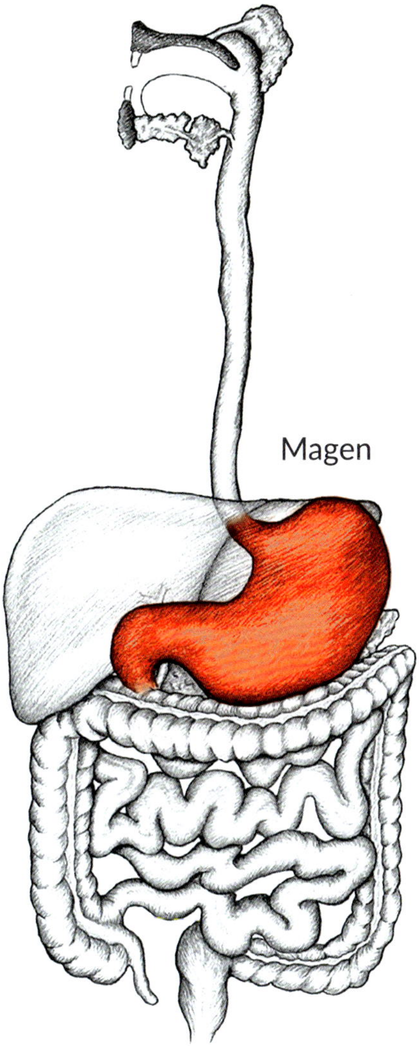

Den Säuregrad drückt man durch den pH-Wert aus. Der pH-Wert gibt, vereinfacht gesagt, die Menge an Säure an. Je kleiner der pH-Wert, desto stärker die Säure. Man teilt den pH-Wert in eine Skala von 0–14. Bei 7, also in der Mitte, ist der Neutralpunkt. Hier sind die Säureanteile und die Laugenanteile (Lauge = Base = Gegenteil von Säure) im Gleichgewicht. Gibt es in einer Flüssigkeit mehr Basenanteile, steigt der pH-Wert über 7. Je größer der Wert, desto basischer ist das Ganze. Im Blut liegt z.B. ein pH-Wert von 7,4, also leicht basisch, vor. Im Magen ist der pH-Wert 0,8 bis 1,5, also stark sauer!

Ohne Magensäure stimmt die gesamte Verdauung nicht

Magensäure ist ein wesentlicher Bestandteil des Magensaftes und aus verschiedenen Gründen für den Menschen wichtig. Gemeinsam mit Pepsin, einem Enzym, das Eiweiße spaltet, sorgt die Magensäure für die Verdauung von Proteinen, also Fleisch, Fisch, Milchprodukten etc. Eisen wird durch die Säure freigesetzt und kann so im Darm später besser aufgenommen werden. Der Magensaft enthält aber neben Säure und Pepsin auch andere Bestandteile. So wird durch die Magenzellen ein (Intrinsic-)Faktor abgegeben, der für die Aufnahme von Vitamin B12 sorgt. Bicarbonat und Schleim haben die Funktion, die Magenwand zu schützen. Das Gemisch aller Komponenten, dessen Zusammensetzung präzise geregelt ist, sorgt für die regelrechte Verdauung und verhindern die Verletzung körpereigenen Gewebes.

Nur wenn der Säuregrad (pH-Wert) unter 2,0 liegt, funktioniert die Verdauung optimal. Pepsin braucht also die Säure, um aktiviert zu werden und seine Funktion ausüben zu können. Weil alle Lebewesen aus Eiweißen bestehen und im Magen Eiweiß zersetzt wird, ist die

Magensäure ein wichtiger Schutzfaktor für den Menschen. Krankheitserreger werden zu einem großen Teil im Magen abgetötet, wenn der Säuregrad hoch, der pH-Wert also niedrig ist.

Wer wenig trinkt riskiert schon deswegen Magenprobleme

Liegt der pH-Wert im Magen bei 4, ist er immer noch sehr sauer, aber eben nicht mehr sauer genug für die nötigen Funktionen im Magen. Da der Magen selbst, wie alle Zellen, auch aus Eiweiß besteht, muss er sich selbst gegen seine eigene Säure schützen. Dazu wird im Magen eine besondere Schleimschicht gebildet. Diese liegt auf den Zellen der Magenwand und schützt sie. Der Schleim selbst ist leicht basisch und hindert die Säure daran, zu den Zellen zu gelangen und diese anzugreifen. Fehlt die Schleimschicht oder ist sie fehlerhaft, kann es an diesen Stellen zu einer Schädigung der Magenwand kommen. Das ist zunächst eine Magenschleimhautentzündung, und wenn sie fortschreitet, können sich Magengeschwüre entwickeln. Die Bildung der Schutzschicht ist kompliziert geregelt. Wichtig ist aber, dass genug Wasser vorhanden ist, um eine entsprechende Dicke des Schleimfilms zu garantieren. Wer zu wenig trinkt, riskiert schon deswegen Magenprobleme.

Blockade der Magensäurebildung - krank durch Medikamente

Die Magensäure zu neutralisieren und dadurch Sodbrennen und saurem Aufstoßen entgegen zu wirken, ist ein uraltes Behandlungsprinzip. Magensäure sollte nur gebildet werden, wenn wirklich Verdauung stattfinden muss, ansonsten ist der Magensaft chemisch neutral und deswegen ungefährlich.

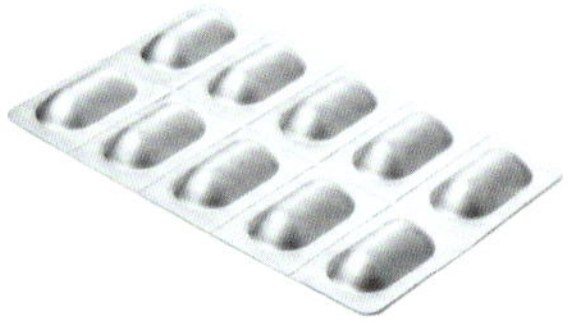

Kommt es außerhalb von Verdauungsphasen zur Bildung von Säure, ist das eine Fehlregulation, die ursächlich abgeklärt gehört. Oft bildet der Magen Säuren, um Erreger abzutöten, die ihn belasten. Säurebildung kann also als Notfallprogramm eines angegriffenen Magens verstanden werden. Wenn sich kein Erreger finden lässt, was nicht bedeutet, dass es keinen gibt, sondern nur, dass man ihn nicht nachweisen kann, behandelt man symptomatisch. Die Säure, die den Magen und bei Reflux die Speiseröhre angreifen kann, ist Ziel der Behandlung. Sie wird als Ursache des Übels angesehen und soll weg. Dazu wurden zuerst Rezeptorantagonisten für H2-Rezeptoren (ein bestimmter Histaminrezeptor) entwickelt, die dafür sorgten, dass die Säure nicht in den Magen freigesetzt werden konnte. Später erfolgte die Einführung einer neuen Substanzklasse, die Protonenpumpeninhibitoren (PPI).

Es ist oft so in der Medizin, dass die Erfindung einer Substanz oder Substanzgruppe dazu führt, dass nach anfänglicher Zulassung für eine Indikation immer neue Gründe für die Anwendung gefunden werden, damit man mehr von den Medikamenten verkaufen kann. Ist das Medikament etabliert, versucht man es in Deutschland rezeptfrei zu machen, weil dann viele Patienten sich das Medikament selbst besorgen, auch wenn ihr Arzt davon abrät oder aus medizinischen Gründen gegen eine Verschreibung ist. Typisches Beispiel sind Schmerzmittel wie Ibuprofen und Diclofenac, die in niedrigen Dosierungen frei erhältlich sind, in höheren Konzentrationen aber unter die Rezeptpflicht fallen. Das gleiche gilt für Säureblocker, die in niedriger Dosierung frei zu kaufen sind. Da die frei verkäuflichen Tabletten meistens wenig Wirkstoff enthalten, werden vom Patienten mehrere genommen, um die gewünschte Wirkung zu erzielen. Die dann erreichten Dosierungen sind im Bereich der rezeptpflichtigen ärztlichen Verordnungen, die man so aus ausschließlich monetären Gründen umgangen hat.

Schmerzmittel und Säureblocker sind aber keineswegs so harmlos, wie sie in der Werbung gemacht werden. Und sie werden oft eingesetzt, wenn es gar keinen Grund dafür gibt. Die Studienlage für die Nebenwirkungen bei Langzeitanwendung ist schlecht.

Für die Säureblocker, auch Protonenpumpeninhibitoren (PPI) genannt, schrieb der Autor Professor Dr. Joachim Mössner von der Universitätsklinik Leipzig in einem Artikel im Deutschen Ärzteblatt:

Kernaussagen des Artikels:

- Prototenpumpeninhibitoren (PPI) sind die wirksamsten Medikamente in der Therapie säureassoziierter Erkrankungen, die zu lebensgefährlichen Ulzerationen des Magens und Duodenums wie Blutung und Perforation führen können. PPI sind wirksam in der Therapie und Sekundärprophylaxe von Läsionen des Magens und Duodenums, die durch nichtsteroidale Antirheumatika (NSAR) verursacht wurden.
- PPI werden zu häufig unkritisch auch bei Beschwerden eingesetzt, denen keine säureassoziierten Erkrankungen zugrunde liegen.
- Potenzielle Nebenwirkungen nach einer Langzeittherapie wie erhöhtes Frakturrisiko, Entwicklung einer Niereninsuffizienz oder Demenz dürfen nicht negiert werden.
- Es existieren wenige eindeutige Indikationen für eine Langzeittherapie mit PPI. Zu ihnen zählen die refraktäre, gastroösophageale Refluxkrankheit, der Barrett-Ösophagus, das Zollinger-Ellison-Syndrom, das idiopathische chronische Ulkus und die Blutungsprophylaxe bei ausgewählten Patienten.

Deutsches Ärzteblatt | Jg. 113 | Heft 27–28 | 11. Juli 2016 |

Es ist also auch unter den „Schulmedizinern" durchaus bekannt, dass der Einsatz der Säureblocker in vielen Fällen Risiken birgt und oft nicht in der Form indiziert ist, wie er tatsächlich erfolgt.

Nebenwirkungen von PPI

1. Magen-Darm-Beschwerden

Die Säure ist ein wesentlicher Bestandteil des Verdauungsprozesses und erforderlich, um den Magenenzymen die Voraussetzungen zu geben, erfolgreich zu arbeiten. Zu wenig Säure vermindert die Effektivität von Magenenzymen. Teilweise liegen die Speisen länger im Magen, teilweise werden sie vor Abschluss der Verdauung in den Dünndarm transportiert, wo wegen der Zugabe von basischem Sekret der Bauchspeicheldrüse die Magenenzyme nicht mehr funktionieren. Die Verdauung wird also gestört, wenn nicht genug Säure vorhanden ist.

2. Nahrungsmittelallergien

Nahrungsmittel werden nach dem Kauen und dem Einspeicheln im Magen weiterverarbeitet. Die Enzyme, die Eiweiße spalten sollen, benötigen einen pH-Wert im stark sauren Bereich. Fehlt dieser, werden Eiweiße nicht richtig gespalten und können später im Darm als Allergen wirken.

3. Vitamin B12-Mangel

Die größte Menge an Vitamin B12 findet sich in rotem Fleisch. Um dieses zu verarbeiten, benötigen die Enzyme einen sauren pH-Wert. Das B12 muss also unter Säureeinfluss freigesetzt werden. Außerdem müssen die Belegzellen des Magens einen Bindungsfaktor bilden, der das B12 bindet und zum Resorptionsort im unteren Dünndarm begleitet. Studien legen nahe, dass die Gabe von Säureblockern zu einem B12-Mangel führen. *(https://www.aerzteblatt.de/nachrichten/56894/Vitamin-B12-Mangel-durch-Saeureblocker-moeglich)*

4. Mineralmangel

Mineralien finden sich in höherer Konzentration in Zellen. Wenn diese bei Säuremangel nicht aufgeschlossen werden, funktioniert die Mineralfreisetzung aus der Nahrung nicht richtig. Schwere Magnesiummangelzustände unter PPI-Therapie sind bekannt. Für Kalzium wird das gleiche postuliert, für Eisen ist es bekannt.

5. Erhöhtes Osteoporoserisiko

Bei Störung der Nährstoffaufnahme, in diesem Falle der Mineralien und des B12 ergibt sich theoretisch die Möglichkeit, dass es zu einem Mangel an Mineralien kommt, der die Knochengesundheit beeinträchtigt. Studien zeigen bisher keine eindeutige Zunahme an osteoporotischen Knochenbrüchen. Allerdings behandelt man ja heute auch schon die Osteopenie, den Knochensubstanzmangel. Über diese Krankheit, die keine ist und mit deren Vorbeugung und

Diagnostik Milliarden verdient werden, könnte man ein ganzes Buch schreiben. Ich sehe eigentlich noch eine andere ganzheitliche Problematik. Das Enzym, das im Magen Säure produziert nennt sich Carboanhydrase und ist ein Zink-abhängiges Enzym. Es teilt, chemisch gesehen, Wasser in ein Säureteilchen H^+ und ein Basenteilchen OH^-. Das Säureteilchen wandert in den Magen, die Basenteilchen werden ins Blut abgegeben. Arbeitet das Enzym nicht, fehlen Basen, und das Gewebe übersäuert, weil beim normalen Stoffwechsel Säuren entstehen. Da Mineralien basisch reagieren und zur Aufrechterhaltung eines leicht basischen pH-Wertes nötig sind, muss der Körper diese irgendwoher bekommen und holt sie aus seinem größten Reservoir: dem Knochen.

6. Erhöhte Leberwerte

Wenn sich Leberwerte erhöhen bedeutet das, dass Leberzellen geschädigt werden. Die Säureblocker werden in der Leber durch so genannte Cytochrom P 450 Isoezyme entgiftet. Je nach individueller Ausstattung mit diesen Enzymen kann es zu einem langsamen oder schnellen Abbau kommen und es können in seltenen Fällen Leberzellen geschädigt werden.

7. Kranke Nieren

Morgan Grams von der Johns Hopkins University in Baltimore wertete in einer Studie 2016 mit chronischen Nierenerkrankungen zwei Datenquellen aus. In beiden zeigte sich, dass die Gefahr für chronische Nierenerkrankungen signifikant steigt, wenn dauerhaft Säureblocker eingenommen werden – wobei das Risiko für kranke Nieren noch einmal steigt, wenn man das Mittel zweimal täglich und nicht nur einmal täglich nimmt. *(Protonen¬pumpen-Inhibitoren könnten chronische Nierenerkrankung fördern, http://mobile.aerzteblatt.de/news/65361.htm)*

8. Erhöhte Infektgefahr

Magensäure inaktiviert einen großen Teil der mit der Nahrung aufgenommenen Krankheitserreger. Fehlt sie, können vermehrt Erreger in den Verdauungstrakt gelangen. Bei Menschen, die bereits eine Helicobacterinfektion hatten, wurde gezeigt, dass sie unter Einnahme von Säureblockern eher eine erneute Infektion erleiden. Außerdem steigt nach aus bisher ungeklärter Ursache auch die Anfälligkeit für Lungenentzündungen.

Das alles sollten Sie bedenken, wenn Sie sich selbst Säureblocker kaufen oder sie länger als 2 Wochen einnehmen.

Alternativen zur Säureblockade

Früher trank man Bullrichsalz®, eine basische Natriumbicarbonatlösung, und versuchte die Magensäure so zu neutralisieren. Das funktionierte durchaus. Später nahm man magnesiumsalzhaltige Verbindungen in Gelform und neutralisierte so die Magensäure.

Diese Präparate wie Maaloxan® oder Rennie® sind heute ebenfalls noch in der Apotheke zu bekommen.

Die H2-Antagonisten wie Ranitidin, Cimetidin und andere, die die Säurefreisetzung blockieren, sind mit den Protonenpumpenhemmern in Bezug auf die Wirkung vergleichbar. Für sie gelten ähnliche Bedenken wie für PPI.

Das Schlafhormon Melantonin hemmt die Säurebildung in der Nacht und wirkt Reflux entgegen.

Neuere Untersuchungen zeigen den Einfluss unseres Schlafhormons Melatonin auf die Säureproduktion. Wer Schlafstörungen hat und unter Sodbrennen leidet, kann mit Melatonin versuchen, die Problematik zu bessern. Dabei wirkt Melatonin nicht nur der Säurebildung entgegen, es aktiviert auch den oberen Schließmuskel des Magens und reduziert möglichen Reflux.

Der Dünndarm

Der Dünndarm, lat. intestinum tenue, ist das unerforschte Organ im Menschen, er kann am lebenden Menschen auch mit den längsten Instrumenten von Ärzten nicht direkt untersucht werden.

Der Dünndarm besteht aus 3 Unterabschnitten,

- dem 12 -Fingerdarm (24 cm lang, eben gerade so lang, wie 12 Finger breit sind),
- dem Leerdarm (ca. 180 cm) und
- dem Krummdarm (ca. 120 cm).

In den Zwölffingerdarm fließen die Verdauungssäfte aus Leber/Galle und der Bauchspeicheldrüse durch eine gemeinsame Öffnung. Zusammen mit den durch die Dünndarmzellen produzierten Säften ergibt das alle nötigen „Werkzeuge“, um die Nahrung zu zerlegen und für die Aufnahme vorzubereiten.

Der Darm besteht aus einer ringförmigen Muskelschicht und einer Schleimhaut, die dem inneren Volumen, also der Nahrung, zugewandt ist. Die Schleimhautoberfläche weist Falten auf. Quer verlaufende Darmfalten sorgen für ein Festhalten des Speisebreies und helfen mit, dass die Nahrung in die richtige Richtung weitertransportiert wird. Auf diesen Falten befinden sich wiederum einzelne Ausstülpungen, die man Zotten nennt. Die Zotten selbst sind übersät von kleinsten Schleimhautausstülpungen von 0,5 bis 1,5 mm Größe. Diese Ausstülpungen, die man sich wie die Finger eines Handschuhs vorstellen kann, werden Vilus, und in der Mehrzahl Vili, genannt.

Auf diesen Vili sitzen die Zellen der Darmschleimhaut, die ihrerseits wieder eine Oberfläche aus Erhebungen und Vertiefungen haben und damit noch einmal die Oberfläche vergrößern. Diese Zellen nennt man Bürstensaumzellen und die Ausstülpungen Mikrovili. Durch eine gefaltete Schleimhaut mit vielen kleinen Ausstülpungen erreicht der Dünndarm eine Oberfläche von etwa 500 qm, manche Literaturstellen sprechen von bis zu 2000 qm. Das ist mehr, als ein großzügiges Baugrundstück Fläche hat. Über diese große Oberfläche nimmt der Darm die Nährstoffe auf.

Durch die Verdauungssäfte aus Mundspeicheldrüsen, Magen, Dünndarm, Galle und Bauchspeicheldrüse gelangen pro Tag etwa 6 Liter Flüssigkeit in den Dünndarm. Diese Flüssigkeit dient zur Verdünnung und Lösung der Nahrungsbestandteile. In diesem sehr flüssigen Brei können die Enzyme und Bakterien besonders gut verteilt werden und dadurch ihre Aufgaben wirkungsvoll erledigen. Die Aufnahme der Nährstoffe (Resorption), die im letzten Teil des Leerdarmes und im Krummdarm erfolgt, geht mit einer Flüssigkeitsaufnahme einher.

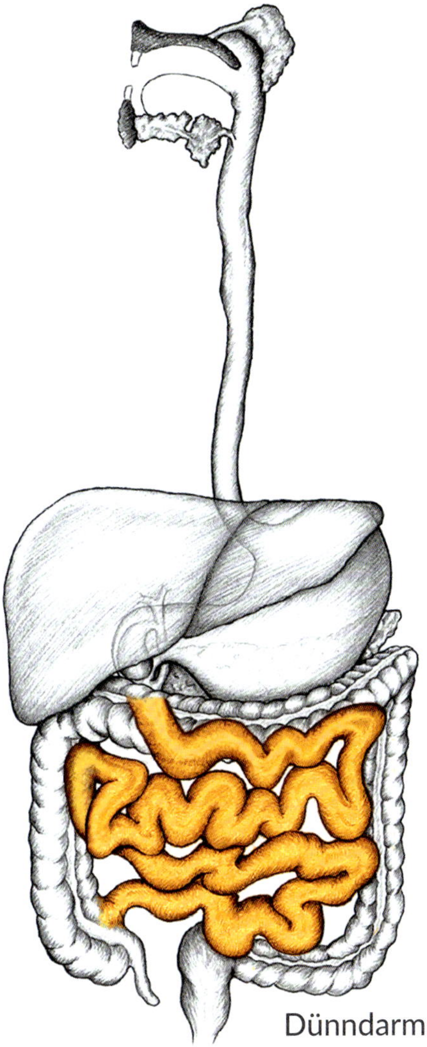
Dünndarm

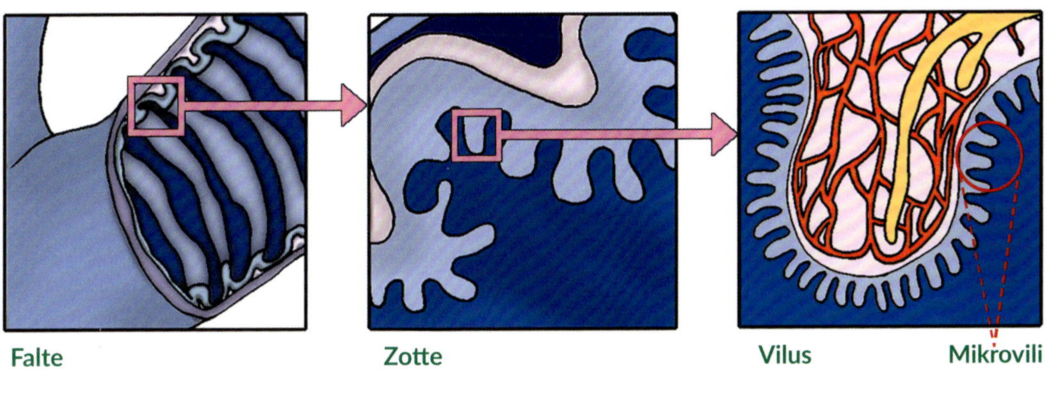

Drüsen, die die Verdauung beeinflussen

Im Dünndarm befindet sich die Einmündungsstelle, an der Säfte aus der Leber (man nennt sie Gallenflüssigkeiten) und Säfte der Bauchspeicheldrüse in den Darm gelangen. Ohne diese „Zugaben" können die Verdauung und die Nährstoffaufnahme nicht richtig erfolgen. Deswegen bespreche ich hier kurz diese beiden Organe, wobei ich die Leber, die die Gallenflüssigkeit produziert, mit der Gallenblase als eine Einheit zusammengefasst habe.

Leber und Galle

Die Leber

Die Leber des Menschen hat beim Erwachsenen ein Gewicht von etwa 1500g. Die Leber ist das Hauptstoffwechselorgan des Menschen. Sie bekommt nährstoffreiches Blut aus dem Magen-Darmgebiet über die so genannte Pfortader, dazu sauerstoffreiches Blut aus der Hauptschlagader und ist damit eines der blutreichsten Gewebe des menschlichen Körpers. Ihre Funktion besteht hauptsächlich in der Verarbeitung von Nährstoffen, dem Aufbau bestimmter Eiweißverbindungen, der Kontrolle des Fettstoffwechsels und der Entgiftung des Körpers. Der menschliche Körper hat je nach Gewebe einen Wassergehalt zwischen 25% (Fettgewebe) und bis zu 75% (Muskeln). Wasser ist das universelle Lösungsmittel unseres Körpers. Um Stoffe im Körper zu transportieren, müssen diese in Wasser gelöst oder an wasserlösliche Substanzen gebunden werden. In der Leber werden chemische Verbindungen so umgebaut, dass sie wasserlöslich werden und über das Blut zur Niere und damit zur Ausscheidung über den Harn gebracht oder über die Gallenflüssigkeit in den Darm gelangen und dann mit dem Stuhl ausgeschieden werden können.

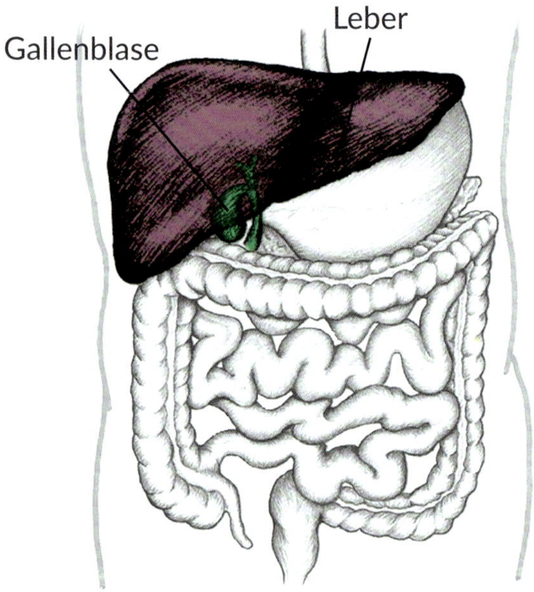

Die Leber produziert weiterhin Gallensäuren, die für die Fettaufnahme wichtig sind. Um Fett lösen zu können, braucht man so genannte Emulgatoren (Lösungsvermittler). Das sind Substanzen, die eine Verbindung von Fett mit Wasser ermöglichen und so Fett in einer wässrigen Umgebung lösen können. Gallensäuren sind die körpereigenen Lösungsvermittler. Der Transport von Fett in der sonst wässrigen Umgebung des Körpers ist eine komplizierte Aufgabe, für das neben Transportproteinen (Eiweißstoffen) lösungsvermittelnde Gallensäuren gebraucht werden.

Gelangen Toxine, Erreger, Fremdsubstanzen auf dem Blutwege in die Leber, ist diese nicht nur mit der Verarbeitung der ankommenden Nahrung beschäftigt, sondern auch mit der Entgiftung dieser „Ankömmlinge". Dabei kann die Leber im Rahmen der verschiedenen Entgiftungsschritte manchmal aus ungiftigen Substanzen giftige machen (Zwischenprodukte können wirksamer sein als Ausgangsprodukte). Auch können Stoffwechselwege gehemmt werden oder wegen zu starker Anflutung von zu entgiftenden Substanzen gar zusammenbrechen. Manche zur Entgiftung nötige Ressource (Vitamine, Kalzium, Magnesium, Zink und andere Spurenelemente) kann knapp werden und deswegen die Entgiftung hemmen oder es kommt zum erhöhten Energieverbrauch der Leberzellen, so dass für die normalen Stoffwechselschritte weniger Energie zur Verfügung steht. Folge aller genannten Prozesse ist das Leitsymptom für Leberprobleme: Müdigkeit und Leistungsmangel.

„Müdigkeit ist der Schmerz der Leber"

Galle

Die Gallenblase ist ein etwa 10 cm langes und 5 cm durchmessendes Hohlorgan. Sie ist unter der Leber angeheftet und bezieht die Gallenflüssigkeit (kurz Galle), die in der Leber gebildet wird, durch einen Zuführungsgang (Gallengang). Die Leber produziert ständig Galle. Diese wird aber normalerweise nicht direkt in den Darm abgegeben, sondern in der unter der Leber liegenden Gallenblase gesammelt und dort eingedickt. Da die Leber über Nacht viel arbeitet und den Körper entgiftet, ist die Gallenblase morgens gefüllt und enthält neben den Gallensäuren viele Stoffe, die von der Leber zur Ausscheidung aufbereitet wurden. Die Entleerung der Gallenblase ist Voraussetzung für eine funktionierende Entgiftung und eine gute Verdauung. Der Reiz, der nötig ist, um die Kontraktion der Gallenblase auszulösen und sie in den Dünndarm zu entleeren, ist Fett in Magen und Dünndarm. Wer also fettarm isst, entleert seine Gallenblase selten oder nicht und provoziert damit, dass durch die Eindickung der Galle Gallensteine entstehen. Diese machen sich dann gelegentlich durch sehr schmerzhafte Koliken (Abgang der spitzkantigen Steine durch den zu engen Gallengang) bemerkbar. Weitere Warnsymptome sind Schulterschmerzen rechts, aber auch Beschwerden der rechten Hüfte, der Kniekehlen und der Brustwirbelsäule. Durch Gallensteine, die sich bilden können, kann dieser Gang schmerzlos verstopft sein und die Galle nicht mehr abfließen. Sie reichert sich dann in den Körperflüssigkeiten an und wir färben uns gelb. Das sieht man zuerst am Augenweiß, dass gelb wird, dann an der Haut. Parallel zu Gallensteinen können Entzündungen der Gallenblase auftreten, die Oberbauchschmerzen machen können.

Zur Vorbeugung von Gallenproblemen ist es hilfreich, dass zum Frühstück Fett konsumiert wird.
Nur mit dem Nahrungsfett entsteht der Reiz zur Entleerung der Gallenblase. Da reicht ein Ei, Butter auf dem Brot oder für Frühstücksmuffel ein Esslöffel eines hochwertigen Öls, also z. B. Leinöl, Lebertran, oder, weniger hochwertig, Olivenöl! Die täglich produzierte Gallenmenge liegt bei ca. 700 ml. Davon stammen etwa 80 % aus der Leber, ca. 20 % werden von den Wänden der Gallengänge abgegeben. Bereits zwei Minuten nach Fettkontakt mit der Dünndarmschleimhaut setzt die Entleerung der Gallenblase ein.

Ohne Gallenblase, also beispielsweise nach einer Operation z. B. zur Entfernung von Gallensteinen, fließt die weniger konzentrierte Gallenflüssigkeit aus der Leber direkt in den Darm. So kann immer noch eine ausreichende Fettverdauung, und eine genügende Aufnahme an fettlöslichen Vitaminen erfolgen. Eine bedarfsgerechte Steuerung der Freisetzung ist aber nicht mehr möglich.

Was tut die Gallenflüssigkeit im Körper?
Galle kennt jeder aus der Waschmittelwerbung! Gallseife enthält Ochsengalle und wird zur Entfernung von Fettflecken benützt. Gallenflüssigkeit, genauer, die enthaltenen Gallensäuren, macht Fett wasserlöslich.

Merkwort für fettlösliche Vitamine „Edeka“

Ohne die Emulgatoren aus der Galle kann Nahrungsfett im Darm nicht gelöst und nicht von den wasserlöslichen Enzymen der Bauchspeicheldrüse gespalten werden. Auch für die Aufnahme von Fett und fettlöslichen Vitaminen (Vitamin E/D/K/A) in den Blut- und Lymphstrom, werden Lösungsvermittler gebraucht. Da der Körper nur einen Vorrat von etwa 2-4 g Gallensäuren hat und diese nur für die Aufnahme von 10-20 g Fett ausreichen würden, müssen die Gallensäuren wiederverwendet werden. Die von der Leber über die Galle ausgeschiedenen Gallensäuren werden mit dem Fett wiederaufgenommen, in der Leber vom Fett getrennt und erneut in die Gallenflüssigkeit abgegeben. Diesen Kreislauf „Leber-Galle-Darm-Blut-Leber“ durchlaufen die Gallensäuren abhängig von der Menge des Nahrungsfetts 4-12 Mal pro Tag. Die Gallenflüssigkeit enthält neben den Gallensalzen z. B. auch Phospholipide, wasserunlösliches Cholesterol und Blutabbauprodukte.

Jeder hellhäutige Mensch kann an sich selbst beobachten, dass ein blauer Fleck, also eine Einblutung in das Gewebe nach einem Stoß oder Schlag, zunächst grünlich und dann gelb wird und schließlich nicht mehr zu sehen ist. Die Farben entsprechend den Farben der Abbauprodukte von Blut. Blutabbauprodukte erscheinen in der Gallenflüssigkeit und werden durch die Galle zur Ausscheidung in den Darm transportiert. Die Farbe der Blutabbauprodukte lässt schließlich unseren Urin und Stuhl gelblich bräunlich erscheinen. Ein entfärbter Stuhl weist somit auf ein Problem im Bereich der Ausscheidung der Blutabbauprodukte hin. Das ist oft ein Problem mit der Gallenflüssigkeit.

Die Bauchspeicheldrüse

Die Bauchspeicheldrüse (Pankreas) liegt schräg im Oberbauch hinter dem Magen. Der vordere Anteil wird Pankreaskopf genannt und der hintere Anteil als Pankreasschwanz bezeichnet. Wie der Name schon sagt, haben die alten Anatomen schnell begriffen, dass die Bauchspeicheldrüse eine speichelähnliche Substanz absondert, und so, wie die Speicheldrüsen dies im Mund machen, nun im oberen Dünndarm täglich bis zu 2 l eines Verdauungssaftes abgibt. Durch die gleiche Öffnung im Dünndarm, durch die die Gallenflüssigkeit in den Zwölf-Finger-Darm abgegeben wird, gelangen auch die Verdauungssäfte der Bauchspeicheldrüse dorthin.

Die gleiche Bauchspeicheldrüse ist aber den meisten von Ihnen, liebe Leser, eher als der Ort bekannt, der Insulin produziert und bei einer Zuckerkrankheit nicht richtig funktioniert. Insulin und andere Hormone werden in das Blut abgegeben, - man nennt das endokrin („nach innen abgebend"), der Bauchspeichel wird nach außen in den Dünndarm abgegeben, was man „nach außen abgebend" bzw. exokrin nennt.

Bauchspeicheldrüse

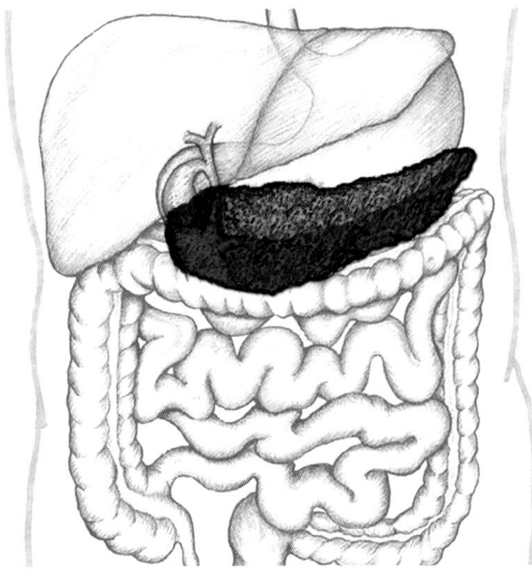

Der in den Dünndarm abgegebene Saft hat es in sich. Er enthält für die Spaltung von Fett so genannte Lipasen (Fett-spaltende Enzyme), für die chemische Zerkleinerung von Eiweißstoffen so genannte Peptidasen (Eiweiß-spaltende Enzyme), für die Kohlenhydratverdauung Amylase und Maltase (Zuckerketten-spaltende Enzyme) und für die Spaltung der Erbsubstanz aufgenommener Zellen Ribonucleasen (Erbsubstanz-spaltende Enzyme). Dies alles klingt kompliziert und soll nur der Vollständigkeit halber erwähnt sein.

Wichtig zu wissen erscheint mir, dass der pH-Wert, also der Säuregrad, abnimmt und das ganze Sekret basisch, also eine Lauge, ist. Die Enzyme der Bauchspeicheldrüse arbeiten am besten bei einem pH-Wert von etwa 6-8. Abweichungen, die zu einem veränderten pH-Wert führen, bewirken eine schlechtere Funktion der Enzyme und damit Verdauungsstörungen. Auslöser sind neben schlechter Ernährung und Vitalstoffmangel oft Infekte oder Medikamente. Die Störungen können sich z. B. in Blähungen, Durchfällen oder Fettauflagerungen auf dem Stuhl bemerkbar machen.

Im oberen Dünndarm wird also der sehr sauer aus dem Magen kommende Nahrungsbrei mit einer Lauge durchmischt, so dass eine Mischung mit einem pH-Wert um den Neutralpunkt entsteht. In diesem Brei lösen die Gallensäuren das Fett und machen es zugänglich für die zerkleinernden Enzyme der Bauchspeicheldrüse. Die Nahrung wird chemisch zerlegt und zunehmend in ihre Verbindungen aufgespalten.

Reiz für die Aktivierung der Bauchspeicheldrüse ist
- die Vorstellung und der Geschmack von Nahrung, das Kauen und die Speichelproduktion im Mund,
- die Dehnung der Magenwand,
- der Kontakt der Dünndarmschleimhaut mit saurem Mageninhalt.

Bei der Aktivierung wirken Nervenreize und Hormone mit.

Die Bauchspeicheldrüse produziert, wie oben erwähnt, etwa 1,5 l bis 2 l Bauchspeichel. Ganz ohne Bauchspeicheldrüse geht es nicht, aber Versuche haben gezeigt, dass selbst die Entfernung von 90 % der Bauchspeicheldrüse noch nicht zwingend zu Symptomen führt und eine Teilverdauung noch möglich ist. Weil die Reserve relativ groß ist, werden Bauchspeicheldrüsenerkrankungen, insbesondere der gefürchtete Krebs, oft erst sehr spät erkannt.

Ganzheitliche Anmerkung:
Anders als in manchen schulmedizinischen Lehrbüchern beschrieben, können Alternativmediziner bei guter Untersuchung sehr früh eine nicht funktionierende Verdauung diagnostizieren. Es ist auch nicht zutreffend, dass bei Ausfall von Mundspeicheldrüsen und Magenfunktion eine ausreichende Verdauung und damit ausreichende Nährstoffversorgung möglich ist. Gleiches gilt auch für die Bauchspeicheldrüse. Wir können uns sicher sein, dass im Überlebenskampf in der Natur der letzten Hunderttausende von Jahren nichts Überflüssiges produziert wurde. Kein Lebewesen hätte es sich leisten können, Überkapazitäten zu haben. Diese hätten Energie und damit Überlebenskraft gekostet. Ein Lebewesen hätte im Konkurrenzkampf keine Chance gehabt, wenn es sich mit nutzlosem Ballast belastet hätte. Alle Kapazitäten unseres Körpers, also auch die vermeintlich zu groß geratenen Reserven der Leber oder der Bauchspeicheldrüse, sind nötig. Geringe Funktionsverluste führen schon zu einer Beeinträchtigung der optimalen Funktion. Was bleibt, ist eine reduzierte Funktion, die zwar das Überleben sichert, möglicherweise auch die Vermehrung ermöglicht, aber eben nicht optimal ist und somit einen Wettbewerbsnachteil bedeutet.

Unser Verdauungs- und Entgiftungssystem ist nicht auf Kohlenwasserstoffe, Lösungsmittel, Kunststoffe, Metalllegierungen, künstliche Farbstoffe, Weichmacher, Konservierungsstoffe etc. eingestellt. Die dramatischen Veränderungen der letzten zwei Jahrhunderte in Bezug auf Nahrungsmittelkonservierung, -züchtung und -bearbeitung können in dieser entwicklungsgeschichtlich kurzen Zeit nicht mit genetischen Anpassungen kompensiert werden. Deswegen dürfte die Belastung unserer Verdauungsorgane bei „westlicher" Ernährung im Vergleich zu früher zugenommen haben. Wir brauchen unsere Organe ganz und in voller Funktion - und selbst dann haben wir wahrscheinlich keine sinnvolle Antwort auf die Verschmutzung unserer Umwelt mit organischen chemischen Stoffen, hormonartig wirkenden Substanzen oder physikalischen Reizen wie elektromagnetische Strahlen durch Funkmasten, Stromleitungen oder Mikrowellengeräten.

Der Dickdarm

Der Dickdarm, lat. Colon, ist etwa 1,50 m lang und stellt das Ende des am Mund beginnenden und durch den Körper laufenden Verdauungstraktes dar. Man unterscheidet einen aufsteigenden, einen quer verlaufenden und einen absteigenden Dickdarm. Er beginnt an einem aus Muskeln bestehenden Verschluss, der so genannten Iliozökalklappe. Diese Klappe stellt ein Ventil dar, das den Rückfluss des Stuhls in den Dünndarm verhindern soll und sitzt im rechten Unterbauch. Dort findet sich auch der Blinddarm, der als kleines Anhängsel zum Dickdarm gehört. Von dort steigt der Dickdarm auf, macht einen Knick, läuft unter dem Rippenbogen quer und fällt nach einem erneuten 90° Bogen bis zum After hinab. Der absteigende Anteil verläuft am Ende S-förmig und geht dann in den Enddarm über. Der Enddarm ist aufgeweitet und speichert in seiner Ampulle den Stuhl, der bei Stuhldrang auf einmal abgesetzt wird.

Im Gegensatz zum Dünndarm hat der Dickdarm eine glatte nicht gefältelte Schleimhaut und damit eine deutlich kleinere Oberfläche als der Dünndarm.

Funktion

Die wesentliche Funktion des Dickdarmes ist die Eindickung des flüssig aus dem Dünndarm kommenden Stuhlbreis durch Entzug von Wasser und Salzen. Damit der Stuhl gleitfähig bleibt, sondern die Dickdarmzellen Schleim ab. Weiterhin laufen im Dickdarm vor allem durch die dort lebenden Bakterien gesteuerte chemische Reaktionen ab. Vitamin K wird gebildet und aufgenommen, Pflanzenfasern werden aufgespalten, kurzkettige Fettsäuren gebildet und an Ort und Stelle als Energielieferant für die Dickdarmzellen genutzt. Wei-

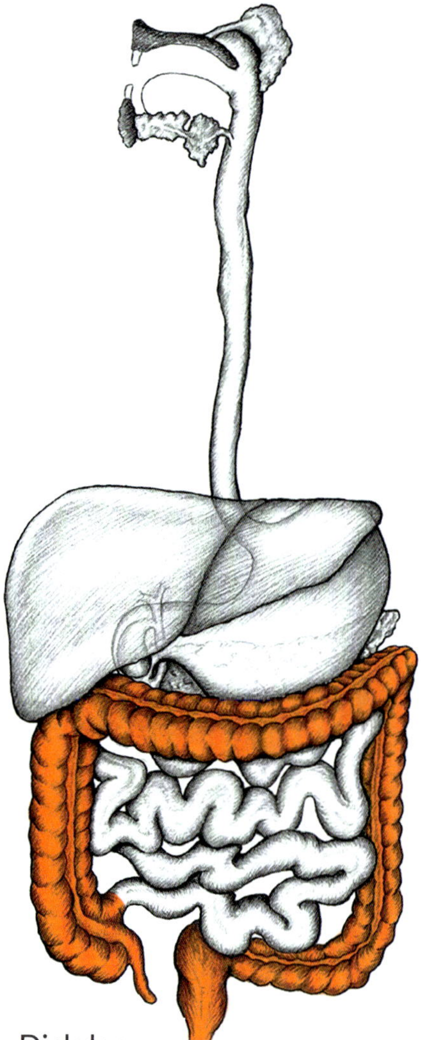

Dickdarm

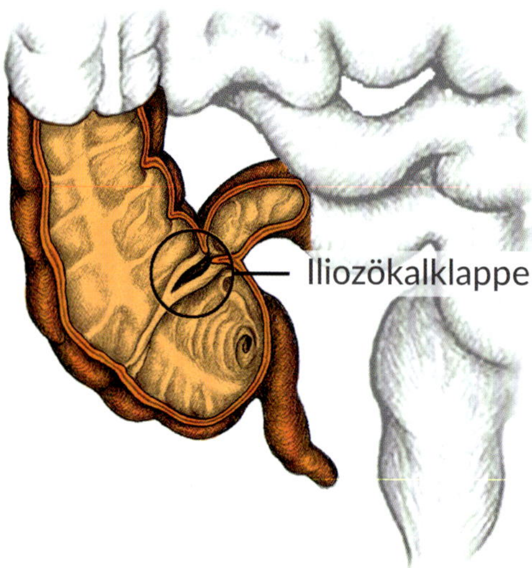

terhin entstehen Gase wie Stickstoff, Kohlendioxid, Methan, Ammoniak, Wasserstoff. 500ml bis 1500ml Gasausscheidung durch den After gilt als normal, Steigerungen um das 4-fache sind, je nach Zelluloseanteil in der Nahrung, möglich. Schwefelverbindungen, wie Schwefelwasserstoff, entstehen durch den Abbau von Eiweißen und verursachen den fauligen Geruch. Giftige Stoffe, z.B. Mercaptane und Phenole, die durch die Darmbakterien gebildet werden, entgiftet die Leber wieder. Funktioniert diese Entgiftung nicht oder bildet eine nicht intakte Bakterienflora zuviel dieser Giftstoffe, kann es zu einer Darmlähmung und damit zu Verstopfung kommen.

Der Dickdarm beherbergt Bakterien, die so genannte Dickdarmflora, die meistens gemeint ist, wenn von Darmflora die Rede ist. Dass es auch eine, in der Zusammensetzung andere, Dünndarmflora gibt, wird häufig vernachlässigt. Bei Untersuchung einer Stuhlprobe bekommt man Informationen über einen Teil der im Dickdarm lebenden Bakterien, nicht aber über die Dünndarmbakterien. Wie eine gesunde Darmflora aussieht, ist bis heute nicht abschließend geklärt. Da im Dickdarm der pH-Wert (Säurewert) vom Anfang (etwa pH 5) bis zum Ende (pH 6,8) durch die Aufnahme von Säuren immer weniger sauer wird, ändern sich auch die Lebensbedingungen für Mikroorganismen. Deswegen muss eine Stuhluntersuchung den pH berücksichtigen und es muss klar sein, dass die gefundenen Bakterien nicht zwangsläufig alle anwesenden Bakterienstämme repräsentieren.

Die Iliozökalklappe

Diese auch Bauhin-Klappe genannte Muskelklappe trennt den Dünndarm vom Dickdarm (im Englischen wird sie ileo coecal valve, ICV genannt). Der Dünndarm dient im Wesentlichen der Aufnahme von Nährstoffen. Diese werden durch Zerkleinerung und chemische Spaltung aus der pflanzlichen oder tierischen Nahrung gewonnen und über die durch Fältelung stark vergrößerte Oberfläche aufgenommen. Was nicht aufgenommen werden soll, gelangt zur Ausscheidung in den Dickdarm. Dieser hat eine im Verhältnis zum Dünndarm kleine, glatte Oberfläche. Zwar ist die Dickdarmschleimhaut auch in der Lage Stoffe zu resorbieren, aber gelingt dies in viel geringerem Maße als im Dünndarm. Von der Leber zur Ausscheidung vorgesehene Giftstoffe, die in den Dünndarm abgegeben werden, gelangen in etwal 2-4 Stunden in den Dickdarm. Damit sie nicht in den Dünndarm zurückfließen können, muss die Iliozökalklappe den Rückweg verschließen.

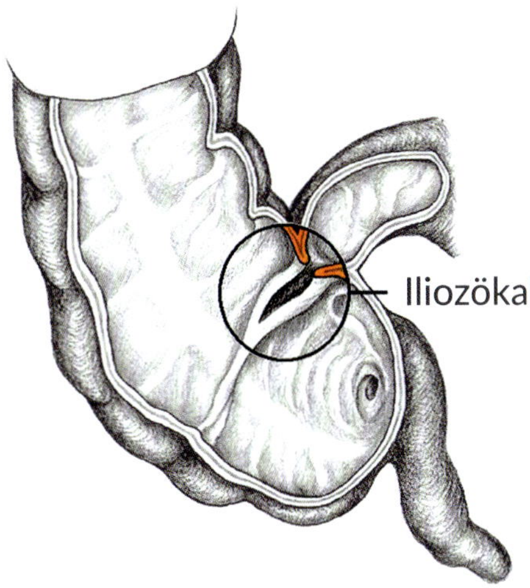

Die ICV steuert die Weitergabe des Speisebreis vom Dünndarm in den Dickdarm.

Wenn diese Klappe nicht richtig schließt oder nicht öffnet, kann es zu gesundheitlichen Problemen kommen. Schließt die Klappe nicht richtig, fließt der Speisebrei zurück in den Dünndarm. Weil der Dünndarm eine so viel größere Oberfläche hat, als der Dickdarm, besteht bei einem fehlerhaften Zurückfließen des Speisebreis in den Dünndarm die Gefahr, dass zur Ausscheidung vorgesehene Stoffe wieder aufgenommen werden und so zu einer schleichenden Vergiftung führen. Man nennt diesen Zustand Autointoxikation (Selbstvergiftung). Außerdem können beim Zurückfließen Bakterien aus dem Dickdarm in den Dünndarm gelangen. Diese gehören dort aber nicht hin und verursachen Störungen der Darmschleimhaut mit allen Folgen, die im Kapitel Dünndarm beschrieben sind. Eine nicht schließende Iliozökalklappe kann also Ursache einer Fehlbesiedlung des Dünndarms sein.

Wenn die Klappe nicht öffnet, staut sich der zur Ausscheidung vorgesehene Speisebrei vor der Klappe. Es kommt zur Wiederaufnahme von Stoffen, die eigentlich ausgeschieden werden sollen - man vergiftet sich schleichend selbst. Selbstverständlich kann die Leber einen Teil der wieder aufgenommenen Stoffe entgiften, aber es ist eine zusätzliche Belastung der Entgiftungssysteme. Müdigkeit und Leistungsknick sind ein typisches Symptom für einen solchen Zustand. Auch Rückenschmerzen im unteren Rücken, Hüftschmerzen rechts, eine tastbare Verhärtung im rechten Unterbauch können auf eine Funktionsstörung der Iliozökalklappe hinweisen.

Die Iliozökalklappe wird vom autonomen Nervensystem gesteuert. Das ist das Nervensystem, das nicht unserer Willenskontrolle unterliegt. Es steuert z.B. auch den Blutdruck, die Hauttemperatur, den Herzschlag. Alles was unser autonomes Nervensystem beeinflusst, kann auch die Funktion der Iliozökalklappe beeinflussen. Das sind z.B. Stress, Schlafmangel, Nikotin, Alkohol, Kaffee, Angst. Hilfreich sollen Nahrungsmittel sein, die Chlorophyll, also den grünen Blattfarbstoff, enthalten. Essen Sie also Spinat, Salat, Broccoli, wenn Sie Ihrer Iliozökalklappe einen Gefallen tun wollen. Wichtiger wäre aber ausreichend Schlaf, Genussgifte nur mäßig zu sich zu nehmen und Stress abzubauen, z.B. durch Sport.

Chronisch entzündliche Darmerkrankungen (CED)

Morbus Crohn und Colitis ulcerosa

Die beiden im Titel genannten entzündlichen Darmerkrankungen sind in ihrer Ursache bis heute ungeklärt. Man vermutet Autoimmunerkrankungen. Außerdem kennt man eine Reihe von Ko-Faktoren, die bei der Auslösung oder Unterhaltung dieser Erkrankungen ursächlich sein können. Die Unterscheidung zwischen beiden ist manchmal schwierig. Beide verlaufen chronisch und in Schüben und werden unter der Bezeichnung CED (Chronisch entzündliche Darmerkrankung) zusammengefasst.

Colitis ulcerosa

Colitis (=Dickdarmentzündung) ulcerosa (mit Ulcera (Geschwüren) auftretend) ist ein beschreibender Name, der das sichtbare Bild im Darm wiedergibt. Die Schleimhaut des Colons ist entzündet, das nennt man Colitis, und es treten im Bild des Endoskops Entzündungen auf, die je nach Schwere des Verlaufs von einer Schleimhautschwellung bis zum Ulcus (Ulcus = Geschwür = Substanzdefekt, es geht die Schleimhaut kaputt) und zur toxischen Darmerweiterung reichen können. Die Erkrankung bleibt auf die Schleimhaut des Darmes beschränkt, es finden sich im mikroskopischen Bild Kryptenabszesse, also Entzündungsherde, die die Schleimhaut nicht durchdringen.

Die Colitis ulcerosa entsteht am unteren Ende des Darms, also Richtung After und breitet sich nach oben aus. Es kommt als Leitsymptom zu blutig-schleimigen Durchfällen. In der Folge können Blutarmut (Anämie), Nährstoffmängel, Wachstumsstörungen bei Kindern und bei Erwachsenen Darmkrebs auftreten, außerdem kann sich der Darm erweitern und überblähen. Dabei kann die Darmwand kaputtgehen und es kommt durch den Austritt des Darminhaltes in die

Bauchhöhle zu einer Bauchfellentzündung, die lebensgefährlich ist. Diese Darmerweiterung nennt man toxisches Megacolon. Das Megacolon tritt auch bei anderen Erkrankungen auf und bedarf einer operativen Behandlung mit Entfernung von Darmteilen.

Selten sind bei der Colitis ulcerosa Teile des unteren Dünndarms betroffen. Auch andere Körperteile und Organe wie, Leber, Haut, Augen sind in der Regel nicht beeinträchtigt. Die regionalen Lymphknoten zeigen normalerweise keine Auffälligkeiten. Die Colitis ulcerosa scheint sich primär auf den Darm und hier auf die innere Darmschleimhaut zu beschränken. Raucher haben signifikant seltener eine Colitis ulcerosa als Nichtraucher. Das trifft auch auf die Aufnahme von Nikotin durch Pflaster zu. Das spricht für den positiven Effekt von Nikotin, nicht für das Rauchen.

Morbus Crohn

Namensgeber dieser Erkrankung ist ein amerikanischer Darmspezialist namens Burrill Bernard Crohn. Die medizinischen Bezeichnungen sind Enteritis regionalis Crohn, Ileitis terminalis oder Enterocolitis regionalis und werden in der Literatur gerne mit CD (Crohns disease) oder MC (Morbus Crohn) abgekürzt.

Wie der medizinische Name nahelegt (Enteritis = Darmentzündung) spielt sich bei dieser Erkrankung das Geschehen im gesamten Darm ab, der, großzügig gerechnet, am Mund beginnt. Die Erkrankung verläuft von oben nach unten im Verlauf des Darmes, also findet sich die ersten Entzündungen näher zum Mund. Der Enddarm ist nur in 20% der Fälle mitbetroffen. Symptome sind Bauchschmerzen und Durchfälle, aber in der Regel kein Blut oder Schleimabgang. Es zeigt sich eine Entzündung der gesamten, auch die Muskelschichten einschließenden, Darmwand. Es kommt häufig zu Fistelbildungen (Fistel = durch Verwachsungen mit anderen Organen oder der Bauchwand entstehender künstlicher Kanal). Die regionalen Lymphknoten sind befallen. Die Entzündung aller Wandschichten mit der Tendenz zu Fistelbildungen und Granulomen und die Beteiligung von Lymphknoten im Mesenterium legen nahe, dass die Erkrankung eine vom Darm ausgehende, den gesamten Körper beeinträchtigende Erkrankung ist. Entsprechend findet man Augenentzündungen, Gelenkentzündungen, Leber und Nierenprobleme sowie Gallensteine. Die Erkrankung ist übrigens bei Rauchern etwa zweimal häufiger als bei Nichtrauchern. Gemeinsam ist beiden Erkrankungen, dass man eine autoimmune Ursache vermutet. Crohn selbst brachte die Idee einer Infektion mit intrazellulären Bakterien und Viren ins Spiel, die sich, Stand heute, nicht beweisen ließ.

Als Therapie fällt der Schulmedizin zunächst die Unterdrückung des Immunsystems mit Kortison ein. Außerdem wird ein entzündungshemmendes Medikament namens Sulfosalazin eingesetzt, dass auch antibakteriell wirkt, dessen Wirkmechanismus allerdings noch unklar ist.

Unterschiede zwischen Colitis ulcerosa und Morbus Crohn

	Morbus Crohn	Colitis ulcerosa
Wo	Gesamter Verdauungstrakt	Dickdarm
Wie	Ausbreitung von oben nach unten	Ausbreitung von unten nach oben
Was	Entzündung der gesamten Darmwand	Entzündung der Darmschleimhaut
Regionale Lymphknoten	reaktiv beteiligt	in der Regel unbeteiligt
Begleitsymptome	häufig: Leberentzündungen Gelenkentzündungen Augenentzündungen Hautentzündungen Gewichtsabnahme	Selten: Entzündungen anderer Organe

Wenn mit Kortison und Sulfosalazin keine Wirkung (mehr) erreicht wird, greift man zu Immunsuppressiva wie Azathioprin, die die Zellvermehrung hemmen und damit vor allem die weißen Immunzellen treffen. Die Antibiotika Ciprofloxacin und Metronidazol werden bei Fistelungen bei Morbus Crohn gegeben, um die Ausbreitung der Darmbakterien in die Bauchhöhle und ins Blut zu bremsen und einer Bauchfellentzündung oder Blutvergiftung vorzubeugen. Moderne Behandlungen umfassen so genannte Zytokininhibitoren. Das sind Antikörper, die bestimmte Botenstoffe binden und so die Entzündungskaskade unterbrechen. Man erkennt sie an der Endung –ab (z. B. Vedolizumab, Adalimumab) und vor allem am Preis (um 1000€ bis 3000€/Dosis). (Stand Herbst 2017)

Ganzheitliche Sicht chronischer Darmentzündungen

Ich möchte an dieser Stelle die Gedanken eines ganzheitlichen Mediziners formulieren, der sich mit diesen Erkrankungen beschäftigt hat und vielen Patienten zu einem medikamenten- und beschwerdefreien Leben hat verhelfen können.

Unser Körper reagiert im Grunde immer ähnlich. Dabei ist es egal, ob sich der Darm entzündet oder z.B. die Haut. Das Prinzip ist gleich. Wer eine Entzündung an der Haut hat, kann das mit eigenen Augen beobachten. Es gibt eine Rötung, manchmal auch Schmerz oder Juckreiz (das sind Entzündungszeichen), dann folgt eine Schuppung, Teile der oberen Hautschichten lösen sich ab, und darunter kommt eine normale Haut zum Vorschein. Das kennen wir von einem Sonnenbrand, aber bei einer Kontaktallergie oder einem toxischen Ekzem ist die Reaktionsweise der Haut gleich. Sie kann nur so reagieren. In diesem Beispiel gehen wir von einer vorübergehenden Schädigung der Haut durch Licht, Allergen oder toxische Substanz aus. Wenn der Auslöser länger einwirkt, kann der beschriebene Heilungsverlauf natürlich so nicht erfolgen, weil zunächst die Entzündung weiterläuft. Es entstehen also chronische Ekzeme mit Zerstörung tieferer Hautschichten, so dass es nässende Wunden geben kann.

Der Ablauf der Entzündung ist also davon abhängig wie lange das schädliche Agens einwirkt. Außerdem spielt die Art der Schädigung eine Rolle und die individuelle (genetische und situative) Fähigkeit des Einzelnen, auf die Schädigung zu reagieren. Wenn jemand einen Nährstoffmangel hat, wenn die Schilddrüse nicht funktioniert, wenn er andere Erkrankungen hat, dann wird seine Haut nicht so gut heilen, wie bei anderen. Und die Reparaturleistungen wie auch die Leistungen der Entzündungszellen sind neben diesen Faktoren auch genetisch in ihrer Aktivität bestimmt. Es gibt also immer und bei allen Patienten eine individuelle Situation bezüglich ihrer Reaktion auf schädliche Einflüsse und ihre Art und Fähigkeit, damit umzugehen. All das, was ich beschrieben habe, gilt nicht nur für die Haut, an der wir das Geschehen direkt beobachten können, sondern überall im Körper. Gelenkinnenhäute reagieren immer gleich und auch in der Darmschleimhaut ist der Ablauf der Entzündung immer gleich. Unterschiedlich ist die Schwere.

Wir können durch Labortests z.B. die Neigung zu chronischen Entzündungen messen. *(http://www.imd-berlin.de/fachinformationen/diagnostikinformationen/genetische-entzuendungsneigung-ein-risikofaktor-fuer-chronisch-entzuendliche-erkrankungen.html)*

Es gibt im Körper Botenstoffe, die Entzündungen anheizen und welche, die die Entzündung hemmen und so das Geschehen zu kontrollieren versuchen. Wenn eine genetische Dominanz von proentzündlichen Botenstoffen besteht, neigen diese Menschen dazu, auch auf kleinste Reize mit einer starken Entzündung zu reagieren. Dominieren die antientzündlichen Botenstoffe, dann kann es sein, dass jemand kaum auf Entzündungsreize reagiert. Beides kann problematisch sein. Zuviel der proentzündlichen Aktivität kann zu chronischen dauerhaften Entzündungen im Körper führen und, z.B. in Gelenken, zu bleibenden Schäden. Zu wenig Entzündungsaktivität könnte zu einem Ausbreiten von Krankheitserreger und zu einer reduzierten Krankheitsabwehr führen. Das kann auch Krebserkrankungen begünstigen.

Es bleibt festzuhalten, dass es eine im Labor feststellbare genetische Vorbestimmung gibt, wie stark jemand auf Entzündungsauslöser reagiert. Und das trifft eben nicht nur, wie im obigen Beispiel die Haut, sondern die Entzündungen im gesamten Körper.

Weiterhin ist bekannt, dass der Körper versucht, Entzündungen örtlich zu halten und nicht in den gesamten Körper gelangen zu lassen. Wenn es eitert, versucht der Körper die Erreger und seine im Kampf gestorbenen Abwehrzellen (Eiter) nach außen abzuleiten. Die entzündungsbedingt entstehenden Kanäle, die Eiter nach außen ableiten, nennt man Fisteln. Eine weitere Reaktionsmöglichkeit ist die Abszessbildung (Abkapselung des Entzündungsgeschehens und Bildung einer vorher nicht vorhandenen Körperhöhle) oder die Granulombildung (Bildung eines Zellhaufens mit Immunzellen und Bindegewebszellen, die manchmal einen Fremdkörper ummauern, manchmal bei Infekten mit bestimmten Erregern und manchmal aus ungeklärter Ursache entstehen).

B.B. Crohn, der Namensgeber der entzündlichen Darmerkrankung, die auch im Körper häufig Symptome auslöst, nahm eine Reaktion gegen intrazelluläre Erreger an. Diesen Gedanken möchte ich aufgreifen. Wir kennen inzwischen eine ganze Reihe von Bakterien, die in Zellen leben können. Von den krankmachenden Darmbakterien sind das z.B. Yersinien, Listerien, Salmonellen, Shigellen. Außerdem kennen wir Bakterien, die chronische Krankheiten machen und auch intrazellulär leben können, wie Mycobaktrium tuberculosis und leprae, Brucellen, Legionellen, Rickettsien, Coxiellen, Ehrlichien, Borrelien, Fransicella tularensis und andere. Protozoen wie Toxoplasmen und Plasmodien sowie Pilze z.B. der Gattung Histoplasma und Cryptococcus leben ebenfalls in Zellen. Diese Erreger nehmen wir nicht nur, aber auch, über die Nahrung auf. Es ist durchaus denkbar, dass ein Teil dieser Erreger lebens- und vermehrungsfähig den Darm erreicht und möglicherweise dort mit dem Immunsystem interagiert. Für die Colitis ulcerosa würde ich einen Erreger erwarten, der nicht in die Zellen eindringt, sondern von außen eine Immunreaktion auslöst, die auf die Schleimhaut begrenzt bleibt. Deswegen glaube ich, dass Würmer eine wichtige Rolle spielen. Ein den Morbus Crohn auslösender Erreger oder sein Toxin sollte demnach in die Zellen eindringen und dort eine Ausbreitung erfahren und eine Entzündung auslösen, die alle Schichten der Darmwand erreicht. Durch Blut und/oder Lymphe wird er weiter in den Körper transportiert, wo weitere Entzündungen ausgelöst werden, die wir in Leber, Auge, Gelenken oder Haut finden können.

Aus ganzheitlicher Sicht sind eher chronische (Mehrfach-) Infekte als Autoimmunphänomene die Ursache chronisch entzündlicher Darmerkrankungen

Würmer und andere Parasiten wie Lamblien und Amöben können die Darmwand schädigen und so die Tür öffnen für weitere Infekte. Möglicherweise ist die Kombination von verschiedenen Infekten nötig, um eine Entzündungskaskade anzustoßen, die zu einer der chronisch entzündlichen Darmerkrankungen führt. Gehen wir davon aus, dass es sich um intrazelluläre Erreger handelt, dann wäre klar, dass das Immunsystem die befallenen Zellen angreifen und eliminieren muss. Dabei werden Bestandteile des Zellinneren frei, die ihrerseits immunogen wirken und eine Antikörperbildung gegen sich auslösen können. Die typischen Autoantikörper, die als Beleg einer Autoimmunerkrankung gesehen werden, könnten so entstehen.

Die Erfahrung in meiner ganzheitlichen Praxis mit Patienten, die eine chronisch entzündliche Darmerkrankung haben, gehen dahin, dass sich zumeist mehrere Krankheitsbilder überlagern. Oft findet man Parasiten und gleichzeitig bakterielle Infekte. Pilze spielen nach meinen Erfahrungen eine untergeordnete Rolle und werden allenfalls dann gefährlich, wenn die Gabe von Kortison und anderen Immunsuppressiva ihr Wachstum begünstigt. Dabei geht es weniger um das Wachstum im Darm, als vielmehr darum, dass Pilze nicht ins Blut- oder Lymphsystem gelangen und nicht im Körper verteilt werden sollen. Bei intaktem Immunsystem werden Pilze eliminiert und stellen im Körper keine große Gefahr dar. Bei immunsupprimierten Patienten können sie sich im Körper verteilen und sind eine lebensbedrohliche Infektion.

Die Kombination von mehreren Darminfekten mit unterschiedlichen Erregern, in der Regel kombiniert mit einer Belastung des Immunsystems durch Chemikalien (Zahnmaterialien, Umwelttoxine, Lebensmittelzusatzstoffe etc.) und chronischen Infekten wie Ebstein Barr, Cytomegalie, Herpes, die das Immunsystem beschäftigen, indem sie in den Zellkraftwerken, den Mitochondrien, einen nitrosativen Stress auslösen und die Energiegewinnung in den Zellen hemmen, sind die Basis chronischer Krankheitsverläufe. Nicht selten machen Entzündungsherde, wie chronische Mandel- und Zahnentzündungen, eine adäquate Immunantwort unmöglich. Das bedeutet, Infekte können möglicherweise nicht ausgeheilt, sondern allenfalls

„in Schach" gehalten werden. Sie werden chronisch. Mitochondrien sind Zellorganellen, die aus Sauerstoff und Zucker Energie in Form von ATP herstellen. Kranke Mitochondrien können das nicht. Fremdmaterialien und intrazelluläre Erreger (bestimmte Bakterien und alle Viren) erzeugen in der Zelle ein Milieu, dass die Funktion der Mitochondrien beeinträchtigt. Wir sprechen von oxidativem oder nitrosativem Stress. Die Zellen können die benötigte Energie nicht mehr bekommen, weil ihre Kraftwerke, die Mitochondrien nicht mehr leistungsfähig sind. Es fehlt an der Energiewährung des Körpers, an ATP (Adenosintriphosphat). Es gelingt heute, die Menge des in den Zellen bereitstehenden Energieträgers ATP zu messen. Dabei kann man sehen, dass ein einziges Zahnwurzelgranulom zu einer Absenkung des ATP in den Zellen führt und dass es nach Sanierung bis zu 6 Monaten dauern kann, bis wieder normale Werte erreicht werden. Der Befund eines reduzierten intrazellulären ATP, der in Leukozyten, also weißen Immunzellen gemessen wird, ist Zeichen einer sekundär gestörten Mitochondrienfunktion. Und wenn die Immunzellen keine Energie haben, können sie Infekten nicht adäquat begegnen.

Wenn der Darm geschädigt ist, dann funktioniert weder die Bereitstellung von Verdauungsenzymen durch die Darmzellen noch die Nährstoffaufnahme, was zu einem Nährstoffmangel führt. Die als Symptom chronischer Darmentzündungen beschriebene Eisen- oder Folsäuremangelanämie (Blutarmut) ist Folge der Entzündung und kann nach meinen Erfahrungen auch bei anderen Darmproblemen auftreten, die nicht mit einer sichtbaren Entzündung einhergehen.

Darmbarrierestörungen treten im Rahmen einer Darmwandschädigung immer auf und sind unspezifisch. Die genetischen Untersuchungen, die bisher gemacht wurden, zeigen, dass es offensichtlich einzelne Dispositionsfaktoren gibt, die das Auftreten und evtl. den Verlauf der Erkrankungen beeinflussen, allerdings gibt es den einen Laborwert, der eine Diagnose bestätigt, nicht.

Es stellt sich die berechtigte Frage, warum sind Krankheitserreger auch mit modernen Labormethoden nicht zu finden? Warum können ganzheitliche Untersuchungsmethoden etwas, das sich nicht durch die „Schulmedizin" bestätigen lässt? Diese Frage zu beantworten, ist nicht leicht.

Wichtigster Aspekt ist, dass in den allermeisten Fällen Kassenmedizin gemacht wird. Und die gesetzlichen Krankenkassen zahlen bestimmte sinnvolle Untersuchungen nicht. Das bedeutet, die Untersuchungsmöglichkeit existiert, sie ist auch verfügbar, wird aber

Warum können ganzheitliche Untersuchungsmethoden etwas, das sich durch die „Schulmedizin“ nicht bestätigen lässt?

aus Kostengründen nicht realisiert. Schlimmer noch, die durchgeführten nicht zielführenden Untersuchungen ergeben ein falsches Ergebnis, dass in Zukunft die Sichtweise des Arztes bestimmt. Nehmen wir als Beispiel eine Yersinieninfektion. Yersinien können ausgeprägte Darmentzündungen auslösen, aber auch Gelenkentzündungen, Hautentzündungen und anderes. Es handelt sich um intrazelluläre Krankheitserreger. Nach erfolgter Erstinfektion, die blande verlaufen oder klinisch stumm sein kann, also vom Immunsystem ohne Auftreten von (starken) Krankheitssymptomen abgehandelt wird, gelangen die Bakterien in die Zielzellen. Dort können sie sich vermehren. Das Immunsystem, das auf die Erreger, als sie frei im Blut und Gewebswasser vorhanden waren, entsprechende Antikörper gebildet hat, kann die Erreger in der Zelle mit den Antikörpern nicht mehr erreichen. Deswegen bildet der intelligente Körper kaum noch kaum Antikörper. Man sieht dann bei der Blutuntersuchung ein gegen Yersinien gerichtetes Immunglobuli-G mit einem geringen Spiegel. Das Labor und die meisten Ärzte interpretieren das als eine zurückliegende, nicht aktive und demnach nicht relevante Infektion und werten die gefundenen Antikörper als „Narbe“, die man im Blut finden kann. Diese Einschätzung ist bei bestehenden Darmproblemen oft falsch, aber jeder neu befasste Kollege sieht den alten Befund und hakt ihn als untersucht und nicht vorhanden ab.

Da aber infizierte Zellen, die Yersinien enthalten – und das gilt für alle intrazellulären Erreger –, sich erst als infiziert zu erkennen geben, wenn die Erreger sich in der Zelle vermehren, können die Erreger lange in der Zelle als stumme Infektion vorhanden sein. Vermehren sich die Erreger, dann wird eine infizierte Zelle nicht durch Antikörper eliminiert, sondern durch Fresszellen. T-Lymphozyten, die gegen Yersinienantigene gerichtet sind, identifizieren die infizierte Zelle und aktiveren die Fresszellen. Es macht also Sinn, bei der Frage nach einer chronisch aktiven Infektion nach T-Lymphozyten zu suchen, die gegen Yersinien gerichtet sind. Wenn diese in größerem Maße vorhanden sind, spricht das für eine chronisch aktive Infektion. Diese Untersuchung, genannt Lymphozytentransformationstest (LTT), gibt es, aber sie wird einerseits von vielen Medizinern nicht akzeptiert – was geschichtliche Hintergründe hat – und sie wird von den gesetzlichen Krankenkassen nicht bezahlt und gehört deswegen nicht zum Repertoire des Allgemeinmediziners oder Hausarztes, der die Patienten üblicherweise betreut.

Ich sehe oft Laborbefunde von Kollegen, die auf die Erreger untersucht haben und kann dem Patienten mitteilen, dass der Laborbefund mir den klaren Hinweis gibt, was ich untersuchen muss. Der vorbehandelnde Kollege hat die IgG-Werte gesehen und als nicht relevant eingestuft. Mit ganzheitlicher Diagnostik zeigt sich, dass der vorhandene IgG-Wert nicht harmlos ist, sondern bei richtiger Interpretation verrät, dass eben dieser Krankheitserreger eine chronische Infektion unterhält.

Was für Yersinien gilt, gilt aus meiner Sicht für alle intrazellulären Krankheitserreger. Ob es überhaupt gelingt, einen intrazellulären Krankheitserreger vollständig zu beseitigen, darf kritisch hinterfragt werden. Ich glaube, dass niemand mit Sicherheit sagen kann, dass nach erfolgreicher Behandlung alle unserer 70 Billionen Körperzellen sicher frei von Krankheitserregern sind. Aber es geht auch nicht um die vollständige Entfernung des Krankheitserregers, es geht darum, dass das Immunsystem ihn in Schach halten kann und der Erreger keine Aktivierung des Immunsystems und damit keine Krankheit auslösen kann.

Laborwerte sind Indizien und keine Beweise

Nun behauptet die Schulmedizin, dass sie durch den Nachweis von DNA (Erbsubstanz) der Erreger sicher sagen kann, ob ein entsprechender Erreger vorhanden ist. Dazu kann ich nur aus der Praxis berichten, dass wir bei negativen PCR-Untersuchungen, z.B. auf Chlamydien, wie sie im Rahmen von Gentalinfekten gemacht werden, oft Chlamydien testen und mit geeigneten Mitteln behandeln. Da die Patienten danach beschwerdefrei sind, gehe ich davon aus, dass die Behandlung dafür ursächlich war und der Laborbefund falsch negativ war. Das gleiche Phänomen sehen alle Experten, die z.B. in die Behandlung der Borreliose, der durch Zecken übertragenen chronischen Infektion, involviert sind. Oft lassen sich die Borrelien nicht im Blut beweisen, obwohl entsprechende Symptome vorhanden sind. Wenn sich nichts nachweisen lässt und die ärztliche Kunst einem aber sagt, dass eine Borreliose vorliegt, dann soll man behandeln. Die Ergebnisse geben einem in vielen Fällen nach der Behandlung recht. Es bleibt dabei, Laborwerte für sich sind Indizien und keine Beweise

Warum sollen also negative Stuhlbefunde und Blutuntersuchungen bei Darminfekten nicht auch falsch sein? Nach meiner Erfahrung sind Untersuchungen auf Würmer in weniger als 1% zutreffend, die auf chronische intrazelluläre Bakterien in ca. 30%. Für eine Vielzahl von Erregern gibt es keinen sicheren Nachweis. Durch Kreuzreaktionen zwischen den Bakterien können falsche Ergebnisse in Laboruntersuchungen auf Antikörper leicht entstehen.

LTTs, die die aktivierten Lymphzellen gegen intrazellulären Erreger erfassen können, liegen nur für einen kleinen Teil der Erreger vor. Manche Erreger haben harmlose Subtypen, die sich immunologisch nur schwer von den krankmachenden unterscheiden lassen und deswegen zu falschen Blutergebnissen führen. Ich halte es da mit dem Leitsatz: Behandle Patienten, nicht Laborwerte oder Röntgenbilder. In der ganzheitlichen Medizin wird nicht alles, was die Schulmedizin tut, verteufelt. Im Gegenteil, wir versuchen, die schulmedizinischen Befunde zu erklären und in unser Erklärungsmodell einzubeziehen. Unsere Interpretation von Befunden ist für die Schulmediziner oft nicht verständlich. Doch das macht sie nicht falsch.

Ich halte es mit dem Leitsatz: Behandle Patienten, nicht Laborwerte oder Röntgenbilder.

Ein Beispiel:

Wenn man eine Magenentzündung aus Sicht der Traditionellen Chinesischen Medizin (TCM) betrachtet, dann wird dort – vereinfacht - von Hitze im Magen gesprochen und eine kühlende Therapie, z.B. mit Salbei, Beifuß oder Ananas, eingeleitet. Niemand bei uns geht aber mit der Diagnose „Hitze im Magen" nach Hause, bei uns heißt die gleiche Symptomatik Magenschleimhautentzündung. Wir verabreichen Entzündungshemmer und Säureblocker.

Zwei Sichtweisen, zwei Therapien und beide scheinen seit vielen Jahren etabliert. Die ganzheitliche Medizin hat auf einzelne Symptome und Krankheitsbilder eben eine andere Sicht als die Schulmedizin und dadurch automatisch auch andere Therapieansätze. Es ist also eine Glaubensfrage, mit welcher Sicht und Interpretation man die Behandlung startet. Aber keine ist grundsätzlich falsch.

Was bedeutet ärztliche Freiheit? Ich halte es für eine, bei uns neuerdings durch Leitlinien und Rechtsprechung gefährdete, Freiheit, mich auf den Patienten einlassen zu dürfen und seine individuellen Besonderheiten und Bedürfnisse zu erfassen und zu bewerten. Und ich glaube, dass dieser Part des Arztseins zunehmend fehlt und gezielt durch Druck von Kostenträgern und Juristen, durch Vereinheitlichung und vermeintliche Objektivierung verloren geht – zum Nachteil der Leidenden – so ist nämlich die Übersetzung des Wortes Patient. Die Folge ist ein Zulauf von Patienten zu denen, die sich Zeit nehmen – Heilpraktiker und freie Therapeuten, die oft eines besser machen, als die Ärzte: sie geben Zuwendung. Das hilft oft dem Problem nicht, aber der Patient geht besser mit seinen Problemen um, wenn er menschliche Nähe und Interesse spürt und sich gut aufgehoben fühlt.

Wenn Ärzte Fehler machen, heißt das nicht Bedienungsfehler, sondern Kunstfehler.

Für mich zählt, dass ich mich dem Patienten verpflichtet fühle und ihm bestmöglich helfen will. Solange er sich darauf einlässt, sollte das funktionieren. Wenn man allerdings versucht, Äpfel mit Birnen zu vergleichen, also die eine Diagnostik mit der anderen zu überprüfen, dann kommt es zu Unvereinbarkeiten. Eine Hitzemessung im Magen wird eben nicht durchgeführt, der Arzt, der TCM betreibt, hat seine eigene Untersuchungsmethode, die nicht mit unseren üblichen Methoden vergleichbar ist. Genauso ist es bei Applied Kinesiology und IST-Diagnostik. Der gut ausgebildete Arzt mit entsprechender Erfahrung wird mit seiner jeweiligen Methode gute Ergebnisse erzielen, die aber aus Sicht anderer oft nicht nachvollziehbar sind.

Für mich erscheint es falsch, die eine oder andere Methode deswegen zu verteufeln. Ich finde es besser, verschiedenen Sichtweisen und ihre Methodik zugunsten des Patienten gemeinsam einzusetzen und so zu einem umfassenderen Ergebnis zu kommen.

Das Lymphsystem – ein weitgehend unerwähntes wichtiges Flüssigkeitssystem

Wir Menschen sind ein Zellverband, der in Form irgendeines Vorfahren aus dem Meer gestiegen ist, und sich an das Landleben angepasst hat. Dabei hat er das Meer, das die einzelne Zelle ursprünglich umspült und mit Nährstoffen versorgt sowie Zellabfälle weggespült hat, mitgenommen. Die Bildung von Mehrzellern ist dabei zwar an die Umwälzung der Flüssigkeiten (Herz) und die Reinigung (Niere) sowie den partiellen Ersatz (Trinken) gebunden, aber daran, dass die einzelne Zelle immer noch in Wasser schwimmt, hat sich nichts geändert. Blutgefäße transportieren Blut, das in der Lunge mit Sauerstoff beladen wurde, in die Peripherie durch immer kleiner werdende Blutgefäße, bei denen die kleinsten so eng sind, dass sich die roten Blutkörperchen verbiegen müssen, um durchzupassen. Sie geben dabei Sauerstoff ab und nehmen Kohlendioxid auf. Die Wände dieser kleinsten Blutgefäße kann man sich wie Netze vorstellen. Sie lassen nährstoffreiches Blut durch die Gefäßwände strömen und halten dabei die Blutzellen zurück, weil diese zu groß sind für die Maschen. Blut ohne rote Blutzellen ist gelblich. Wer schon einmal durch Gartenarbeit oder falsche Schuhe eine Blase hatte, kennt den ölig gelben Saft in der Blase. Das entspricht dem Blutplasma, dem flüssigen, aber zellfreien, Anteil des Blutes.

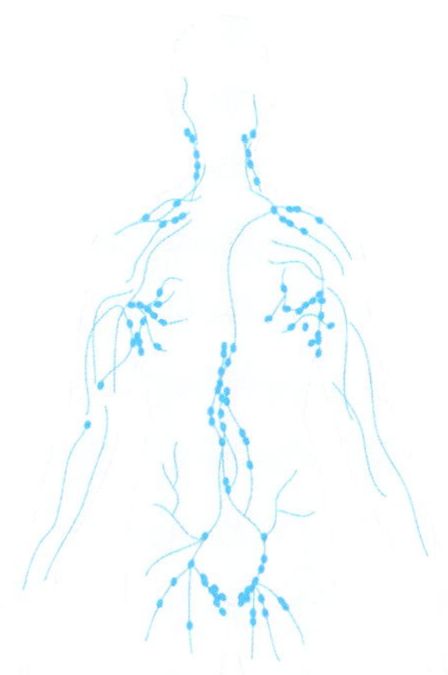

Lymphknoten

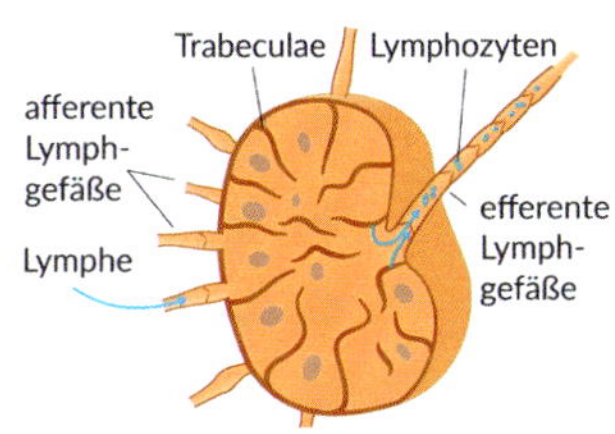

Nur liegen leider nicht alle Zellen direkt an einem solchen Blutgefäß, wollen aber auch ernährt werden. Das erfolgt durch die so genannte Diffusion. In einer Flüssigkeit verteilen sich die Inhaltsstoffe möglichst gleichmäßig, d.h. dort, wo ein Stoff seltener vorkommt wandert er hin, dort wo hohe Konzentrationen herrschen, erfolgt eine Verdünnung.

Die Zellen, die nicht an einem Blutgefäß liegen, benötigen Sauerstoff, der entsprechend dem Konzentrationsgradienten durch die Flüssigkeit zu ihnen hinwandert. Genauso wandern Teile der von der Zelle abgegebenen Stoffe ins Blut. Alle Zellen, auch die, die an einem Blutgefäß liegen, haben Zellwandanteile, die nicht mit dem Blutgefäß in Berührung sind, sondern mit anderen Zellen. Mit diesen Zellen sind sie über Zellverbindungen fest verbunden. Grundsätzlich sind aber alle Zellen von Flüssigkeit umspült, die man Gewebsflüssigkeit oder fachlich Lymphe nennt. Die Lymphe hat keinen „Blutdruck“, sie folgt dem Gewebsdruck. Anspannen von Muskeln drückt die Lymphe aus dem Gewebe. Die Zellzwischenräume, in denen sich die Zellflüssigkeit befindet, sind in ihrer Aufnahmekapazität beschränkt, so lange das Gewebe gesund ist. Im Krankheitsfall oder nach Verletzungen brechen die Zwischenzellkontakte auf und es sammelt sich die Zellflüssigkeit, die wir als Schwellung wahrnehmen. Verlust der Pumpfunktion des Herzen, Nierenprobleme oder z.B. Veränderungen in der Zusammensetzung der Lymphe können dann Ödeme („Wasser in den Beinen") bewirken. Im Normalfall fließt die Lymphe, unterstützt von Herz, Gewebsdruck und Muskelbewegungen zum Herzen. Aus den Zellzwischenräumen organisieren sich kleine Lymphgefäße ähnlich wie Blutgefäße, die immer dicker werden. Das Hauptlymphgefäß (Ductus thoracicus) ist kleinfingerdick und läuft an der Wirbelsäule entlang hoch zum Hals, wo es links unter dem Schlüsselbein in den Venenwinkel mündet und die Lymphflüssigkeit dem venösen Blut beigibt.

Darmzellen geben ihre Nährstoffe an Blut oder Lymphe ab. Das Blut aus dem Darm sammelt sich über das so genannte Pfortadersystem und fließt der Leber direkt zu, wo die ersten Stoffwechselschritte geleistet werden. Die Lymphe sammelt sich in den Lymphgefäßen des Darms und wird dem Ductus thoracicus zugeführt. Wie oben beschrieben, läuft die Lymphe an der Leber vorbei und direkt ins Blut. In der Lymphe werden viele Fette transportiert, die in der Lymphe erscheinen und diese milchig färben können.

Wichtig für die Betrachtung ist aber, dass Substanzen, die aus dem Darm in die Lymphe gelangen, nicht in der Leber entgiftet werden, sondern direkt über die rechte Herzkammer in die Lunge gelangen und dann über die linke Herzkammer im Körper verteilt werden. Bei den Messungen mit ganzheitlichen Methoden finden wir daher immer wieder Darmerreger im rechten Herzen. Da im rechten Herzen der Sinusknoten sitzt, also der Taktgeber für den Herzrhythmus, können Infekte dort Herzrhythmusstörungen auslösen.

Wenn durch einen Defekt der Darmwände Bakterien zwischen die Darmzellen und somit in die Lymphe gelangen, werden sie also durch die rechte Herzkammer und die Lunge, die ebenfalls infiziert werden kann, ins linke Herz und von dort in den gesamten Körper verteilt. Sie gelangen schließlich in die kleinsten Blutgefäßchen, wo der Blutfluss sehr langsam wird. Zusammen mit mechanischem Druck (Schwerkraft oder Belastung durch Tätigkeit) lösen sie genau dort eine Immunreaktion aus. Diese kann sich in Ekzemen, insbesondere in den so genannten dyshidrosiformen Hand- und Fußekzemen manifestieren (teils juckende, teils nässende Hautekzeme an den Handflächen, Fingern und Fußsohlen und Zehen, die mit kleinen Bläschen übersäht sind).

Lymphe transportiert aber bei einer erhöhten Durchlässigkeit des Darms nicht nur Bakterien, sondern auch Nahrungsbestandteile, Pilze, Toxine, sowie Nahrungsmittelzusätze wie Farbstoffe, Emulgatoren, Konservierungsstoffe, die ihrerseits im Körper direkte oder indirekte Wirkungen auslösen. So können Herzrhythmusstörungen, asthmatische Beschwerden und Asthmaanfälle, Migräne und Ekzeme jeder Art Folge einer gestörten Darmbarriere sein.

Die Freisetzung von Entzündungsbotenstoffen, insbesondere auch von Histamin, die über Darmwanddefekte in die Lymphe gelangen, lösen im Lymphgefäß eine Entzündungsreaktion aus, die mit einem Anschwellen der Gefäßwand und einer Verengung des Lumens einhergeht. Enge Lymphwege transportieren weniger Lymphe, es kommt also zu einem Lymphstau. Lymphstau bedeutet, dass die Gewebe, die ihre „Abfallstoffe“ entsorgen wollen, dies nicht wie gewohnt können. Die Müllabfuhr funktioniert nicht richtig, um im Bild zu bleiben. Da die Darmlymphe in Höhe der Wirbelsäule in das Lymphgefäß gelangt, sind dort auch die ersten Folgen zu erwarten. Eine sehr häufige Wirkung ist die Fehlfunktion der kleinen tiefliegenden Rückenmuskeln, die für die Beweglichkeit zwischen den Wirbeln verantwortlich sind. Störungen hier führen z.B. zu Wirbelblockaden (Fehlsteuerung der Muskulatur, die nicht mehr in der Lage ist, den Knochen (Wirbel) richtig zu positionieren).

Ist der Lymphabfluss länger gestört, wird sich der Stau, vor allem bei körperlicher Inaktivität, auf die Beine auswirken, die „müde“ werden und nach Belastung eine verlängerte Regenerationszeit benötigen. Bei der Behandlung der in diesem Kapitel genannten Beschwerden muss man also den Darm UND den Lymphabfluss betrachten und ggf. behandeln.

Giftung-Entgiftung

Wir alle wissen, dass wir ohne Nieren oder Leber nicht leben können. Beide Organe haben, neben anderen Funktionen, auch die Aufgabe, den Körper frei von Substanzen zu halten, die uns auf Dauer schaden oder ab bestimmten Konzentrationen Schäden verursachen können. Die Leber als wichtigstes Entgiftungsorgan sorgt über verschiedene Stoffwechselschritte dafür, dass Substanzen entweder wasserlöslich oder fettlöslich werden. Wasserlösliche Stoffe werden über die Niere ausgeschieden, fettlösliche werden über die Galle in den Darm transportiert und mit dem Kot ausgeschieden. Nicht nur die Gallensäuren, die Fett emulgieren und dessen Aufnahme ermöglichen, sondern auch die aus der Entgiftung stammenden ausscheidungspflichtigen Substanzen werden – letztere nur zu einem geringen Teil - zurückresorbiert und belasten erneut die Leber und den Organismus.

Im Magen und vor allem im Dünndarm erfolgt die hauptsächliche Nährstoffaufnahme. Im Dickdarm werden zwar auch noch Substanzen, vor allem Spaltprodukte des Bakterienstoffwechsels, aufgenommen, aber sehr vereinfacht kann man zusammenfassen: im Dickdarm werden Wasser und Salz aus dem Stuhl entzogen, dieser eingedickt und so die ausscheidungspflichtigen Substanzen konzentriert.

Bei gestörter Darmbarriere oder bei zu langer Verweildauer wegen Verstopfung ist die Rate an zurückkommenden „Giften“ erhöht. Außerdem können Gifte durch direkten räumlichen Kontakt auf die Darmzellen einwirken. Deswegen sind Menschen mit Verstopfung, die also eine verlängerte Kontaktzeit ihrer Darmzellen mit Giftstoffen haben, in Bezug auf Darmentzündungen und Darmkrebs einer erhöhten Gefährdung ausgesetzt.

In der ganzheitlichen Medizin wird bei „Entgiftungen“ deswegen versucht, Gifte bereits im Darm zu binden, indem man Algen (Chlorella, Spirulina) oder Aktivkohle, Zeolithe, Heilerde einsetzt oder bei Schwermetallbelastung Chelatbildner (DMPS, DMSA, EDTA) als Kapseln verordnet. Außerdem wird die Ausscheidung angeregt. Dazu versucht man Leber, Nieren und Lymphsystem zu unterstützen und auch den Darm zu aktivieren.

Eines hat sich nicht geändert seit das Leben aus dem Meer gestiegen ist: alle Zellen werden von Wasser umgeben

Natürliche Ausscheidungsmöglichkeiten des Körpers

Wenn wir uns unseren Körper als ein von einer Außenhülle umschlossenes Urmeer vorstellen, das unsere Zellen mitgenommen haben, als sie bzw. ihre Vorfahren vor einigen hundert Millionen von Jahren aus dem Meer gestiegen sind und das durch eine Pumpe (Herz) permanent umgewälzt wird, dann gilt es, dieses mitgenommene Urmeer als die Lebensgrundlage aller Körperzellen stabil und sauber zu halten. Die Urzelle hat aus der Umgebung die Nährstoffe aufgenommen, die sie bekam, und alles was sie nicht brauchte (Abfallstoffe), direkt wieder ins Meer abgegeben. Wir haben als Säugetiere nicht nur eine Umwälzpumpe, sondern wir haben ein Wasserreinigungssystem (Niere), ein Sauerstoffaufnahmesystem (Lunge) und ein Nährstoffdurchleitungssystem (Magen-Darm-Trakt von Lippe bis After), über das wir Nährstoffe bekommen und abgeben können.

Die Gesamtheit unseres Organismus, die außer aus den Körperzellen, wie wir lernen mussten, auch aus Mikroben besteht, versucht die Lebensbedingungen aller Zellen in optimalen Rahmenbedingungen zu halten. Dazu gehört der pH-Wert, die Temperatur, die Wassermenge, das Nährstoffangebot, um nur einige Beispiele zu nennen. Wenn nun von außen giftige oder unerwünschte Substanzen in den Organismus gelangen, die geeignet sind, die Lebensbedingungen nachhaltig zu verändern und sogar den Fortbestand des Organismus zu gefährden, dann versucht der Gesamtorganismus, diese zu entfernen. Dafür gibt es im Organismus verschiedene Mechanismen.

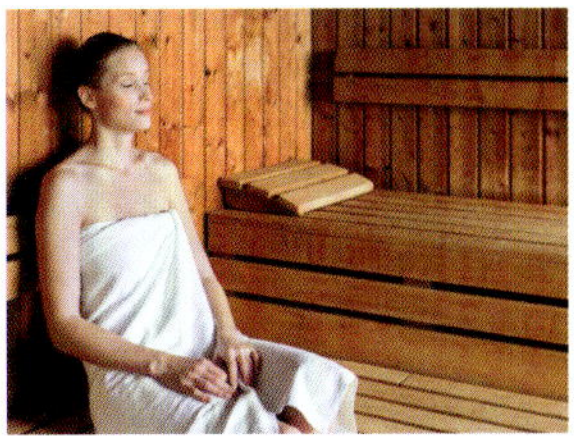

Durch folgende Mechanismen wird die Entgiftung gefördert:

- Erhöhte Atmung
- Schwitzen
- Durchfall
- Erbrechen
- Gesteigerte Urinmenge
- Fieber

Erhöhte Atemfrequenz

Bei Fieber, einer Noteinrichtung, in der Enzyme noch schneller arbeiten und die Immunabwehr auf Hochtouren läuft, erhöht sich auch die Atemfrequenz. Das hat zwei Ursachen: einmal benötigt der Körper für seinen Kampf Energie, die er aus der Verstoffwechselung von Zucker mit Sauerstoff gewinnt. Um mehr Sauerstoff zu bekommen, wird die Atemfrequenz erhöht. Zum anderen kann er Säure und gasförmige Giftstoffe über die Atemwege abgeben. Eine erhöhte Atmung kann also einen Beitrag zur Abwehr und Elimination von Giftstoffen leisten. Bei einer vermehrten Entstehung von Säuren im Stoffwechsel, z.B. bei Entzündungen, können diese teilweise über die Atmung aus dem Blut geschafft werden.

Schwitzen

Unser Schweiß besteht überwiegend aus Wasser, enthält aber auch Salze. Außerdem können wasserlösliche Giftstoffe im Schweiß erscheinen und über die Haut abgegeben werden. In der ganzheitlichen Medizin ist die Erzeugung von Schwitzen als warme Bäder, Wickel, Wärmflasche oder die Saunanutzung eine etablierte Methode, um die Ausscheidung von Giften zu begünstigen.

Durchfall

Durchfall ist eine Möglichkeit, Giftstoffe oder im Darm befindliche Krankheitserreger auszuscheiden. Der Darm entleert sich im Krankheits- oder Vergiftungsfall innerhalb von Stunden vollständig. Durch die hohen Verluste an Wasser und Salzen ist diese Maßnahme aber limitiert, denn durch Austrocknung und Salzverlust besteht bei länger anhaltendem Durchfall Lebensgefahr. In der ganzheitlichen Medizin werden Abführmittel oder Einläufe in den Darm mit nachfolgender Entleerung angewendet.

Erbrechen

Erbrechen, oft kombiniert mit einem vorübergehenden Verschluss des Magenpförtners, ist eine Schutzmaßnahme, wenn der Körper merkt, dass Nahrung aufgenommen wurde, die in irgendeiner Weise zu Schaden führen kann. Das Essen bleibt in dem Fall lange im Magen liegen und wird später, oft unverdaut, erbrochen. Besteht Erbrechen, aus welchem Grund auch immer, für längere Zeit, gehen, wie auch beim Durchfall, wichtige Salze verloren. Eine Verschiebung des Verhältnisses von Natrium und Kalium können Herzrhythmusstörungen, Krämpfe und Bewusstlosigkeit verursachen und sind ggf. durch Infusionen zu korrigieren. Erbrechen wurde früher durch geeignete Maßnahmen auch bei Vergiftungen erzeugt, hat in der modernen Medizin heute allerdings an Wichtigkeit verloren. Säfte der Brechwurzel lösen innerhalb von 15-30 Minuten nach Einnahme ein Erbrechen aus. Das kann bei Vergiftungen, in denen es angewendet wird, zu lange sein. Heute spült man den Magen oder gibt Aktivkohle, die Giftstoffe bindet.

Erhöhter Wasserumsatz

Die Niere kann wasserlösliche Stoffe ausscheiden. Im Falle einer Belastung kann die Harnmenge zunehmen. Auch in der Naturheil-Medizin ist die Gabe von harntreibenden Mitteln und die erhöhte Zufuhr von Flüssigkeit (Trinkkuren) Jahrhunderte altes Wissen.

Fieber

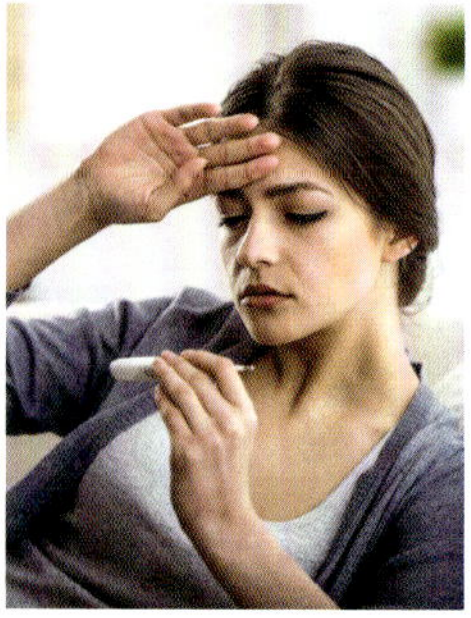

Fieber ist die Erhöhung der Körpertemperatur. Die Körpertemperatur wird im Zwischenhirn geregelt und gehört zu den autonomen Funktionen, also den Funktionen, die wir nicht willentlich beeinflussen können. Die Hauttemperatur wird über ein im Hirnstamm gelegenes Zentrum an das Zwischenhirn (Hypothalamus) gesendet, daraus folgt die Bewertung und eine entsprechende Regulation. Wenn der Körper Wärme produziert, geschieht das über die Anregung des Stoffwechsels. Wärme ist ein „Abfall“-Produkt der Energiegewinnung. Die Leber als Hauptstoffwechselorgan und die Muskulatur als wesentliches Energie verbrauchendes Gewebe erzeugen bei der Energiegewinnung aus Zucker und Sauerstoff Wärme. Muskelaktivität bringt uns zum Schwitzen, weil wir die im Inneren erzeugte Wärme über die Haut abführen und wenn die eine zu hohe Temperatur erreicht, wird durch Schweiß und dessen Verdunstungskälte gekühlt. Wenn wir frieren, fangen wir an zu zittern, also die Muskeln zu bewegen, damit diese Wärme produzieren.

Bakterien oder Virenbestandteile oder deren Toxine verändern die Signale im Gehirn und können so eine Temperaturerhöhung auslösen. Wir bekommen Fieber. Nebeneffekt des Fiebers ist, das ein Teil unserer Enzyme schneller arbeitet, der Stoffwechsel schneller läuft und auch das Immunsystem aktiver wird. Fieber ist also eine nützliche Antwort, wenn wir uns mit Krankheitserregern auseinandersetzen. In der ganzheitlichen Medizin werden z. B. warme Wickel, Wärmflaschen, Rotlicht und heiße Getränke eingesetzt, um eine Temperaturerhöhung zu erreichen.

Wissenswertes zur Verdauung

Nachdem ich dargestellt habe, wie unser Verdauungstrakt aufgebaut ist und wie die Organe prinzipiell funktionieren, geht es im kommenden Kapitel darum, zu verstehen, wie sich die Verdauung im Detail abspielt. Nur wenn man weiß, wie etwas funktioniert, kann man verstehen, wieso etwas auch einmal nicht funktioniert und warum das so sein kann.

Wenn ich mir in den Finger schneide, dann blutet es. Und das bleibt auch so, egal was ich gegessen habe, es wird kein Salatblatt oder Weizenkorn erscheinen. Das sollte die Frage aufwerfen, was eigentlich mit dem Salatblatt, dem Steak oder dem Körnermüsli passiert, dass wir essen? Wir haben schon gehört, dass wir kauen, um die Nahrung zu zerkleinern und den Verdauungssäften eine größere Angriffsfläche zu verschaffen. Die Enzyme im Speichel, im Magen, im Dünndarm teilen unsere Nahrung in immer kleinere Untereinheiten, bis diese eine Größe haben, die unsere Darmzellen aufnehmen können.

Der Mensch ist ein Allesfresser (Omnivore). Das bedeutet, dass wir sowohl pflanzliche Kost zu uns nehmen, als auch von Tieren stammende. Alle Lebewesen bestehen aus organischen chemischen Verbindungen. Organische chemische Verbindungen basieren auf Kohlenstoff in Verbindung mit Wasserstoff. Pflanzen können aus Mineralien, Wasser und Luft Kohlenstoffverbindungen herstellen. Im Grunde verzehren alle höheren Lebewesen organische, also primär durch Pflanzen hergestellte, Nahrung. Wenn man den Kreislauf der Nahrung betrachtet, entstehen in der Pflanze mit Hilfe von Sonnenlicht, Wasser, Luft und Mineralien eine Vielzahl kohlenstoffhaltiger Verbindungen, aus denen die Pflanze selbst besteht. Diese wird von Pflanzenfressern gefressen. Pflanzenfresser werden von Fleischfressern gefressen, die die Pflanzenfresser verdauen. Die Ausscheidungen der Pflanzenfresser und Fleischfresser und tote Organismen werden von Pilzen, Bakterien etc. zersetzt und wieder in die Ursubstanzen zurückgeführt. Diese gelangen in die Erde bzw. die Luft und können wieder von Pflanzen zum Wachstum genutzt werden.

Die organischen Substanzen, aus denen Pflanzen und Tiere bestehen, werden entsprechend ihrer chemischen Eigenschaften in verschiedene Substanzklassen eingeteilt. Für den Menschen, der sich wissenschaftlich mit Nahrung und Nahrungsaufnahme beschäftigt, sind Kohlenhydrate, Eiweiß und Fette von wichtiger Bedeutung. Diese drei Substanzklassen sind Energieträger, die in unserer Nahrung enthalten sind und die wir zur Energiegewinnung nutzen können. Weitere Nährstoffe, die in unserer Nahrung enthalten sind und die wir auch benötigen, sind Ballaststoffe, Vitamine, Mineralstoffe und Spurenelemente.

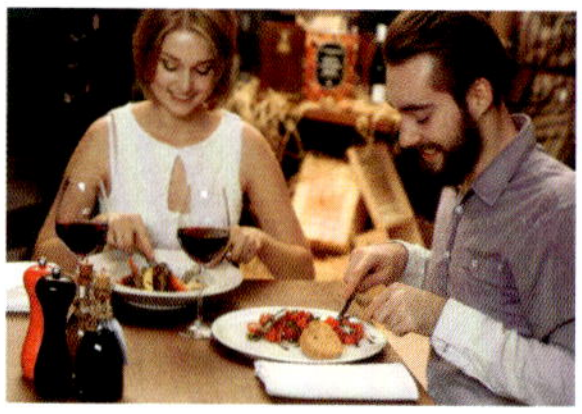

Man kann auch einfach essen ohne zu denken und dabei glücklich sein.

Man kann auch einfach essen, ohne zu denken, und dabei glücklich sein, wie es nahezu alle Menschengenerationen vor uns getan haben, die noch nichts von Kalorien, Eiweiß, Fett und Kohlenhydraten gehört hatten. Für diejenigen, die Probleme mit ihrer Verdauung haben oder sich aus beruflichen Gründen mit Ernährung beschäftigen, führt kein Weg daran vorbei, sich klar zu werden, wie die Nährstoffe im Darm reagieren und welche Voraussetzungen gegeben sein müssen, damit man sie aufnehmen kann.

Die Funktion des Verdauungstraktes ist abhängig von vielen Faktoren. Eine wichtige Voraussetzung für eine gute Verdauung ist die ausreichende Zerkleinerung der Nahrung durch gutes Kauen. Kauen hilft nicht nur die Oberfläche des Nahrungsmittels zu vergrößern und damit die Angriffsfläche für Verdauungsenzyme zu erhöhen, sondern der Speichel enthält bereits erste Enzyme, die anfangen z.B. Kohlenhydrate zu spalten, außerdem gleitet der Speisebrei besser, wenn er gut durchsaftet, also mit viel Speichel in Berührung gekommen ist. Manche Ernährungskonzepte, wie z.B. die F.X. Mayr-Diät, haben das ausreichend lange Kauen als Teil des Gesamtkonzeptes integriert. Wie oft sollte man kauen? Ich denke, das ist je nach Nahrungsmittel unterschiedlich. Bei einem Joghurt oder einer Suppe wird es schwer zu kauen, obwohl man durch Kaubewegungen die Durchmischung der Flüssigkeit mit Speichel verbessern kann. Wenn Sie rohe Karotten oder Nüsse essen, werden Sie meistens ganz gut kauen, weil es sich nicht gut schlucken lässt, wenn man noch Bröckchen im Mund hat. Bei weichen Nahrungsmitteln, wie Brot, einer Orange oder gekochten Kartoffeln, kann man auch ohne langes Kauen ganz gut schlucken.

Ich empfehle länger zu kauen, als man es minimal braucht, um schlucken zu können. Die Speise soll eine einer Suppe ähnliche Konsistenz im Mund haben, bevor man schluckt. Wie oben schon beschrieben, ist Schlucken ein aktives Geschehen, bei dem die Speiseröhre den Speisebrei aktiv durch eine ringförmige Kontraktion, des die Speiseröhre bildenden Muskelschlauches zum Magen befördert. Dieses kann auch gegen die Schwerkraft geschehen.

Diese wellenförmigen über den Muskelschlauch laufenden Kontraktionen nennt man Peristaltik. Die Peristaltik setzt sich im gesamten Magen-Darm-Trakt fort und ist autonom gesteuert. Das bedeutet, dass wir keinen aktiven Einfluss mehr darauf haben, wie schnell der Speisebrei durch Magen und die Darmanteile geleitet wird. Man kann zwar die ungefähren Peristaltikrhythmen messen und z.B. sagen, dass den Dünndarm etwa 12 Mal pro Minute eine Kontraktionswelle durchläuft. Es gibt allerdings durch das autonome Nervensystem nur eine Modulation der Peristaltik, die hauptsächlich vom so genannten Darmnervensystem ausgeht.

Die Muskelbewegungen des Darmes bewegen nicht nur den Speisebrei, sondern auch die Lymphe.

Damit der Speisebrei und die in ihm enthaltenen Nährstoffe die sie bearbeitenden Bakterien erreichen und schließlich von den Enzymen der Darmzellen gespalten und aufgenommen werden können, reicht eine ringförmig über die Muskelschläuche des Darms laufende wellenförmige Bewegung nicht aus. Es gibt deswegen Muskelkontraktionsmuster, die den Speisebrei seitlich hin und her bewegen. Die kleinen Zotten und sogar die noch kleineren Mikrovili haben kontraktile Elemente, die durch Zusammenziehen und Loslassen die Zotten vertikal im Speisebrei und in der Schleimschicht bewegen.

Die von den Darmzellen aufgenommenen Nährstoffe werden rückwärtig ans Blut oder an die Lymphe abgegeben. Während der Muskelkontraktion einer Peristaltikwelle werden die Säfte in die Blutgefäße und Lymphwege gedrückt und es entsteht in ihnen ein Abfluss, so, wie wenn man einen Schwamm ausdrückt. Entspannt sich die Muskulatur wieder, sorgt der Blutdruck dafür, dass sich das Gewebe wieder entfaltet, neue nährstoffreiche Flüssigkeit aus den Darmzellen aufnehmen kann und bei der nächsten Kontraktion wieder weitertransportiert.

Die Peristaltik sorgt, wie beschrieben, für eine gute Durchmischung des Speisebreis, so dass alle Anteile des Breis irgendwann an die Darmwand gelangen, wo die Enzyme der Darmzellen die enthaltenen jeweiligen Substrate binden und verarbeiten. Außerdem sorgt sie für die Fortbewegung des Speisebreis vom Mund in Richtung After. Je nachdem, was für Kontraktionen der Darm ausführt, spricht man von nicht-propulsiver Peristaltik (macht die örtliche Durchmischung des Breis) und propulsiver Peristaltik (treibt den Stuhlbrei voran). Durch den Kontakt mit den jeweiligen Nahrungsbestandteilen, durch Einflüsse der Mikrobiota auf die Darmzellen, durch die Darmzellen selbst, werden Botenstoffe freigesetzt, die die Peristaltik und die Verweildauer der Nahrung in Magen und Darm im Detail steuern und beeinflussen.

Außerdem müssen die Drüsen (Mundspeicheldrüse, Magen, Dünndarm, Dickdarm, Bauchspeicheldrüse, Leber (Galle) ihre Säfte abgeben, und zwar den Anforderungen der jeweiligen Nahrung entsprechend. Auch die Freisetzung der jeweiligen Enzyme und des Schleims im Darm wird durch eine gesunde Mikrobiota und einen funktionierenden Stoffwechsel mit beeinflusst.

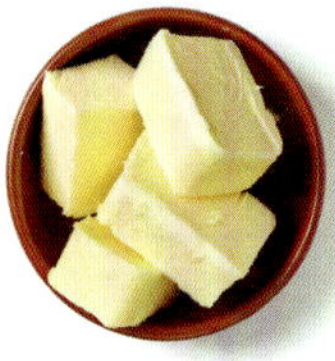

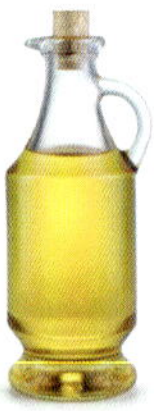

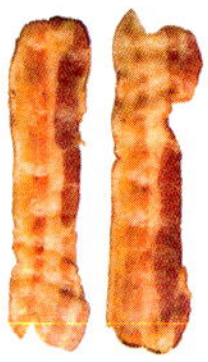

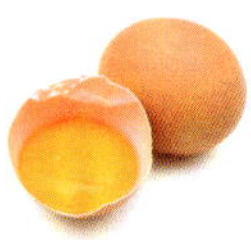

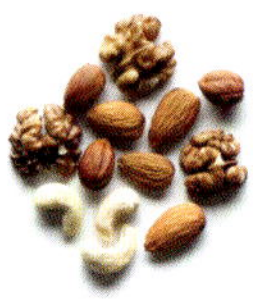

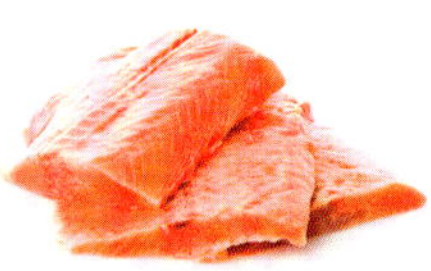

Die Verdauung der Nahrungsmittelbestandteile im Einzelnen

Fettstoffwechsel (Butter, Öl, Speck, Eier, Nüsse, Seefisch etc.)

Fette sind streng genommen nur eine Unterform der Lipide. Lipide sind Stoffe, die sich wasserabweisend verhalten. Sie bestehen aus Kohlenstoff und Wasserstoff und können unterschiedliche chemische Restgruppen haben. Die meisten Lipide in uns Menschen haben einen Molekülteil der wasserabweisend (hydrophob) ist und einen chemischen Rest, der wasserliebend (hydrophil) ist, so dass sich die Moleküle in Wasser immer so zusammenlagern, dass die wasserliebenden Molekülteile zum Wasser hin und die fettliebenden vom Wasser weg liegen. Dadurch bilden sie kleine „Fettkügelchen", wenn Lipide in eine wässrige Lösung gegeben werden.

Lipide spielen im Körper eine wichtige Rolle, weil sie als Bestandteil von Zellmembranen mit wässriger Lösung gefüllte Räume schaffen, die wegen der Hülle stabil sind und nicht dem normalen Stoffaustausch unterliegen. Es gibt unterschiedliche den Lipiden zuzuordnende Substanzen in uns, die wir in Zellmembranen, als Energiespeicher oder Signalbotenstoffe nutzen. Deswegen ist die Spaltung und Aufnahme der Nahrungsfette uneinheitlich. Wichtig bleibt aber, dass der Mensch zu über 70% aus Wasser besteht und Lipide deswegen in unserem Körper beim Transport durch wässrige Phasen, wie Blut, Lymphe oder Hirnwasser wasserlöslich gemacht werden müssen. Das geschieht dadurch, dass die Lipide mit Eiweißen zu Lipoproteinen verpackt werden, die sich im Blut transportieren lassen.

Im Darm wirken Darmenzyme, Bauchspeicheldrüsenenzyme, Magenenzyme und Gallensäuren eng zusammen. Gallensäuren wirken dabei wie Emulgatoren und machen die Fettmoleküle mit Wasser mischbar, so dass sie sich mit dem wässrigen Darminhalt vermengen können und für Enzyme zugänglich werden. Im Darm bilden sich Mizellen.

Wikipedia erklärt:
Mizellen (von lat. mica = Klümpchen, kleiner Bissen), auch Assoziationskolloide genannt, sind Aggregate (Assoziate) aus amphiphilen Molekülen bzw. grenzflächenaktiven Substanzen, die sich in einem Dispersionsmedium (meist Wasser) aufgrund des hydrophoben Effekts spontan zusammenlagern.

Alles klar? Es bedeutet, dass sich fettlösliche Moleküle im Darm zu kleinen Kügelchen zusammenlagern, bei denen die wasserliebenden Teile der Fettmoleküle nach außen und die wasserabweisenden nach innen zeigen. Diese werden in die Darmzellen aufgenommen und dort mit Eiweißen und anderen Fettmolekülen neu verpackt und als Chylomikronen in die Lymphe des Darms abgegeben. Chylomikronen enthalten fettlösliche Vitamine, Eiweiß, Cholesterin und Fettsäuren.

Wir essen eine Avocado, kauen auf Leinsamen oder Nüssen oder essen ein Kotelett. Die genannten Nahrungsmittel enthalten Fette, die im Rahmen der Verdauung so aufbereitet werden müssen, dass wir sie aufnehmen können.

- Säurestabile Lipase aus der Zungengrunddrüse und dem Magen sowie Lipasen und Cholesterase aus der Bauchspeicheldrüse spalten Fette, die Gallensäuren emulgieren es, und es bilden sich Mizellen.
- Am Bürstensaum der Darmzelle werden diese teils direkt aufgenommen, teils geben sie die Fette ab, wobei die Gallensäuren teils im Darm verbleiben.
- Die Aufnahme von Fettsäuren erfolgt mittels Diffusion, weil Fettsäuren fettlöslich sind und deswegen die aus fetten bestehenden Zellmembranen der Darmzellen durchwandern können.
- Cholesterol wird aktiv über einen Carrier-Transport in die Darmzellen gebracht
- Glycerol, kurz- und mittelkettige Fettsäuren gelangen direkt ins Pfortaderblut
- Cholesterol, Phospholipide und langkettige Fettsäuren werden im Entzerozyten (Darmzelle) verarbeitet, an Proteine gebunden (Chylomikronenbildung) und per Exozytose (aktive Abgabe aus der Zelle) an die Lymphe abgegeben
- Fettlösliche Vitamine (A, D, E, K) werden über Mizellen aufgenommen und mit den Chylomikronen in die Lymphe abgegeben.

Lumen: *das Innere des Darms*
Enterozyt: *Darmwandzelle*
Zytoplasma: *Flüssigkeit im Zellinneren*

Manche Fette werden also in der Darmzelle bearbeitet, an Eiweiße gebunden und dann als kleine Fettkügelchen (Chylomikronen) nicht ins Blut, sondern in die Lymphe abgegeben. Das ist bemerkenswert, weil diese Substanzen, ohne die Leber zu passieren, über die Lymphe in das venöse Blut gelangen. Über das rechte Herz, die Lunge und dann das linke Herz werden die Chylomikronen im Körper verteilt. Die Körperzellen bekommen also die in den Chylomikronen enthaltenen fettlöslichen Substanzen direkt aus dem Darm.

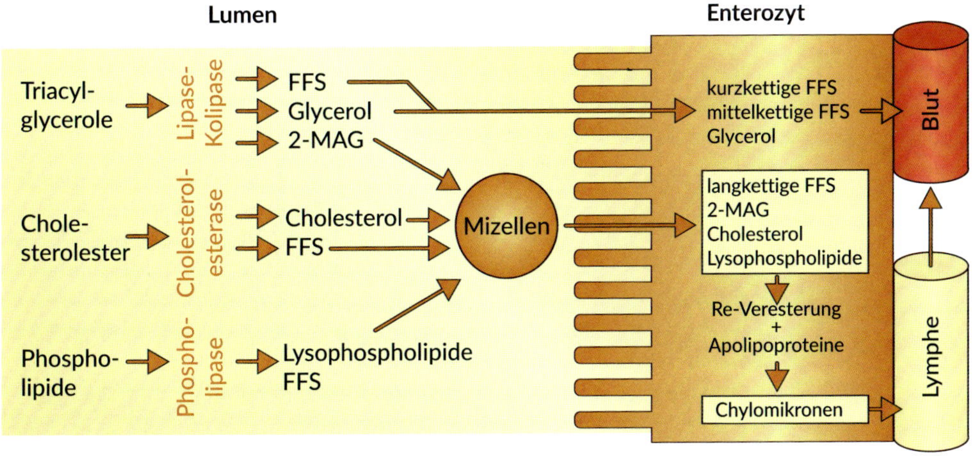

FFS = Freie Fettsäure, 2-MAG = 2 Monoacylglycerol

Störungen der Fettverdauung

Störungen bei der Fettverdauung oder -aufnahme führen dazu, dass Fette im Darminhalt verbleiben. Diese werden auch von der bakteriellen Flora nicht völlig abgebaut, so dass Fett im abgesetzten Stuhl erscheint. Man spricht dann von Fettstühlen. Der Stuhlgang erscheint hell gefärbt, voluminös, schaumig, glänzend und ist klebrig. Außerdem begleitet ihn ein besonders stechender Geruch.

Die Ursachen können folgende sein:

- Fehlende Fettspaltung wegen fehlender Enzyme, weil die Bauchspeicheldrüse die Enzyme nicht produzieren kann, oder zwar produzieren, aber nicht in den Darm abgeben kann.
  Das geschieht bei Entzündungen oder Karzinomen der Bauchspeicheldrüse.
- Gallensteine können den gemeinsamen Ausführungsgang der Gallenblase und Bauchspeicheldrüse verlegen, so dass keine Fett spaltenden Enzyme im Darm erscheinen.
- Aus dem gleichen Grund können Gallensäuren fehlen, so dass die Fette nicht emulgiert und zu Mizellen werden können und deswegen nicht aufgenommen werden können.
- Entzündungen der Darmwand können die Darmzellen so schädigen, dass eine Fettaufnahme nicht möglich ist.

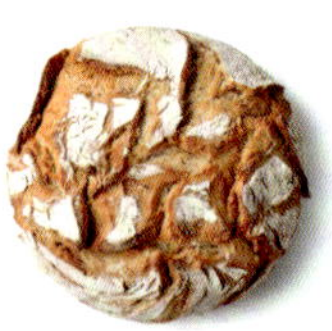

Kohlenhydratstoffwechsel (Produkte aus Getreide wie Brot und Nudeln, Zucker, Honig, Reis, Fruchtsäfte, Kartoffel etc.)

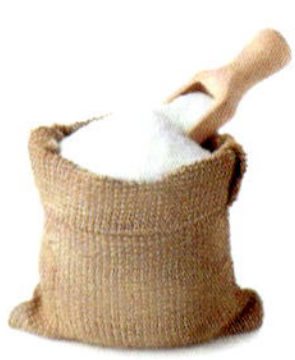

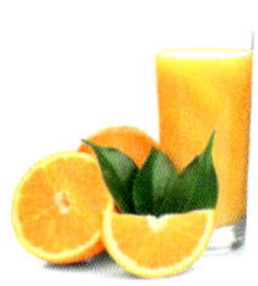

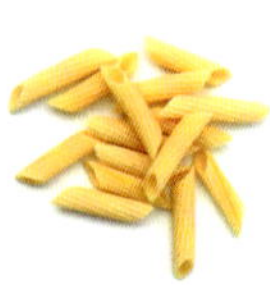

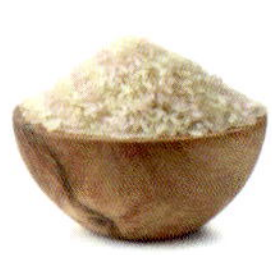

Kohlenhydrate sind, wie der Name schon sagt, Verbindungen aus Kohlenstoff und Wasserstoff. Außerdem ist auch Sauerstoff mit dabei. Kohlenhydrate sind im weitesten Sinne Zuckermoleküle und werden deswegen auch Saccharide genannt. Sie liegen als Einzelmoleküle (Mono-Saccharide), Zweifach-Zucker (Di-Saccharide) oder längere Zuckermolekülketten vor. Zwischen 3 und 9 Zuckermolekülen nennt man Kohlenhydratketten Oligosaccharide. Zuckerketten werden von Pflanzen aus Kohlendioxid unter dem Einfluss von Sonnenlicht gebildet. Zwar enthält auch Fleisch geringe Zuckermengen, aber die Hauptquellen sind pflanzlichen Ursprungs. Zucker wird in Pflanzen als Stärke gespeichert. Das sind lange Ketten von Zuckermolekülen. In tierischen und menschlichen Zellen wird Zucker als Glycogen gespeichert. Auch das ist eine lange Kette von Zuckermolekülen, die an Eiweiße gebunden sind. Der wesentliche Unterschied von Glycogen zu Stärke ist die baumartige Verzweigung des Moleküls.

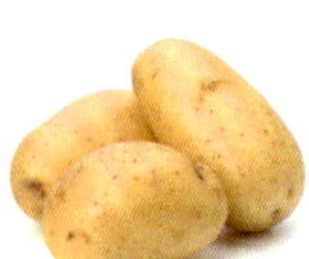

Wenn wir Kohlenhydrate essen, werden die langen Zuckerketten zu kürzeren und diese zu noch kürzeren gespalten. Am Ende liegen Zuckermoleküle als Zweifachzucker vor. Zur endgültigen Aufnahme müssen sie zu Einfachzuckern gespalten werden. Dafür gibt es spezielle

Enzyme, die auf der Oberfläche der gesunden Darmzelle sitzen und die vorbeikommenden Zweifach-Zucker aus dem Speisebrei des Darms binden, spalten und so die Aufnahme in die Darmzelle ermöglichen. Für unterschiedliche Zweifachzucker gibt es unterschiedliche Enzyme.

Der Haushaltszucker (Saccharose) besteht aus Glukose (Traubenzucker) und Fruktose (Fruchtzucker), die miteinander verbunden sind. Das sie spaltende Enzym nennt man Saccharase. „-ase" ist eine gebräuchliche Endung, um Enzyme zu benennen.

Laktose (Milchzucker) besteht aus einem Molekül Galaktose (griechisch: tu galaktu = aus der Milch) und einem Molekül Glukose. Sie wird durch die Laktase gespalten.

Maltose (Malzzucker –mälzen ist das Keimen von Getreide, bei dem der Zucker gebildet wird) setzt sich aus zwei Glukosemolekülen zusammen. Hier wirkt die Maltase als trennendes Enzym.

Für den Menschen ist Glukose der wichtigste Zucker, weil unsere Zellen, insbesondere die Hirnzellen, hauptsächlich Glukose zur Energiegewinnung nutzen. Wenn wir medizinisch über den Blutzuckerspiegel sprechen, reden wir ausschließlich über den Glukosespiegel. Dieser wird sehr genau kontrolliert und kann von verschiedenen Systemen im Körper beeinflusst werden.

Glukose wird darmseitig aktiv in die Darmzelle aufgenommen, wobei ein Transportmolekül, das Natrium benötigt, eine Rolle spielt. An der Rückseite der Darmzelle wird Glukose ins Blut abgegeben und gelangt zur Leber. Wenn wir Kohlenhydrate in Form von Saccharose oder Glukose zu uns nehmen (Weißbrot, Süßigkeiten), dann entfallen die Spaltungsprozesse, die aus längeren Zuckermolekülketten Zweifachzucker oder Einfachzucker machen und die Glukose gelangt schnell ins Blut. Der Blutzucker steigt dann schneller an, als wenn man Kohlenhydrate als längere Zuckerketten (Vollkorn) zu sich nimmt.

Kauen sie einmal einen Bissen Vollkornbrot eine Minute lang oder länger und achten Sie auf den Geschmack. Wenn wir z.B. Vollkornbrot essen und gut kauen und den Bissen gut einspeicheln, wird bereits mit dem Speichel ein Enzym namens Amylase in den Mund gegeben. Dieses kann Zuckerketten spalten. Wenn dabei Monosaccharide wie Glukose freigesetzt werden, schmeckt es plötzlich süß. Was im Mund nicht gespalten wird, wird spätestens im Dünndarm durch die dort zugefügten Bauchspeicheldrüsenenzyme zerlegt.
Fruktose wird durch spezielle Kanalproteine durch die Membran in die Darmzelle aufgenommen. Die Laktase, das Enzym, das Milch-

zucker spaltet, arbeitet langsamer als die Maltase oder Saccharase. Deswegen kann Laktose den Blutzuckerspiegel nicht so schnell erhöhen, wie z.B. Fruchtzucker oder Haushaltszucker.

Am Bürstensaum der gesunden Darmzelle sitzen die membranständigen Oligosaccharasen. Das sind die Enzyme, die kurze Zuckerketten und Disaccharide in Einfachzucker spalten und für die direkte Aufnahme in die Darmzelle vorbereiten. Sie sitzen direkt auf der Darmzellmembran, so dass ihre Spaltprodukte, die Einfachzucker, direkt aufgenommen werden können.

Die verschiedenen Zucker werden im oberen Dünndarm aufgenommen und gelangen nach dem Essen also vergleichsweise früh in den Körper. Wer schon einmal unterzuckert war (abgesunkener Blutglukosespiegel) der weiß, dass es nach der Zufuhr von Traubenzucker oder Haushaltszucker nur wenige Minuten dauert, bis der Blutzuckerspiegel steigt und man sich wieder gut fühlt.

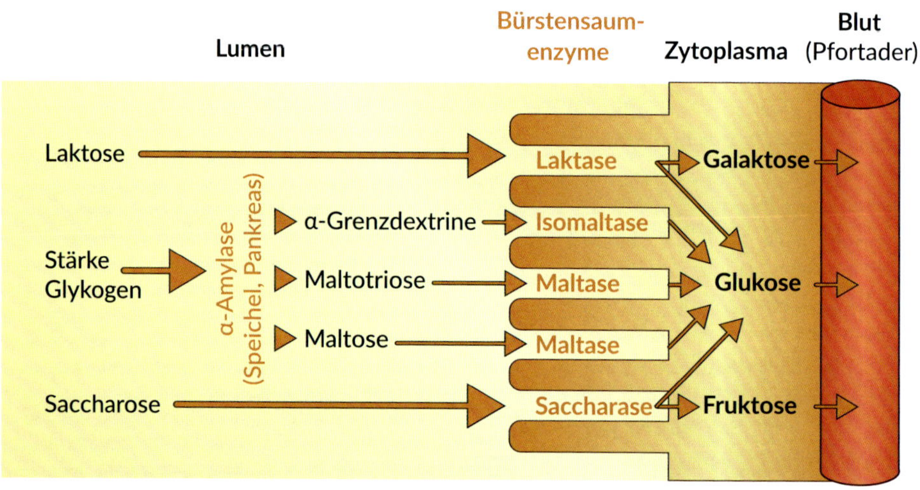

Störungen der Zuckerverdauung.
Wenn die Enzyme ihre Funktion nicht ausüben, dann werden die Zweifachzucker nicht gespalten und nicht aufgenommen. Von dem Zucker ernähren sich dann Bakterien, die dort nicht hingehören. Die Folgen sind eine Fehlbesiedlung mit Bakterien, Gasbildung, Toxinbildung durch Bakterien, Zellschädigung der Darmzellen und Störung der Symbiose zwischen Darmzellen und Mikrobiota. Symptome können von Blähungen, Darmwinden, Bauchkrämpfen bis Durchfall reichen. Durch die Schädigung der Darmzellen werden auch ande-

re Nahrungsmittel nicht richtig verarbeitet und auch die Aufnahme von Nährstoffen ist gestört. Das kann zu Leistungsmangel, Müdigkeit und Haarausfall führen, Schlafstörungen und emotionale Veränderungen kommen ebenfalls vor.

Eiweißstoffwechsel (Eier, Fisch, Fleisch, Milchprodukte etc.)

Eiweiße, in der Fachsprache Proteine genannt, sind aus Aminosäuren aufgebaut. Der Mensch benötigt diese Aminosäuren, um daraus die Bestandteile des Körpers zu bauen. Enzyme, Rezeptoren, Zellmembrankanäle, unsere Muskeln, Haut und Organe bestehen aus Eiweiß. Sowohl die kleinen in der Zelle wirkenden Enzyme, die unseren Stoffwechsel lenken, als auch die Eiweiße im Blut und die Struktureiweiße, die unsere stabilen kollagenen oder die flexiblen elastischen Fasern des Bindegewebes bilden, sind alle aus Aminosäuren aufgebaut.

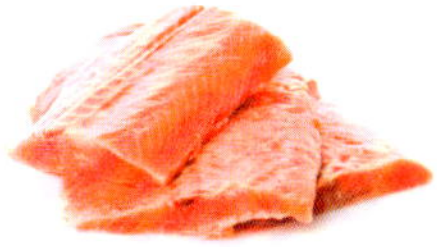

Aus derzeit 21 bekannten unterschiedlichen Aminosäuren werden diese Proteine gebildet. Einen Teil, genau 9 von ihnen, kann unser Körper nicht selbst herstellen. Er muss sie aus der Nahrung aufnehmen. Deswegen ist Eiweiß in der Nahrung wichtig. Eiweiße kommen in Pflanzen und tierischen Produkten vor. Fleisch, Fisch, Milchprodukte aber auch Hülsenfrüchte, Soja und Getreide sind reich an Eiweiß. Da Tiere uns Menschen sehr ähnlich sind, ist für den Menschen die Ernährung mit tierischem Eiweiß höherwertig. Das bedeutet, wir bekommen die Aminosäuren, die wir benötigen in etwa der Zusammensetzung, die wir brauchen.

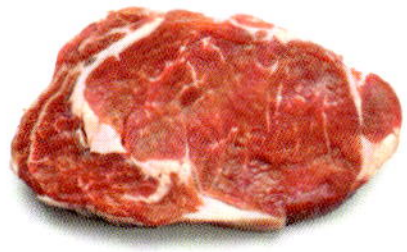

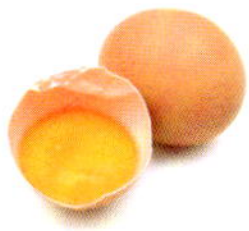

Aber man kann alle Eiweiße auch aus pflanzlicher Nahrung zu sich nehmen. Die größten Landsäugetiere sind Pflanzenfresser wie z.B. Elefanten, Flusspferde, Nashörner oder Wasserbüffel. Sie alle sind Vegetarier und können ohne tierisches Eiweiß gut leben.

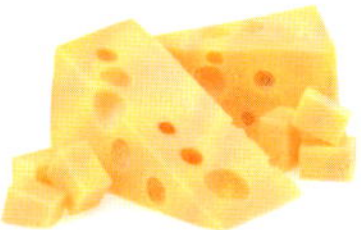

Lineare Ketten von Aminosäuren heißen Oligopeptide, wenn sie aus bis zu 10 Aminosäuren bestehen. Sind es mehr als 10 Aminosäuren spricht man von Polypeptiden. Peptide sind zweidimensional und können allenfalls Ringstrukturen bilden. Eiweiße dagegen bestehen aus dreidimensional aufgefalteten Aminosäureverbindungen.

Im Magen erfolgt die Eiweißspaltung der aufgenommenen Nahrungseiweiße durch Enzyme wie Pepsin und Katepsin unter Säureeinfluss. Diese Enzyme benötigen einen sehr niedrigen pH-Wert und sind am aktivsten bei pH 1,5 bis 3. Ist die Eiweißspaltung im Magen abgeschlossen, gelangt der Speisebrei durch den Magenpförtner in den Zwölffingerdarm. Dort kommen Gallensäfte und das Bauchspeicheldrüsensekret dazu. Die Bauchspeicheldrüse stellt mehrere unterschiedliche Eiweiß spaltende Enzyme bereit, die im Darm bei einem leicht alkalischen pH-Wert um 8 am besten arbeiten. Die Eiweißverdauung verlangt also ein zweistufiges Vorgehen: 1. Verdauung im Säurebad des Magens und 2. Verdauung bei eher basischen pH-Wert im Dünndarm.

Die unterschiedlichen Enzyme zerlegen unterschiedliche Eiweiße zu Oligopeptiden, also kurzen Aminosäureketten. Diese werden von den im Bürstensaum der Darmzellen in den Membranen sitzenden Oligopeptidasen weiter zu Zweifach- oder Dreifach-Aminosäurebruchstücken (Dipeptide oder Tripeptide) oder zur einzelnen Aminosäure heruntergebrochen. Di- oder Tripeptide werden in der Darmzelle weiter aufgespalten. Die Aufnahme von Aminosäuren in die Darmzelle erfolgt mit mindestens 5 verschiedenen Transportsystemen, die einen Ko-Transport mit Wasserstoffionen eingehen.
AS= Aminosäure

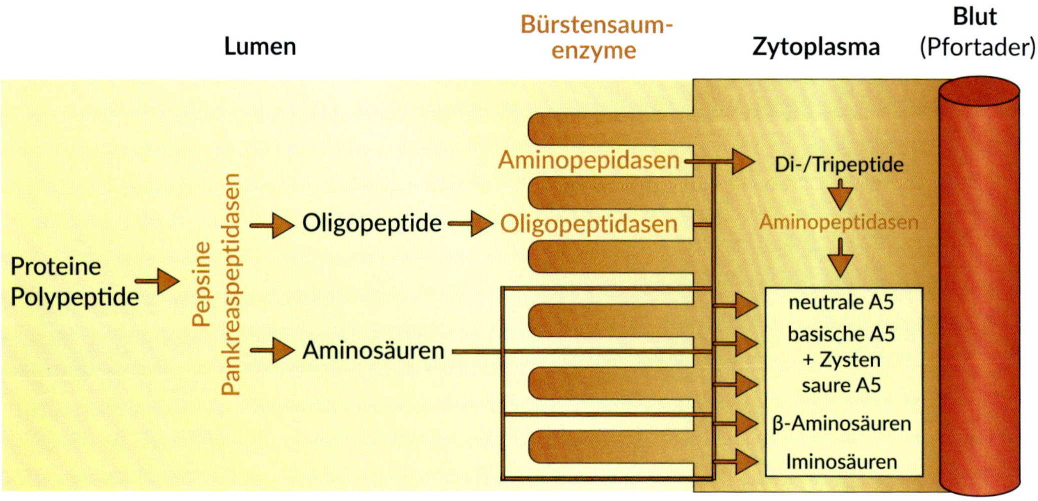

Störungen der Eiweißverdauung

Wenn die nötigen Enzyme nicht arbeiten können, werden Eiweiße nicht gespalten und Aminosäuren nicht aufgenommen. Ein Grund dafür, dass die Enzyme nicht richtig funktionieren, ist das Fehlen der Magensäure. Wenn man nicht genügend Magensäure hat, können Pepsin und Katepsin nicht arbeiten und der erste Schritt der Eiweißverdauung klappt nicht oder nicht richtig. Ursache für einen Mangel an Magensäure kann eine chronische Magenschleimhautentzündung sein. Häufiger aber ist die dauerhafte Einnahme von Säureblockern, die wegen Sodbrennens oder als „Magenschutz" bei Einnahme von Schmerzmitteln verordnet werden. Eine Verlegung des gemeinsamen Ausführungsganges von Gallenblase und Bauchspeicheldrüse z.B. durch Gallensteine oder Tumorwachstum kann zum Fehlen der Bauchspeicheldrüsenenzyme im Dünndarm führen. Entzündungen oder Tumorerkrankungen der Bauchspeicheldrüse können Funktionsversagen der Enzymproduktion und -abgabe zur Folge haben.

In diesen Fällen gelangen Eiweiße ungespalten in den Bereich von Bakterien, die diese Eiweiße zersetzen. Der Prozess ist Fäulnis, die wir auch von verfaulendem Fleisch kennen. Es entstehen –auch schwefelhaltige- Faulgase, die übelst riechen und als Darmwinde für die Mitmenschen wahrnehmbar abgehen. Symptome sind wie immer im Darm ein Blähgefühl, Darmwinde, Durchfälle oder Verstopfung, Bauchkrämpfe und Schädigung der Darmzellen.

Ballaststoffe

Wir nehmen mit der Nahrung entweder pflanzliche oder tierische Bestandteile auf, die durch die Verdauung in kleinere Untereinheiten zerlegt werden. Diese kleineren Teile werden vom Körper aufgenommen und verwertet. Manche Bestandteile können wir mit unseren eigenen Verdauungsenzymen und dem Kauen nicht so aufschließen, dass wir sie zur Energiegewinnung oder als Baustoffe nutzen können. Diese Stoffe nennt man Ballaststoffe, wobei der Begriff eine eher negative Konnotation hat. Man dachte früher wirklich, dass diese Stoffe nicht nützlich seien und versuchte sie im Rahmen der Nahrungsmittelverarbeitung abzutrennen.

Inzwischen weiß man, dass diese „Ballaststoffe" für die Gesundheit des Menschen wichtig sind und eine ballaststoffarme Ernährung zu mehr Erkrankungen wie Divertikulose, Appendizitis (Blinddarmentzündung), Krampfadern, Hämorrhoiden, Verstopfung und sogar Darmkrebs führt.

Doch wie helfen uns diese von uns nicht zu verwertenden Stoffe? Und vor allem – woraus bestehen Ballaststoffe?

Kümmern wir uns um die zweite Frage zuerst. Alle Ballaststoffe stammen aus Pflanzen. Dabei handelt es sich um Pflanzenfasern, Samen oder Schleimstoffe. Diese bestehen chemisch zumeist aus Kohlenhydraten, die in langen Ketten vorliegen. Was sie zu Ballaststoffen macht, ist die Eigenschaft, dass der Mensch sie nicht oder nicht vollständig enzymatisch zerlegen kann und sie deswegen für uns „unverdaulich" sind. Diese Pflanzenstoffe binden allerdings Wasser, manche auch Ionen und sogar Gallensäuren. Und damit sind wir bei der ersten Frage. Die Wasserbindungsfähigkeit von Ballaststoffen führt dazu, dass Wasser im Darm gebunden wird und das Stuhlvolumen steigt. Mehr Stuhlvolumen führt zu einem vergrößerten Darmdurchmesser und damit, bezogen auf die Fläche, zu weniger Druck. Der Darm entspannt also. Das vergrößerte Stuhlvolumen führt auch zu einer schnelleren Passagezeit und wirkt so Verstopfung entgegen. Das Ganze funktioniert aber nur, wenn auch genug getrunken wird, sonst können die Ballaststoffe dem Körper Wasser entziehen.

Die Ballaststoffe gelangen in den Dickdarm, wo sie von Dickdarmbakterien verarbeitet werden. Nicht die Darmzellen, sondern Bakterien der Dickdarmmikrobiota sind in der Lage, die Kohlenhydratketten in kleine Bestandteile zu spalten und sie in andere chemische Substanzen umzuwandeln. Das sind in erster Linie Buttersäure, die den Dickdarmzellen als Nahrung dient und für eine gesunde und funktionsfähige Darmschleimhaut sorgt, sowie kurzkettige Fettsäuren, die im Dickdarm aufgenommen werden und im gesamten Körper ankommen. Diese Fettsäuren scheinen an Genregulationen beteiligt, beeinflussen Zellmembranen und sollen sogar eine Rolle beim Nervenwachstum spielen. Neben Buttersäure werden auch Essigsäure und Propionsäure gebildet, die als Säuren den pH-Wert im Dickdarm senken und damit bestimmten bakteriellen Enzymen zu mehr Wirkung verhelfen. Außerdem schaffen sie ein Milieu, in dem sich dic gewünschte Mikrobiota des Dickdarms wohlfühlt und stabil leben kann.

Zu den Ballaststoffen gehören bestimmte, für uns nicht spaltbare Stärkemoleküle (resistente Stärke), Hemizellulose, Zellulose, Inulin, Lignin und Pektin. Ballaststoffreiche Nahrungsmittel sind, mit abnehmendem Ballaststoffgehalt: Weizenkleie, Leinsamen, Kichererbsen, Weizenkeime, Linsen, Nüsse, Vollkorngetreide

Zusammenfassung:
Ballaststoffe sorgen für eine intakte Dickdarmmikrobiota, für eine gesunde Dickdarmschleimhaut, für eine zügigere Ausscheidung und so für eine geringere Belastung der Darmzellen mit ausscheidungspflichtigen Giften.

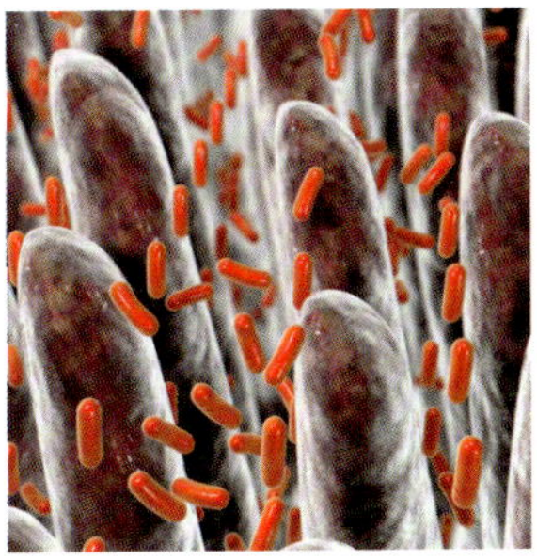

Das Mikrobiom, die Mikrobiota, die Darmflora…

In den letzten Jahren keimte in der Wissenschaft die Erkenntnis, dass die Bakterien im menschlichen (und tierischen) Organismus auch eine nützliche Wirkung haben müssen. Schon ich lernte in den 60er Jahren des letzten Jahrhunderts, dass Bakterien *mit Pflanzen* eine Symbiose eingehen und für die Pflanzen den benötigten Stickstoff aufnehmbar machen (Knöllchenbakterien an Wurzeln).

Im Rahmen meines Medizinstudiums in den 1980er Jahren hörten wir einiges zu schädlichen Krankheitserregern, aber nichts zu nützlichen Bakterien. Es wurde nur von krankmachenden Erregern gesprochen und dass man diese beseitigen müsse, zumeist mit geeigneten Antibiotika oder zumindest durch Desinfektionsmittel, wo immer möglich. Ganze Generationen von Medizinern wurde dieses der herrschenden Lehrmeinung entsprechende Wissen dargebracht. Davon, dass wir in einer Symbiose mit Mikroben leben, und dass in dieser Symbiose jeder gegenseitig auf den anderen angewiesen ist, diese Erkenntnis keimt in der Wissenschaft seit wenigen Jahren und hat die universitären Lehrbücher und vor allem die gelehrten Verfahrensweisen und Leitlinien noch nicht überall erreicht.

Auf 10 Bakterien kommt eine Menschenzelle: Wer besiedelt da wen?

Viele Bücher über den Darm sind in letzter Zeit erschienen und teils als Bestseller verkauft worden. So wissen Laien jetzt, dass wir von etwa 10 x mehr Bakterien (es sind etwa 10^{14}) besiedelt sind, als wir Körperzellen (ca. 10^{13}) haben. Oder anders herum: für jede Zelle in unserem Körper gibt es 10 Bakterien, die uns mit ihrer Anwesenheit beeinflussen. Genau genommen ist die Sichtweise, WIR sind besiedelt, recht einseitig. Die Bakterien könnten sagen: „Auf 10 von uns kommt eine dieser Menschenzellen. Wer besiedelt da also wen?"

Doch in und auf uns leben nicht nur Bakterien. Pilze, Rädertierchen, Wechseltierchen, Würmer besiedeln uns auch und Viren befallen Zellen. Bakterien wachsen dort am besten, wo für sie die Lebensbedingungen optimal sind. Das sind für manche Bakterien die Haut, die Schleimhäute im Mund und den Atemwegen, die ausreichend mit Sauerstoff versorgt sind. Andere wiederum lieben es, möglichst ohne Sauerstoff zu sein und verstecken sich im Darm. Pilze suchen sich Nischen dort, wo sie ausreichend Nahrung finden und die Bakterien ihnen Platz lassen. Würmer hingegen versuchen durch die Absonderung von hormonaktiven Substanzen in das Hormonsystem des Wirtes einzugreifen und es so zu manipulieren, dass sie am besten dabei wegkommen. Würmer sind so groß, dass sie Bakterien und Viren in sich beherbergen können. So besteht bei Wurminfekten ein eigener vom menschlichen Immunsystem nicht beeinflusster Mikrokosmos in den Würmern.

Unser Körper hat mit dem größten Teil der „Untermieter" Frieden geschlossen und, streng kontrolliert vom Immunsystem, einen Weg zur friedlichen und gegenseitig nützlichen Koexistenz gefunden. Einige wenige werden als fremd und gefährlich identifiziert und bekämpft. Für Bakterien und Viren, die kleiner sind als eine Zelle, hat unser Immunsystem Antworten im Sinne einer Streitmacht, die diese Keime beseitigen kann. Antikörper markieren die Bakterien oder befallene Zellen und Fresszellen vernichten diese dann, - sehr vereinfacht dargestellt. Parasiten, selbst Mehrzeller und damit große Organismen, können nicht effektiv von unseren Waffen geschlagen werden und werden unter ständiger Alarmbereitschaft des Immunsystems ungern akzeptiert. Ständige Alarmbereitschaft bedeutet dauerhafte Erhöhung von Alarmbotenstoffen und eine ständige Bereitschaft zur Entzündung.

Wir leben also in einem gemeinsamen Ökosystem, in dem jeder seinen Beitrag leistet und das System beeinflusst. Und wir betrachten das System trotz Unterzahl an menschlichen Zellen aus unserer Sicht. Wir, der Mensch, sehen uns als besiedelt an und wir haben die Handlungshoheit, so zumindest glauben wir. Die meisten Bakterien sind bei uns willkommen und leisten ihren Teil in der Koexistenz mit den Körperzellen.

Die Gesamtheit aller uns bewohnenden Mikroorganismen wird Mikrobiota genannt, die in ihnen enthaltenen Gene, in Anlehnung an das Wort „Genom", entsprechend Mikrobiom. Der Begriff „Mikrobiom" bezeichnet also genau genommen die Anzahl der Gene, die natürlich mehr sind als die Anzahl der Bakterien, die diese Gene in sich tragen. In der „nichtwissenschaftlichen" Literatur, zu denen ich auch die Wochenmagazine und Illustrierten zähle, die sich des Themas annehmen, wird der Begriff „Mikrobiom" gerne als Sammelbegriff für die früher „Darmflora" genannte Summe aller Darmbakterien benannt. Streng genommen trifft das so nicht zu, auch in der Mundhöhle, auf unseren Schleimhäuten und auf der Haut leben Bakterien, die zu uns gehören und die wir benötigen.

„Die Gesamtheit aller uns bewohnenden Mikroorganismen wird Mikrobiota genannt..."

Wenn es geschätzt etwa 10 x mehr Mikroben auf und in uns gibt als Körperzellen, dann ist es sehr unwahrscheinlich, dass die Wechselwirkung nur in Richtung Körperzelle auf Mikrobe geht. Viel wahrscheinlicher ist es, dass alle Zellen, sowohl die unseres Körpers, als auch die mikrobiellen Zellen miteinander kommunizieren und sich gegenseitig beeinflussen. Dafür gibt es konkrete Hinweise.

Stellen wir uns vor, wir hätten Rasensamen und würden den auf einem asphaltierten Parkplatz verteilen. Es würde, auch bei Regen und sonst guten Bedingungen, kein Rasen entstehen. Das würde auch niemand erwarten. Geben wir den Samen auf ein bisschen feuchte Erde, dann werden die Samen keimen und je nach weiteren Bedingungen auch besser oder schlechter zu Graspflanzen heranwachsen. Auch das ist uns nichts Neues und wird als selbstverständlich hingenommen.

Die in und auf uns lebenden Mikroorganismen entwickeln sich, wie der Rasen im Beispiel eben, entsprechend den in der für sie vorliegenden Umgebung herrschenden Bedingungen. Und sie reagieren auf Änderungen. Zu diesen variablen Bedingungen gehören die Wechselwirkungen der Darmzellen und der freigesetzten Immunglobuline mit den Bakterien ebenso, wie die von den Bakterien freigesetzten Botenstoffe, die Stoffwechselprodukte der verschiedenen Bakterienstämme untereinander, die von außen zugeführte Nahrung und deren Verdauungszustand, der Sauerstoffgehalt der Umgebung, der Hormonstatus sowie der im Körper vorhandene Aktivierungsgrad des Immunsystems, der durch Immunbotenstoffe messbar wird.

Und unsere „Untermieter“ versuchen, ihre Lebensbedingungen so zu beeinflussen, dass sie die für sie bestmöglichen Lebensverhältnisse bekommen. So können z.B. Hefepilze, die Zucker lieben und verarbeiten, zu Heißhungerattacken auf Süßes führen. Wir wissen nicht genau, wie sie das tun, aber wir sehen oft starkes Verlangen nach zuckerhaltiger Nahrung als ein Symptom einer Hefepilzbesiedlung.

Es gilt also zu verstehen, dass unsere Mikrobiota und wir eine Einheit darstellen, die im Rahmen entsprechender Bedingungen stabil, aber nicht starr ist. Da wir inzwischen wissen, dass Bakterien auch an der Produktion von Nervenbotenstoffen und Hormonen beteiligt sind, müssen wir annehmen, dass unser Empfinden, ob wir müde oder wach sind, ob wir depressiv oder traurig, freudig oder aggressiv sind, ob wir Lust auf Sex haben oder nicht, ob wir uns konzentrieren können oder immer abschweifen, und vor allem die Bedürfnisse, ob und was und wieviel wir essen und trinken und wann und wie gut wir schlafen, ein gemeinsamer Effekt der Wechselwirkung von Mikroben und Körperzellen ist.

Bakterien sind unterschiedlich

Wir wissen, dass die Bakterien in uns bestimmte Lebensräume besetzen. Diese Feststellung ist wichtig, weil es im Darm einen Unterschied macht, was man, wo im Darm, betrachtet. Nicht nur, dass die Bakteriendichte von Mund bis Enddarm zunimmt und Zusammensetzung variiert, sondern auch in jedem Darmabschnitt gibt es unterschiedliche Lebensbereiche.

Es gibt Bakterien, die frei im Speisebrei schwimmen. Es gibt welche, die sich in der oberen Schleimschicht festgesetzt haben und Nährstoffe spalten. Innerhalb der Schleimschicht, die alle Darmzellen bedeckt, ändern sich der Sauerstoffgehalt, der Nährstoffgehalt und die Nährstoffzusammensetzung. Bakterienarten, die keinen Sauerstoff mögen nennt man Anaerobier. Diejenigen die mit Sauerstoff umgehen können, ihn aber nicht zwingend benötigen, nennt man fakultativ anaerob und diejenigen, die Sauerstoff benötigen sind Aerobier. Je nach Sauerstoffkonzentration im Darm suchen sich die entsprechenden Bakterien ihren Platz.

Die Bakterien, die dicht an den Enterozyten (Darmzellen) leben, gehen mit den Darmzellen eine enge Zusammenarbeit ein und bereiten die Nährstoffe so vor, dass die von der Darmzelle in die Schleimschicht ragenden Enzyme ihre Substrate erreichen und bearbeiten können. Oder sie bilden Vitamine, Buttersäure, Propion- und Essigsäure, die den Darmzellen als Ernährung und Energielieferanten dienen. Manche Bakterien heften sich an die Darmzellen, viele sind miteinander vernetzt und bilden Biofilme. Andere sitzen in den Ausbuchtungen der Darmschleimhaut, den Krypten, von denen aus sich die Darmzellen regenerieren und sind an der Steuerung der Regeneration der Darmzellen indirekt beteiligt. Diese unterschiedlichen Bakterien, die alle an ihren jeweiligen Lebensraum angepasst sind, wechselwirken auch miteinander. So gelingt es in der Zellkultur oft nicht einzelne Bakterien anzuzüchten, weil diese ohne ihre Nachbarn nicht leben können. Genetische Untersuchungen belegen zwar die Existenz dieser Bakterien, aber die einzelnen Eigenschaften und Lebensvoraussetzungen und gar die Funktion des einzelnen Bakteriums ist nicht annähernd bekannt. Deswegen sind Stuhlproben, die entnommen werden, um die Flora zu begutachten, wenig aussagekräftig.

Die Zusammensetzung des Stuhls repräsentiert die im Stuhl gefundenen Bakterien, keineswegs aber die tatsächliche Bakterienpopulation an bestimmten Darmabschnitten und noch weniger die zum Verständnis der Verdauung nötige räumliche Anordnung der Bakterien in Darmlumen, Schleimschicht oder den Krypten. Manche Laboruntersuchung behauptet, die Darmflorazusammensetzung quantitativ beurteilen zu können. Dazu werde ich mich in späteren Kapiteln äußern. Sie unterscheiden dabei Bakterienstämme wie Bacteroides, Firmicuten und Prevotella.

Bakteroides spalten Kohlenhydrate besonders gut und bilden Biotin, Panthothensäure und Riboflavin. Prevotella bildet B1 und Folsäure und spaltet Zucker-Eiweiß-Komplexe gut. Ruminococcus (Firmicuten) verstoffwechseln Spaltprodukte des Zucker- und Eiweißstoffwechsels. Durch gezielte Gabe von entsprechenden Bakterienstämmen wird therapeutisch versucht, Veränderungen der Darmflora zu erreichen. Dass sich diese Stämme nachhaltig ansiedeln, ist bis heute nicht bewiesen.

Was tut die Mikrobiota für uns?

Die Mikroben sind beteiligt an der Bildung bestimmter Vitamine, Aminosäuren und Gallensäuren. Sie verdauen für uns Stoffe, die wir nicht verarbeiten können. Sie produzieren Fettsäuren, die die menschlichen Darmzellen als Energiequelle nutzen.

Damit hat die Mikrobiota einen direkten Einfluss auf Zellernährung der Darmzellen, die Zellfunktionen, zu denen die Bereitstellung von Verdauungsenzymen gehört, die Aufnahme von Nährstoffen, die Produktion von Schleim und die Bildung enger Zwischenzellverbindungen, die das Darminnere vom restlichen Körper hinter der Darmwand trennen. Die Besetzung von Nischen im Darm erfordert eine Kontrolle durch das Immunsystem, welche Bakterien dort in welchem Ausmaß wachsen. Die regelmäßige Stimulierung des Darmimmunsystems führt zu einer Art Training für die Immunzellen. Die Mikrobiota beeinflusst damit auch die Immunabwehr und die Entzündungsbereitschaft.

Weitere Fakten zur Mikrobiota:

Wieviele unterschiedliche Arten in unserem Darm leben, kann man aus genetischen Untersuchungen abschätzen. Dabei kommt man auf mindestens 1000. Von diesen sind über 50% nicht anzüchtbar. Im Verdauungstrakt sind die Bakterien nicht gleichmäßig verteilt. Sie nehmen vom Magen zum Enddarm hin zahlenmäßig zu und auch die Zusammensetzung der Population in den einzelnen Darmabschnitten unterscheidet sich gravierend.

Wie eine gesunde Darmflora aussieht, weiß niemand genau. Besser gesagt, es gibt die eine, gesunde, Mikrobiota nicht. Jedes Kind bekommt die ersten Bakterien von der Mutter, und das Immunsystem des Neugeborenen wird sich im Laufe des Älterwerdens mit den Erregern auseinandersetzen, mit denen es in Kontakt kommt.

Befunde zeigen, dass die Vielfalt an verschiedenen Mikrobenarten, die in und auf uns leben, einen positiven Effekt auf die Stabilität und Regulationsfähigkeit des Systems Mensch hat. Je weniger verschiedene Arten wir beherbergen, desto instabiler und damit krankheitsanfälliger sind wir. Oder umgekehrt: wir profitieren von einer größtmöglichen Artenvielfalt in unserer Mikrobiota.

Menschen mit chronisch-entzündlichen Darmerkrankungen profitieren vielfach von einer Stuhltransplantation, bei der man Darmbakterien von Darmgesunden überträgt. Das legt nahe, dass die Zusammensetzung der Flora zumindest teilweise an der Ausprägung der chronisch entzündlichen Darmerkrankung beteiligt ist.

Stuhlproben zur Floraanalyse werden aus dem Stuhl gewonnen, der aus dem Enddarm kommt, dieser unterscheidet sich im Gehalt an mikrobiellen Lebewesen wesentlich von dem, was im Dünndarm vorkommt. Wie eine „normale“ Dünndarmflora aussieht, weiß bisher niemand, da man außer bei Operationen nicht an den Dünndarm herankommt. Eröffnet man ihn im Rahmen einer Operation, dann werden automatisch Antibiotika gegeben, die die Besiedlung verändern. Außerdem wird nur jemand operiert, bei dem krankheitsbedingt diese Operation nötig ist. Und dass Kranke eine normale Mikrobiota haben, darf als unwahrscheinlich gelten.

Pilze findet man in vielen Stuhlproben, sie bedeuten aber nicht automatisch eine Erkrankung. Erst wenn es pilzbezogene Symptome gibt, sollte man auch behandeln.

Wir wissen heute, dass es ein Zusammenspiel der Mikrobiota mit allen Regulationssystemen des Organismus gibt. So hat die Darmflora einen Einfluss auf das Gehirn, den Leberstoffwechsel, den Hormonstoffwechsel und das Immunsystem. Veränderungen der Mikrobiota führen zu Veränderungen von Organfunktionen und umgekehrt.

Wenn unsere Mikrobiota und wir zeitlebens eine fest verbundene Einheit sind, die auf Gedeih und Verderb miteinander auskommen muss, dann muss das Funktionieren dieser Einheit auch zwingend davon abhängen, dass die Mikrobiota genauso gepflegt und gesund erhalten wird, wie die Körperzellen. Und es bedeutet, dass die Störung von Körperfunktion oder Mikrobiota direkt voneinander abhängen. Ist die Mikrobiota krank, werden wir es auch. Unter diesem Aspekt bekommt man auf Krankheiten einen anderen Blick. Und man darf sich fragen, welche Auswirkungen Antibiotikagaben haben. **Das führt zu der Frage, wie entsteht die Mikrobiota in uns?**

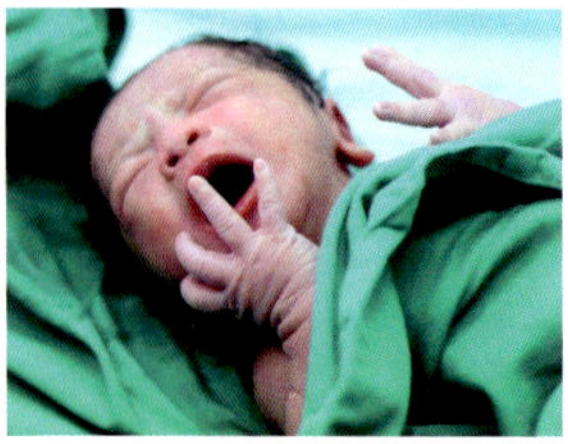

Sind Babys bei der Geburt steril?

Noch glauben viele Kollegen, dass die Erstbesiedlung mit Bakterien bei der Geburt beginnt. Während der natürlichen Geburt gelangen die Bakterien, die in der Scheide und im Analbereich der Mutter leben, auf das Kind und in dessen Mund. Die Bakterien passieren den Magen und besiedeln den Darm. Sie bilden die ersten Bakterien, die den kindlichen Darm in Beschlag nehmen, gefolgt von Hautbakterien der Mutter, die übertragen werden, wenn das Kind an die Brust gelegt wird, oder durch das Küssen des Kindes aus dem Mund der Mutter zum Kind gelangen. Wenn man nicht isst, ist Magensaft neutral, und deswegen können mit dem Speichel Bakterien in den Magen und Darm gelangen, die nicht abgetötet werden.

Kinder, die mit Kaiserschnitt geboren werden, erfahren diese natürliche Besiedlung nicht und haben nachweislich später öfter allergische Erkrankungen wie z.B. Asthma, Diabetes und Übergewicht. Soweit die akzeptierte Lehrmeinung, die auch etwas Logisches hat und gut in die bestehenden Vorstellungen passt.

Allerdings haben Studien gezeigt, dass die sowohl im Blut Neugeborener als auch in ihrem ersten Stuhl, dem so genannten Mekonium oder Kindspech, gefundenen Bakterien Haut und Darmbewohner der Mutter waren. In Tierversuchen konnte bestätigt werden, dass die Fütterung steril aufgezogener und steril gehaltener Mäuse mit Bakterien dazu führte, dass, im Gegensatz zu sterilen Kontrollgruppen, die verfütterten Bakterien in Blut und Mekonium der zu Versuchszwecken steril und per Kaiserschnitt entbundenen kleinen Mäuse zu finden waren.

Diese Befunde legen nahe, dass die ersten Bakterien, die das Kind besiedeln, nicht erst nach der Entbindung oral aufgenommen werden, sondern dass die Mikrobiota der Mutter schon vor der Geburt einen Einfluss auf das Kind hat. Infekte der Mutter mit Viren oder Bakterien, die eine Krankheit auslösen können, werden auf die Kinder bereits während der Schwangerschaft übertragen und können zur Erkrankung des Fötus in der Gebärmutter führen. In der Frühschwangerschaft führt das zu Missbildungen oder zu Abort (Röteln, Toxoplasmose), in der späteren Schwangerschaft kann es zu Frühgeburten kommen (Listerien).

Viren und auch manche Bakterien, wie Yersinien, Listerien, Rickettsien, Chlamydien, Brucellen etc. sind intrazelluläre Bakterien und können sich in die Zellen des Ungeborenen einnisten. Wenn die Mutter chronisch infiziert ist und keine akuten Krankheitszeichen zeigt, wird die Übertragung von niemandem bemerkt. Zeigt das Neugeborene nach der Geburt Krankheitszeichen, geht man entweder von einer Neuinfektion aus oder aber behauptet (z.B. bei der Neurodermitis), dass es sich um eine vererbte Veranlagung handelt. Ganzheitliche Untersuchungsmethoden, wie die in diesem Buch beschriebene Applied Kinesiology und noch besser die IST-Diagnostik nach Fonk, können die bakterielle Belastung darstellen und ermöglichen nicht selten eine erfolgreiche Behandlung.

Da die Mutter dem Kind Antikörper mitgibt, werden einige der „ererbten“ Krankheiten erst zeitverzögert symptomatisch, - nämlich dann, wenn die kindeseigene Körperabwehr, die ja noch gar nicht entwickelt und wenig leistungsfähig ist, mangels mütterlicher „Hilfe“ nicht mehr mit den Erregern fertig wird. Da Stillen auch Antikörper überträgt, hilft Stillen, dass das kindliche Immunsystem erfolgreicher gegenüber den ererbten Infekten ist. Die Daten für den positiven Effekt des Stillens liegen unstrittig vor.

Vielen unbekannt ist, dass Mütter, die z.B. Masern durchgemacht haben, etwa dreimal so viele „Schutzantikörper“ auf das Kind übertragen, wie Frauen, die nur geimpft sind. Deswegen plädiere ich dafür, im Kindesalter weniger zu impfen, sondern die Kinderkrankheiten möglichst durchzumachen.

Wenn eine Frau plant, schwanger zu werden, ist es sinnvoll, vorher den Impfstatus bezüglich Maser und Röteln zu kontrollieren und ggf. zu impfen oder aufzufrischen. Der Schutz für das geplante Kind wird besser ausfallen (Siehe auch mein Buch: Impfen oder nicht-was tun? www.impfenodernicht.de).

Tab 1: Infekte, die eine Fehlgeburt auslösen können

Parasitäre Infekte:	Toxoplasma gondii (Toxoplasmose)
Bakterielle Infekte:	Brucellen, B-Streptokokken, Chlamydien, Gonokokken, Listerien, Treponema pallidum (Syphilis)
Virale Infekte:	Cytomegalie-Virus, (CMV), Hepatitis-Viren, Herpes-simplex-Virus, HIV, Varizella-zoster-Virus, Rötelnvirus, Parvovirus B19

Das Kind bekommt also bereits vor der Geburt Bakterien der Darmmikrobiota und der Schleimhäute der Mutter. Während und nach der Geburt wird es direkt kontaminiert und besiedelt. Dazu gleich mehr. Wenn man sich über die Art und Zahl der Mikroben unterhalten will, muss man wissen, was wann wo lebt. Und je nach Untersuchungsmethode kommt man zu unterschiedlichen Ergebnissen. Warum haben wir heute so abweichende Erkenntnisse? Weil sich die Untersuchungsmethoden geändert haben.

Während man früher versuchte, Bakterien durch Anzüchtung nachzuweisen und sie dann biochemischen Tests unterzog, um sie zu unterscheiden (Bunte Reihe), wird heute auf genetische Untersuchungsmethoden zurückgegriffen.

Dabei ergibt sich, dass die bakterielle Zusammensetzung unserer Mikrobiota wesentlich anders ist, als durch die Untersuchung von

Bakterienkulturen zuvor angenommen. Viele der Bakterien, die man heute findet und identifiziert, wachsen nicht in Kulturschalen. Ursache ist teilweise das Milieu und die unklare Nährstoffzusammensetzung, andererseits wachsen bestimmte Keime nur zusammen oder gerade nicht zusammen, weil der eine Stamm den anderen in seinem Wachstum fördert oder hemmt.

Demnach ist ein fehlendes Bakterienwachstum nicht der Beweis für das Nichtvorhandensein eines Bakterienstammes, sondern sagt nur aus, dass mit dieser Methode der Nachweis nicht gelingt. Ähnliches gilt auch für Untersuchungen auf Würmer, Parasiten und Pilze. Auch genetische Tests enthüllen einen Keim nicht sicher. Deswegen bleibt festzuhalten, dass ein negativer Test NICHT beweist, dass etwas nicht da ist, wogegen ein positiver Test zumindest die Anwesenheit des untersuchten Keims belegt. Viele der postulierten Bakterien hat man nie gesehen, sondern man schließt aus gefundenen Bruchstücken von Erbsubstanz (16S-ribosomale RNA, BotenRNA) auf deren Existenz. (Boten-RNA = mRNA, nennt man einsträngige Stücke von Ribonucleinsäuren, die als „Negativ" eines abgelesenen Stücks Erbsubstanz dessen Information tragen und sich in der Zelle auch außerhalb des Zellkerns bewegen. 16S ribosomale RNA ist eine Form der RNA, die nur in Bakterien und Archaeen (Urbakterien) vorkommt.)

Was eine normale Darmmikrobiota ist und was nicht, lässt sich bis heute nicht festlegen. Unberührte, d.h. gänzlich von unserer industrialisierten Welt abgeschnittene Volksstämme, z.B. auf den Andamanen oder im südamerikanischen Dschungel, die man untersuchen könnte, sind voraussichtlich durch Umweltgifte, die global verteilt sind, bereits beeinträchtigt. Dennoch zeigen solche Feldforschungen, dass diese Menschen eine größere Vielfalt an Bakterienarten beherbergen, als Menschen, die mit industriell gefertigter Ernährung bei uns aufwachsen.

Die Untersuchungen belegen, dass sich in den ersten Jahren des Lebens die Zusammensetzung der Mikrobiota ändert, dass sie in unterschiedlichen Regionen der Welt unterschiedlich ist und dass Beeinträchtigungen durch Antibiotika die Entwicklung der Mikrobiota und des damit wechselwirkenden Immunsystems nachhaltig stören kann. (Mich würde eine Studie interessieren, bei der man die Mikrobiota geimpfter und ungeimpfter Kinder miteinander vergleicht. Allerdings werden ja bis heute nicht einmal Studien zu Effekten von Impfungen im Vergleich geimpfter zu ungeimpften Kindern gemacht)

Wir finden bei Kindern Nahrungsmittelallergien, die sich „rauswachsen", d.h. die später nicht mehr nachweisbar sind und vorher gemäß entsprechenden Allergie-Tests eindeutig vorhanden waren. Das legt nahe, dass sich auch das Immunsystem weiterentwickelt und später eben anders auf die Allergene reagiert. Demnach sind Allergien vorübergehende Reaktionsweisen des Immunsystems, die der jeweiligen Gesamtsituation des Immunsystems geschuldet sind. Vorübergehend ist in diesem Fall gebunden an die Bedingungen im gesamten Organismus und nicht in Monaten oder Jahren zu benennen. Da unser Immunsystem untrennbar mit dem Darm und dessen Besiedlung verbunden ist, ist die Betrachtung der Darmmikrobiota ein wichtiger Ansatz zur Behandlung von Allergien allgemein.

„...unser Immunsystem ist untrennbar mit dem Darm und dessen Besiedlung verbunden..."

Wenn es gelingt, das Immunsystem wieder in eine Normalfunktion zu bringen, werden auch die Allergien verschwinden (siehe auch Kapitel Allergien).

Wenn der bei Geburt zumindest keimarme Säugling in der ersten Lebenszeit mit Mikroben aller Art in Kontakt kommt, lernt sein Immunsystem, manche Bakterien zu akzeptieren und andere abzuwehren. Dabei helfen Bestandteile der Muttermilch, so dass gestillte Kinder offensichtlich einen Vorteil haben, den man in einer geringeren Erkrankungshäufigkeit im späteren Leben sowohl für „Neurodermitis" als auch für Asthma und Autoimmunerkrankungen wie Multiple Sklerose und Diabetes mellitus sieht. Die „erlernte" Kommunikation zwischen Mikroben, den unterschiedlichen Zellen des Immunsystems und den Darmepithelzellen (oberste Zellschicht) bildet das stabile Fundament einer ausgewogenen Regulation in beide Richtungen. Es konnte gezeigt werden, dass sich die Mikrobiota des Darmes wie auch das Immunsystem während der ersten Lebensjahre verändern und miteinander weiterentwickeln. Versuchstiere, die steril aufgezogen werden, weisen Immunfunktionsstörungen auf. Wir brauchen also die Besiedlung unseres Darms und die ständige Auseinandersetzung mit den Bakterien und ihren Stoffwechselprodukten, um gesund zu bleiben.

Sich ändernde Ernährungsgewohnheiten und -möglichkeiten, auch abhängig von z.B. der Zahnentwicklung, bewirken immer auch eine Veränderung der Mikrobiota und des Immunsystems. Wenn Veränderungen der Mikrobiota auf den gesamten Organismus rückwirken und wenn die Veränderung des Immunsystems ihrerseits auf die Mikrobiota rückwirkt, dann muss man all die verordneten Antibiotika, Pilz- und Wurmmittel, aber auch die Entzündungshemmer (Entzündung ist ein Notfallprogramm des Immunsystems) und besonders die direkt in das Immunsystem eingreifenden Medikamente (Kortison, Zytostatika und neuerdings auch die Biologika und Antikörper) in Bezug auf die funktionierende Symbiose zwischen Mensch und seiner Mikrobiota sehr kritisch betrachten.

Außerdem darf man sich fragen, was man eigentlich tut, wenn man Säuglinge in den ersten Monaten des Lebens impft. Nicht nur, dass dort Impfdosen verwendet werden müssen, die um ein Vielfaches höher sind als bei Erwachsenen (bei Diphtherie bis zu 15 x höher), um überhaupt eine Immunreaktion auszulösen, – es ist angesichts der Tatsache, dass das Immunsystem nicht reif ist und eine Prägungsphase, die es für den gesamten Rest des Lebens begleitet, durchläuft, ganz und gar unnatürlich, dieses unreife Immunsystem mit einer Vielzahl von Erregern gleichzeitig zu konfrontieren.

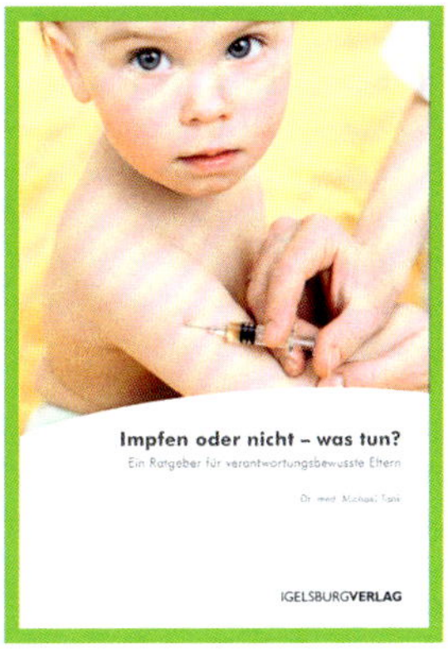

An dieser Stelle werfen Impfbefürworter ein, dass bei jedem Bissen hunderte verschiedener Bakterienarten aufgenommen werden und das Immunsystem das also können muss.

Ich halte dagegen, dass
1.) es sich bei den im Essen, Trinken oder beim Ablecken der Hände aufgenommenen Keimen zwar um Umgebungskeime handelt, nicht aber um bekanntermaßen krankheitsauslösende Keime, die in der geballten Konzentration einer Mehrfachimpfung bis zu 40 verschiedene krankmachende Bakterien und Viren enthalten und
2.) diese normalerweise über die Schleimhäute in uns gelangen. Nur bei dem Weg über die Schleimhäute der Atemwege oder des Verdauungstraktes wird der natürliche Weg der Konfrontation unseres Organismus mit Erregern eingehalten. Es wird zunächst das angeborene, unspezifische Immunsystem aktiviert, das bis zu 90% aller „Probleme" löst und das die wichtige Aufgabe hat, dem Immunsystem die „Eindringlinge" auf einem festgelegten Weg zu präsentieren und eine geordnete Immunreaktion hervorzurufen.

Keinesfalls gelangen im normalen Leben z.B. 23 verschiedene Pneumokokkenstämme gleichzeitig an der natürlichen Schleimhautbarriere vorbei tief ins Gewebe (Pneumokokken-Impfspritze) und - sie sind normalerweise nicht von Substanzen begleitet, die Aluminiumoxide oder andere „Immunenhancer" enthalten, deren Wirkung auf das Immunsystem nicht abschließend geklärt ist oder die als giftig gelten dürfen. (Siehe auch mein Buch „Impfen oder nicht – was tun?" – www.impfenodernicht.de).

Einen wichtigen Punkt möchte ich noch einmal hervorheben.
Die Umwelt bestimmt, wie ein Organismus reagiert. Wir Menschen haben eine große Datenbank an Informationen, nämlich unsere Erbsubstanz, die an die 20 000 Gene enthält. Diese kann man sich wie eine Bücherei vorstellen. Niemals wird in allen Büchern gleichzeitig gelesen werden. Je nach Problemstellung wird man sich das nötige Wissen aus verschiedenen Büchern zusammensuchen.

Die Umwelt bestimmt, wie ein Organismus reagiert.

Genauso ist es mit unserer Erbsubstanz der DNA. Je nach Bedarf des Organismus werden bestimmte Gene angeschaltet und andere abgeschaltet. Die jeweiligen Außeneinflüsse auf den Organismus bestimmen, welchen Problemen (auch psychischen) sich ein Organismus stellen und welche Gene er dazu nutzen muss. Dieses Phänomen, dass bestimmte Genmuster aktiviert und andere deaktiviert werden, nennt man Epigenetik.

Epigenetik

Epigenetik spielt auch bei Mikroorganismen eine Rolle. So können bestimmte Bakterien und Pilze unter bestimmten Bedingungen Toxine bilden und unter anderen nicht. Unter welchen konkreten Bedingungen das im Organismus geschieht, ist bis heute unklar. Laborversuche, bei denen z.B. Laktobazillen das Wachstum anderer Bakterienstämme hemmen, zeigen, dass in der Kulturschale eine solche Hemmung funktioniert (und eine Stuhlkultur in Anwesenheit von Laktobazillen möglicherweise falsche oder unvollständige Ergebnisse liefert). Die Gabe von Laktobazillen in der Medizin und die nachgewiesene Wirkung auf die Darmfunktion von Patienten legen nahe, dass das so oder ähnlich auch *in uns* funktioniert. Allerdings finden sich auch Patienten, bei denen keine Wirkung einer Laktobazillengabe nachweisbar ist.

Es wird deutlich, dass jeder Mensch mit seiner individuellen Genetik, seiner individuellen Mikrobiota, seinen individuellen Immunprägungen und seiner individuellen Lebenssituation einzigartig auf Außeneinflüsse reagiert. Wie die einzelne Zelle und wie der Organismus als Ganzes reagiert, kann nicht sicher vorhergesagt werden. Die Veränderung der Bedingungen, egal auf welcher Ebene, ziehen eine Reaktion des gesamten Organismus nach sich, zu dem die Mikrobiota ebenfalls gehört. Manche Autoren bezeichnen deswegen Mikrobiota als etwa 2 kg schweres zusätzliches Organ des Menschen. Über die Entstehung dieses „Organs“ gibt es unterschiedliche Auffassungen. Tierversuche zeigen, dass sich die Darmwand und die sie bildenden Zellen ohne Kontakt zu Bakterien nicht normal ausprägen, dass das Darmimmunsystem, das das größte im Körper ist, nicht normal ausbildet wird und dass die Verdauung verändert ist.

Das Kind bekommt, wie oben beschrieben, bereits im Mutterleib Kontakt mit Bakterien. Diese stammen von der Mutter, bestehen aus Darm- und Hautkeimen und finden sich sowohl im Nabelschnurblut als auch im Kindspech (Mekonium), dem Stuhl des Neugeborenen und natürlich in dem von ihm permanent verschluckten Fruchtwasser.

Beim ersten Atemzug atmet das Neugeborene Luft ein, die ebenfalls keimhaltig sein dürfte und die Atemwege bekommen somit schon beim ersten Luftholen Bakterienkontakt. Das war schon immer so, seit Millionen von Jahren. Deswegen darf man getrost davon ausgehen, dass das gesunde Kind einer gesunden Mutter damit umgehen kann.

Nur zur Erinnerung: die frühen Menschen lebten in kleinen Gruppen zusammen. Eine Frau, die das gebärfähige Alter erreichte, hat alle Krankheiten, die in der Gruppe vorkamen, erfolgreich gemeistert und dabei einen Immunschutz gegen alle „bekannten" Krankheitserreger der Gruppe aufgebaut. Wäre ihr das nicht gelungen, hätte sie wahrscheinlich nicht überlebt. Wir wissen heute, dass die Mutter an das Kind Antikörper sowohl über das Blut als auch über die Milch weitergibt und so einen ersten Schutz – den so genannten „Nestschutz" – vermittelt. Das Kind sollte also weitestgehend gegen die in der Gruppe vorkommenden Erreger geschützt sein, wenigstens so lange, bis es eine eigene Immunabwehr aufgebaut hat. Gehen wir davon aus, dass Stillzeiten von über einem Jahr bei Naturvölkern keine Seltenheit sind bzw. waren, dann dürfte etwa diese Zeitspanne nötig sein, um einen zumindest basalen Immunschutz aufzubauen.

Das angeborene unspezifische Immunsystem soll bis zu 90% aller Infekte direkt eliminieren können, erst später bildet sich das spezifische Immunsystem mit den spezifischen Antikörpern.

In diesem ersten Lebensjahr erfolgt durch die Wechselwirkung mit den Bakterien auf Haut und Schleimhäuten die grundlegende Entwicklung des Immunsystems. Dabei ist die wichtigste Funktion nicht die Erkennung und Bekämpfung von Bakterien und Viren, sondern die Entwicklung der Toleranz gegenüber dem, was mit uns in Kontakt kommt und dort bleiben soll. Nahrungsbestandteile und „gute" Bakterien müssen als „gewünscht" erkannt werden und dürfen keine Abwehrreaktion auslösen. Der „Abwehrfall" sollte angesichts der Nahrungsmengen, die wir zu uns nehmen, die Ausnahme und nicht die Regel sein. Die Entwicklung von Allergien oder Autoimmunkrankheiten kennzeichnet eine Fehlregulation des Immunsystems, die es näher zu beschreiben gilt (siehe unten).

Bei der Besiedlung des Darmes, der größten Außenfläche des Körpers, wird das Immunsystem geprägt. Studien zeigen, dass in der Muttermilch sowohl Darmbakterien der Mutter als auch Zuckerketten zu finden sind, die das Wachstum und die Ansiedlung von Bifidobakterien im Darm begünstigen. Es findet also ein Transfer von mütterlichen Darmbakterien via Muttermilch zum Säugling statt und gleichzeitig werden Bakteriennährstoffe mitgegeben, die helfen, die Bakterien anzusiedeln.

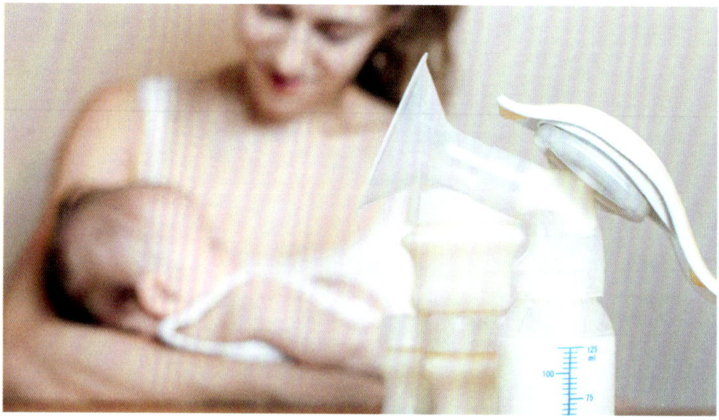

Dabei bildet jede Mutter offensichtlich eine individuelle Zusammensetzung dieser kurzen Zuckerketten (Humane Milch-Oligosaccharide, HMO) aus, die für ihr Kind die richtige Wirkung entfaltet. Das lässt sich durch, egal welche, industrielle Fertigmilch nicht ersetzen. Schon gar nicht lässt sich die Muttermilch durch Milch einer anderen Spezies ersetzen. Während man früher Ammen hatte, die Kinder stillten, deren Mütter dies nicht konnten und sicherstellen, dass die Kinder damit zumindest eine an Menschen angepasste Milchzusammensetzung bekamen, ist heute die industrielle Fertigung von Milchersatz, teils auf Kuhmilchbasis, der Standard und Ammen sind verpönt, weil man Angst hat, sie könnten Krankheiten auf das Kind übertragen.

Mit Schwerpunkt Ostdeutschland gibt es auch in Deutschland noch Milchbanken mit menschlicher Milch und in den USA hat sich mit Hilfe der Internetverkaufsplattformen ein Markt für Menschenmilch etabliert.

Eine Liste mit deutschen Milchbanken finden Sie hier:
https://www.google.de/search?q=muttermiclbanken&ie=utf-8&oe=utf-8&client=firefox-b&gfe_rd=cr&ei=K15XWZyJDIqT8Qew_5noCg#q=muttermilchbanken

Die Milch und ihre Zusammensetzung hat also einen wesentlichen Einfluss auf die bakterielle Besiedlung, die nötig ist, um das Immunsystem zu bilden und permanent zu trainieren. Fehlt das Training, kommt es offensichtlich zu Fehlreaktionen des Systems, die man u.a. als Allergien findet. Man konnte zeigen, dass unser Hygienewahn zu einer Reduktion der Umgebungskeime führt. Dabei ist vor allem die Vielfalt an Bakterienstämmen reduziert, weniger die Gesamtzahl an Bakterien. Eine Reduktion der Bakterienvielfalt scheint ihrerseits direkt mit der Häufigkeit von Allergien zu korrelieren. Das führte zur Entwicklung der Hygiene-Hypothese als (Mit-)Auslöser von Allergien und Autoimmunerkrankungen wie Diabetes und Multiple Sklerose.

Fazit:
Beginnend schon vor der Geburt wird der Mensch bakteriell besiedelt und nur durch die Wechselwirkung mit den Bakterien und deren Stoffwechselprodukten entsteht ein funktionsfähiges Immunsystem. Dieses reift in den ersten Lebensjahren und „lernt" angemessen zu reagieren. Antibiotika stören die Zusammensetzung der Darmmikrobiota und sind besonders in der Prägephase der ersten Lebensjahre eine möglicherweise mit lebenslangen Folgen versehene Therapie, die es kritisch zu hinterfragen gilt. Wie wir aus der täglichen ärztlichen Arbeit wissen, ändert sich die Reaktion des kindlichen Immunsystems mit dem älter werden. Bestehende Allergien können sich verlieren, andere können dazukommen. Wann genau das Immunsystem ausgereift ist, kann man wissenschaftlich kaum überprüfen, weil sich schon durch die tägliche Aufnahme an Nahrungsmitteln die Nährstoffsituation für die Mikrobiota ändert und damit auch die Wechselwirkung mit den menschlichen Zellen. Von der Logik her darf man annehmen, dass mit Einsetzen der Geschlechtsreife, also dann, wenn eine Frau Kinder bekommen kann, die sie ihrerseits ja mit ihren Bakterien und Antikörpern in der ersten Lebensphase schützen muss, die Entwicklung abgeschlossen sein dürfte.

Was im Umkehrschluss nicht bedeutet, dass unser Immunsystem nicht weiterhin lernfähig und anpassungsfähig ist und sich natürlich ändert. Wichtig ist zu verstehen, dass wir mit dem, was wir gewollt oder ungewollt zu uns nehmen, die fein ausgewogene Symbiose der Mikrobiota mit unserem Organismus beeinflussen. Jedwede Nahrung, aber auch alle Arzneistoffe, Lösungsmittel vom Abwasch, Kosmetika (Frauen schlucken durchschnittlich im Laufe ihres Lebens 38 kg Lippenstift), Konservierungsstoffe, Lösungsmittel, Farbstoffe, Emulgatoren, Geschmackskorrigentien oder Umweltgifte aller Art beeinflussen die Mikrobiota und damit auch uns.

Mögliche zusätzliche Laboruntersuchungen beim Reizdarm

Untersuchungsparameter für Darmerkrankungen

Labormediziner sind daran interessiert, möglichst viele Untersuchungen zu verkaufen. Deswegen werden zur Untersuchung der Darmfehlfunktionen eine ganze Reihe von Parametern angeboten, die man bestimmen kann. Ich will hier die einzelnen Untersuchungen bewerten und kommentieren. Dabei versuche ich das Ganze aus der Sicht der ganzheitlichen Medizin zu sehen. Ich bin deswegen mit so manchem Laborarzt oder Gastroenterologen nicht einer Meinung.

Stuhluntersuchungen

Klassische Stuhlprobe

Wenn man ein Magen-Darm-Problem hat, wird oft eine Stuhlprobe eingeschickt. Diese wird auf krankmachende Darmerreger untersucht. Dazu gehören Bakterien und Pilze, Wurmeier und Parasitenzysten. Der Nachweis von Krankheitserregern legt nahe, dass diese im Darm aktiv und am Krankheitsgeschehen zumindest beteiligt sind. So kann man bei Nachweis von Salmonellen, Shigellen, Yersinien, Clostridien etc. bei bestehenden Darmproblemen diese Erreger als mitursächlich ansehen.

Eine solche Untersuchung ist also grundsätzlich einfach und sinnvoll. Negative Befunde schließen allerdings einen Infekt nicht aus. Die Stuhlprobe ist ein Unikat, das der Patient selbst aus der Toilette gefischt hat. Da die Bakterien und Krankheitserreger nicht homogen im Stuhl verteilt vorkommen, kann es sein, dass sie mal erfasst werden und mal nicht. Man kann die Trefferquote erhöhen, indem man mit dem Löffelchen an verschiedenen Stellen im Stuhl stochert und so möglichst viele verschiedene Stellen erreicht. Noch besser ist die Einsendung von drei Proben aus drei aufeinanderfolgenden Stühlen.

Triple Faeces Test (TFT)

Bei dieser Stuhluntersuchung werden zwei Proben direkt in Formalin eingelegt, was zur Folge hat, dass verderbliche Erreger (Amöben, Lamblien), die an Luftsauerstoff innerhalb von weniger als einer Stunde bereits abgestorben sind und zerfallen, konserviert werden und dann im Mikroskop gesehen werden können. Die dritte Probe wird unkonserviert eingeschickt und dient immunologischen Untersuchungen. Der Test ist in Deutschland verfügbar, wird aber von den Krankenkassen nicht bezahlt.

Man kann Probenröhrchen anfordern bei:
RP Vitamino Analytic GmbH
Postfach 2362
50123 Kerpen
Tel: 02237-657630
info@rpsanitashumanus.com
www.rpsanitashumanus.com

Der Test wird nur über Heilberufe, also Heilpraktiker oder Ärzte abgewickelt, d.h. Patienten müssen sich einen entsprechenden Therapeuten suchen. Die Laborkosten von ca. 100€ tragen die gesetzlichen Krankenkassen nicht.

Floraanalyse

Manche Labore untersuchen den Stuhl auf bestimmte Bakterien und Pilze und berechnen über Verdünnungsreihen die Keimzahl, die sich in der Stuhlprobe befunden hat. Die Aussage, die man zu erreichen versucht, ist, dass man die gefundene Menge an Bakterien mit einem Normwert vergleicht und daraus abzuleiten versucht, dass bei Abweichungen eine Fehlbesiedlung des Darmes vorliegt.
Ich sehe diese Untersuchung kritisch:

- Die Stuhlprobengewinnung ist nicht einheitlich, niemand kann die gleiche Probe zweimal gewinnen.
- Wir wissen, dass die Bakterien im Stuhl inhomogen verteilt vorkommen, also die Probe eine Momentaufnahme der Stellen liefert, von denen die Probe genommen wurde.
- Es ist nicht ausgeschlossen, dass es in der Toilettenschüssel zu Kontaminierungen von Stuhl anderer vorheriger Toilettennutzer kommt und dass im Spülwassersee bestimmte Bakterien bereits vorhanden sind, die nicht zur Probe des zu untersuchenden Patienten gehören.
- Die Lagerungszeiten der Proben beim Versand ins Labor und die Temperaturen unterscheiden sich und können dazu führen, dass sich bestimmte Bakterien vermehren, während andere absterben.
- Manche Bakterien wachsen unter Luftabschluss, manche sterben bei Sauerstoffkontakt. Deswegen sind die Transportbedingungen für die Bakterienarten unterschiedlich geeignet. Das hat natürlich einen Einfluss auf das Untersuchungsergebnis.

Kommentar

Aus meinem Verständnis von Wissenschaft und Probenentnahme ergibt sich, dass ich die Ergebnisse für nicht aussagekräftig halte. Im Gegenteil, es entsteht bei mir der Eindruck, hier wird eine Genauigkeit vorgetäuscht, die real nicht erreichbar ist. Damit ist die abgeleitete Aussage: „Ihre Flora ist nicht intakt" zwar möglicherweise zutreffend, allerdings sind die aus den Fehlbesiedlungen abgeleiteten Konsequenzen, nämlich die monatelange Einnahme von Nahrungsergänzungsmitteln, eine Blindmaßnahme. Wir wissen heute, dass sich manche Bakterien nicht dauerhaft im Darm ansiedeln und dass das wirkliche Mengenverhältnis nicht nur von der Ernährung abhängt, sondern auch von Faktoren wie Bewegung, wo ich lebe, welche Medikamente ich benutze und mit wem ich intim bin etc. Deswegen hat die Bestimmung einer Quantität von Darmbakterien in einer Stuhlprobe eher mit Kaffeesatzlesen als mit seriöser Wissenschaft zu tun.

Ich rate ganz entschieden von dieser Untersuchung ab, die nur den Laborarzt bereichert und dem ansonsten ratlosen Arzt oder Heilpraktiker einen Pseudobefund liefert, mit dem man den verängstigten Patienten weiter bei der Stange halten kann.

Dass jemand, bei dem der Darm nicht funktioniert, was der Patient merkt, weil er Schmerzen, Krämpfe, Blähungen, Durchfälle, Verstopfung oder alles zusammen hat, auch eine Störung der Mikrobiota hat, ist angesichts unseres heutigen Wissens anzunehmen und bedarf keiner Labordiagnostik dieses Umfanges. Eine Gabe von bestimmten Bakterienstämmen ist allenfalls eine symptomatische, aber keine ursächliche Therapie. Angesichts der Vielzahl von verschiedenen Darmbakterien sind die wenigen Stämme, auf die die Medizin zurückgreifen kann, nur ein „Tropfen auf den heißen Stein".

Den Stuhl qualitativ auf Krankheitserreger zu untersuchen, ohne sie irgendwie zu quantifizieren, ist dagegen für den Kollegen, der nicht über eine ganzheitliche Untersuchungsmethode verfügt, sinnvoll und legitim. Der Nachweis von Krankheitserregern im Stuhl kann bei entsprechenden Symptomen als Bestätigung der Infektion gesehen werden und als Behandlungsgrundlage dienen.

Stuhluntersuchung auf Fette und Eiweiß sowie Gallensäuren

Wir wissen, dass unsere Ernährung die Zusammensetzung der Mikrobiota beeinflusst und eine Ernährungsumstellung auch die Darmflora verändert. Weil bestimmte Bakterienarten eher Kohlenhydrate verstoffwechseln, während andere Eiweiße oder Fette verarbeiten, kann man über die Ernährung aktiv versuchen, die Flora zu beeinflussen. Stuhluntersuchungen auf Nahrungsreste, also den Gehalt an Fetten und Eiweißen, legen Verdauungsstörungen nahe und zeigen an, an welcher Stelle im Verdauungsvorgang etwas nicht funktioniert. Fehlende Gallensäuren führen dazu, dass im Stuhl vermehrt Fett erscheint, fehlende Enzyme der Bauchspeicheldrüse können das Gleiche bewirken, aber auch zu einem höheren Eiweißgehalt des Stuhls beitragen. Wenn nun diese Nahrungsbestandteile, die eigentlich verdaut und aufgenommen sein

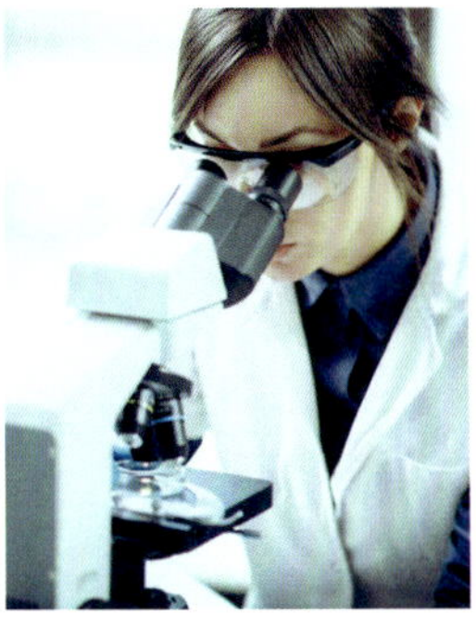

sollten, im Dickdarm erscheinen, dann können sich dort plötzlich Bakterien vermehren, die das sonst nicht könnten. Die veränderte Zusammensetzung der Bakterienflora im Dickdarm kann wiederum zur Freisetzung von Toxinen, Botenstoffen und hormonartigen Substanzen führen, die die Darmfunktion direkt und den Organismus indirekt beeinflussen. So begünstigen z.B. Botenstoffe oder Toxine, die den Darm lähmen, eine Verstopfung.

Entzündungsanzeigende Eiweiße im Stuhl:

Calprotectin

Calprotectin ist ein Eiweiß, das in Entzündungszellen (neutrophilen Granulozyten) vorkommt. Es bleibt bei akuten Entzündungen weitgehend normal. Bei nahezu allen chronisch entzündlichen Darmerkrankungen und bei Darmkrebs ist der Wert im Stuhl erhöht und zeigt an: Ja - im Darm ist eine Entzündung. Das hätte man sich auch denken können, dass länger dauernde Darmerkrankungen mit Schmerzen zumeist auch Entzündungen als Symptom haben – deswegen braucht ein guter Arzt den Wert zunächst einmal nicht. Das kann einem der Patient schon selbst erzählen. Wenn man die entzündlichen Erkrankungen im Verlauf beurteilen will und sich nicht auf die Aussagen des Patienten („Schmerzen weg", „Bauch besser") verlassen mag und man auch sonst keine Diagnostikmöglichkeiten besitzt, mit der man das testen kann, ist Calprotectin ein Verlaufsparameter, der einem die Entzündungsstärke anzeigt.

Normbereich: bis (30) - 50 µg/g Stuhl, gesunde Säuglinge haben erhöhte Werte zwischen 150 und 270 µg/g

Therapeuten, die eine ganzheitliche Untersuchungsmethode, wie AK oder IST-Diagnostik anwenden können, kommen ohne diese Untersuchung aus.

Lactoferrin

Lactoferrin ist ein Eiweißstoff (Protein), der in der Zellmembran der gleichen Entzündungszellen sitzt, die auch Calprotectin beinhalten. Gehen die Zellen zugrunde, erscheint das Protein im Stuhl und belegt die Anwesenheit der Entzündungszellen. Beim nicht entzündlichen Reizdarm, so die Lehrmeinung, ist der Wert normal. Anhand der Symptome können entzündliche und nicht entzündliche Darmerkrankungen nicht sicher differenziert werden. Lactoferrin zeigt also an, ob eine Entzündung vorliegt. Es kann auch als Verlaufsparameter bei entzündlichen Darmerkrankungen benutzt werden. Es erscheint besser und genauer als Calprotectin, das es bezüglich der Verlaufskontrolle ersetzen kann. Die Bestimmung beider Parameter gleichzeitig, bringt keinen Vorteil.

Normbereich: Lactoferrin < 7 µg/g Stuhl
Für ganzheitliche Therapeuten gilt das oben Gesagte.

Lysozym

Lysozym ist ein Eiweiß, das in den gleichen Entzündungszellen wie die beiden vorgenannten Eiweißstoffe vorkommt. Es wird auch von Darmzellen produziert und kann Bakterienzellmembranen zerstören und so Bakterien abtöten. Der Körper nutzt es normalerweise, um die schleimhautnahe bakterielle Besiedlung zu steuern. Hohe Werte zeigen ebenfalls eine Entzündung an, haben aber keine erweiterte Aussagekraft gegenüber Calprotectin und Lactoferrin. Diesen Parameter muss man nicht bestimmen.

Normbereich: 0,04–1,5 µg/g Stuhl

Eosinophil derived Neurotoxin (EDN)

Eosinophile sind eine besondere Unterart der weißen Blutkörperchen. Sie spielen sowohl bei der Parasitenabwehr als auch bei Allergien eine wichtige Rolle. Sie werden bei der Bestimmung des Differentialblutbildes erfasst. Erhöhte Werte im Zusammenhang mit Darmbeschwerden können auf Parasiten hinweisen, allerdings sind die Werte trotz Parasitenbefalls sehr häufig normal. EDN ist ein Eiweißstoff, der von den eosinophilen Blutkörperchen freigesetzt wird, wenn diese aktiviert werden. Eine Erhöhung des EDN im Stuhl zeigt einen Parasitenbefall besser an, als die Zahl der Eosinophilen im Blut. Außerdem ist es ein Marker für Entzündung und Gewebezerstörung. Bei Allergien kann es erhöht sein und zeigt an, dass möglicherweise ein allergisches Geschehen Teil der Problematik ist. Bestimmte Blutdruckmedikamente (ACE-Hemmer) erhöhen den Wert fälschlicherweise, Kortisongaben senken ihn. Deswegen muss vor Bestimmung dieses Parameters die Medikamentenanamnese besonders gründlich erfolgen.

EDN kann helfen, den Verdacht auf allergische Ursachen von Beschwerden zu erhärten. Die Werte steigen mit der Entzündungsaktivität im Darm. Sie können als Verlaufsparameter bei chronisch entzündlichen Darmerkrankungen genutzt werden.

Normbereich: vom Labor abhängig.
Ganzheitliche Untersucher mit entsprechenden Möglichkeiten werden die Diagnose „Parasit“ und/oder „Allergie“ ohne den Parameter kostengünstiger stellen können.

Pankreas-Elastase

Die Pankreas-Elastase ist ein Eiweiß-spaltendes Enzym, das von der Bauchspeicheldrüse (Pankreas) in den Darm abgegeben wird und dort seine Funktion aufnimmt. Im Gegensatz zu anderen Enzymen der Bauchspeicheldrüse, die teils in Medikamenten gegeben werden können, ist die Pankreaselastase nicht durch die Gabe von außen beeinflusst und stellt somit einen zuverlässigen Parameter der (exokrinen) Pankreas-Funktion dar. Ein großer Teil der Diabetiker, die an einer endokrinen Funktionsstörung leiden, hat ebenfalls eine exokrine Pankreasfunktionsstörung.

Endokrin bedeutet nach innen abgebend - hier sind bei der Bauchspeicheldrüse z.B. das ins Blut abgegebene Insulin oder Glukagon gemeint - während exokrin nach außen abgebend meint und damit in diesem Fall die Abgabe der Verdauungsenzyme in den Darm beschreibt.

Normbereich: >200 µg/g Stuhl
Die Untersuchung der Pankreas-Elastase ist aus meiner Sicht eine sinnvolle Untersuchung zur Klärung der Frage der exokrinen Pankreasfunktion, also z.B. wenn Eiweiße oder Fett im Stuhl erscheinen.

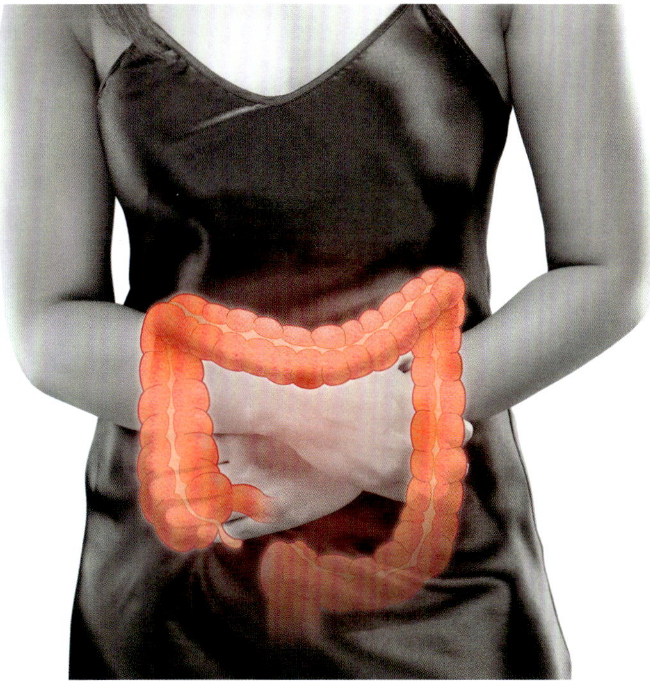

Der durchlässige Darm

Das Innere des Darmes ist für den Körper Außenwelt, das Körperinnere selbst fängt erst hinter der Darmwand an, die eine Außengrenze bildet. Diese wird sehr gut kontrolliert, deswegen ist das Immunsystem des Darmes das größte im Menschen. Die bis zu 500qm große Oberfläche des Darmes muss außerdem sehr selektiv sein. Die Darmwand kontrolliert sehr präzise, was aufgenommen werden darf und was draußen bleiben muss. Die Darmwand reguliert aktiv die Größe der Lücken zwischen den Darmzellen und kann damit kontrollieren, welche Substanzen oder Erreger die Darmwand überwinden können. Die Zellen der Darmoberfläche sind über so genannte tight junctions (enge Verbindungen) und Desmosomen (Haftverbindungen) an einander gebunden. Gehen diese Verbindungen verloren oder tut sich an einigen Stellen eine erhöhte Durchlässigkeit der Darmwand auf, spricht man vom durchlässigen Darm. Nicht vollständig abgebaute Nahrungsbestandteile, Eiweissstoffe, Glycoproteine, Bakterien-, Pilz- und Virenbestandteile und von Erregern gebildete Toxine gelangen so in den Bereich des Immunsystems und können dort zu immunologischen Reaktionen führen. Weil man weiß, dass eine Erhöhung der Darmwanddurchlässigkeit verschiedenste Krankheitssymptome auslösen kann, versucht man, im Blut oder Stuhl Substanzen nachzuweisen, die eine solche Barrierestörung anzeigen können.

Parameter, die die Durchlässigkeit der Darmwand anzeigen, werden im Folgenden besprochen:

Alpha-1-Antitrypsin (A-1-A)

Alpha-1-Antitrypsin wird in der Leber hergestellt und gehört zu den so genannten Akutphaseproteinen. Akutphaseproteine werden bei Gewebeschädigungen durch Entzündungen und Infekte freigesetzt und dienen dazu, bestimmte Enzyme zu hemmen, die die Gewebeschäden vergrößern können. Akutphaseproteine sind damit Teil der Selbstregulation des Körpers bei Gewebeschäden.

Alpha-1-Antitrypsin hemmt Enzyme, die Eiweiße spalten und so an Gewebeabbau beteiligt sind. Es wird von der Leber ins Blut abgegeben. Bei Allergien kann es erhöht sein, z.B. bei Kuhmilchallergie. Im Stuhl lässt es sich nachweisen. Je höher die Konzentration an A-1-A im Stuhl ist, desto wahrscheinlicher ist es, dass die Barriere der Darmwand gestört ist. Damit wird aber nichts über die Ursache der Darmwandschädigung ausgesagt.

Normbereich < 0,27 mg/g Stuhl.

PMN-Elastase

Dieses Enzym findet sich normalerweise in weißen Blutkörperchen (neutrophilen Granulozyten), die auch Lactoferrin, Calprotectin und Lysozym enthalten. Es spaltet von den weißen Blutkörperchen aufgenommenes Material. Die PMN-Elastase (PMN steht für polymorph nuclear) kommt normalerweise im Stuhl allenfalls in Spuren vor. Wenn nun eine Entzündung vorliegt, an der die genannten Granulozyten beteiligt sind, werden die Zellen vermehrt mit dem Stuhl ausgeschieden. Also findet man auch mehr von den Enzymen, die sie beinhalten. Genau genommen wird also mit dem Nachweis der PMN-Elastase nur bewiesen, dass es einen Entzündungsprozess unter Beteiligung der neutrophilen Granulozyten gibt, die in das Darmlumen gelangen. Unter diesen Umständen sind übrigens alle Parameter, die mit diesen Zellen zusammenhängen erhöht. Man bekommt also durch die Bestimmung von PMN-Elastase fast die gleiche Information, wie von Lactoferrin, Calprotectin und Lysozym. Oder anders herum: man bestimmt auf vier verschiedenen Wegen (fast) das Gleiche und produziert damit vier erhöhte Werte, die man dem Patienten als klare Zeichen einer Darmentzündung verkaufen kann. Und man kann mit vier Untersuchungen natürlich mehr Umsatz generieren.

Normbereich: < 0,06 µg/g Stuhl

Beta-Defensine

Beta-Defensine sind eine Familie von säugetierspezifischen Eiweißen, die zum Teil von den neutrophilen Granulozyten und den Oberflächenzellen (Epithelien), auch der Darmschleimhaut, gebildet werden. Sie finden sich demnach auf Haut- und Schleimhautoberflächen und in den Granulozyten. Beta-Defensine sind kleine Aminosäureketten (Peptide), die zur Abwehr von Bakterien, Pilzen und Toxinen dienen.

Außerdem sollen sie die Vermehrung von Viren hemmen und im Rahmen der Immunreaktion bestimmte Immunzellen anlocken. Die genaue Funktion der Beta-Defensine ist nicht vollständig geklärt, aber man kann ihre Wirkung mit der eines (natürlichen, körpereigenen) Breitbandantibiotikums vergleichen. Zusammen mit anderen Maßnahmen sind die Beta-Defensine ein wichtiger Teil der Darmwandbarriere, die das Eindringen von Erregern und Toxinen in den Körper verhindern soll. Beta-Defensine werden mit dem Stuhl regelmäßig ausgeschieden. Findet sich im Stuhl eine Verminderung der Beta-Defensin-Konzentration, spricht das für eine reduzierte Darmwandbarriere und damit für eine erhöhte Anfälligkeit des Darms für bakterielle Infekte.

Morbus Crohn und Colitis ulcerosa (siehe Seite 78 ff) unterscheiden sich z.B. dadurch, dass das Beta-Defensin bei Colitis ulcerosa normal ist, während es bei Morbus Crohn vermindert ist. Klar ist, dass der Beta-Defensin-Mangel bei Morbus Crohn die Betroffenen anfälliger für Infekte macht. Möglicherweise ist eine genetische Störung der Beta-Defensin Bildung sogar ursächlich für das Krankheitsbild, vermutet die Schulmedizin. Ich persönlich teile diese Auffassung nicht, da es uns regelmäßig gelingt, diese Menschen zu heilen. Das wäre bei einem genetisch bedingten Beta-Defensinmangel nicht zu erwarten.

Normbereiche

8 - 60 ng/g Stuhl	-	normaler Befund
< 8 ng/g Stuhl	-	Verdacht auf eingeschränkte Darmbarriere
> 60 ng/g Stuhl	-	Verdacht auf Entzündung der Darmschleimhaut

Zonulin (im Blut-Serum oder im Stuhl)

Zonulin ist ein Eiweißstoff, der von den Darmzellen abgegeben wird und der die Verbindung zwischen den Zellen reguliert. Wie oben beschrieben sind die Darmzellen durch enge Verbindungen (Tight Junctions) an einander gebunden. Damit wird der Abstand zwischen den Zellwänden der Darmzellen klein gehalten und verhindert, dass Fremdsubstanzen eindringen können. Zonulin kann diese Verbindungen beeinflussen und so die Durchlässigkeit der Darmwand regulieren. Dass eine Durchlässigkeitserhöhung der Darmwand zum Einstrom von Fremdsubstanzen führt, die immunologische und entzündliche Prozesse nicht nur im Darm, sondern auch im Körper auslösen können, habe ich bereits ausgeführt. Eine Fehlregulation von Zonulin kann diese Abläufe beeinflussen oder sogar initiieren.Erhöhte Zonulinwerte im Blutserum zeigen die Barrierestörung an. Man findet erhöhte Werte z.B. bei Zöliakie, bei bestimmten Autoimmunerkrankungen wie Diabetes mellitus Typ I, Multipler Sklerose, bestimmten Rheumaformen.

Die Gabe von Probiotika beeinflusst die Freisetzung von Zonulin aus den Darmzellen. Der Laborparameter Zonulin zeigt demnach auch eine Fehlregulation der Darmzellen an, die mit einfachen Ernährungsmaßnahmen positiv beeinflusst werden kann. Insofern muss man sich Gedanken machen, welche Rolle die Darmfunktion bei den genannten Autoimmunerkrankungen spielt. Sicher ist, dass auch die Blut-Hirn-Schranke, eine zusätzliche Abdichtung unseres Gehirns gegenüber dem Blut, von Zonulin kontrolliert wird und dass deswegen hohes Zonulin im Blut nicht nur die Darmwanddurchlässigkeit, sondern auch die Durchlässigkeit der Blut-Hirn-Schranke erhöhen kann.

Normbereiche:

≤ 61 ng/g Stuhl	-	normal
≤ 46 ng/ml Serum	-	normal
> 61 ng/g Stuhl	-	Hinweis auf erhöhte Schleimhautpermeabilität.
> 46 ng/ml Serum	-	Hinweis auf erhöhte Schleimhautpermeabilität.

Serumalbumin im Stuhl

Albumin ist ein in der Leber gebildeter Eiweißstoff, der ins Blut abgegeben wird, sich aber auch in Lymphflüssigkeit findet. Er kann Wasser binden, wirkt trennend auf die Blutzellen und vermindert so deren Zusammenkleben. Albumin transportiert als Transporteiweiß bestimmte Substanzen, wie Vitamine, Spurenelemente, Fettsäuren, Hormone und viele Medikamente. Es ist als Puffer an der Regulation des pH-Wertes in Blut und Gewebsflüssigkeit beteiligt und trägt zum großen Teil zum kolloidosmotischen Druck im Gewebe bei. Albumin ist also ein wasserlöslicher Eiweißstoff im Blut.

In den Stuhl gelangt er, wenn es in den Darm blutet und wenn sich Gewebswasser aus dem Gewebe in den Darm bewegt. Das ist bei bestimmten Formen von Entzündungen der Fall und kann auch bei Blutungen auftreten. Weil Albumin nicht homogen im Stuhl verteilt vorkommt und auch instabil ist, sind die Werte ungenau und nicht empfehlenswert. Genauer ist die unten aufgeführte Untersuchung auf den Hämoglobin/Haptoglobin Komplex.

Normbereich

< 9,0 µg/g Stuhl - normal
≥ 9,0 µg/g Stuhl - Hinweis auf Blutungen in den Darm.

Blut im Stuhl

Insbesondere Ältere, die zu Vorsorgeuntersuchungen bei ihrem Hausarzt gegangen sind, dürften das kleine Pappheftchen kennen, mit dem auf Blut im Stuhl untersucht wird. Man schmiert mit einem kleinen Pappspatel ein bisschen Stuhl auf die vorgegebene Fläche und klappt das Heftchen zu. Beim Arzt gibt man es ab und der gibt eine Flüssigkeit auf die Probe. Eine bläuliche Verfärbung zeigt Blut an.

Durch drei Stuhlproben versucht man, die Aussagekraft zu erhöhen. Die Untersuchung auf Blut im Stuhl gilt als Teil der Krebsvorsorge. Bekannt ist der Test als Hämoccult®-Test, aber auch andere Anbieter haben sich versucht. Dieser Test ist in den letzten Jahren sehr in Verruf geraten. Blut im Stuhl kann sowohl auf Blutungen in Magen und Darm hinweisen, aber auch durch Hämorrhoidenblutungen positiv werden. Verzehr von Fleisch bzw. tierischem Blut (Würste) kann ebenfalls zu positiven Befunden führen. Deswegen gab es viele Fehlalarme und, weil eben nicht jeder Darmkrebs blutet, auch zu viele unterbliebene weitere Untersuchungen. Die Einführung von Darmspiegelungen in die Vorsorge ist diesbezüglich sicherlich ein wichtiger und sinnvoller Schritt.

Neuerdings gibt es Testverfahren, bei denen nicht Blut, sondern ein Komplex aus dem Blutfarbstoff und einem Eiweißstoff nachgewiesen wird (Hämoglobin-Haptoglobin-Komplex), der sicherstellt, dass es sich um menschliches Blut handelt, auf das der Test anspricht. Zumindest lassen sich so Blutungen, bei denen Blut in den Verdauungstrakt gelangt, von mit der Nahrung aufgenommenen Fremdblutbestandteilen unterscheiden. Die Ursache von Blut im Stuhl ist bei weitem nicht immer Krebs, sondern bei entzündlichen Darmerkrankungen, wie Morbus Crohn, oder bei Magen- und Darmgeschwüren können ebenfalls Blutungen auftreten.

Weil diese Stuhlteste so unspezifisch sind, positive Befunde aber abgeklärt werden, führen sie zu einer großen Zahl an Folgeuntersuchungen, in deren Verlauf oft Entwarnung gegeben wird. Für den einzelnen, der durch einen solchen Test zu weiteren Untersuchungen und zur hoffentlich rechtzeitigen Diagnose kommt, ist in der Rückschau der Test ein Segen. Betrachtet man aber die Menge der verängstigen Patienten, die eine Vielzahl weiterer teurer Untersuchungen über sich ergehen lassen und bei denen dann nichts herauskommt, muss man die kritische Frage stellen, ob ein so unspezifischer Test angemessen und ökonomisch sinnvoll ist.

Nachweis von M2-PK im Stuhl

PK bedeutet Pyruvat-Kinase und bezeichnet ein Enzym des Zuckerstoffwechsels. Dieses existiert in verschiedenen Unterformen, die man Isoenzyme nennt. M2-PK ist die M2-Unterform der Pyruvatkinase. Diese Form des Enzyms kommt in sich teilenden Zellen vor und kann sowohl aus 2 als auch aus 4 Untereinheiten bestehen. Moleküle aus 2 Untereinheiten nennt man Dimere, die aus 4 Untereinheiten Tetramere. Normale sich teilende Zellen haben einen hohen Anteil an Tetrameren des Enzyms M2-PK. Tumorzellen haben mehr dimeres M2-PK.

Auch wenn verschiedene Studien auf wissenschaftlicher Ebene sich streiten, wie gut eine Bestimmung von M2-PK-Dimeren auf Tumore hinweist, kann man heute sagen, dass eine Erhöhung im Stuhl zumindest einen starken Verdacht auf Tumorwachstum im Darm hervorruft. Allerdings können entzündliche Darmerkrankungen wie Morbus Crohn und Colitis ulcerosa im Krankheitsschub auch hoch positive M2-PK-Dimer-Werte erzeugen.

Die Symptomatik einer entzündlichen Darmerkrankung mit erhöhten Stuhlfrequenzen und Schmerzen unterscheidet sich allerdings deutlich von der eines unentdeckten Tumors. Insofern kann man durch eine gute Anamnese den Verdacht auf eine entzündliche Darmerkrankung erhärten. Gibt es darauf keinen Hinweis, dann kann ein positiver M2-PK-Test durchaus zu 75% oder mehr auf Tumoren des Dickdarms oder Enddarms hinweisen. In jedem Fall ist dann eine Darmspiegelung indiziert.

Normbereich: < 4U/ml im Stuhl

Sekretorisches IgA (sIgA)

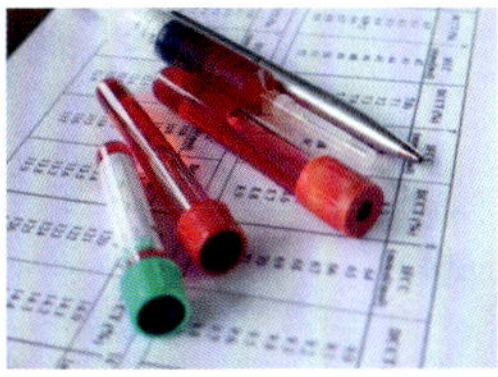

sIgA ist ein zu den Immunglobulinen gehörender Eiweißstoff, der aus zwei gleichen Untereinheiten besteht. Im Blut vorkommendes Immunglobulin A (IgA) besteht nur aus einer dieser Untereinheiten, deswegen kann man beide voreinander unterscheiden. sIgA findet man auf Schleimhäuten der Atemwege genauso, wie auf den Schleimhäuten des Verdauungstraktes, in Muttermilch oder Tränenflüssigkeit.

sIgA ist nicht nur gegen Krankheitserreger gerichtet, sondern auch gegen Fremdstoffe, Umweltgifte, Pflanzenteile und deren Oberflächenstrukturen sowie gegen die Vielzahl von tolerierten Darmbakterien, welche die Verdauung und die Abwehr von krankmachenden Keimen unterstützen. Da der Darm von einer sehr großen Anzahl Bakterien besiedelt ist, ist das sIgA der Darmschleimhaut der am meisten produzierte Antikörper im menschlichen Körper.

Die Besonderheit der sIgA-Antikörper ist die Tatsache, dass sie an ihre Zielstruktur binden und zunächst keine Entzündungsreaktion auslösen. Das Aggregat, bestehend aus Bakterium oder Fremdstoff mit angelagerten sIgA-Molekülen, kann über den Stuhl ausgeschieden und so für den Körper unschädlich gemacht werden.

Tolerierte Bakterien können z.B. bei zu starker Vermehrung das Gleichgewicht in der Flora stören und dadurch zu vorübergehend unerwünschten Bakterien werden. Mit einer ausgeklügelten Freisetzung von sIgA gegen die gerade nicht erwünschten Bakterien wird deren Besiedlung der Schleimhaut im Sinne einer optimalen Zusammensetzung beeinflusst. Mit Hilfe von sIgA wird somit die natürliche Darmbesiedlung reguliert. Verantwortlich für die Produktion und Abgabe von sIgA im Darm sind die Plasmazellen der Darmschleimhaut. Die Plasmazellen geben das sIgA in den Schleim ab. Dort trifft es auf tolerierte und nicht tolerierte Bakterien, mit denen es interagiert. Es stellt also einen Teil der Immunabwehr dar. Die Zusammensetzung der Schleimhautbesiedlung in Bezug auf Anzahl und Art der Bakterien stellt einen Reiz dar, der die Produktion und Freisetzung von sIgA beeinflusst und auch die Schleimproduktion reguliert.

Schleimhäute im Körper reagieren gemeinsam – die Informationen über Erreger im Darm gelangen auch in die Atemwege

Im Detail besteht die Schleimhaut der Darmoberfläche aus Darmzellen, Enterozyten genannt, die Enzyme bereitstellen und Nährstoffe spalten und aufnehmen. Schleimproduzierende Zellen, man nennt sie Becherzellen, sitzen zwischen den Enterozyten und sorgen für eine die Oberfläche bedeckende Schleimschicht. Außerdem findet man in der obersten Zellschicht so genannte M-Zellen. Sie nehmen aus dem Schleim Nahrungsbestandteile, Bakterienteile und Fremdstoffe, die mit der Ernährung in den Darm gelangt sind auf und präsentieren sie den in tieferen Schichten liegenden B-Lymphozyten (Unterart der weißen Blutkörperchen). Diese können je nach Einfluss der Immunitätslage im Körper und der Kontrolle von regulatorischen Immunzellen aktiviert werden und wandeln sich dann in Lymphoblasten um. Einige von den aktivierten Lymphoblasten wandern über die Lymphe zu Lymphknoten und von dort weiter ins Blut und mit dem Blut durch den Körper und gelangen in alle anderen Schleimhäute. So gelangt die Information aus dem Darm in alle Schleimhäute, also auch die der Atemwege, Harnwege, Gelenke. In den Schleimhäuten liegen ihrerseits so genannte Plasmazellen, die sIgA bilden können und dies auch tun, wenn sie von den Lymphoblasten dazu angeregt werden.

Eine Immunaktivierung im Darm kann also die sIgA-Produktion auf allen Körperschleimhäuten anregen. Kommt es zu einer Fehlregulation im Darm, können ebenfalls alle Schleimhäute mitreagieren. Darmschleimhautentzündungen können so die Reaktionsschwelle aller Schleimhäute herabsetzen, so dass schon kleine Reize zu einer auf den Schleimhäuten stattfindenden Entzündungsreaktion führen. Man wird anfälliger für Immunreaktionen, anfälliger für Infekte oder Allergien. So erklärt sich auch die Polypenbildung in der Nase bei Fehlernährung. Immunologische Reaktionen im Darm führen über aktivierte Lymphoblasten zur Mitreaktion der Nasenschleimhaut, die z.B. anschwillt und Polypen bildet. Bei Korrektur der Ernährung bilden sich die Polypen oft zurück. Andererseits kann man durch die Wiederherstellung der Regulation im Darm auch die anderen Schleimhäute beeinflussen. Ein Medikament, das so arbeitet ist z.B. Urovaxom®. Gefriergetrocknete Colibakterien als Kapsel eingenommen, bewirken bei wiederkehrenden Blasenentzündungen häufig, dass die Blasenschleimhaut sich beruhigt und Infekte seltener werden oder ausbleiben.

Veränderungen der Darmmikrobiota führen zu Besiedlungsänderungen in der Darmschleimhaut und damit zu Reizen, die ihrerseits die Schleimproduktion und die Immunaktivierung beeinflussen. Umgekehrt kann ein Mangel an Reizen auch hier zu einer reduzierten Immunabwehr, zu nicht ausreichender Schleimproduktion und zu einem Defekt der Darmzellen führen. Erst das Zusammenspiel aller Faktoren auf Seiten der Mikrobiota als auch auf Seiten der Körperzellen garantiert ein stabiles Schutzsystem und einen funktionierenden Darm und damit indirekt auch insgesamt funktionierende Schleimhäute. Verminderte sIgA-Werte können auf eine erniedrigte Immunabwehr im Darm hinweisen. Ist die Darmwand geschädigt, können die Plasmazellen nicht mehr ausreichend sIgA bilden. Erhöhte Werte findet man, wenn das Immunsystem aktiviert wurde und Abwehrreaktionen im Darm ablaufen. Es gibt Menschen, die wegen genetischer Defekte kein sIgA bilden. Diese sind krankheitsanfälliger als andere, nicht nur für Darmkrankheiten.

Normbereich:
0,71 - 2,19 mg/g Stuhl - normal
≤ 0,7 mg/g Stuhl - Schwäche des darmassoziierten Immunsystems
≥ 2,2 mg/g Stuhl - Aktivierung des Darmimmunsystems

Histamin im Stuhl

Histamin ist ein körpereigener Botenstoff. Er spielt eine Rolle in der Wasserverteilung im Körper. Histamin kann Gewebe für Wasser durchlässig machen und zu massiven Schwellungen führen. Bei Allergien führt die plötzliche Freisetzung großer Mengen im Gewebe zu Wassereinstrom und Schwellungen, z.B. der Lippen, der Extremitäten oder im schlimmsten Fall der Schleimhäute der Atemwege mit nachfolgender Luftnot und Erstickungsgefahr. Histamin kann durch die Erweiterung von Gefäßen und den Ausstrom von Wasser durch die Gefäßwände ins Gewebe zu einem Kreislaufzusammenbruch (Allergischer Schock) führen. Histamin ist weiterhin ein Botenstoff bei Entzündungen, es ist an der Regulation des Schlaf-Wach-Rhythmus beteiligt, ebenso an der Regulation des Appetits.

Im normalen Organismus ist Histamin eine gut kontrollierte Substanz. Da Histamin auch in Bakterien und Pflanzen vorkommt, ist die Aufnahme über die Nahrung normal. Manche Lebensmittel enthalten große Mengen Histamin. Damit das Histamin im Darm keine Reaktionen auslöst, wird es von einem Enzym namens Diaminooxydase (DAO) inaktiviert. Die Diaminooxydase wird von den Darmzellen bereitgestellt und befindet sich auf der Zelloberfläche in Richtung Darm. Krankheiten des Darms führen dazu, dass die Darmzellen dieses Enzym nicht mehr ausreichend zur Verfügung stellen können. In diesen Fällen wird das von außen aufgenommene Histamin nicht mehr inaktiviert und kann seine Wirkungen entfalten. Diese äußern sich wie Allergiesymptome im Darm. Man nennt das Krankheitsbild Histaminintoleranz. (siehe dort). Die Bestimmung von Histamin im Stuhl und die Bestimmung der Aktivität der DAO zeigen an, dass es ein Problem mit der Inaktivierung von Histamin gibt. Die DAO-Aktivität, gemessen im Blut, sollte über 4,5 U/ml liegen.

Der Normbereich für Histamin im Stuhl liegt bei kleiner o. gleich 250 ng/g.

Ganzheitliche Untersuchungsmethoden

Nachdem ich Ihnen nun die Anatomie und die Physiologie der Verdauungsorgane und der Verdauung im Darm vorgestellt und Laboruntersuchungen besprochen und bewertet habe, will ich mich den ganzheitlichen Untersuchungsmethoden zuwenden. Es gibt eine Vielzahl von Untersuchungsmethoden, die alle irgendwelche Messwerte und Ergebnisse produzieren. Schwierig wird es, wenn diese Untersuchungsergebnisse nicht reproduzierbar sind und wenn die Interpretation der Ergebnisse nicht zu den üblichen Gepflogenheiten passt.

Immer wieder kommen Patienten mit Stapeln von Untersuchungsergebnissen zu mir in die Sprechstunde. Bei Durchsicht der Unterlagen fällt dann auf, dass entweder Befunde falsch interpretiert werden (z.B. „das ist eine alte zurückliegende Infektion ohne aktuelle Relevanz", obwohl es sich um eine chronisch persistierende, also dauerhaft aktive, Infektion handelt) oder nur Normwerte ergeben. Diese laborchemisch gesunden Patienten sitzen aber nun mit Beschwerden vor mir. Die Schulmedizin hat alles versucht und ist zu keinem messbaren Ergebnis gekommen. Dann wird oft die Psyche bemüht. Der Reizdarm ist nach Definition auch ein psychosomatisches Krankheitsbild, wie ich in der Einleitung dargestellt habe.

Heilpraktiker, die nicht schulmedizinisch denken, und ganzheitliche Ärzte versuchen mit anderen Ansätzen, die Erklärungsschwäche der Schulmedizin bei chronischen Krankheitsbildern auszugleichen. Das kann zu sinnvollen Ergebnissen führen, aber auch zu unsinnigen Behandlungsansätzen. Ich habe Heiler erlebt, die sich in die Vergangenheit des Patienten begeben haben, und die dann darauf kamen, dass vor einigen Generationen einem Vorfahren des Patienten Schlimmes widerfahren sei und das sei jetzt der Grund für die Gesundheitsstörung. In solchen Fällen fällt es mir schwer, zu glauben, was ich höre und daraus eine sinnvolle medizinische Handlungsstrategie abzuleiten. Auch Darm- und Leberreinigungen ohne vernünftige Begründung, warum die Organe wie belastet sein sollten, die Gabe von Nahrungsergänzungsmitteln bei einem Mangel, ohne zu klären, warum der Mensch einen Mangel hat, sind dumm und sinnlos ausgegebenes Geld ohne wirklichen Wert für den Patienten. Wenn Amalgam die Leber belastet, dann gehört in erster Linie das Amalgam erstmal entfernt. So lange es aus den Zähnen weiter freigesetzt wird, brauche ich mich nicht um eine „Leberreinigung" oder Entgiftung zu kümmern. Sie putzen auch nicht bei Regen Fenster, oder?

Putzen Sie Ihre Fenster während es regnet?

Wenn jemand trotz regelmäßiger Gabe von Nahrungsergänzungen z.B. weiterhin einen Eisenmangel hat, dann liegt das nicht an der fehlenden Einnahme, es liegt an der fehlenden Aufnahme aus der Nahrung. Also muss zunächst geklärt werden, wer die Darmzellen so sehr schädigt, dass sie kein Eisen aufnehmen. Erst dann sollte man Eisentabletten nehmen. Viele der Reizdarmpatienten, die bei mir in die Praxis kommen, sind bei einem oder mehreren Heilpraktikern oder ganzheitlichen Ärzten gewesen und haben Blutuntersuchungen, die Mangelzustände nachweisen. Und dann haben sie teilweise 10 oder mehr Nahrungsergänzungen, die diese Mangelzustände behandeln sollen. Weitgehend erfolglos, wie ich immer wieder feststelle.

Die richtige Reihenfolge in einer sinnvollen Arzt-Patienten-Arbeitsbeziehung ist zunächst die Anamnese, dann eine Untersuchung, dann ggf. weiterführende Untersuchungen. Dann muss eine Diagnose gestellt werden. Dabei sollte es eine begründende Diagnose sein, also keine beschreibende. Die Diagnose Reizdarm sagt eben nur was man sieht, aber nicht, was der Grund ist. „Wurminfekt mit nachfolgend ausgelöster Nährstoffaufnahme und ausgelösten Nahrungsmittelunverträglichkeiten" dagegen ist eine ursächliche Diagnose, die sowohl die Bauchbeschwerden also auch die Nahrungsmittelunverträglichkeiten als auch die Mangelzustände nicht nur beschreibt, sondern erklärt. Erst wenn eine schlüssige und begründende Diagnose gestellt worden ist, sollte man eine Therapie festlegen. Und die muss sich dann am Patienten orientieren. Zuerst behandelt man in diesem Beispiel den Wurm, danach sind viele der Nahrungsmittelunverträglichkeiten schon weg und die Nährstoffaufnahme klappt wieder. Dann erst wird getestet, ob es noch Unverträglichkeiten gibt. Und erst wenn der Darm Gesundheit signalisiert, wird eine normale Nährstoffaufnahme wahrscheinlich. Dann erst macht die Gabe von Nährstoffen Sinn.

Wer sich unsicher ist, wird als Therapeut möglichst viele Untersuchungen einleiten und versuchen, irgendwelche Informationen zu bekommen, die ihm weiterhelfen. Viele von den Untersuchungen sind teuer und wenig zweckmäßig. Dazu finden Sie im Kapitel Laboruntersuchungen mehr. Ich veranlasse Untersuchungen nur, wenn von dem Ergebnis der Untersuchung eine für mich und den Patienten wichtige Therapieentscheidung abhängt. Einige Beispiele: Ob ein Knochen gebrochen ist oder nicht hat für die Behandlung einer Verletzung einen großen Einfluss, deswegen sind Röntgenbilder meistens sinnvoll. Eine Blutuntersuchung, die einen Erreger ausschließt, kann wichtig sein, eine Urinuntersuchung auf Bakterien mit gleichzeitiger Bestimmung der Antibiotikaresistenzen ist in vielen Fällen eine sinnvolle Untersuchung, weil sich daraus die mögliche Wahl eines Antibiotikums ergibt. Blutwerte zu kontrollieren, ohne eine akute Krankheit und ohne konkreten Anlass, ist unnötig. Wir haben alle einmal gelernt, dass die Anamnese zu 70% und die körperliche Untersuchung zu weiteren 15% zu einer richtigen Diagnose beiträgt. Erst danach kommen apparative Untersuchungen, die die Verdachtsdiagnose bestätigen oder verwerfen sollen. Wir haben auch gelernt, dass negative Befunde eine Erkrankung nicht ausschließen und dass selbst Röntgenbilder nicht immer eindeutig sind. Deswegen muss eine apparative Untersuchung oder eine Untersuchung von Körpermaterial zumindest danach hinterfragt werden, ob es Fehler bei der Handhabung der Tests gegeben haben könnte. Störfaktoren können Verhaltensfehler des Patienten sein (nicht nüchtern, geraucht, Medikamenten eingenommen, körperlich angestrengt) oder bei der Probenentnahme, Probenlagerung und -aufbereitung passieren.

Weil nach meinen und den Erfahrungen der Mitglieder unseres Arbeitskreises die schulmedizinischen Diagnosen oft beschreibend und nicht ursächlich sind und mit den akzeptierten Untersuchungsmethoden Ursachen oft nicht gefunden werden, haben wir uns entschieden, zusätzlich weitere alternative Untersuchungsmethoden zu erlernen und anzuwenden.

Die Fachgesellschaften, die sich für alternative Untersuchungsmethoden gründen, haben u.a. ein wichtiges Ziel. Sie wollen dafür sorgen, dass die Methode anerkannt wird. Das gelingt nur, wenn die Ergebnisse reproduzierbar sind. Dazu müssen die Techniken in irgendeiner Weise standardisiert sein, so dass man sie erlernen kann. Außerdem sollten die Untersuchungsmethoden zu verwertbaren Ergebnissen in dem Sinne führen, dass die daraus gestellten Diagnosen und daraufhin eingeleiteten Therapien zu einer Besserung oder gar Heilung des Patienten führen. Im Idealfall kann man sogar die schulmedizinischen Untersuchungsergebnisse erklären und einbeziehen.

Ich habe aus der Vielzahl von alternativen Untersuchungsmöglichkeiten für mich entschieden, dass IST-EAV nach Fonk und Professionelle Applied Kinesiology (PAK) die eben geschilderten Voraussetzungen erfüllen. Ich habe beide Techniken erlernt und kann sie beide bewerten. Aus meiner Sicht sind beide geeignet, chronische und sich teilweise überlagernde Krankheitsbilder auf Ursachen zurückzuführen und diese dann gezielt zu behandeln. Die Behandlungsergebnisse sprechen für sich. Und sie führen so manche schulmedizinische Diagnose ad absurdum. Denn manchmal ist doch das da, was laut (schulmedizinischer) Untersuchung nicht da sein kann.

Wie schon beschrieben, führen unterschiedliche Methoden zu unterschiedlichen Ergebnissen. In unserem Zentrum habe ich die Chance, beide Techniken nebeneinander und teils am gleichen Patienten einzusetzen. Die Ergebnisse stimmen in gut 80% überein. Das bedeutet, dass in etwa 20% der Fälle die eine oder andere Technik etwas findet, das mit der anderen nicht zu finden ist. Praktisch bedeutet es, dass z.B. bei einem Reizdarmpatienten mit 10 sich überlagernden Infekten jeder mit seiner Technik 8 findet. Im Vergleich kommen wir dann zusammen oft auf die vermeintlichen 100%, wobei auch denkbar ist, dass es Fälle gibt, in denen beide Techniken nicht alles entdecken. Wenn ich 8 von 10 Infekten ausheile, habe ich dem Patienten in jedem Fall geholfen. Und darum geht es. Ich will Ihnen die für mich wirklich bereichernden Techniken im Folgenden vorstellen. Wie gesagt, wir setzen sie neben den schulmedizinischen Methoden ein und sehen sie als Erweiterung des Untersuchungsspektrums, nicht als Ersatz.

EAV und IST-Diagnostik

Bei diesen Methoden handelt es sich um elektrophysiologische Messverfahren, bei denen der Stromwiderstand des Körpers an bestimmten Akupunkturpunkten gemessen wird.

Dr. Voll hat in den fünfziger Jahren des letzten Jahrhunderts die Messung von Stromwiderständen an Akupunkturpunkten in Deutschland bekannt gemacht. Nach ihm wurde die Elektroakupunktur nach Voll (EAV) benannt.

Die Tutzinger Internistin Dr. Ingrid Fonk hat die Voll´sche Methode weiterentwickelt. Sie führte ein standardisiertes Vorgehen ein und entwickelte den **I**mmun**s**ystemischen **T**estaufbau (IST).

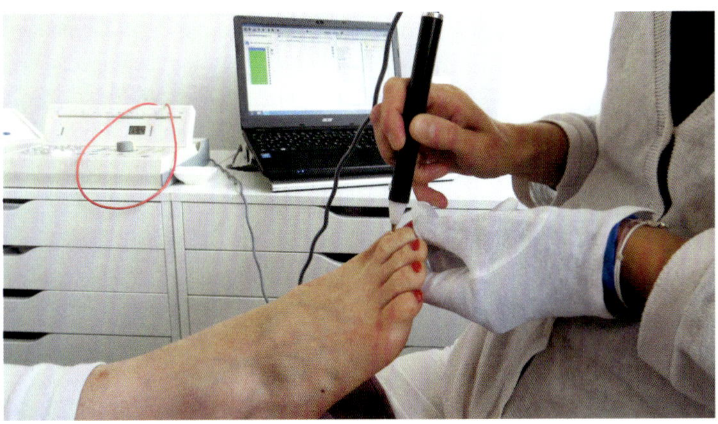

Bevor ich Ihnen das Verfahren, das mit Akupunkturpunkten arbeitet, erkläre, möchte ich Ihnen einiges zu Akupunkturpunkten, die eigentlich Akupunkturlöcher heißen müssten, und den möglichen Wirkmechanismen von Akupunktur darstellen.

Akupunkturpunkte und Meridiane

Die Traditionelle Chinesische Medizin (TCM) kennt einige Hundert Akupunkturpunkte und 14 Haupt-Meridiane, die einen Organbezug haben. Akupunktur ist heute in Europa allgemein akzeptiert. Man weiß, dass es Akupunkturpunkte gibt. Prof. Heine in Witten Herdecke hat diese auch anatomisch identifiziert. In Spektrum der Wissenschaft Heft 7 /1993, Seite 16 schreibt er:

„...Akupunktur, eine Therapieform der altchinesischen Medizin, hat sich inzwischen auch innerhalb der konventionell ausgerichteten Medizin etabliert, insbesondere zur Behandlung von Schmerzen. Mehr als zwei Drittel aller Einrichtungen zur Schmerztherapie in den alten Ländern der Bundesrepublik wendeten sie laut Schmerztherapeuten-Verzeichnis von 1989 an. Bestimmte ausgewählte Punkte der Körperoberfläche, die Organen oder Körperteilen zugeordnet sind, werden dabei mit dünnen Nadeln gestochen und so stimuliert; statt Nadeln können auch elektrische Wechselströme oder Laserlicht den Reiz setzen.

Die Wirkmechanismen der Akupunktur lassen sich im Kontext moderner naturwissenschaftlicher Medizin schon recht gut erklären. Wie neurophysiologische Untersuchungen gezeigt haben, reizt der Akupunkturstich schnell leitende sensible Nervenfasern der Haut (bei tieferem Stich auch die aus dem betroffenen Muskelbereich), deren Impulse auf Rückenmarksebene die langsamer leitenden Fasern aus den inneren Organen gewissermaßen überlaufen – und zwar durch Aktivierung hemmender Zwischennervenzellen (Interneuronen). Über schmerzverarbeitende Zentren im Hirnstamm erfolgt dann eine unbewusste, vegetative Reaktion, über Wahrnehmungsfelder der Großhirnrinde eine bewusste. Die von der Rinde in das Rückenmark absteigenden Bahnen sorgen wiederum für eine Aktivierung hemmender Interneuronen, so dass die langsame Erregungsleitung aus den inneren Organen abermals überrundet wird. In Gehirn und Rückenmark werden dabei schmerzhemmende körpereigene Opiate ausgeschüttet...“

...

Nach Ronald Melzack von der Mc-Gill-Universität in Montreal (Kanada) stimmen knapp 80 Prozent der Akupunkturpunkte mit sogenannten Triggerpunkten überein: eng umschriebenen Stellen innerhalb eines Bereichs der Körperoberfläche, dessen sensible Nervenversorgung im Rückenmark auf der gleichen Segmenthöhe liegt wie die vegetative Innervation bestimmter innerer Organe; bei Erkrankungen dieser Organe werden die Areale und insbesondere diese Punkte reflektorisch übererregt und druckempfindlich. Außer diesem Reflexweg von den Eingeweiden zur Haut gibt es auch den umgekehrten von der Haut zu zugeordneten inneren Organen, und das macht man sich auch bei der Schmerzbehandlung solcher Erkrankungen zunutze...“

...

„...Die anatomische Struktur der klassischen Akupunkturpunkte war bislang umstritten; häufig wurde sogar die Meinung vertreten, es gäbe überhaupt kein anatomisches Korrelat.

Die Suche konzentrierte sich auf punktförmige Endigungen von Hautnervenästen. Sie musste so lange vergeblich bleiben, wie nicht nach dem Begriff des Punktes gefragt wurde – denn das, was in der westlichen Kultur als Punkt bezeichnet wird, bedeutet im alten Mandarin-Chinesisch Loch, Xue.

Diese Erkenntnis führte mich an der Universität Witten-Herdecke auf die richtige Spur. Zwischen Haut und Muskulatur ist die oberflächliche Körperfaszie (Fascia corporis superficialis) eingeschaltet, ein Bindegewebe, das im Wesentlichen aus kollagenen Fasern besteht. Sie ist schon mit bloßem Auge erkennbar – regelrecht perforiert: Durch scharf umschriebene runde bis schlitzförmige Öffnungen von 2 bis 8 Millimetern Durchmesser tritt je ein Nerven-Gefäß-Bündel, eingehüllt in lockereres, wasserreiches Bindegewebe (Bild 1). Daraus erklärt sich auch die seit längerem bekannte höhere elektrische Leitfähigkeit im Bereich eines Akupunkturpunktes gegenüber dessen Umgebung..."

...

„...wird beim Nadelstich, der wohlgemerkt nicht den Nerv selbst treffen darf, die negativ geladene extrazelluläre Matrix im Punktbereich kurzgeschlossen; sich fortpflanzende Ladungsveränderungen am Nerv sind die Folge. Vielleicht ist daran das bei richtig ausgeführter Akupunktur auftretende, schwer beschreibbare Qi-Gefühl (gesprochen: Chi) gekoppelt, das als kräftigender, den Körper durchziehender Wärmestrom erlebt wird..."

Zusammenfassend: Es gibt nachweisbare Akupunkturpunkte. Diese stellen sich als Löcher in der Körperfascie dar und haben einen Bezug sowohl zum Bindegewebe als auch zum Nerven- und Gefäßsystem und weisen eine erhöhte Leitfähigkeit gegenüber dem umliegenden Gewebe auf. Mit Nadeln, Laser-Licht oder Strom kann man Reize setzen, die entlang der Energiemeridiane (für die es Hinweise, aber bisher kein strukturelles Korrelat gibt) fortgeleitet werden und im Zentralnervensystem, an den inneren Organen und im Bindegewebe Effekte auslösen.

Das Vorhandensein von Punkten mit abweichender Leitfähigkeit hat aber bereits viel früher das Interesse der Forscher geweckt. Wie die Urväter der Elektroakupunktur vermuteten und Professor Hartmut Heine später beweisen konnte, haben Akupunkturpunkte eine erhöhte Leitfähigkeit oder anders herum: sie haben einen erniedrigten Hautwiderstand gegen Strom. Nachdem die Chinesen seit über 2000 Jahren mit Akupunktur erfolgreich behandeln, lag für die Forscher nahe, dass man diese Punkte möglicherweise zur Diagnostik benutzen und dazu elektrische Messverfahren einsetzen könnte.

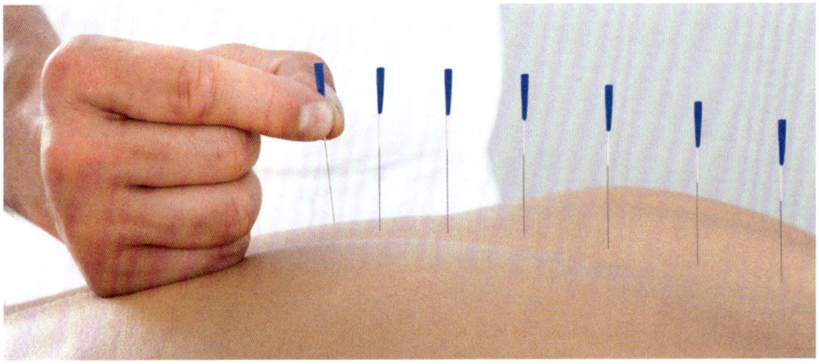

Wikipedia:

Der Begriff Elektroakupunktur geht auf den französischen Arzt Roger de la Fuye (1890–1961) zurück,[1] der ein erstes Elektroakupunkturgerät entwickelte. Der Franzose Niboyet war in diesem Zusammenhang der Meinung, dass die Akupunkturpunkte der TCM sich durch einen unterschiedlichen elektrischen Hautwiderstand von der umliegenden Haut unterscheiden würden. Derselben Ansicht war auch Richard Croon, der eine Elektroneuraldiagnostik entwickelte. Zu Beginn der fünfziger Jahre wurde das Prinzip einer Elektroakupunktur in Deutschland von den Ärzten W. Schmidt in Dachau und Schick in Stuttgart weiter untersucht.
Größere Verbreitung hat die Elektroakupunktur durch die Arbeiten des deutschen Arztes Reinhold Voll (1909–1989) erfahren, die zur Einführung der Elektroakupunktur nach Voll (EAV) führten.

....

An verschiedenen Akupunkturpunkten wird der elektrische Hautwiderstand gegenüber einem Bezugspunkt gemessen. Dieser Bezugspunkt kann eine berührte Handelektrode oder ein anderer elektrisch leitender Gegenstand sein, der mit dem Patienten verbunden ist. Nach Voll soll der gemessene Widerstand zwischen etwa 10 Kiloohm und maximal 4 Megaohm betragen, bei einem Messstrom von 10 Mikroampere. [2]. Der ermittelte Messwert wird bei den Geräten als eine Zahl zwischen 0 und 100 angezeigt. Der Wert 0 soll den höchstmöglichen Hautwiderstand anzeigen, der Wert 50 soll dabei einem Widerstand von 95 Kiloohm entsprechen und der Wert 100 wäre mit einem Kurzschluss (0 Ohm) vergleichbar. Diese Widerstandsmessung soll Aufschluss über Störungen im Körper liefern. Diese Störungen sollen dann mittels Nosoden (höchstverdünnten, aus „Krankheitsprodukten" gewonnenen Substanzen, denen von der homöopathischen Lehre heilsame Wirkungen zugeschrieben werden) geheilt werden.
Zur Ermittlung des geeigneten homöopathischen Mittels wird ein Resonanztest durchgeführt: in das Gerät zur Hautwiderstandsmessung werden Proben verschiedener Mittel eingebracht und die Reaktion des Messgeräts beobachtet.

Wichtig ist in diesem Zusammenhang, dass die im Wikipedia-Artikel dargelegte (und hier nicht zitierte, aber im Internet zu lesende) Wirkungslosigkeit der EAV unwichtig ist.

Es geht bei der EAV zunächst nur darum, dass man den Zustand des Körpers über bestimmte Akupunkturpunkte und die zugehörigen Meridiane abfragt. EAV und alle daraus entstandenen Verfahrensvarianten sind in erster Linie Untersuchungsmethoden und dienen einer Diagnosestellung. Die Therapie über Ströme, die später in die Entwicklung der Bioresonanzgeräte mündete und heute noch angeboten wird, ist zunächst nicht das Interesse Volls gewesen. Eine therapeutische Wirkung ist nicht Ziel der Methode. Deswegen kann man von einer Wirkungslosigkeit nicht sprechen.

Gleichwohl lassen sich Ströme applizieren und diese haben auch Effekte auf die Regulation des Organismus. Die aufgeführte Kritik, dass man z.B. durch unterschiedlichen Druck die Messwerte beeinflussen kann, stimmt zunächst. Allerdings werden Therapeuten so ausgebildet, dass sie lernen, mit ähnlichem Druck reproduzierbar zu messen. Untersuchungen von Prof. Schurk an der Universität Göppingen haben in mehrfachen Tests bewiesen, dass eine Veränderung der Messwerte reproduzierbar ist und sich tatsächlich für den Messenden eindeutig darstellt. Der messende Untersucher kann also die Messergebnisse vergleichen und Unterschiede innerhalb seiner Einzelmessung als Aussage verwerten.

Gibt man eine Substanz in den Messkreis, die den Organismus des Menschen beeinflusst, so ist diese Veränderung mit der Methode messbar. *(I.Fonk: Krankheit ist messbar, AKSE-Verlag 1. Auflage 2011, S. 40 und S.67)* Man nennt diese Form der Konfrontation des Körpers mit Substanzen Resonanztest. Reagiert der Körper auf eine Substanz – meistens eine homöopathische Krankheits- (erreger-) zubereitung – dann geht er damit in „Resonanz", die Messwerte verändern sich. Substanzen, auf die er nicht reagiert, lösen keine messbare Veränderung aus. Gemessen werden können sowohl Homöopathica als auch normale schulmedizinische Mittel (z.B. Antibiotika) oder Heilpflanzenzubereitungen. Die Idee ist, dass die in Resonanz tretenden homöopathischen Erreger- oder Krankheitszubereitungen anzeigen, dass dieser Erreger/diese Krankheit eine Rolle im Krankheitsgeschehen des Patienten spielt. Damit kann durch die in Resonanz getretenen Zubereitungen eine Diagnose gestellt werden.

IST-EAV

(Immunsystemischer Testaufbau-Elektroakupunktur nach Voll)

IST-EAV wurde, wie bereits eingangs beschrieben, von der Tutzinger Internistin Dr. Fonk entwickelt und ist eine Weiterentwicklung der Elektroakupunktur nach Voll, bei der durch ein besonderes standardisiertes Vorgehen reproduzierbare Ergebnisse erreicht werden. Diese Ergebnisse können andere Therapeuten, die nach der gleichen Methode arbeiten, direkt verwenden. Das spart nicht nur Doppeluntersuchungen, es belegt vor allem deutlich, dass unterschiedliche Therapeuten mit der gleichen Methode zu gleichen Ergebnissen kommen. Damit ist diese Methode lehrbar, erlernbar und liefert, anders als in den bei Wikipedia zitierten Publikationen behauptet, reproduzierbare und damit verwertbare Ergebnisse.

Messpunkte der Hand

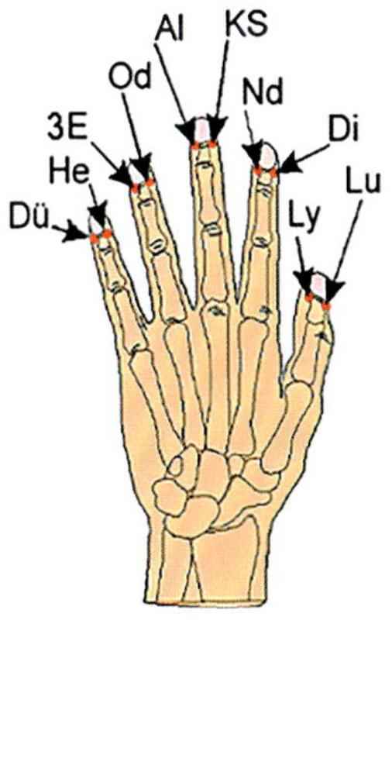

Messpunkte am Fuß

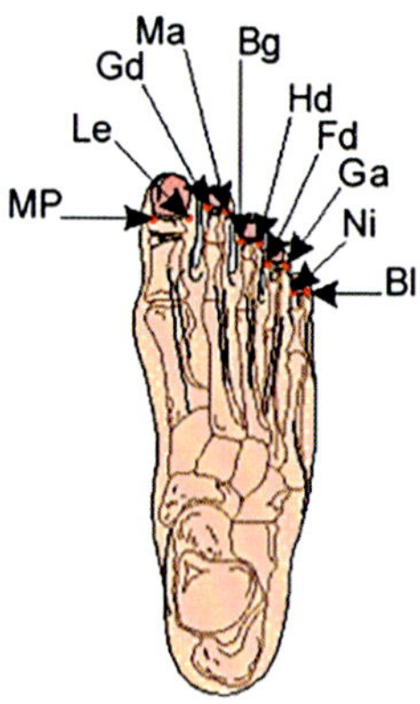

GRS-Punkt am Fuß

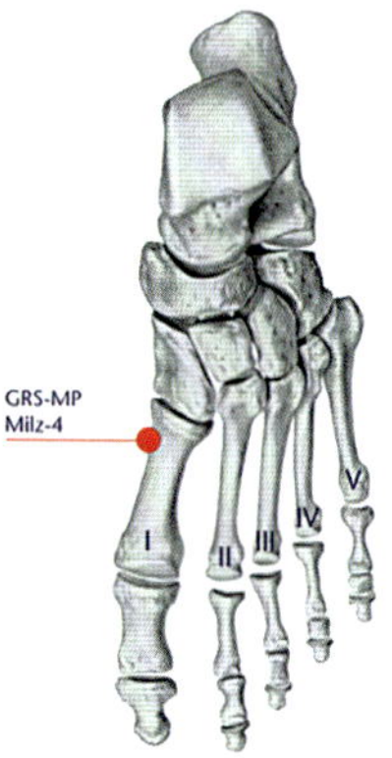

Voraussetzung ist die solide Ausbildung des Untersuchers. Das Grundprinzip der IST-Diagnostik ist ein standardisierter Basisausgleich. Zunächst werden alle Kontrollpunkte der Meridiane durchgemessen und die jeweiligen Messwerte notiert. Dann erfolgt eine Besonderheit im Vergleich zu allen anderen EAV-Testverfahren: Am linken Fuß identifizierte Dr. Fonk einen Messpunkt, der als GrundRegulationsSystem (GRS)- Messpunkt einen übergeordneten Charakter hat. Wie bei einem Sicherungskasten einer Hauselektrik kann hier zentral gesehen werden, ob etwas in der grundsätzlichen Regulation des Körpers nicht funktioniert. Gelingt es, die Störungen zu finden, die das Grundregulationssystem stören, sind häufig auch schon viele der Störungen, die man an den jeweiligen Meridianpunkten findet, entdeckt.

Homöopathische Zubereitungen, bestehend aus dem Erreger selbst oder Blut, Sekret, Eiter eines Erkrankten, entsprechend dem homöopathischen Arzneibuch aufgearbeitet und potenziert, sind die Testsubstanzen. Man nennt solche Zubereitungen **Nosoden**. Auf diese Nosoden reagiert der Proband mit Änderungen seiner Messwerte. Dr. Fonk fand oft die gleichen Erreger und Krankheiten, die das GRS störten, auch in den Meridianmesspunkten. Sie identifizierte eine Gruppe von Erregern und Substanzen, die sie Immun-Schlüsselpathogene nannte und in drei Gruppen einteilte. Erst nach vollständigem Ausgleich des GRS-Punktes erfolgt die Kontrolle der einzelnen Meridianpunkte erneut. Messbare Störungen in einem, einem Organ zugeordneten Meridian, bedeutet, dass das betreffende Organ krank ist oder eine Funktionsstörung aufweist. Die IST-Untersuchung ist besonders geeignet, versteckte chronische Infekte, Materialunverträglichkeiten, chronische Vergiftungen oder Umweltbelastungen aufzuspüren und den jeweiligen Einfluss auf die Organsysteme des Körpers aufzuzeigen.

Welche Voraussetzungen für eine Untersuchung gibt es?

Am Tag der Untersuchung sollte der Patient normal essen und ausreichend trinken. Bitte nicht alkoholisiert zur Messung erscheinen und mindestens drei Stunden nicht rauchen. Längere Feiern am Vorabend der Messung können die Ergebnisse beeinträchtigen und sollten unterbleiben. Der zu Untersuchende sollte bequeme Bekleidung ohne Kunststoff tragen und auf Schmuck und BH´s, die Bügel enthalten, verzichten. Bei der Messung sollten sich kein Kunststoff und kein Metall auf der Haut befinden. Da zur Messung nackte Haut an Fuß und Hand benötigt wird, sollten Strumpfhosen gemieden werden. Hautpflegemittel können die Messung stören und sollten am Untersuchungstag nicht angewendet werden

Wenn Patienten Medikamente nehmen müssen, sollten sie nur das, was unbedingt nötig ist, einnehmen und auf Nahrungsergänzungen (Vitamine, Mineralien etc.) verzichten. Vor der Messung sollte man kein Kaugummi kauen (Kunststoffbelastung!). Zur Messung sollte eine Probe aller Medikamente und Nahrungsergänzungen mitgebracht werden, die - auch gelegentlich - eingenommen werden. Diese Mittel werden zur Testung benötigt.

Die Erstdiagnostik dauert üblicherweise 60 Minuten bis 90 Minuten, in besonderen Fällen auch einmal länger. Kontrolluntersuchungen werden mit ca. 30-60 Minuten veranschlagt.

Ergebnisse:
Die Ergebnisse liegen sofort nach der Messung vor. Anhand der Ergebnisse lassen sich die gestörten Organsysteme benennen und darstellen, welche Erreger oder Störungen dieses Organ beeinträchtigen. Oft beeinflussen Erreger mehrere Organsysteme. So kann beispielsweise eine chronische, aber aktivierte, Ebstein-Barr-Infektion sowohl Leberprobleme (Stoffwechsel) als auch Gelenkbeschwerden oder Halsschmerzen und Infektanfälligkeit auslösen. Viren können im Allgemeinen nicht nur Schleimhäute im Körper (Gelenke, Magen, Darm, Atemwege) beeinträchtigen, sondern auch zu Herzrhythmusstörungen führen.

IST-EAV ist der klassischen schulmedizinischen Diagnostik immer dann voraus, wenn es um chronische Krankheitsbilder geht, bei der die Schulmedizin nur symptomatische Behandlungen kennt und Ursachen nicht benennen kann. Der besondere Vorteil der Methode ist, dass sie mehrere sich überlagernde Ursachen, wie Infekte und Umweltbelastungen, Zahnmaterialunverträglichkeiten und Strahlenbelastung, sowie chronische stille Entzündungen **gleichzeitig** nachweisen kann. Die Therapie muss dann angepasst erfolgen. Neben Homöopathie kommen auch Allopathie (schulmedizinische Medikamente) aber auch mögliche Eingriffe (z.B. Zahnarzt/ HNO-Arzt) oder Ernährungsumstellungen in Frage.

Professionelle Applied Kinesiology (PAK)

Der Begriff Kinesiologie (engl. Kinesiology) ist nicht geschützt. Unter ihm subsummieren sich eine Vielzahl von Techniken und Therapeuten. Wegen der nicht einheitlichen Test- und Sichtweise wird Kinesiology – wie ich meine zu Unrecht – in den Bereich der unseriösen Medizin, ja gar der Scharlatanerie, gedrängt. Allerdings tummeln sich durchaus unseriöse Anwender unter der genannten Bezeichnung.

In Deutschland haben sich verschiedene Fachgesellschaften um mehr Seriosität bemüht. Insbesondere eine einheitliche Lehre und damit festgelegte Standards bezüglich der Diagnostikverfahren sollen den Anspruch begründen, eine ernstzunehmende Untersuchungsmethode zu sein. Forschungen laufen, da aber bisher nicht genau klar ist, wie der Muskeltest, auf dem die Methode basiert, wirklich detailliert funktioniert, ist die Methode angreifbar und derzeit nur als Außenseitermethode anzusehen. In Deutschland hat sich die Fachgesellschaft DAEGAK (Deutsche Ärztegesellschaft für Applied Kinesiology) gegründet und bezeichnet die von ihr gelehrte Methode als PAK (Professionelle Applied Kinesiology), um sich von anderen abzuheben. Sie gibt hohe Standards vor und orientiert sich an den Vorgaben der internationalen Fachgesellschaft ICAK (International College of Applied Kinesiology).

Auf der Homepage der DAEGAK findet man folgende Definition:

Applied Kinesiology (AK) ist eine ganzheitliche Untersuchungs- und Therapiemethode, die auf der manuellen Testung von Muskeln basiert. Die AK ermöglicht strategisch die Suche nach Auslösern für immer wiederkehrende Beschwerden. Häufig liegt die Ursache fernab vom Symptom und es bestehen komplexe Wechselbeziehungen zwischen den Bereichen Struktur (Muskeln und Gelenke), Biochemie (z.B. Stoffwechselprobleme, Allergien oder Umweltgifte) und Psyche (z.B. emotionale Ursachen wie Stress oder seelische Traumata).

Die Grundlage der Methode bilden spezifische Muskeltests, die die Funktion der Muskeln und der neuromuskulären Feedbackschleife untersucht, über die die Muskeln durch das Nervensystem gesteuert werden. Das Nervensystem wird durch Einflüsse (Reize) der Innenwelt und der Außenwelt des Organismus beeinflusst. Funktionsänderungen durch diagnostische Reize stellen schließlich den Schlüssel der diagnostischen Prozesse der AK dar.

Die AK ermöglicht die Verbindung zwischen verschiedenen medizinischen Fachgebieten, die oft nur einzeln betrachtet werden. Es können diagnostische Zusammenhänge hergestellt und eine individuell optimierte und nachhaltige Therapie eingeleitet werden. Die AK wird nur von Personen mit einem staatlich anerkannten therapeutischen Diplom gelehrt und unterscheidet sich so von Formen der Laien-"Kinesiologie".

Quelle: http://www.professional-ak.eu/applied-kinesiology/applied-kinesiology-ak/

Applied Kinesiology ist eine in den 60er Jahren des letzten Jahrhunderts in den USA von einer Arbeitsgruppe um den Chiropraktor George Goodheart erarbeitete Untersuchungsmethode. Sie begann praktisch orientiert, d.h. die Chiropraktoren waren keine Ärzte, die verschreibungspflichtige Medikamente nutzen konnten. Sie arbeiteten manuell und kümmerten sich primär um Muskel- und Gelenkbeschwerden. Die Besonderheit der Gruppe um Goodheart war aber, dass sie nicht nur die Muskeln direkt beeinflussende Behandlungstechniken fanden, sondern, dass sie die Muskelfunktion zuvor testeten. Es entstand das Konzept, dass schwache Muskeln (= neurologisch gehemmte und deswegen nicht funktionsfähige Muskeln) dann wieder „normal" funktionieren, wenn man die Ursache findet und beseitigt. Am Anfang wurde in unzähligen Versuchen erfasst, welche Muskelbehandlungen zu welchen Ergebnissen führt und wie sich unter der Behandlung die Muskelfunktion veränderte. Später wurden Substanzen eingesetzt, die auch den Chiropraktoren zur Verfügung standen: Vitamine, Fettsäuren, Aminosäuren, Pflanzenextrakte etc. konnten bei bestimmten Muskeln in bestimmten Situationen die Muskelfunktion bessern und eine normale Muskelsteuerung wieder herstellen. Daraus entwickelte sich in nun etwa 50 Jahren eine Untersuchungsmethode, die in der Lage ist, Einflüsse auf den Körper messbar zu machen und Behandlungsansätze daraufhin zu prüfen, ob sie den jeweiligen Befund zu bessern vermögen. Dazu bedienen sich die mit Applied Kinesiology arbeitenden Therapeuten verschiedener Techniken aus verschiedenen Bereichen. So kommen z.B. Akupunkturpunkte und Stimulierung dieser Punkte, osteopathische Techniken, Massagen, Injektionstechniken, Homöopathie, Allopathie, psychische und ernährungsmedizinische Ansätze zusammen. Heute versucht man das Konzept des Muskeltests und die Effekte der von außen auf den Organismus einwirkenden Einflüsse auf die Muskelfunktion wie folgt zu erklären:

Hans Garten:

Es werden mittels manueller Funktionsprüfung neurologische Funktionszustände erfasst und therapeutisch verändert. Noziaktivität geht mit Muskelinhibition (Muskelhemmung) einher, die mittels manuellem Muskeltest ebenso wie mittels maschineller Testung erfasst werden kann: Probieren Sie doch mal mit einer schmerzenden Schulter die Hantel zu heben, die Sie sonst problemlos gehoben haben. So liegt es auf der Hand, dass ein Muskel wie der Deltoideus (Schultermuskel), der durch die zervikale Wurzel C5/6 innerviert wird, bei Noziaktivität („Blockierung") in diesem Segment inhibiert sein KANN, bei schmerzende Schulter mit höchster Wahrscheinlichkeit inhibiert sein muss. Wenn dies nicht im Ausgangstest der Fall ist, kann die (möglicherweise stille) Noziaktivität durch eine diagnostische Provokation verstärkt werden und der Muskel wird für kurze Zeit nachfolgend inhibiert wahrgenommen. Mechanorezeptoraktivierung hemmt Noziaktivität, Normalisierung der Bewegungsradien der assoziierten Gelenke ebenso wie manuelle mechanische Maßnahmen an den Weichgeweben liefern den notwendigen Mechanorezeptoren-Input, sodass es zu einer Normalisierung von Muskelfunktion kommen kann - die ist testbar, (Quelle Wikidiskussion http://www.wikipedia.applied-kinesiology.org/index.php?title=Diskussion_der_Medizinredaktion_von_Wikipedia, 1.1.2016)

Meine Erklärung für Laien:
Nozizeptoren sind freie Nervenendigungen im Gewebe, die dem Zentralnervensystem den Zustand im Gewebe melden. Nozizeptoren kann man in drei Gruppen unterteilen:

1. A-Mechanonozizeptoren, die auf starke, vor allem spitze Reize reagieren
2. A-polymodale Nozizeptoren, die zusätzlich auch auf Hitze und starke chemische Reize reagieren
3. C-polymodale Nozizeptoren, die auf alle drei Reize reagieren *(nach Wikipedia Jan 2016)*

Wenn freie Nervenendigungen gereizt werden, entsteht eine Kaskade von Nervenreizen, die auch das Zentralnervensystem einschließen, und die dazu führen, dass die betroffenen Muskeln in ihrer Funktion gehemmt werden. Bei bestehenden Schmerzen ist das leicht nachzuvollziehen: man mag sich nicht bewegen, weil dadurch der Schmerz deutlicher zu spüren ist. Allerdings gibt es unterschwellige Hemmungen (stille Noziaktivität), die nicht als Schmerz imponieren, sondern sich allenfalls als Funktionsstörung nachweisen lassen. Diese unterschwellige Hemmung kann durch Zusatzreize verstärkt werden, so dass der Muskel für kurze Zeit gehemmt wird. Man sieht dann im Muskeltest eine Muskelschwäche.

Wenn man die zu den betroffenen Muskeln und Gelenken gehörenden Mechanorezeptoren (diese messen die Gewebespannung in Muskeln, Sehnen und Weichteilgewebe) aktiviert, wird die Aktivität der Nozizeptoren gehemmt. Der Schmerz verschwindet, die durch die Nozizeptoren ausgelöste Hemmung verschwindet und der Patient kann seinen Muskel oder sein Gelenk besser und schmerzärmer oder gar schmerzfrei bewegen.

Ohne ganz genau zu wissen, wie das funktioniert, verwende ich die AK seit Jahren in meiner Praxis und vor allem im Leistungssport. Alle meine Athleten kennen die Technik und wissen, dass damit schnelle und präzise Diagnosen und damit sehr gezielte Behandlungen möglich sind. Im Beachvolleyball gibt es nur 5 Minuten Verletzungsauszeit, dann muss der Spieler einsatzfähig und leistungsfähig sein. Deswegen verfüge ich über viel Erfahrung in der schnellen und gezielten Identifizierung und Behandlung von Problemen des Bewegungsapparates im Leistungssport. Meine Athleten geben mir innerhalb von Minuten die Rückmeldung, ob meine Maßnahmen erfolgreich waren und ob sie, die Sportler, leistungsfähig sind. Mehr als 10 Europameistertitel, zwei Weltmeistertitel und zwei Olympiasiege für Deutschland sind so möglich geworden. Warum ich das so schreibe?

Nun: wenn der Mechanismus nicht abschließend geklärt ist und es objektive Studien, die wissenschaftlichen Ansprüchen genügen (noch) nicht gibt, dann können nur Ergebnisse zählen, also das, was am Ende dabei rauskommt. Über 2000 Jahre lang haben die Chinesen Akupunktur betrieben ohne zu wissen, wie ein Akupunkturpunkt aussieht und was es im Gehirn bewirkt, wenn man ihn nadelt, aber sie haben damit so erfolgreich gearbeitet, dass die Methode inzwischen hier, zumindest bei bestimmten Indikationen, von den gesetzlichen Krankenkassen bezahlt wird. Weil sie hilft, nachweislich hilft. Und gleiches kann man über Massagen und Osteopathie sagen. Studien, die belegen, dass es den Menschen bessergeht, wenn sie entsprechend behandelt wurden, als jenen, die nicht oder klassisch schulmedizinisch therapiert wurden, zeigen, dass es um den Outcome, also das Ergebnis, geht. Daran machen Krankenkassen die Erstattung letztendlich fest – und nicht an den geforderten Studien, die den Anforderungen der evidenzbasierten Medizin entsprechen.

Bei PAK kann man davon ausgehen, dass die, die Methode gelernt und geübt haben und sie der Lehre entsprechend anwenden, einen nachweisbaren Vorteil für ihre Patienten erzielen. Aber auch hier gilt: es ist eine Untersuchungsmethode und keine Behandlung.

Das Denkmodell der PAK basiert auf Zusammenhängen im Körper, die man verkürzt so darstellen kann: Ein Muskel, der ihn versorgende Nerv, und das Wirbelsäulensegment, aus dem der Nerv kommt, bilden eine Einheit. Darüber hinaus gibt es Bezüge zwischen Organen und Muskeln, es gibt also Magen-Muskeln und Nieren-Muskeln etc. Weiterhin gibt es Akupunkturpunkte und –Meridiane (Siehe oben, Kapitel IST-Diagnostik), die ebenfalls einen Bezug zu Organen und deren assoziierten Muskeln haben. Zähnen kann man einen Bezug zu Organen zuordnen und entsprechende Zusammenhänge testen. Aus diesen Zusammenhängen ergeben sich für den Therapeuten Ursachen und Folgen, die die Schulmedizin so nicht nachvollziehen kann. Organstörungen können Zahnprobleme machen und umgekehrt. Organe stören Muskelfunktionen, die ohne Korrektur des Organproblems nicht dauerhaft zu beheben sind. Blockaden der Wirbelsäule können Störungen im Bewegungsapparat auslösen, ihrerseits aber auf Probleme des zum Wirbel gehörenden Organsystems hinweisen. Alle diese Zusammenhänge können über den Muskeltest aufgedeckt werden, weil das regulierende Nervensystem unter entsprechenden Testbedingungen den Testmuskel eben gerade nicht mehr regulieren kann. Psychische Faktoren, Traumata und Narben können ebenfalls das uns regulierende Nervensystem zur Überlastung bringen.

Der kinesiologische Muskelfunktionstest ist also ein auf einem grundsätzlich intakten Nervensystem basierender Test, der die Regulation dieses Systems unter verschiedenen Bedingungen prüft. Das ist wichtig, weil viele Patienten meinen, der Therapeut teste die Kraft. Er testet aber die Regulationsfähigkeit des Systems Körper anhand eines Muskelfunktionstests, und nicht dessen objektive Kraft. Wer aufgrund einer Erkrankung, einer generalisierten Muskelfunktionsstörung oder eines Unfalls mit Verletzung des Nervensystems keine normale Funktion der Muskel-Nerv-Funktionseinheit hat, kann nicht getestet werden. Hierunter fallen auch Erkrankungen wie Amyotrophe Lateralsklerose (ALS), Muskeldystrophien, Myasthenie, Multiple Sklerose in fortgeschritteneren Stadien, sowie alle Hirnfunktionsstörungen, die die Motorik beeinträchtigen, z.B. nach Schlaganfällen etc..

Säuglinge und Kleinkinder, die ihre Muskeln noch nicht gezielt einsetzen können, können ebenfalls nicht direkt, wohl aber über Dritte, also Mutter, Vater, Arzthelferin u.a. getestet werden. Man nennt einen solchen Test über eine dritte Person Surrogattest. Ein Test ist immer dann möglich, wenn der Patient eine normale funktionierende Regulation des Nervensystems und des Muskels hat. Das wird eingangs getestet. Der Untersucher sucht einen Testmuskel, der primär stark ist und sich durch einen entsprechenden Reiz schwächen lässt. Es gibt verschiedene Methoden einen starken Muskel kurzzeitig zu schwächen. Nur wenn der Testmuskel stark ist und sich schwächen lässt, sprechen wir von einem normotonen (normal funktionierenden) Muskel.

Die Reize, die man setzen kann, werden entweder als Challenge (Herausforderung) oder als TL (Therapielokalisation) bezeichnet. Die TL besteht z.B. in der Berührung von Akupunkturpunkten (Alarmpunkten), von denen man weiß, dass sie einen Bezug zu stimmten Organsystemen haben. Ist das Organ gesund, verändert die TL zu dem entsprechenden Organpunkte den normalen Muskel in seiner Funktion nicht. Ist das Organ in irgendeiner Form nicht in Ordnung, wird die TL den Testmuskel schwächen. Eine TL kann es auch, unabhängig von Akupunkturpunkten, überall dort geben, wo Gewebe nicht in Ordnung ist. Entzündungen, sichtbare (z.B. Furunkel) und unsichtbare (z.B. stille Zahnentzündungen), schwächen den vorher normalen Testmuskel, wenn sie berührt werden. Narben können ebenso reagieren, wobei Narben nicht immer sichtbar sein müssen. So ist ein vor Jahren abgelaufener Muskelfaserriss vielleicht der Auslöser für immer wiederkehrende Störungen im Bewegungsapparat. Er ist nicht sichtbar, kann aber als Narbe verstanden werden.

Challenges (Herausforderungen) sind Reize, die während der Testung zusätzlich gesetzt werden. Dabei kann man Reize unterscheiden,

- die aus dem Körper kommen (bewegt man einen verrenkten Wirbel noch weiter in die gestörte Richtung kann er den Testmuskel beeinflussen, auch wenn er das in der einfachen Fehlstellung noch nicht tut, oder beißt man bei Zahnfehlstellungen zu, kann dieser Zubiss den Druck auf das Bisssystem so verstärken, dass plötzlich Testmuskeln geschwächt werden, die bei der direkten Testung noch unauffällig bleiben, also ohne den Zusatzstress vom Nervensystem normal angesteuert werden können)
- die von außen zugeführt werden (Gabe eines Toxins, eines Medikamentes, einer Nosode, eines Nahrungsmittels, eines Geruchs, Geräusches oder die Formulierung eines Themas, das mit psychischen Belastungen verknüpft ist)

Wichtig ist für den Untersucher, ob er eine Veränderung der Regulation bekommt. Diese zeigt ihm an, dass er dort, wo er untersucht, bei diesem Patienten richtig ist. Manchmal reicht das Einrenken eines Wirbels (s.o.), manchmal das Weglassen eines unverträglichen Medikaments, um Probleme zu lösen. In vielen Fällen sind aber mehrere sich überlagernde Störungen ursächlich. Das gerade macht die Schwierigkeit für den Therapeuten aus. Deswegen sind Erfahrung und permanente Fortbildung so wichtig. Es kann sein, dass nicht nur ein Nahrungsmittel nicht vertragen wird, sondern dass der Darm grundsätzliche Probleme hat, die es zu identifizieren und dann zu therapieren gilt. Infekte mit Würmern, Pilzen, Bakterien und Viren können gleichzeitig vorkommen und bedürfen der vollständigen Aufklärung.

Auch die PAK-Therapeuten arbeiten mit Erreger- und Krankheitszubereitungen, den Nosoden (Siehe Kapitel IST-Diagnostik S. 144). Nosoden, mit denen der Körper in Resonanz geht, zeigen an, dass dieser Erreger dem Körper Probleme bereitet. Während sich das bei der IST-Untersuchung in veränderten Messwerten zeigt, reagiert bei der PAK der Muskel im Test verändert.

Es ist meine Erfahrung und nicht offizielle Lehrmeinung der PAK, dass eine Nosode, die einen normotonen (=ungehemmten) Muskel schwächt (=hemmt), gleichzeitig auch als Therapienosode erfolgreich eingesetzt werden kann. In der richtigen Potenz kann aus Sicht der IST-Therapeuten, der ich mich anschließe, eine Nosode das System ausgleichen, die neurologische Fehlregulation beseitigen und zu normaler Funktion und damit zur Genesung, führen. Damit sind die Testnosoden im Grundsatz auch Therapienosoden. Aber auch andere Medikamente, wie Antibiotika, Wurmmittel, Heilpflanzen, homöopathische Einzelmittel können durchaus Störungen beseitigen. Der Therapeut testet die durch PAK gefundene Störung darauf, ob sie durch ein oder mehrere Mittel oder Maßnahmen, wie Massagen oder Akupunktieren ausgeglichen werden kann und im Test zu einer Normalisierung der Regulation führt. Damit bekommt der Untersucher einen konkreten Hinweis, welche Maßnahme oder welches Medikament helfen kann und welches er von vorne herein nicht einsetzen muss bzw. sollte. Kombinationen von Medikamenten aller Art können so getestet werden.

Die entsprechende Verordnung der geeigneten Therapiemaßnahmen (Medikamente, Lebensstiländerung, Physiotherapie, Zahnversorgung etc.) sollte dann die Therapie der gefundenen Störung(en) sein und muss nach entsprechender Therapiedauer überprüft werden.

Nicht selten zeigen sich nach Beseitigung der ersten Probleme neue andere Störungen, die es weiter zu diagnostizieren und zu behandeln gilt. Man kann sich das bildlich wie ein Buch vorstellen. Man muss erst die eine Seite gelesen haben, bevor man umblättert und sinnvoll die nächste Seite lesen kann. Entsprechend können sich in der ersten Sitzung Störungen nicht zeigen, die erst nach Abarbeiten der primär gefundenen Probleme zugänglich werden. Insbesondere solche sich überlagernden Störungen führen oft zu den chronischen Krankheitsverläufen, die ich in meiner Praxis sehe. Je nachdem, wie gut der Patient mitarbeitet, wie gut sein Immunsystem funktioniert, wie gut es gelingt, Belastungen zu eliminieren, kann es zwei oder mehrere Termine brauchen, bis sich der gewünschte Therapieerfolg einstellt.

PAK hat gegenüber der IST-Diagnostik den Vorteil, dass sie strukturelle Störungen, also Verrenkungen, Fehlfunktionen des Bewegungssystems und Traumata zusätzlich erfassen kann. Allerdings erscheint mir nach über 15 Jahren Praxiserfahrung die IST-Diagnostik bei überwiegend Infekt-bedingten, Herd-bedingten oder toxischen Störungen die tiefer ins System schauende Untersuchungsmethode zu sein. Deswegen macht es bei schweren Erkrankungen und schwierigen Fällen Sinn, beide Methoden parallel zu nutzen.

Ich teste grundsätzlich mit PAK, meine Kollegen oft mit IST-Diagnostik. Beide Methoden haben sich bewährt und sind grundsätzlich in der Lage, die vielfältigen, sich überlagernden Ursachen chronischer Beschwerden, darzustellen.

Reizdarm durch Infekte?

Wenn es um Reizdarmsymptome geht, sind oft Infekte eine der wichtigsten Ursachen. Diese sind, wie bereits beschrieben, mit den üblichen Untersuchungsmethoden der Schulmedizin nicht sicher zu finden und werden deswegen oft nicht erkannt.

Im Folgenden will ich Infekte des Magen-Darm-Trakt beschreiben, die für eine Reizdarmsymptomatik verantwortlich sein können. Bevor man aber über Infektionen detailliert reden kann, muss man sich klarmachen, warum manche Menschen krank werden und manche nicht. Welche Faktoren bestimmen, ob jemand sich infiziert oder nicht? Warum werden manche nach einem Erregerkontakt krank und andere stecken das mühelos weg? Was kann man tun, um sich nicht immer wieder anzustecken? Diese Fragen sollen uns jetzt beschäftigen.

Faktoren für Infektionen des Magen-Darm-Traktes

Die Häufigkeit, die Art und die Schwere von Magen-Darminfektionen ist davon abhängig, wer man ist, wo man ist, wann man dort ist. Das Risiko, eine solche Infektion zu bekommen, variiert mit dem Alter, den persönlichen und kulturellen Gewohnheiten, den Lebensumständen und der Exposition der Gruppe, in der man lebt.

Erwachsene, die lange an einem Ort in derselben Umgebung leben, können asymptomatisch sein und ein Reservoir für Erreger darstellen, die bei Besuchern oder Kindern mit unreifem Immunsystem eine Durchfallerkrankung auslösen können. Schlechte Hygiene, sehr enges Zusammenwohnen, unsauberes Trinkwasser, Nahrungsmangel und zureichende Abfall- und Fäkalienentsorgung erhöhen die Gefahr zu erkranken. Saisonale Regenzeiten und die daran gekoppelte Veränderung der Umweltbedingungen wie das Schlüpfen von Insekten, die Krankheiten übertragen, Überschwemmungen, die Keime transportieren oder Temperaturen, die die Lebensbedingungen für die Vektoren (Überträger) oder die Erreger selbst verbessern, sind der Zeitfaktor, der das Risiko mitbestimmt. Von manchen Erregern reichen 10 Individuen oder Eier/Cysten aus, um eine Infektion auszulösen, bei anderen benötigt man 100000 oder gar mehrere Millionen. Auf Reisen treten oft Durchfallerkrankungen auf, weil sich die oben genannten Faktoren für das reisende Individuum verändern und das Risiko erhöhen.

Der Einzelne hat, je nach genetischer Ausstattung, seinem Alter, seinen bisher durchgemachten Infekten, seinen möglichen Impfungen und seinem Ernährungs- und Gesundheitszustand und der existierenden Mikrobiota eine unterschiedliche Bereitschaft, krank zu werden.

Natürliche Schutzfaktoren

Grundsätzlich gibt es eine Reihe von Faktoren, mit denen sich der Organismus vor Infekten schützt. Die meisten Bakterien, die wir aufnehmen, erreichen den Darm nie, weil sie bereits im Magen durch die Magensäure inaktiviert werden. Manche Erreger beeinflussen die Magensäurebildung und begünstigen Sekundärinfekte. Zu diesen Erregern gehören Helicobacter pylori, Lamblia intestinalis und manche Wurmarten.

Fehlende Magensäure erhöht die Infektionsgefahr im Verdauungstrakt

Eine intakte Darmflora und eine gute Peristaltik sorgen dafür, dass Erreger, die die Magenbarriere überwinden konnten, im Darm verteilt werden und dort so verdünnt werden, dass die Infektionswahrscheinlichkeit sinkt. In der Tat zeigen sich Infekte mit Shigellen, Salmonellen, Clostridien und Campylobacter häufiger in Patienten, die Medikamente bekommen, die die Darmbeweglichkeit hemmen *(Mandell, Bennett, Dolin in Mandell, Douglas and Bennett´s Principles and Practice of Infectious Diseases, 6th Edition).*

Eine gesunde Mikroflora des Darmes, die zu über 99,9% aus anaerob lebenden Bakterien besteht, sorgt für ein ausgewogenes Darmimmunsystem und besetzt die Plätze, in denen Fremdkeime siedeln könnten. Die Einnahme von Probiotika, die im Wesentlichen aus verschiedenen Keimen, wie Laktobazillen, Colibakterien und Hefen bestehen, scheinen die Darmfloraregeneration zu unterstützen und zu helfen, Infekten vorzubeugen. Je vielfältiger die Mikrobiota ist, desto stabiler kann sie auf Veränderungen reagieren. Eine große Bakterienvielfalt ist also ein Schutzfaktor für Infektionen.

Das Immunsystem des Darms ist das größte des menschlichen Körpers, es muss zuverlässig ca. 500 qm Darmoberfläche kontrollieren und zwischen Gut und Böse unterscheiden. Die wichtigste Aufgabe des Immunsystems besteht darin, die gewünschte Flora zu akzeptieren, die unerwünschten Keime zu identifizieren und eine entsprechende Immunreaktion in Gang zu setzen. Etwa 70% unseres Stuhls, den wir ausscheiden, besteht aus Bakterien, der Rest sind Speisereste und ausscheidungspflichtige Substanzen. Die meisten dieser Bakterien gehören zu uns, sie haben einen großen Einfluss auf unsere Gesundheit. Sie dürfen nicht attackiert werden. Für weitaus die meisten der in uns lebenden Bakterien gilt also Immuntoleranz, nur bei wenigen Arten soll es eine Abwehrreaktion geben.

Die Darmschleimhaut produziert Antikörper, die in den Darm abgegeben werden und dort unerwünschte Bakterien binden und kennzeichnen, damit sie ausgeschieden werden oder andere Komponenten des Immunsystems sie inaktivieren können.

Wie beeinträchtigen uns krankmachende Mikroorganismen?

Manche Bakterien bilden Gifte (Toxine), die man darin unterscheidet, wie sie den Organismus schädigen.
Viele Mikroorganismen binden sich an die Darmzellen und bilden dort Kolonien und Biofilme. Solange es sich vorwiegend um Teile der Mikrobiota handelt, die der Organismus kennt und mit denen eine Symbiose gewünscht ist, helfen diese Biofilme der Darmoberfläche, sich vor unerwünschten Keimen zu schützen. Durch den Bewuchs der Darmwand mit unerwünschten Organismen, die z.T. Enzyme und andere Substanzen abgeben, mit denen sie sich selbst eine optimale Umgebung zu schaffen versuchen, kommt es zunächst zu lokalen Kontrollreaktionen durch das Immunsystem. Unter dem Einfluss freigesetzter Boten- und Abwehrstoffe verändert sich die Fähigkeit des Darms Nahrungsmittel zu verdauen, zu verarbeiten und aufzunehmen. Die angestoßenen immunologischen Reaktionen können, wenn sie stärker werden, eine Aktivierung des Immunsystems und die Freisetzung von Botenstoffen auch an anderen Stellen des Organismus bewirken, die ihrerseits Entzündungen hervorrufen. So können Fieber, Kopfschmerzen, Gelenkentzündungen, Asthma und andere Symptome die Folge einer Immunaktivierung sein, die im Darm ihren Ursprung hat. Entzündung bedeutet maximale, zunächst lokale, später allgemeine Bereitstellung aller Abwehrwaffen unseres Körpers. Diese haben als Ziel die Beseitigung der Angreifer, die Vernichtung befallener Zellen und zwar ohne Rücksicht auf Kollateralschäden. So entstehen bei Entzündungen im Darm Defekte der Darmwand, Blutungen, Schmerzen, eine Fehlregulation der Darmbewegung, die sich als Krämpfe äußern kann, eine übermäßige Wasserabgabe und eine verminderte Wasseraufnahme, die dann als flüssige Durchfälle zu Tage treten. Andere Erreger dringen in die Zellen des Darmes ein und schädigen diese direkt.

Toxine im Darm

Grundsätzlich stellt sich die Frage, woher kommen Toxine? Die Antwort ist einfach: entweder werden sie von außen zugeführt oder sie entstehen im Darm selbst. Bakterien können Toxine bilden und sie freisetzen. Das geschieht überall, wo sie leben. Also nicht nur im Darm, auch an den Mandeln, im Blut oder auf der Haut. Wir beschäftigen uns hier mit dem Darm. Manche Effekte einer Darminfektion mit Bakterien werden durch Toxine ausgelöst. Dabei unterscheidet man verschiedene Arten von Giften. Enterotoxine schädigen die Darmzellen direkt, so dass diese ihre Funktionen in Bezug auf Verdauung und Nährstoffaufnahme nicht mehr erfüllen können. Es kann zu erheblichem Wassereinstrom in den Darm und zu Durchfällen kommen.

Gifte, die das Nervensystem angreifen und Nervenzellen schädigen, nennt man Neurotoxine.

Neurotoxine beeinträchtigen die den Darm steuernden Nervenzellen des Darmnervensystems. Daraus entsteht z.B. eine Hemmung der normalen Darmbewegung (Peristaltik). Die Folge sind Verstopfungen. Cytotoxine schädigen lokal Zellen und das Immunsystem und können teils blutige Entzündungen auslösen. Die Durchlässigkeit der Darmwand wird erhöht und Substanzen aus dem Darm gelangen in den Körper, die normalerweise dort nicht hingelangen. Toxin bildende Bakterien sind z.B.:

- Clostridium botulinum (Botulinumtoxin)
- Staphylococcus aureus (Enterotoxin B)
- Bacillus cereus (Emetictoxin)
- Vibrio cholerae (cAMP)
- Escherichia coli (verschiedene Toxine)
- Salmonella-Arten
- Klebsiella pneumoniae
- Clostridium perfingens
- Shigella dysenteriae
- Bacteroides fragilis
- Campylobacter
- Helicobacter

Schimmelpilzgifte, wie das Aflatoxin, schädigen Entgiftungsenzyme oft in der Leber, aber auch in Darmzellen. Diese Gifte werden in der Regel mit der Nahrung aufgenommen. Viele der Gifte sind thermostabil und werden beim Kochen nicht inaktiviert.

Bei Verdacht auf eine toxische Schädigung des Darms durch Bakterien oder Pilztoxine ist es hilfreich, Aktivkohle zur Therapie einzusetzen, die Gifte bindet und damit die Giftwirkung unterbindet. Da Aktivkohle auch Medikamente binden und wirkungslos machen kann, muss man den Zeitpunkt der Aktivkohlegabe mit der sonst nötigen Medikation sorgfältig koordinieren.

Eine weitere Giftquelle sind Metalle aus Füllungen, Kronen, Inlays, Retainern und Zahnprothesen. Sie werden unter dem Einfluss von Säuren in der Nahrung und der mechanischen Belastung durch das Kauen aus den Zahnmaterialien freigesetzt und verschluckt. Auch Kupferspiralen zur Empfängnisverhütung können Metalle und Metallionen freisetzen, die sich im Körper verteilen und dort ihre Wirkungen entfalten. Metallverbindungen und –ionen reagieren teils mit Proteinen und verändern deren Form und Funktion. Das kann zu immunologischen Reaktionen gegen diese veränderten Eiweiße führen. Außerdem können Metallionen die körpereigenen Mineralien, die in der Regel in den Funktionsgruppen von Enzymen zu finden sind und die Enzymfunktion sicherstellen, aus deren Bindung verdrängen und so zu Enzymfunktionsstörungen und damit zu Stoffwechselstörungen und Entgiftungsstörungen etc. beitragen. Weiterhin können giftige Metalle wie Quecksilber, Aluminium, Arsen oder Schwermetalle aus Goldlegierungen wie Palladium, Platin, Gold, Silber, Ruthenium, Iridium und andere, nicht nur zur Sensibilisierung und damit zu allergischen Reaktionen führen, sie können auch die Darmzellen und die Bakterien im Darm direkt schädigen. Kunststoffe bestehen aus Einzelbausteinen (Monomeren), die sich chemisch zu Molekülketten verbinden. Durch eine Starterreaktion – beim Zahnarzt meistens durch eine UV-Lampe im Mund gestartet – kommt es zur Polymerisation, wie man die chemische Verbindung der Einzelbausteine nennt. Leider ist die chemische Polymerisationsreaktion ungerichtet und, ähnlich wie bei der „Reise nach Jerusalem", kommt es regelhaft vor, dass manche Monomere keine Bindungen eingehen können, also bildlich gesprochen, keinen Sitzplatz erhalten. Diese Monomere bleiben ungebunden und diffundieren z.B. aus der Kunststofffüllung heraus und gelangen in den Körper. Hier wirken sie teilweise toxisch.

Wesentliche Forschungen dazu hat Professor Franz Xaver Reichl aus München geleistet. *(http://dentaltox.com/cms/information-fur-zahnarzte-und-zahntechnisches-personal/ und: dentaltox.com/cms/wp.../artikel-neueste-erkenntnisse-zur-komposit-toxikologie.pdf)*
Grundsätzlich sollte auf mechanisch belasteten Kauflächen kein Kunststoff verwenden werden.

Auch Herbizide, Pestizide, Fungizide und Pflanzenschutzmittel, die sich auf importiertem Obst und Gemüse finden können, sind giftig und können sowohl im Darm als auch im Körper Schäden anrichten. Konservierungsstoffe, die Bakterienwachstum hemmen sollen, tun dieses natürlich auch im Darm und beeinträchtigen die Mikrobiota. Wir sehen dann eine nicht intakte Darmflora und nennen das Dysbiose. Mit ganzheitlichen Tests kann man die belastenden Ursachen finden. Und natürlich wird eine Amalgambelastung, eine Belastung durch Goldinlays und die daraus freigesetzten Schwermetalle etc. erst beseitigt sein, wenn die Quellen entfernt wurden und mit geeigneten Mitteln eine Ausleitung der Stoffe durchgeführt wurde. Es gibt also allergische und direkt toxische Schädigungen von Darmzellen und Mikrobiotia, die bei einem Reizdarm mitursächlich sein können. Ohne die Sanierung der vielfältigen Ursachen bringen Symbioselenkungen mit Darmbakterien und die Bekämpfung von Pilzinfekten etc. keine nachhaltigen Ergebnisse.

Störungen des Salz- und Wasserhaushalts

Wenn man sich klarmacht, dass Wasser das einzige Lösungsmittel unseres Körpers ist, das Nährstoffe aufnehmen und transportieren kann und Schadstoffe zu den Ausscheidungsorganen bringt, dann wird deutlich, dass der Wasserhaushalt wesentlich für die Funktion des gesamten Körpers ist. Im Magen-Darmtrakt werden täglich etwa 5,5 Liter an Säften abgegeben (Speichel, Magensaft, Darmsäfte, Bauchspeicheldrüsensekret und Gallenflüssigkeit), die zusammen mit Nährstoffen wiederaufgenommen werden. Zusätzlich gibt es einen Wasserein- und -ausstrom aus dem Dünndarm in der Größenordnung von bis zu 50 l/Tag, mit dem Salze transportiert werden. Außerdem beträgt unsere Trinkmenge zwischen 1 und 3 Litern und je nach Ernährung wird auch über die Nahrung Wasser zusätzlich zugeführt. Ausgeschieden werden mit dem Stuhl etwa 150 ml Wasser, etwa 1-2 l über die Harnwege und fast die gleiche Menge über Haut und Atemluft. Die von außen zugeführte Flüssigkeit wird aus dem Darm aufgenommen und über das Blut zur Niere transportiert. Dort erfolgt die Produktion des ausscheidungsfähigen Harns.

Nur ein intakter Darm kann die nötige Resorptionsleistung erbringen. Störungen der Darmzellen und der Darmwandfunktion können zu massiven Störungen der Wasser(wieder)aufnahme führen. Deswegen können Menschen mit wässrigen Durchfällen in kurzer Zeit so viel Wasser und Salze verlieren, dass sie lebensgefährdet sind. Der Verlust von Wasser als Lösungsmittel und Transportmittel für alle Nährstoffe und die Blutzellen, die den Sauerstoff verteilen, kann zu Kreislaufstörungen, Nierenversagen, Bewusstlosigkeit und schließlich zum Tod durch Austrocknung führen. Diese dramatischen Formen von Darmerkrankungen werden im Krankenhaus behandelt, verlangen oft Infusionen oder zumindest die orale Gabe von Wasser, Zucker und Salzen in großen Mengen.

Nicht immer gelingt bei Durchfallerkrankungen die klare Zuordnung zu Erregern, oft bleibt die Behandlung symptomatisch (Zufuhr von Flüssigkeit und Salzen, sowie Zucker) und die Erkrankung heilt aus.

Virulenzfaktoren

Nicht jedes Bakterium ist immer gleich in seiner Wirkung auf den Wirtsorganismus. Neben der Funktion des Immunsystems des Wirtes, also wie gut sich ein Mensch gegen die Erreger wehren kann, spielen so genannte Virulenzfaktoren eine Rolle. Virulenzfaktoren sind Eigenschaften der potenziellen Erreger, die ihre Fähigkeit den Wirt zu schädigen, beschreiben.

So können manche Bakterien Enzyme freisetzen, die die Wirtszellen angreifen oder deren Schutzmechanismen deaktivieren.

Manche Bakterien können sich an die Wirtszellen binden. Diese Fähigkeit ist von Oberflächenantigenen der Bakterien abhängig, die von Stamm zu Stamm variieren. Manche Bakterien können in die Wirtszellen eindringen und dort toxische Eiweiße freisetzen, die die Zellfunktionen direkt beeinträchtigen. Manche Viren, wie Rotaviren oder Noroviren, zerstören im Darm nur bestimmte Zellen, und zwar diejenigen, die für die Nährstoff- und Wasseraufnahme zuständig sind. Die Zellen, die Darmsäfte abgeben, werden nicht beeinträchtigt, so dass sich vermehrt Wasser im Darm sammelt und zu Durchfällen führt. Solche Schäden werden auch durch manche Colibakterien und vor allem durch Parasiten wie Lamblien, Strongyloides und Cryptosporidien ausgelöst.

Je nach Stabilität bzw. Vorschädigung der vorhandenen Besiedlung des Verdauungstraktes ist die Anfälligkeit für Infekte unterschiedlich. Außerdem reagieren auch die Bakterien auf ihre Umwelt. So können manche Bakterien in der Zellkultur harmlos wachsen und keine Toxine bilden, während sie im Organismus unter dem Einfluss anderer Bakterien, Pilze und des Immunsystems des Wirtes plötzlich doch anders reagieren und möglicherweise ihre Eigenschaften verändern, also z.B. doch Toxine bilden.

Zusammenfassend kann man sagen, dass es in jedem Einzelfall darauf ankommt,

- wie gut das Immunsystem des Wirtes ist
- wie stabil die existente Mikrobiota ist
- ob der Wirt Vorerkrankungen oder Vorschäden hat
- wie viele Erreger der Infizierte aufgenommen hat
- ob die aufgenommenen Stämme besondere Virulenzfaktoren aufweisen
- ob es gleichzeitig mehrere Infekte gibt.

Deswegen kann jemand trotz erfolgter Infektion völlig beschwerdefrei bleiben und nicht erkranken, während andere leichter oder schwerer erkranken.

Typische Krankheitserreger, die Reizdarm-Symptome auslösen oder unterhalten können

Helicobacter pylori (früher: Campylobacter pylori)

Helicobacter pylori ist ein Bakterium, dass sich mittels Geißeln fortbewegen kann und im säurehaltigen Magen des Menschen, sowie im oberen Dünndarm lebt. Es wird im Zusammenhang mit Magenschleimhautentzündungen, Magengeschwüren, Dünndarmgeschwüren und Magenkrebs nachgewiesen. Deswegen gilt der Erreger als Ko-Faktor für die Entstehung von Krebs.

Kinder von infizierten Eltern haben häufiger eine Helicobacterinfektion als Kinder nicht infizierter Eltern. Infizierte Kinder können an Entwicklungsverzögerungen leiden.

Eigenschaften des Bakteriums

Helicobacter pylori ist säureempfindlich und schützt sich im Magen vor der Säure durch Einnistung unter der schützenden Schleimbarriere und/oder durch Spaltung von Harnstoff (Abbauprodukt von Eiweißen) zu CO_2 und Ammoniak. Ammoniak reagiert basisch und hebt den pH-Wert (Säurewert) örtlich an. Das Enzym, das diese Reaktion ausführt, heißt Urease. Als Reaktion auf den Keim und die von ihm gebildeten Stoffwechselprodukte kommt es oft, aber keineswegs immer zu einer vermehrten Säureproduktion und zur Entzündungsreaktion.

Übertragungswege:

Der genaue Mechanismus der Übertragung ist nicht abschließend geklärt. Es dürfen folgende Wege als wahrscheinlich angenommen werden:

- Fäkal - oral (Ausscheidung des Keimes mit dem Stuhl und Kontaminierung von Wasser und Nahrungsmitteln, die wieder aufgenommen werden)
- Oral - oral (Küsse, direkte Weitergabe von Mund zu Mund)
- Durch Vektoren (z.B. Schmeißfliegen, die einerseits auf Kot die Bakterien aufnehmen und dann auf die Nahrungsmittel fliegen und so den Erreger übertragen)

Symptome

Typische Symptome sind Oberbauchschmerzen im Zusammenhang mit dem Essen, schwarzer und/oder unregelmäßiger Stuhl, Blähungen, Völlegefühl, Mundgeruch, Nahrungsmittelunverträglichkeiten.Viele der Infektionen bleiben aber stumm und symptomarm. Verstärkte Nackenprobleme, Schulterschmerzen, Wirbelblockaden der Brustwirbelsäule mit dem Gefühl nicht tief atmen zu können und Quaddeln am Körper können Symptome sein, die von der klassischen Schulmedizin nicht als Hinweis auf eine mögliche Helicobacter-Infektion gewertet werden.

Nachweis

Der direkte Nachweis des H. pylori geschieht durch

- Probeentnahmen aus dem unteren Magendrittel und Mikroskopie.
- den Nachweis von Helicobacterbestandteilen im Stuhl, der so genannte H. pylori Antigen-Test

Indirekte Nachweise sind

- der Helicobacter-Urease-Test (HUT), bei dem durch eine chemische Reaktion auf das Vorhandensein der Urease geschlossen wird und damit indirekt auf das Vorhandensein des Bakteriums
- der Atemtest bei dem der Patient 13C oder 14C isotopen-markierten Harnstoff in Form einer Lösung zusammen mit etwas Saft oder in Form einer Kapsel mit etwas Wasser schluckt. Bei einer bestehenden Infektion wird der Harnstoff durch die von H. pylori produzierte Urease gespalten und das dabei entstehende 14C bzw. 13C markierte Kohlendioxid kann in der Ausatemluft nachgewiesen werden.
- der Antikörpernachweis im Serum
- der Lymphozytentransformationstest (LTT), bei dem die Reaktion der Abwehrzellen gegen den Erreger geprüft wird

Unsere Erfahrungen zeigen, dass diese Untersuchungsmethoden alle nicht zu 100 % zuverlässig sind. Wir sehen trotz negativer Tests häufig Reaktionen im kinesiologischen Test oder bei der IST-Diagnostik und nach entsprechender Behandlung auch die Besserung der Beschwerden.

Therapie

Üblicherweise wird eine Kombinationsbehandlung (Dreifachtherapie) mit zwei Antibiotika und einem Säureblocker durchgeführt. Der Erfolg soll um 95% liegen. Wegen der stärkeren Nebenwirkungen soll eine Vierfachtherapie nur dann durchgeführt werden, wenn die Dreifachbehandlung nicht zum Erfolg führt. Typische Nebenwirkungen sind die Zerstörung der Darm- und Scheidenflora, mit der Möglichkeit der Pilzbesiedlung, Durchfälle, Übelkeit, Erbrechen und Bauchschmerzen. Diese Nebenwirkungen treten in 30-60% der Fälle auf.

Ganzheitliche Therapie

Wir behandeln je nach Befund und Beschwerdebild unterschiedlich. Meistens reicht die Behandlung mit homöopathischen Globuli mit der Nosode des Erregers aus. Dabei wird der homöopathisch aufgearbeitete Erreger mehrmals täglich dem Immunsystem präsentiert, dass sich dann gezielt gegen das Bakterium aktiviert. Nebenwirkungen sind neben einer möglichen Erstverschlechterung bestehender Beschwerden nicht zu erwarten. Die Erfolgsquote scheint mit der der Antibiotikabehandlung vergleichbar. Die Nebenwirkungen bleiben dagegen weitgehend aus.

Die Gabe von Säureblockern ist nur für die Patienten hilfreich, die unter aktiver schmerzhafter Magenschleimhautentzündung oder Geschwüren leiden. Da wir meistens Patienten finden, bei denen die Helicobacterinfektion wenig bis keine Magenbeschwerden auslöst, sehen wir für die Gabe des Säureblockers meistens keine Notwendigkeit. Im Gegenteil, das Bakterium ist Säure-empfindlich und wir brauchen Magensäure für eine gute Verdauung. Daher halten wir die Gabe von Säureblockern eher für kontraindiziert.

Epidemiologie
Helicobacter kommt weltweit vor. Man nimmt an, dass in Deutschland etwa 33 Millionen Menschen mit Helicobacter infiziert sind. Dabei kann als Faustregel gelten, dass die Häufigkeit etwa dem Lebensalter entspricht: 30 % der 30-jährigen und 50 % der 50-jährigen sollen infiziert sein. Nach der Behandlung besteht nur noch ein etwa 1%-iges Risiko, sich erneut anzustecken. Diese „offizielle" Auffassung teilen wir nicht. Möglicherweise bleiben die „schulmedizinischen" Tests negativ, aber in unserer Praxis kommen Neuansteckungen nach jahrlanger Beschwerdefreiheit und negativer Kontrolluntersuchung durchaus häufiger wieder vor.

Neuere Untersuchungen legen nahe, dass Helicobacter pylori möglicherweise zur normalen Magenmikrobiota zählt und eine nützliche Funktion hat. Es gibt eine Vielzahl von Menschen, denen die Besiedlung ihres Magens nicht bekannt ist und die keine Beschwerden haben. Studien zeigen eine Abnahme von Magengeschwüren und Magenkrebs am Magenausgang, wenn man Helicobacter antibiotisch ausrottet.

Allerdings nehmen, seit man das tut, die Fälle an Reflux von Magensäure in die Speiseröhre und Speiseröhrenkrebs ständig zu. Außerdem scheinen Menschen ohne Helicobacter eher zu Übergewicht, Allergien und Verdauungsstörungen zu neigen. Während man also ursprünglich Helicobacter aus dem Organismus vollständig entfernen wollte und das bislang durch zwei Antibiotika gleichzeitig tut (mit erheblichen Folgen für die Darmmikrobiota), gibt es nun Überlegungen, Kinder mit Helicobacterschluckimpfungen künstlich zu infizieren. Es wird deutlich, dass es in der Medizin oft um Glaubensfragen geht und Befunde von Untersuchungen verschieden interpretiert werden können. Oft wird ein Urteil gefällt, bevor alles Wichtige erforscht ist und die vorschnell eingeleiteten Maßnahmen erweisen sich als überzogen oder gar falsch. Aus ganzheitlicher Sicht wollen wir die Helicobacter-Population in ein Gleichgewicht mit dem Organismus bringen. Wir benutzen daher die ganzheitlichen Messmethoden, die uns anzeigen, ob Helicobacter ein Problem darstellt oder nicht. Wenn das so ist, geben wir Nosoden, also homöopathisch verdünnte Zubereitungen von Helicobacter und greifen so in die Regulation ein. Praxiserfahrungen zeigen, dass Helicobacter hinterher nicht mehr als Problem auftaucht und dass die geklagten Beschwerden, die zum Arztbesuch geführt haben, meistens erledigt sind.

Das bedeutet für mich, dass eine symptomatische Helicobacterinfektion eine aus dem Gleichgewicht geratene Symbiose ist, bei der das Immunsystem den Erreger nicht mehr ausreichend kontrollieren kann. Ihm mit sanften Mitteln die Kontrolle wieder zu ermöglichen führt zu einer stabilen und beschwerdefreien Zukunft. Dennoch kann sich aus verschiedensten Gründen eine erneute Symptomatik einstellen, das Gleichgewicht erneut aus der Balance geraten und die Infektion, die vielleicht nie völlig beseitigt war, kann wieder symptomatisch werden.

Yersinien, Yersiniose

Unter der Sammelbezeichnung Yersiniose werden durch Bakterien der Gattung Yersinia verursachte Krankheitsbilder zusammengefasst. Sie können weltweit bei Menschen und Tieren auftreten. Die Bakterien leben auch in Zellen und können unter anaeroben Bedingungnen gedeihen.

Übertragungswege

Infektionsquellen können kontaminierte Lebensmittel (z.B. rohes Fleisch), Trinkwasser oder Haustiere sein. Damit zählt die Yersiniose auch zu den Zoonosen (von Tieren übertragene Erkrankungen). Vektoren (Überträger auf den Menschen) sind häufig Nagetiere, in Mitteleuropa Ratten. Die häufigste Übertragung auf den Menschen findet jedoch durch ungenügend gegartes Schweinefleisch statt (Mettbrötchen!). Auch Insektenstiche können Yersinien übertragen. Humanpathogene Stämme tragen ein Virulenzplasmid. Das ist eine zusätzliche ringförmig strukurierte Erbsubstanz, die die krankmachende Wirkung des Bakterium verstärkt.

Symptome

Die akute enterale Yersiniose ist eine infektiöse Durchfallerkrankung mit krampfhaften Bauchschmerzen und Fieber. Sie wird durch bestimmte

Serotypen von Yersinia enterocolitica oder Yersinia pseudotuberculosis verursacht. Gelenkentzündungen mit Gelenkergüssen kommen häufiger bei der akuten, seltener bei der chronischen Verlaufsform vor. Yersinien leben intrazellulär und können in einem späteren Krankheitsstadium nur schwer von Antibiotika erreicht werden. Chronische Verläufe zeigen sich häufig nur durch unregelmäßigen Stuhlgang, Rumoren im Bauch und Blähungen sowie Gelenksteifigkeit, Gelenkschmerzen in einzelnen Gelenken und Rückenschmerzen. Spätfolgen können auch eine persistente Ileitis (Pseudocrohn, Darmentzündung) und Erythema nodosum (Hautkrankheit mit roten schmerzhaften Knoten, oft am Unterschenkel) oder die Reiter-Krankheit mit Ekzemen der Handinnenflächen und der Fußsohlen sein.

Nachweis

Der Nachweis erfolgt üblicherweise durch eine mikrobielle Untersuchung der Stuhlprobe. Chronische Infekte lassen sich so kaum finden, dazu eignet sich besser eine Blutuntersuchung. Gesetzlich Versicherte bekommen in der Regel nur einen Antikörpernachweis, der aber chronische Infekte nicht nachweisen kann. Chronische Infekte können mit einem Lymphozytentransformationstest (LTT) nachgewiesen werden. Ein LTT kostet derzeit etwa 110 Euro und wird nur von den privaten Krankenversicherungen bezahlt. Selbstverständlich ist eine Untersuchung bei gesetzlich versicherten Selbstzahlern möglich.

Therapie

Einfache Infektionen werden symptomatisch behandelt. Zur Therapie bei schwierigen Verläufen werden Antibiotika eingesetzt. Bei akuten Infekten reichen in der Regel 10 Tage Behandlung aus, bei chronischen Verläufen werden Antibiotika bis zu 3 Monate gegeben. Ganzheitlich wird mit Nosoden, also homöopathischen Erregerzubereitungen, therapiert.

Meldepflicht

Wegen ihrer Symptome wird die Yersiniose auch als Pseudoappendizitis (Pseudo-Blinddarmentzündung) bezeichnet. Sie fällt in Deutschland unter die meldepflichtigen Erkrankungen, bei Verdacht, Erkrankung und Tod ist somit das Robert-Koch-Institut zu informieren. Die Zahl der Meldungen ist rückläufig und sank von 7.540 im Jahr 2002 auf 3.364 im Jahr 2010. Die Meldung erfolgt automatisch und anonymisiert durch das nachweisende Labor und erfasst nur akute Infekte.

Weitere Informationen

Yersinieninfekte gehören zu den häufigen bakteriellen Darminfekten. Sie haben eine Kreuzreaktivität mit Brucellen, einem anderen Erreger, der ebenfalls von Haustieren übertragen werden kann und vornehmlich Lungenprobleme, Bronchitis und asthmaähnliche Beschwerden auslöst. Chronische Yersinieninfekte sind aus meiner Sicht eine der in der klassischen Schulmedizin regelmäßig übersehenen Ursachen von rheumatischen Beschwerden. Insbesondere Gelenkoperationen, die nicht richtig abheilen und bei denen nach der Operation sehr lange weiterhin Beschwerden bestehen, sind verdächtig für eine chronische Infektion mit Krankheitserregern, die Gelenke befallen. Zu denen gehören neben Yersinien z.B. auch Borrelien, Chlamydien, Brucellen, Cytomegalieviren und einige Darmkeime.

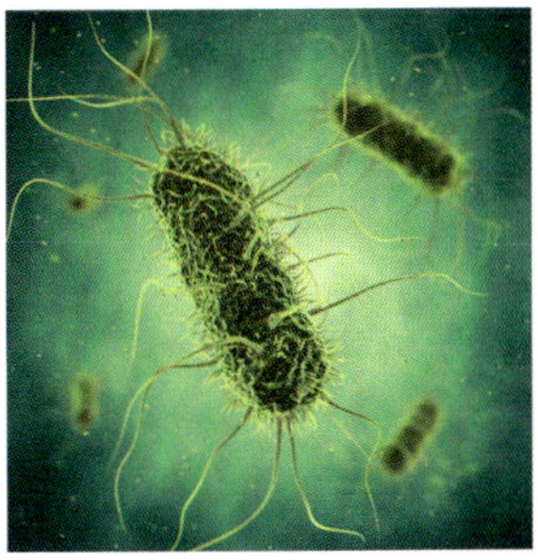

Salmonellen - Salmonellose

Salmonellen sind eine Gruppe von Bakterien, die in Tieren, Menschen und in geeigneten Lebensräumen außerhalb von Lebewesen vorkommen. Sie sind stäbchenförmig und haben Geißeln, mit denen sie sich fortbewegen können. Sie gedeihen sowohl an der Luft als auch unter Sauerstoffabschluss (fakultativ anaerob). Die zur Vermehrung und für den Stoffwechsel benötigten Substanzen nehmen sie über die Zellmembran aus ihrer Umgebung auf. Salmonellen können sowohl vom Tier auf den Menschen, von Mensch zu Mensch als auch von Menschen auf Tiere übertragen werden. Die Erkrankung nennt man Salmonellose.

Salmonellen unterteilt man ihrerseits in verschiedene Subtypen, die unterschiedlich schwere Darminfekte auslösen können, die in der Regel ohne Gabe von Antibiotika ausheilen.

Übertragungswege

Die Infektion erfolgt über die orale Aufnahme von Bakterien. Diese finden sich in den Fäkalien der erkrankten Menschen/Tiere, bei Lebensmitteln - vor allem bei Geflügel und Eiern - auf der Oberfläche und in wässrigen Lösungen (Waschwasser, Kondenswasser). In Großküchen können alle Lebensmittel prinzipiell kontaminiert werden, wobei sich die Bakterien auch aktiv fortbewegen können. Erhitzen über 72° Celsius für mindestens 10 Minuten tötet die Bakterien ab, Lagerung unter 7°C stoppt ihre Vermehrung. Die Inkubationszeit hängt von der aufgenommenen Erregermenge ab und kann 6 Stunden bis 3 Tage dauern.

Symptome

Symptome sind Krankheitsgefühl, wässrige, später manchmal auch blutige Durchfälle, Bauchschmerzen, nicht selten auch Kopfschmerz und Übelkeit bis zum Erbrechen. Die Symptome können je nach Verlauf nur für einige Stunden bestehen oder mehrere Tage anhalten.

Nachweis

Der Nachweis erfolgt aus Stuhlproben.

Therapie und Kontrolle

Die Erkrankten können die Bakterien wochenlang ausscheiden, ohne noch Krankheitssymptome zu zeigen. Etwa 5% werden Dauerausscheider, d.h. sie tragen den Keim über Jahre in sich und geben ihn mit dem Stuhlgang ab. Die Behandlung erfolgt symptomatisch und üblicherweise nicht antibiotisch. Es erfolgt eine regelmäßige Stuhlkontrolle auf den Erreger, bis drei aufeinanderfolgende Stuhlproben negativ sind. Bei Dauerausscheidern (Ausscheidung länger als 6 Monate) versucht man mit einer längeren Antibiotikagabe die Salmonellen aus dem Körper zu bekommen, vor allem, weil die Betroffenen eine Gefahr für andere darstellen und die Bakterien verbreiten können.

Shigellen

Shigellen sind stäbchenförmige Bakterien, die unbeweglich sind. Sie gedeihen auch unter Luftabschluss (fakultativ anaerob). Man unterscheidet verschiedene Gruppen, die eine unterschiedliche Verbreitung haben und unterschiedlich verlaufende Durchfallerkrankungen auslösen. Einige produzieren Toxine, die die Darmzellen erheblich schädigen können.

Übertragungswege

Die Übertragung erfolgt von menschlichen Fäkalien auf Lebensmittel, Trinkwasser, Milchprodukte oder direkt auf andere Menschen. Wenige Bakterien genügen für eine Infektion, die am häufigsten dort auftritt, wo die hygienischen Verhältnisse schlecht sind. Epidemien kommen vor allem in Katastrophengebieten vor, insbesondere bei Überschwemmungen, wenn Fäkalien mit dem Wasser verbreitet werden.

Symptome

Bauchkrämpfe, manchmal Fieber und schmerzhafte Stuhlentleerungen gehören zum akuten Krankheitsbild. Das schwerste Krankheitsbild ist die Bakterienruhr, bei der es zu blutig-schleimigen Durchfällen kommt und bei der durch Toxine und deren schädigende Effekte auf Darm, Nerven- und Kreislaufsystem die Sterblichkeit bis zu 60% betragen kann.

Nachweis

Der Nachweis erfolgt aus Stuhlproben.

Therapie

Die Therapie besteht aus der Gabe von Antibiotika, wobei man durch Laboruntersuchungen die geeigneten Antibiotika testen sollte, weil es Resistenzen gegen bestimmte Antibiotika geben kann. Zur Vorbeugung gilt es maximale Hygiene einzuhalten, Nahrungsmittel zu erhitzen (>72° für 10 Min), Hände zu desinfizieren, Fäkalien zu entsorgen. Erkrankte scheiden bis zu 4 Wochen Erreger aus und können so lange andere anstecken.

Campylobacter

Mit Campylobacter bezeichnet man eine Gruppe von bakteriellen Erregern, die Darmerkrankungen auslösen können. Die Bakterien vermehren sich unterhalb von 25° Celsius nicht. Sie kommen sowohl in Tieren (auch Hund/Katze) als auch auf Lebensmitteln vor.

Übertragungswege

Häufig findet man Campylobacter in Rohmilch, auf Hackfleisch und Geflügel. Campylobacter ist in Europa der häufigste durch Lebensmittel übertragene bakterielle Durchfallerreger und damit häufiger als Salmonelleninfekte. Dabei vermehren sich die Bakterien aber nur im Wirtsorganismus, nicht auf den Lebensmitteln.

Symptome

Die Inkubationszeit beträgt zwischen 2 und 5 Tagen. Nach einem grippeartigen Beginn mit Kopfschmerzen kommt es zu heftigen wässrigen, manchmal auch blutigen Durchfällen und Bauchkrämpfen. Fieber kann vorkommen, selten erreicht es 40°C. Alle Gelenke können mitreagieren und Entzündungszeichen entwickeln. Die Krankheitssymptome halten etwa 1 Woche an, bei 2-5% der Patienten kommt die Krankheit spontan wieder (Rezidiv).

Nachweis

Der Erreger kann in der aktiven Krankheitsphase aus dem Stuhl isoliert werden. Auch nach Ablauf der Erkrankung und bei offensichtlicher Gesundheit können die Erreger noch wochenlang ausgeschieden werden. Daher erfolgt eine regelmäßige Stuhlkontrolle.

Therapie

Die Therapie besteht im Ersatz des Flüssigkeits- und Elektrolytverlustes, nur in Ausnahmefällen werden Antibiotika eingesetzt. Chronische Infekte können sich durch Stuhlunregelmäßigkeiten mit Neigung zu vermehrten weichen Stuhlgängen und durch Gelenkbeschwerden bemerkbar machen.

Listerien - Listeriose

Die Listeriose ist eine durch das Bakterium Listeria monocytogenes verursachte Infektionskrankheit. Andere Bakterien der Gattung Listeria sind für den Menschen ungefährlich. Der Krankheitserreger ist ein grampositives Stäbchen von 0,5 bis 2 µm Länge und 0,4 bis 0,5 µm Breite. Es kommt weltweit vor und ist hochansteckend, aber nur von mäßiger krankheitsauslösender Wirkung. Es bildet bei Temperaturen über 25°C Geißeln aus und ist dann beweglich. Es wächst auch unter Sauerstoffabschluss (fakultativ anaerob). Listeria monocytogenes ist außerordentlich kälteresistent und vermehrt sich noch bei Kühlschranktemperatur. Darüber hinaus ist es bis zu einem pH-Wert von 4,5 säureresistent und widersteht auch hohen Salzkonzentrationen.

Übertragungswege

Für die Verbreitung der Erkrankung bei Mensch und Tier spielen vor allem verdorbene und verschmutzte Lebens- beziehungsweise Futtermittel eine Rolle, weshalb die Listeriose im klassischen Sinne keine Zoonose - eine vom Menschen auf Tiere und umgekehrt übertragbare Krankheit - sondern eher eine Fäulnis- (Sapronose) oder Erdkeiminfektion (Geonose) ist. Listerien kommen praktisch überall (ubiquitär) vor. Sie gelten als Schmutzkeim und sind besonders in Abwässern, Böden, sowie verunreinigtem Wasser, Lebens- und Futtermitteln verbreitet. Die direkte Ansteckung von Tier zu Tier, Tier zu Mensch oder von Mensch zu Tier findet praktisch nicht statt. So gut wie jedes mit Erde oder Staub kontaminierte Lebensmittel enthält Listerien, weshalb insbesondere Obst und Gemüse beziehungsweise pflanzliche Futtermittel für die Ansteckung verantwortlich sind. Ausnahmen stellen Karotten, Äpfel und Tomaten dar, in denen sich der Erreger nicht hält.

Lebensmittel tierischer Herkunft sind zumeist sekundär kontaminiert, werden also erst bei der Verarbeitung mit Listerien beimpft. Besonders gefährdet sind Rohmilch, Rohmilchkäse und Butter, rohes Gemüse und Fleisch, sowohl frisches, als auch tiefgefrorenes und verarbeitetes Hühner- oder Rindfleisch. Die ordnungsgemäße Pasteurisierung tötet Listerien zuverlässig ab. Pasteurisierte Milch kann aber im Haushalt wieder kontaminiert werden, wodurch es auch bei Kühlschranklagerung zu einer Anreicherung mit Listerien kommen kann. Mayonnaise, Geflügelfleisch und kurzgereifte Rohwürste (Teewurst, Mettwurst) sind ebenfalls kritische Lebensmittel. Vor allem auf den Oberflächen von Roh- und Weichkäsen und Salami können sich Listerien vermehren und Kolonien bilden. Bei vakuumverpacktem Räucherlachs wurden Kontaminationsraten von bis zu 50 % festgestellt, wobei hier offenbar nur gering humanpathogene

Stämme auftreten und Lebensmittelinfektionen durch Räucherlachs selten vorkommen. Gerade weil Listeria monocytogenes so weit verbreitet vorkommt und auch im Kühlschrank wächst, ist die Aufnahme des Keims eine alltägliche Sache, die den meisten Menschen passiert.

Listerien vermehren sich auch im Kühlschrank

Die Infektion erfolgt als Schmierinfektion oder über die direkte Aufnahme des kontaminierten Lebensmittels. Die Inkubationszeit beträgt 11- 70 Tage, im Durchschnitt 31 Tage *(Mandell, Douglas and Bennett´s Principles and Practice of infectious Diseases, 6th Edition).* Andere Quellen berichten über eine Inkubationszeit von nur 3-70 Tagen *(Gerd Herold und Mitarbeiter, Innere Medizin 2016).* Krank wird vor allem der Patient, der ein geschädigtes Immunsystem hat, besonders große Mengen an Bakterien aufnimmt oder an Begleitinfekten leidet, die das Angehen der Listerieninfektion begünstigen. Reduzierte Magensäure, auch durch die Einnahme von Säureblockern, begünstigt eine Infektion.

Symptome:
Das klinische Bild der Listeriose ist sehr variabel und hängt vor allem vom Immunsystem des befallenen Organsystem ab. Daher ist die Erkrankung klinisch nicht sicher festzustellen, weshalb eine adäquate Behandlung mit wirksamen Antibiotika häufig zu spät erfolgt. Bei Lebensmittelinfektionen treten beim Menschen im Regelfall zunächst Durchfall und Bauchschmerzen auf. Bei Immunschwachen entwickeln sich im weiteren Verlauf infolge einer Entzündung des Gehirns und der Hirnhäute, zentralnervöse Störungen wie Lähmungen, Zittern, Körperfehlstellungen und Benommenheit. Bei Schwangeren und trächtigen Tieren kann es zu Fehlgeburten, Absterben des Fötus oder schweren Neugeboreneninfektionen (Septikämien) kommen. Schließlich kann sich eine Listeriose auch als lokale Wundinfektion oder Entzündung der Augen darstellen. Der Körper reagiert auf das Eindringen des Erregers mit einer Immunreaktion und entwickelt im Normalfall eine zelluläre Immunität. In infizierten, aber nicht erkrankten Lebewesen kann der Erreger in den Mandeln, im Magen-Darm-Trakt und in der Leber nachgewiesen werden. Zum Ausbruch der Krankheit kommt es im Regelfall nur bei einem geschwächten Immunsystem. Der Erreger benötigt also weitere Faktoren, um das Immunsystem zu überwinden und eine Erkrankung auszulösen (Faktorenkrankheit). Infizierte Tiere und Menschen scheiden den Erreger über den Kot und Laktierende auch über die Milch aus.

Nachweis
Die Anzüchtung aus Stuhlproben, Urin oder Gewebeflüssigkeit beweist die Infektion.

Bluttests haben sich als wenig aussagekräftig erwiesen, um invasive Infekte zu beweisen. Gleiches gilt für die Polymerasekettenreaktion, die das Erbgut des Erregers nachzuweisen versucht. Allerdings gelingt der Nachweis eines Keimkontakts durch Suche nach Antikörpern gegen Listeriolysin O häufiger.

In der ganzheitlichen Medizin lassen sich Belastungen des Organismus mit Listerien durch z.B. die IST-Diagnostik und Applied Kinesiology nachweisen. Der Nachweis von Listerien bedeutet nur, dass sich der Keim im Menschen befindet und der Körper darauf reagiert. Je nach Abwehrlage und Begleitinfektionen kann der Befall symptomlos, symptomarm oder symptomreich sein. Die Listeriose kommt beim Menschen vor allem bei Schwangeren und deren ungeborenen Kindern, sowie bei Neugeborenen, bei alten Menschen und bei Menschen mit einer abgeschwächten Immunabwehr (AIDS-Patienten, Immunsupprimierte) vor. Die Zahl der Listeriosen beim Menschen als Folge von Lebensmittelinfektionen – mit teils tödlichem Ausgang – ist in den letzten Jahren in Europa angestiegen. In der Tierwelt sind vor allem Wiederkäuer (Rinder, Schafe, Ziegen) betroffen. Selten betrifft es Vögel, Pferde und Schweine und sehr selten Raubtiere.

Vorbeugung

Die sicherste Prophylaxe vor Lebensmittelinfektionen beim Menschen ist das ausreichende Erhitzen. Gemüse sollte sorgfältig gewaschen und getrennt von rohem Fleisch gelagert werden. Hände, Messer und Flächen sollten nach Kontakt mit rohem Fleisch oder Gemüse gut gewaschen werden. Personen mit erhöhtem Krankheitsrisiko wie Schwangere, Ältere und Schwerkranke sollten rohes Fleisch, rohen Fisch (Lachs), Rohmilch und Rohmilchprodukte wie Rohmilchkäse grundsätzlich meiden und Fertiggerichte kurz vor dem Verzehr noch einmal erhitzen.

Therapie

Die Therapie eines Befalls hängt von der Schwere ab. Schulmedizinisch klassisch wird mit Antibiotika behandelt. Ganzheitlich behandeln wird mit Nosoden, also Erregerzubereitungen, die das Immunsystem nur gegen diesen Erreger aktivieren. Da sich das Bakterium in das Innere von Zellen zurückzieht, ist es durch Antibiotika im späteren Krankheitsverlauf schwer erreichbar. Chronische Verläufe kommen deswegen vor.

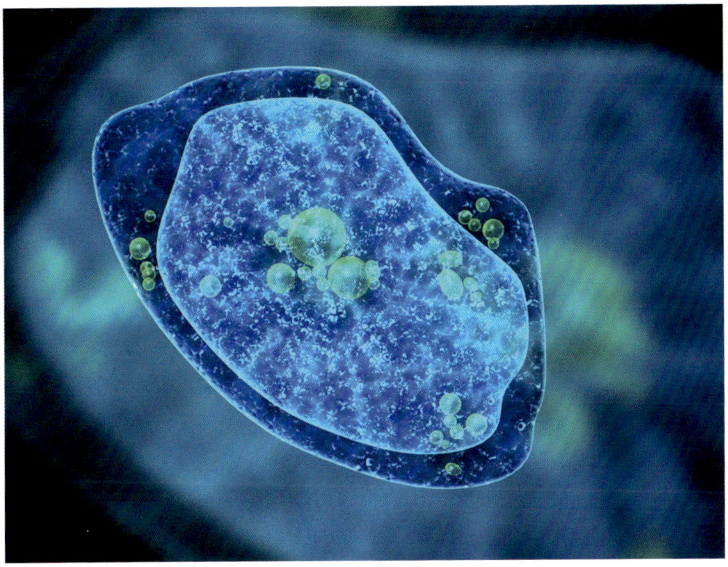

Amöben

Amöben auch Wechseltierchen genannt, sind zwischen 0,1 und 0,8 mm große Einzeller, die keine feste Körperform besitzen. Sie kommen quasi überall vor. Amöben bezeichnen keine eigene Gattung, das Wort Amöbe beschreibt eine Lebensform, die in verschiedenen Gattungen vorkommt. Amöben können sich in Zysten umwandeln und so sehr lange Zeiträume und extreme Bedingungen überdauern. Amöben vermehren sich ungeschlechtlich durch Teilung. Auch im menschlichen Darm leben Amöben. Diese können dort harmlos sein, aber auch unter bestimmten Bedingungen als Krankheitserreger wirken.

Der bekannteste Erreger ist Entamoeba histolytica, die jahrelang im Darm leben kann, ohne Krankheitssymptome auszulösen. Diese harmlose Form nennt man Minuta-Form. Die Amöbenzysten werden mit dem Stuhl ausgeschieden und können außerhalb des Körpers monatelang infektiös bleiben. Gesunde Infizierte können also zum Überträger der Krankheit werden. In den Körper gelangen die Amöbenzysten vorwiegend durch kontaminiertes Obst, Gemüse oder Trinkwasser. Die normale Chlorierung von Trinkwasser tötet Amöben nicht zuverlässig ab.

Aus ungeklärten Gründen können die harmlosen Minuta-Formen der Amöben sich in eine krankmachende Form, die Magna-Form umwandeln und die Darmzellen schädigen. Es kommt beim Vollbild der entstehenden Krankheit zu blutigen schleimigen Durchfällen und zu Fieber, Bauchkrämpfen, Schmerzen. Die Inkubationszeit wird mit 1-7 Tagen angegeben. Die Erkrankung, die mit bis zu 50 Himbeergelee-artigen Darmentleerungen einhergeht, wird Amöbenruhr genannt. Gelangen die Amöben ins Blut oder die Lymphe, werden sie im Körper verteilt und können in allen Geweben einschließlich des Gehirns Entzündungen hervorrufen. Komplikationen können auch Leberentzündungen und Leberabszessbildungen sein. Unbehandelt kann die schwere Amöbeninfektion eine Sterblichkeit von 20 - 40% erreichen.

Auch wenn der Auslöser der Umwandlung von der Minuta-Form in die Magna-Form nicht abschließend geklärt ist, scheinen doch Begleitinfekte eine wesentliche Rolle zu spielen. Wir sehen in unserer Praxis relevante Amöbeninfekte nahezu nie als Einzelinfekt, sondern fast immer in Kombination mit anderen Parasiten oder Darmbakterien.

Neben Entamöba histolytica gibt es andere Amöben, die ebenfalls Krankheitssymptome auslösen können.
Folgende Amöbenarten, die zu unterschiedlichen Gattungen gehören, sind für Menschen potenziell krankheitserregend:

- Naegleria fowleri
- Acanthamoeba castellani, A. culbertsoni, A. hatchetti, A. polyphaga, A. rhysodes, A. griffini, A. quina, A. terricola, A. lenticulata, A. jacobsi
- Sappinia diploidea
- Balamuthia mandrillaris

Merkmale:
N. fowleri toleriert in heißen Quellen Temperaturen bis zu 45 Grad Celsius. Die Gattung Acanthamoeba ist im Süß-, Salz-, Brackwasser und in Böden zu finden. Die Gattung Balamuthia kommt in Süß- und Salzwasser, Erdboden, Staub und Aerosolen vor. Die Gattung Sappinia besitzt gleichzeitig zwei Kerne, kann aber auch ein- bis vierkernig sein. Die humanpathogene Form ist zweikernig. Verbreitet sind sie im Boden, Süßwasser und Dünger; sie wurden im Kot von Rindern, Büffeln, Eidechsen und Elchen gefunden.

Diagnostik:
Amöben kann man in Kulturen anzüchten. Man gewinnt die Amöben aus Gewebeproben (Hirnwasser, Abstrichmaterial, Gewebeproben (Biopsien)) oder von kontaminierten Gegenständen wie z.B. Kontaktlinsen und deren Aufbewahrungsgefäßen. Außerdem versucht man die Erbsubstanz der Amöben nachzuweisen und nutzt dazu die PCR.

Klinische Symptome:
Gefährlich werden die hier beschriebenen Amöbeninfekte überwiegend durch den Befall des Zentralnervensystems. Die unterschiedlichen Amöben verursachen unterschiedliche Beschwerden: Patienten mit einer Acanthamoeba-Infektion zeigen Kopfschmerzen, Nackensteife, Müdigkeit, Verwirrtheit, Übelkeit, Erbrechen, Nichtbeachtung von Personen und der Umgebung. Das Bild einer Granulomatösen Amöbenencephalitis (GAE) entsteht.

Bei einer Acanthamoeba-Keratitis (Entzündung der Hornhaut des Auges) zeigen die Patienten u.a. ausgeprägte Photophobie, haben Augenschmerzen, Tränenfluss, Hornhautulcera und eine diffuse Entzündung der Cornea. Ein Hautbefall (Dermatitis) oder Lungenbefall ist möglich.

Patienten mit einer Naegleria-fowleri-Infektion entwickeln eine primäre Amöben-Meningoencephalitis (PAM), die fatal verläuft. Die Inkubationszeit beträgt 1 bis 14 Tage. Die Patienten haben Kopfschmerzen, Desorientierung, Übelkeit, Erbrechen, Lichtscheue, Gleichgewichtsstörungen und fallen ins Koma. Der Verlauf ist rapide, vier bis fünf Tage nach dem Auftreten der Symptome kann der Tod eintreten. Die Amöben können in der Spinalflüssigkeit gefunden werden; die Diagnose ist oft erst post mortem möglich.

Sappinia-diploidea-Infektionen können eine Amöbenencephalitis auslösen. Als Symtome gelten Kopfschmerz, Lichtscheue, Erbrechen, Bewusstlosigkeit.

Die Infektion mit Balamuthia mandrillaris führt beim Menschen zur Balamuthia-Granulomatösen-Encephalitis (BGE). Intranasale (nasopharyngiale) Infektion wie bei Naegleria und Acanthamaoeba mit Befall des Gehirns und der Lunge (Pneumonitis) aber auch Befall der Haut (Dermatitis, nach Verletzung).

Therapie:
Amöben können mit Antibiotika behandelt werden. Die häufigste Form der Amöbeninfektion ist die Infektion des Darmes mit Entamöba histolytoica. Diese Amöbe reagiert gut auf Metronidazol oder Tinidazol und benötigt eine mindestens 5-tägige Therapie. Je nach Reaktion und Beschwerden sind auch 7-10 Tage Therapiedauer nötig. Bei Befall von Gewebe außerhalb des Darms (z.B. Leber) sind bis zu 14 Tage Antibiotikagabe nötig.

Eine Infektion mit N. fowleri kann erfolgreich mit Amphotericin B behandelt werden. Der Infektionsverlauf ist aber meistens so schnell, dass eine Diagnose nicht schnell genug erfolgt. Erfolgreich wurden auch Kombinationen von Medikamenten eingesetzt z.B. Amphotericin B, Miconazol, Rifampin, Sulisoxazol und andere Medikamente. Das gleiche gilt auch für die Behandlung von Acanthamaoeba-Infektionen, Acanthamoeba-Keratitis und Balamuthia-Infektionen.

(Text übernommen und modifiziert nach J. Schottelius (2010): *https://www.hemato-images.eu/content/e5389/e5624/e9275/index_ger.html*)
Nosoden können allenfalls unterstützend wirken, sie reichen als alleinige Therapie nicht aus.

Prophylaxe:
Amöben sterben zuverlässig erst bei Temperaturen über 55°C für mindestens 5 Minuten oder durch Tieffrieren unter -10°C für mindestens 24 Stunden) *(I.Fonk: Darmparasitosen in der Humanmedizin, AKSE-Verlag 2002, S.109)*

TIPP

Auf Reisen sollte man auf Eiswürfel in Getränken verzichten, sich auch nicht mit Leitungswasser die Zähne putzen, wenn das nicht eindeutig als Trinkwasser freigegeben ist (bei Reiseleitung verbindlich nachfragen).
Insbesondere in den Tropen und Subtropen kommen Amöben vor. Hier sollte man sich sein Verhalten in Bezug auf Baden, Essen und Trinken gründlich überlegen.

Lamblia intestinalis (= Giardia lamblia)

gehört zu den Eukaryoten (früher: Protozoen), also Ein- oder Mehrzellern, die einen Zellkern besitzen und sich damit von Bakterien unterscheiden. In Deutschland ist der Begriff „Lamblien" und für die erzeugte Krankheit der Begriff „Lambliasis" gebräuchlich, international benutzt man die Begriffe Giardia lamblia und Giardiasis entsprechend. Lamblien gibt es als Zysten (vermehrungsfähige umweltresistente Dauerform) und als Trophozoit, der die aktive und sich teilende Form im menschlichen Darm darstellt.

Lebenszyklus der Giardia intestinalis

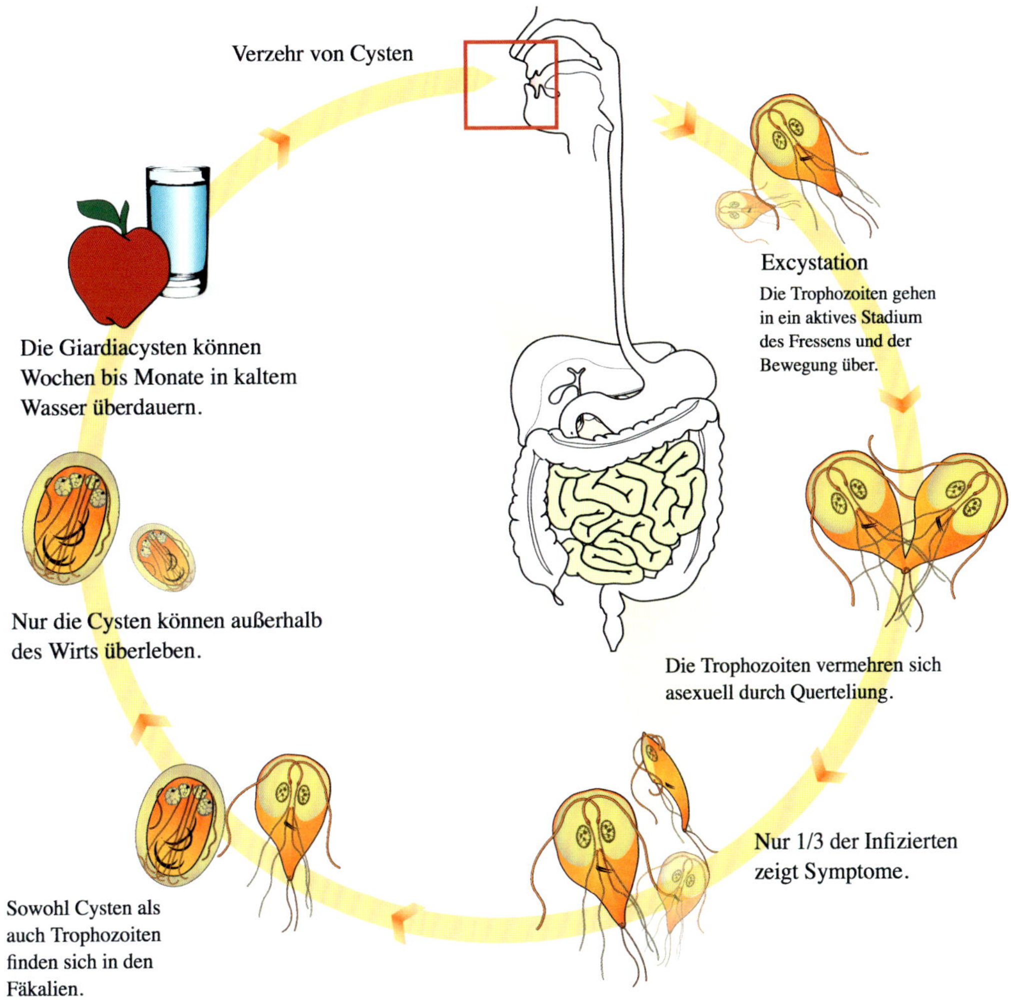

Abbildung: Quelle Wikipedia https://commons.wikipedia.org/wiki/File:Lebenszyklus_Giardia.svg

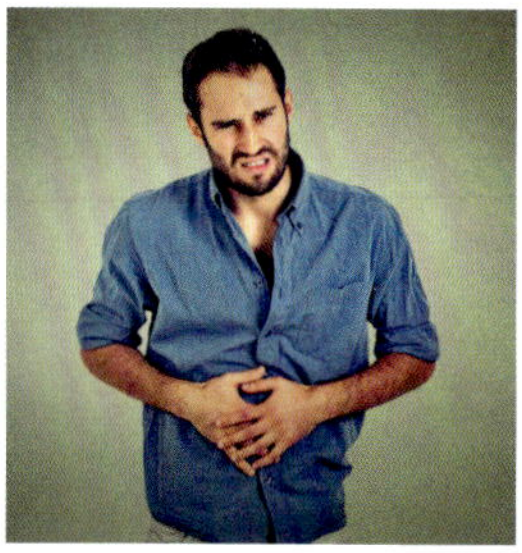

Typisches Symptom einer Lamblieninfektion ist der ausgeprägte Blähbauch nach dem Essen

Symptome

Ein großer Teil der Infizierten zeigt keine Symptome. Mögliche Beschwerden sind Bauchkrämpfe, Durchfälle, Nahrungsmittelunverträglichkeiten, Sodbrennen, Blähungen und alle Formen der Stuhlunregelmäßigkeiten. **In meiner Praxis ist die typische Aussage der betroffenen Patienten: „Ich habe nach dem Essen das Gefühl, ich hätte einen Basketball (oder Luftballon) verschluckt."**
Die Lamblien schädigen die Darmzellen und damit die auf ihrer Oberfläche sitzenden Enzyme, die deswegen ihre Funktion nicht mehr ausüben können. Daher kann man die durch eine Lamblieninfektion ausgelösten plötzlichen Nahrungsmittelunverträglichkeiten erklären. Wenn man den Befall beseitigt, werden sich im Normalfall die Darmzellen innerhalb weniger Tage erholen und eine normale Enzymfunktion wieder bereitstellen. Damit sind dann die Nahrungsmittel wieder besser verträglich. Diagnostiziert werden oft Laktoseintoleranz, Zöliakie, Fettstoffverdauungsstörungen, die aber erst beurteilt werden können, wenn der Darm als Ganzes wieder gesund ist. Symptome, die nicht den Darm betreffen sind Magenprobleme wie Sodbrennen und Gastritis (Magenschleimhautentzündung), Nackenschmerzen, Wirbelblockaden zwischen und unterhalb der Schulterblätter. Schlafstörungen, Konzentrationsstörungen, aber auch Hautausschläge, die einer „Neurodermitis" gleichen oder Quaddeln können Symptome einer Lamblieninfektion sein.

Übertragungswege

Die Aufnahme von Zysten, die mit dem Stuhl infizierter Säugetiere einschließlich Menschen ausgeschieden werden, erfolgt üblicherweise durch mit Fäkalien verunreinigte Nahrungsmittel, wobei nahezu alle Haustiere Reservoirwirte sein können und Fliegen als Überträger eine wichtige Rolle spielen. Eine Übertragung von Mensch zu Mensch ist möglich. Man unterscheidet heute unterschiedliche Genotypen, die eine unterschiedliche Wirtsspezifität aufweisen. *Ca. 10% der Weltbevölkerung gelten als infiziert. (Wikipedia). Nach Pschyrembel (med. Wörterbuch)* sind zwischen 2-20% der Untersuchten befallen. Ansteckend sind also die Lamblien-Zysten, die mehrere Monate außerhalb des Körpers infektiös bleiben können. Nur wenige Zysten reichen, um eine Infektion auszulösen. Die Inkubationszeit beträgt zwischen 6 und 15 Tagen. Aus den Zysten bilden sich die Trophozoiten, die sich asexuell durch Teilung vermehren und rasenartig die Schleimhaut der beiden oberen Dünndarmabschnitte besiedeln. Dabei dringen sie nicht in die Zellen ein, schädigen diese aber von außen.

Lamblienzysten sind umweltresistent und werden durch Chlor in Trinkwasser nicht abgetötet *(Ingrid Fonk, Darmparasitosen in der Humanmedizin, AKSE-Verlag)*. Mit Fäkalien verunreinigtes Trinkwasser ist daher dort ein Problem, wo Trinkwasser nicht ausreichend gut aufbereitet wird. Dazu gehören neben den Ländern des ehemaligen „Ostblocks" auch Teile Kanadas, der USA und vor allem Afrika, Asien und Lateinamerika. Rohmilch und Rohmilchprodukte können Lamblienzysten enthalten, Fliegen können die Zysten von Tierkot auf das Essen übertragen (Katzenklo!!!). Der direkte Kontakt mit Fäkalien Infizierter ist ansteckend-man denke hier an Kinder, die gewickelt werden, Heimbewohner, die auf Hilfe bei der Körperhygiene angewiesen sind und Sexualpraktiken. Menschen, die eine reduzierte Magensäureproduktion haben und sich kohlenhydratreich ernähren, scheinen eine erhöhte Infektanfälligkeit gegenüber Lamblien zu haben. Die Einnahme von Säureblockern steigert demnach die Infektanfälligkeit gegenüber diesem Erreger. Lamblien können jahrelang im Wirt verbleiben und dort symptomlos leben. Zweitinfekte, großer Stress und Fehlernährung können aus der symptomlosen Infektion eine symptomatische Infektion machen.

Nachweis

Üblicherweise werden Stuhlproben untersucht. Wenn diese unmittelbar ins Labor gelangen oder mit Formalin konserviert werden, besteht eine gute Chance, den Erreger nachzuweisen. Der in Deutschland nicht erhältliche Triple Faeces Test (TFT- Bezug siehe Anhang) ist besser als die in der Kassenmedizin üblichen Stuhlproben, die bis ins Labor mehrere Stunden bis Tage benötigen. Da sich Lamblien und andere Erreger, wie Amöben, an der Luft zersetzen, kommen bei langem Transport und fehlender Konservierung keine nachweisbaren Lamblien mehr im Labor an. Die Zysten werden oft mit Sprosspilzen verwechselt, so dass in meinem Patientenklientel die meisten Stuhlproben negativ sind, obwohl eine Infektion vorliegt.

Bei Magen- und Dünndarmspiegelungen können durch Gewebeproben und die Untersuchung des Saftes dieser Organe manchmal Lamblien nachgewiesen werden. Als Blutuntersuchung hat sich der Lymphozytentransformationstest (LTT) etabliert, der die Aktivierung des Immunsystems gegen den Erreger anzeigt und auch bei symptomlosen Infekten positiv sein kann. Die klassische Antikörpersuche ist in den meisten Fällen negativ. Grundsätzlich gilt für alle Untersuchungsverfahren: ein positiver Befund bestätigt den Kontakt mit dem Erreger, ein negativer schließt ihn aber nicht aus.

Therapie:

Auch wenn IST-Diagnostik und Applied Kinesiology nahelegen, dass die Nosode wirksam ist, hat die Erfahrung aus der Praxis ergeben, dass eine Ausheilung mit homöopathischen oder pflanzlichen Mitteln in fast allen Fällen nicht gelingt. Die Lamblieninfektion bedarf nach meinen Erfahrungen unbedingt einer Antibiotika-Behandlung.

Das einzige in Deutschland zur Verfügung stehende Mittel ist Metronidazol. Dieser Wirkstoff wird von unterschiedlichen Herstellern vertrieben. Übliche Dosierungen sind 250mg oder 400 mg /Tablette. Die Therapie wird über 5-10 Tage mit Dosen von 3 x250 bis 3 x 400 mg - je nach Körpergewicht - durchgeführt. Die Behandlung sollte mehrfach durchgeführt werden, da aus den Zysten neue Trophozoiten entstehen und die Infektion wieder aufflammen lassen können. Problem gibt es mit Menschen, die kein Metronidazol vertragen. Doch es gibt noch Alternativen:

Nachdem vor etwa 10 Jahren das Medikament Simplotan® (Wirkstoff Tinidazol) in Deutschland (aus wirtschaftlichen Gründen) vom Markt genommen wurde, steht uns dieses Mittel nur noch aus dem Ausland zur Verfügung. In Frankreich wird es unter dem Namen Fasigyne®, und in Spanien als Tricolam® in jeder normalen Apotheke verkauft. Man behandelt mit diesem Wirkstoff als Einzeldosis. Es werden 2 g Tinidazol einmalig verabreicht. Da man die Therapie mehrfach wiederholen sollte, rezeptiere ich üblicherweise 3 Packungan à 4 Tabletten zu je 500mg. Im außereuropäischen Ausland behandelt man auch mit Metronidazol als Einzeldosis. 2g Wirkstoff (entspricht 5 Tabletten à 400mg) werden als einmalige Einzeldosis verabreicht. Als Anwendungsschema hat sich die Gabe der Einzeldosis an den Tagen 1, 8, und 21 bewährt. Das gilt für beide Wirkstoffe. Damit sind etwa 85% der Betroffen geheilt. Für etwa 15% reicht die Anwendungshäufigkeit nicht aus. In diesen Fällen sollte man die Therapie fortführen, wobei ich rate, wenn es verträglich ist, den Wirkstoff zu ändern. Ich empfehle die Fortführung der Therapie mit 3 Einzeldosen, die im Abstand von 1 Woche gegeben werden. Da diese Antibiotika auch als Einzeldosis die Darmflora erheblich beeinträchtigen, verordne ich parallel die Einnahme von Probiotika. Milchsäurebakterien unterschiedlicher Stämme helfen dem Darm, sich schneller zu erholen. Auch eine Stabilisierung der Scheidenflora kann erforderlich sein.

Als letzte Alternative kann auch Albendazol (Eskazole®) angewendet werden. Dabei handelt es sich um ein Wurmmittel, das auch gegen Lamblien wirkt. Eskazole® ist in Deutschland nur in Packungen à 60 Tabletten zu 400 mg erhältlich. Diese Packungen kosten ab 580€ (Stand 9/2017). Die genau gleiche Packung des exakt gleichen Herstellers mit exakt gleichem Namen kostet in Spanien knapp 100€. Überall auf der Welt wird der Wirkstoff Albendazol als Einzeldosis, meist als 2 Tabletten à 200mg, verkauft. Er ist für Kinder ab 3 Jahren als Wurmmittel zugelassen und wird weltweit deutlich breiter eingesetzt als in Deutschland. Für die Therapie der Lamblieninfektion hat sich die Gabe von 400mg/Tag (mit viel Fett) für 5 Tage und eine Wiederholung nach 2 Wochen bewährt. Insgesamt braucht man also 10 Dosen à 400mg, die im außereuropäischen Ausland etwa 1,50US$/Dosis kosten und zumeist rezeptfrei zu bekommen sind. Zur Unterstützung haben sich GI-Encaps Kapseln der Firma Centrosan bewährt, die auf pflanzlicher Basis den Heilungsverlauf beschleunigen. Man kann sie zusätzlich zu den Antibiotika anwenden und dosiert sie bei Erwachsenen 3-4x tgl. 1 Kps. für 2 Wochen.

Würmer

Wurminfekte sind bei uns heute selten – heißt es und steht auch so in den Lehrbüchern. Wer Hundehalter oder Pferdebesitzer fragt, wie oft sie ihre Lieblinge entwurmen, bekommt als Antwort oft "alle 2-3 Monate", zu hören. Auf die Frage, wie oft denn der Tierhalter entwurmt wird, folgt meistens: Schweigen.

Mich hat ein Buch aufgeweckt, in dem die Internistin Dr. Ingrid Fonk über Darmparasitosen in der Humanmedizin geschrieben hat. Die feste Meinung der Autorin: Wurminfekte sind wesentlich weiter verbreitet, als angenommen wird, sie sind in der schulmedizinischen Routine nicht sicher zu erfassen, und die Therapie gelingt nicht ohne - in Deutschland rezeptpflichtige - chemische Arzneimittel.

Ich habe Dr. Fonk persönlich kennen und schätzen gelernt und kann diesen Aussagen nach meiner Praxiserfahrung nur beipflichten. Wurminfekte verlaufen bei uns oft atypisch. Ursachen mögen die bessere Hygiene gegenüber früher sein, die weitverbreitete Einnahme von Hormonen, die die durch Würmer ausgelösten hormonellen Fehlregulationen unsichtbar macht, eine bessere Ernährung und weniger Erfahrung bei den ärztlichen Kollegen.

Es vergeht in meiner Praxis kein Tag, an dem nicht mindestens ein Patient Würmer hat. Um Würmer zu finden, muss man zunächst einmal an sie denken. Dann benötigt man ein geeignetes Untersuchungsverfahren. Die Stuhlprobe findet nach meiner Erkenntnis weniger als 1% der Würmer. Deswegen verzichte ich zumeist darauf. Die Applied Kinesiology und die IST-Diagnostik sind deutlich sensibler, benötigen aber eine Nosode des jeweiligen Erregers, um ihn nachzuweisen. Der Therapeut kann also nur finden, was er als Testsubstanz hat. Indirekte Tests, die zeigen, dass ein Problem durch ein Wurmmittel gelöst werden kann, belegen, dass Würmer zumindest mitursächlich für die getesteten Beschwerden sind.

Es vergeht in meiner Praxis kein Tag, an dem nicht mindestens ein Patient Würmer hat.

Übertragungswege

Die meisten Würmer sind nicht direkt ansteckend von Mensch zu Mensch. In manchen Fällen benötigen die Eier oder Larven eine Reifungszeit, bevor sie ansteckend werden. Manche brauchen einen Zwischenwirt und für manche Würmer ist der Mensch ein Fehlwirt.

Das ist deswegen besonders, da sich die Würmer im Fehlwirt nicht zu geschlechtsreifen Würmern entwickeln und deswegen die übliche Suche nach Wurmeiern im Stuhl nicht zielführend ist.

Fäkal-oral von Mensch zu Mensch übertragen werden Oxyuren (=Madenwürmer), Peitschenwürmer, Zwergfadenwürmer, Hakenwürmer und auch Schweinebandwürmer *(Ingrid Fonk, Darmparasitosen in der Humanmedizin, AKSE-Verlag)*. Für Hakenwürmer soll es sogar durch die Muttermilch zu Ansteckungen kommen.

Haustiere übertragen Hakenwürmer, Hunde- und Katzenspulwürmer, Hunde- und Fuchsbandwürmer und vor allem Lamblien (Giardia), ein Parasit, der nicht zu den Würmern gehört (siehe Seite 175 ff). Rohkost, Salat, Erdbeeren, Fallobst aus dem Garten, zu denen Tiere Zugang haben, können kontaminiert sein. Vom Erzeuger, dem (Bio-) Bauern, über den Markt bis in den Kühlschrank sind rohe Gemüse und Obstsorten nicht so gesichert, dass nicht Ratten, Mäuse oder Vögel zu ihnen Kontakt bekommen und ihre Exkremente hinterlassen könnten. Bioeier werden nicht gereinigt und können von der Herkunft an mit Krankheitserregern kontaminiert sein. Spulwürmer, Hakenwürmer, Peitschenwürmer, bestimmte Bandwürmer, Lamblien und Amöben können so weitergegeben werden und Menschen infizieren. Fisch, insbesondere, wenn er roh verzehrt wird (Sushi), überträgt Fischbandwürmer und andere Würmer, sowie Leberegel und Zwergdarmegel.

Rohes Fleisch kann, auch in Zeiten von vorgeschriebener Fleischbeschau, Trichinen enthalten und auch Rinder- und Schweinebandwürmer übertragen. Mettbrötchen, Carpaccio, Tartar und Steak blutig sind typische Infektionsquellen. Rohmilch und Rohmilchprodukte sind eher Überträger von Lamblien, Würmer kommen nicht vor.

Kontaminiertes Trinkwasser, weniger bei uns, als in Urlaubsgebieten mit minderer Hygiene, kommt als Quelle für Spulwurminfekte, Leber- und Darmegelinfekte, sowie Hunde- und Fuchsbandwurminfekte und Lamblieninfekte in Frage.

Fonk nennt Sandkästen, Rasen von Parks, Camping- und Parkplätzen, Gartenerde und Sandstrände als Orte, in denen man durch direkten Kontakt Spulwürmer, Hakenwürmer, Bandwürmer und Zwergfadenwürmer aufnehmen kann *(Ingrid Fonk, Darmparasitosen in der Humanmedizin, AKSE-Verlag)*. Fäkalien menschlicher und tierischer Herkunft, die in der Landwirtschaft eingesetzt werden, können Wurmeier enthalten. In einem Freilandversuch wurde nachgewiesen, dass Schweinespulwurmeier nach 142 Sommertagen und 127 Wintertagen zu

70-100% infektiös waren. Mit Gülle gedüngte (Bio-?) Nahrung kann also infektiöse Wurmeier enthalten.

Stofftiere, die sich gerne im Bett von Kindern finden, können mit Madenwurmeier und auch Spulwurmeiern kontaminiert sein und eine Reinfektion auslösen.

Insekten, insbesondere Fliegen, können Parasiteneier, Larven und Zysten transportieren und Nahrungsmittel damit kontaminieren *(Ingrid Fonk, Darmparasitosen in der Humanmedizin, AKSE-Verlag).*

Wann muss man an Wurminfekte denken?
Würmer machen meistens drei Störungen gleichzeitig:
- Hormonstörungen
- Nährstoffaufnahmestörungen
- Nahrungsmittelunverträglichkeiten

Hormonelle Regulationsstörungen der gebärfähigen Frau, die keine hormonelle Verhütung betreibt, sind ein Hinweis auf eine mögliche Wurminfektion. Der Monatszyklus der Frau soll 28 + 1 Tag betragen – alle Abweichungen sind verdächtig auf eine hormonelle Fehlregulation. Und die werden zu über 80% durch Würmer ausgelöst.

Auch neu auftretende Schmierblutungen trotz Einnahme einer sonst problemlos vertragenen Antibabypille können Folge von Wurminfekten sein. Vorzeitige Wechseljahre mit Ausbleiben der Periode bei einer Frau in den 40ern lässt mich und meine ganzheitlichen Kollegen an Würmer denken.

Akneartige Hautveränderungen, teils nicht nur im Gesicht, sondern auch auf Brust und Rücken, die plötzlich und außerhalb der Pubertät auftreten, können nicht selten durch Wurminfekte ausgelöst werden. Bauchweh, das, unabhängig von Essen, bei Kindern auftritt, ist immer wurmverdächtig.

Juckreiz am Po lässt an infektiöse Madenwürmer denken, die man in der Stuhlprobe nicht finden kann. Alle Stuhlunregelmäßigkeiten können auch durch Würmer mit hervorgerufen werden. Oft finden wir Kombinationen von bakteriellen Darminfekten mit Parasiten. Würmer können Ekzeme verursachen, die diffus am Körper auftreten und sich nach der Wurmkur wieder zurückbilden.

Nach unseren Erfahrungen machen Würmer häufig (Magen-) Darmbeschwerden und gleichzeitig hormonelle Fehlregulationen. Würmer sind Parasiten, die ihren Wirt in ihrem Sinne manipulieren, ihn aber nicht umbringen wollen, denn er ist ja ihr Zuhause. Sie sondern Substanzen ab, die mit den Hormonsystemen des Wirtes in Wechselwirkung treten. Oft sind die Eigenregulation des Wirtes und damit auch die Blutwerte völlig normal. Allerdings sitzen unbekannte, vom Wurm freigesetzte, Substanzen auf den Rezeptoren, so dass die körpereigene Regulation nicht mehr funktioniert. Neben den bereits beschriebenen Zyklusstörungen bei der Frau kommt es bei beiden Geschlechtern gelegentlich auch zu Libidoverlust und bei Männern zu Erektionsschwierigkeiten.

Nicht alle Hormonstörungen sind durch Würmer bedingt. Leberfunktionsstörungen, Schilddrüsenfunktionsstörungen und andere Ursachen können auch die hormonelle Regulation beeinträchtigen. Darmbeschwerden und Hormonstörungen in Kombination lassen aber immer zuerst an Wurminfekte denken. Würmer machen neben hormonellen Regulationsstörungen zwei weitere Probleme.

Einmal können sie durch direkte Schädigung der Darmschleimhaut Nahrungsmittelunverträglichkeiten auslösen, die wieder verschwinden, wenn der Wurm beseitigt ist. Wichtiger aber ist die Nährstoffaufnahme, die durch die Würmer behindert wird. Einmal verbrauchen Würmer selbst Nährstoffe und lösen so nicht selten Mangelzustände aus. Das zeigt sich oft durch einen Vitamin-B12- und einen Eisenmangel, die zusammen eine Blutarmut (=Anämie) verursachen. Andererseits führt die Schädigung der Darmzellen zu einer Aufnahmestörung einzelner Nährstoffe. Haarausfall und Nagelwachstumsstörungen können die Folge sein.

Wir finden bei unseren Untersuchungen oft Mineralmangelzustände, weil die meisten Mineralien an einen gemeinsamen Rezeptor binden und aktiv aufgenommen werden müssen. Die geschädigte Zelle stellt den Rezeptor nicht zur Verfügung, so dass die ohnehin limitierte Mineralaufnahme noch schlechter abläuft. Insbesondere bei Eisenmangel, der durch eine orale Eisengabe (Tabletten) nicht gebessert werden kann, sollte man an eine durch Wurminfekte ausgelöste Aufnahmestörung denken.

Für Vitamin B12 gibt es sogar vier Hürden. Zuerst einmal muss man rotes Fleisch in ausreichender Menge essen und B12 muss durch ausreichend Magensäure und die Magenenzyme aus den Zellen freigesetzt werden. Dann muss der Magen ein Bindungseiweiß für Vitamin B12 bereitstellen (intrinsic factor), der das B12 bindet. Der Komplex aus B12 und seinem Bindungsfaktor muss dann durch den Dünndarm transportiert werden, um am Ende des Dünndarms aufgenommen zu werden.

Man muss B12 also:
1. zu sich nehmen
2. mit genügend Magensäure und Enzymen aufschließen können
3. den Bindungsfaktor haben und
4. im Darm eine funktionierende Aufnahme gewährleisten.

Nur wenn das alles gewährleistet ist, funktioniert die Aufnahme dieses für viele Schritte im Energie- und Baustoffwechsel wichtigen Vitamins. Insbesondere die Gabe von Säureblockern, sei es wegen einer Schmerzmitteleinnahme oder wegen Sodbrennens, sorgt schon für eine fehlende Freisetzung des Vitamins im Magen und kann zu einem Mangel führen. Klar wird auch, dass die Gabe als Tablette nicht funktioniert, wenn man die Ursache nicht beseitigt.

Je nach Wurmart ist der Magen mit an der Infektion beteiligt. Insbesondere Bandwürmer, Hakenwürmer und Peitschenwürmer sind, außer im Darm, oft auch im Magen zu testen.

Therapie:
Nach meiner Erfahrung helfen pflanzliche Zubereitungen unzuverlässig bis gar nicht. Homöopathie vermag Würmer ebenso wenig den Garaus zu machen, wie mechanische Verfahren der Darmreinigung (z.B. Hydrocolontherapie). Als einzig zuverlässig wirksam haben sich die in Deutschland rezeptpflichtigen und schulmedizinisch akzeptierten Wurmmittel erwiesen. Ergänzend die oben als unzureichend beschriebenen Verfahren einzusetzen, kann hilfreich sein.

Nicht jedes Wurmmittel wirkt gegen alle Erreger. Deswegen muss ein Arzt zu Rate gezogen werden. Viele Kollegen tun sich mit Wurmmitteln schwer und verweigern den Einsatz ohne klaren Erregernachweis. Meine Argumentation, bei bakteriellen Infekten wird nahezu stets ohne Erregernachweis zu einem Antibiotikum gegriffen, dass wesentlich mehr Nebenwirkungen hat und mehr Schäden an der Mikrobiota anrichtet, als Wurmmittel, wird nicht akzeptiert. Insbesondere Mebendazol und Pyrantel sind z.B. in Spanien und anderen Ländern rezeptfrei und werden auch Säuglingen verabreicht. In Ausnahmefällen werden sie sogar in der zweiten Hälfte der Schwangerschaft eingesetzt. **Albendazol darf erst ab einem Lebensalter von 3 Jahren, Thiabendazol ab 2 Jahren eingesetzt werden.**

Tabellarische Darstellung gängiger Wurm- und Parasitenmittel

Die Therapie von Wurm- und Parasiten kann aus meiner Sicht nur durch Medikamente erfolgen, die in Deutschland rezeptpflichtig sind. Die frei verkäuflichen Mittel helfen nach meinen Erfahrungen nicht oder nur wenig. Die Wahl des geeigneten Medikaments muss deswegen von einem Arzt erfolgen, der in Deutschland auch das Rezept ausstellen muss. Um ungerichtete Selbstmedikation zu vermeiden, habe ich bewusst nicht alle Würmer einzeln besprochen und auch die Therapieempfehlungen unkonkret gelassen. Wer sich genauer über Würmer informieren will, kann sich im Buch von Dr. Ingrid Fonk: Darmparasitose in der Humanmedizin, AKSE-Verlag, belesen.

Name	Substanz	Klassifikation	Bemerkung
Fasigyne	Tinidazol	Antibiotikum	Aus Frankreich
Tricolam	Tinidazol	Antibiotikum	Aus Spanien
Metronidazol	Metronidazol	Antibiotikum	In Deutschland
Arilin	Metronidazol	Antibiotikum	Goldstandard
Helmex	Pyrantel	Wurmmittel	Auch flüssig, für Kinder
Trilombrin	Pyrantel	Wurmmittel	Aus Spanien, 10 x billiger als in D
Vermox	Mebendazol	Wurmmittel	Nur Tabletten
Lomper	Mebendazol	Wurmmittel	Auch flüssig, für Kinder (Spanien)
Eskazole	Albendazol	Wurmmittel	In D überteuert. Nur Packungen à 60 Stück (> 584,00€ !!)
Eskazole	Albendazol	Wurmmittel	In Spanien ca. 6 x billiger
Zentel	Albendazol	Wurmmittel	In Südafrika und vielen anderen Ländern ca. 10 x billiger als in D und als Einzeldosis zu kaufen
Mintezol	Thiabendazol	Wurmmittel	Wirksames Mittel, in D nicht zugelassen
Stromectol	Ivermectin	Fadenwürmer und Läuse, Milben	Sehr teuer!
Yomesan	Niclosamid	Wurmmittel	Bandwurminfekte
Cesol	Praziquantel	Wurm- und Parasitenmittel	zwischenzeitlich vom Markt genommen

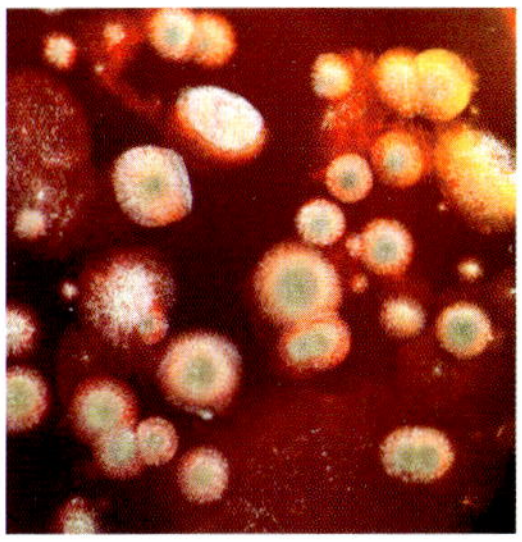

Nicht jeder nachgewiesene Hefepilzinfekt muss auch behandelt werden

Pilzinfekte

Es gibt im Menschen verschiedene Pilzarten, die zu Symptomen führen können. Während Haut- und Nagelpilzinfekte zumeist durch so genannte Dermatophyten hervorgerufen werden, die sich gerne von Kohlenhydraten und Keratin, also Hornsubstanz, ernähren, sollen uns hier die im Darm auftretenden Pilzinfekte beschäftigen. Sprosspilze der Gattung Candia leben auf unseren Schleimhäuten. Ob sie zur normalen Standortflora gehören, kann diskutiert werden. Der alleinige Nachweis bedeutet nicht, dass das Immunsystem die Erreger nicht kontrollieren kann. Deswegen sollte nach meiner Erfahrung einer Therapie nur erfolgen, wenn es eindeutige Symptome gibt. Folgende Hefepilze sind für den Menschen potenziell krankmachend: Candida albicans, Candida tropicalis, Candida krusei, Candida famata und Candida glabrata. Manche - harmlose - Hefepilze werden zur Herstellung von Nahrungsmitteln genutzt. Als Bierhefe, als Bäckerhefe, in der Weinherstellung und bei der Käseherstellung sind Hefen wesentlich an Vergärungsprozessen, Reifungsprozessen und Geschmacksbildung beteiligt. Wir nehmen sie mit der Nahrung auf.

Hefepilze, wie Sprosspilze auch genannt werden, können auf der Haut örtliche Entzündungen auslösen. Dazu gehören z.B. die Windeldermatitis bei Säuglingen und Kleinkindern und die pilzbedingten Hautentzündungen in Hautfalten, die, bevorzugt bei korpulenten Menschen, unter Brüsten, in der Leiste, der Analfalte und der Achselhöhle auftreten. Scheidenpilze (Vulvovaginitis) und der Pilz der Eichel und der Vorhaut beim Mann (Balanitis) sind Schleimhautinfekte, die es auch im Mund, der Speiseröhre (Soor) und im Darm (Darmcandidose) gibt. Man sieht einen weißlichen Belag auf Schleimhäuten im Mund, vereinzelt können wunde Stellen auftreten. Im Darm kommt es zu Blähungen und Stuhlunregelmäßigkeiten. Oft zeigt ein Heißhungergefühl auf Süßes eine Hefepilzinfektion an. Handekzeme, bei denen Bläschen eine Rolle spielen, fachärztlich dyshidrosiformes Hand- und Fußekzem genannt, haben fast immer auch eine Pilzinfektion des Darmes zur Mitursache. Bei immungeschwächten Patienten können Hefepilze und andere Gattungen ins Blut gelangen und schwerste, kaum zu beherrschende Infekte im Körper auslösen.

Da ein normales Immunsystem die Pilze zusammen mit den vorhandenen Bakterien kontrollieren kann, zeigt eine symptomatische Infektion der Schleimhäute mit Hefepilzen immer eine Schwäche des Immunsystems an. Antibiotikagaben, die die Mikrobiota schwächen und gegeben werden, weil es ohnehin schon zu einer infektiösen Belastung des Immunsystems gekommen ist, die ja die Symptome auslöst, wegen der das Antibiotikum verschrieben wurde, sorgen durch eine Dezimierung der Darmbakterien für eine Begünstigung von Pilzwachstum. Schwermetallbelastungen zeigen sich oft durch wiederkehrende Darmpilzinfekte.

Mangelernährung kann eine Pilzinfektion begünstigen und einseitige kohlenhydratlastige Ernährung mit kurzkettigen Kohlenhydraten wie Weißmehl und Zucker fördert das Pilzwachstum.

Mehrfachinfekte des Darms mit Bakterien, Pilzen und Parasiten sind häufig. Die Therapie einer Pilzinfektion mit Hefepilzen beginnt mit der Behandlung der Ursache. Behandlung von Begleitinfekten, Schwermetallausleitung, Ernährungsumstellung sind die Eckpfeiler der Therapie. Oft regelt das Immunsystem das Problem von alleine, wenn die Hauptursachen beseitigt sind. Dann kann auf eine medikamentöse Behandlung verzichtet werden.

Wenn man medikamentös behandeln will, kommen dazu Pilzmittel in Frage. Pilzmittel der ersten Wahl für die Behandlung von Darmpilzinfekten sind Nystatin und Amphotericin B. Amphotericin B und Nystatin sind zwei Substanzen, die vom Magen-Darm-Trakt nicht resorbiert werden. Sie sind für die Therapie im Verdauungstrakt als Tabletten und Suspension verfügbar. Die Suspension empfiehlt sich bei Kindern und wenn der Mund mitbehandelt werden soll. Nebenwirkungen sind nahezu keine zu erwarten, da die Substanzen nur auf den Schleimhäuten von Mund bis After wirken und nicht in den Körper gelangen. Als Cremes können sie für Hautinfekte vor allem in Hautfalten eingesetzt werden. Als Zäpfchen oder Creme wirken sie auf die Schleimhautinfekte im Genitalbereich.

Fluconazol ist eine sehr gut vom Körper aufzunehmende Substanz, die Pilze in ihrem Wachstum hemmt. Das Mittel wird in der Leber entgiftet und kann bestimmte Entgiftungsenzyme hemmen. Neben Übelkeit, Erbrechen und Durchfall können Leberwerterhöhungen auftreten, die eine Leberschädigung anzeigen. Fluconazol wird oft als Einzeldosis bei Genitalpilzinfekten der Frau eingesetzt. Es ist rezeptpflichtig und sollte nur nach Rücksprache mit einem Arzt eingesetzt werden.

Das ebenfalls rezeptpflichtige Itraconazol ist ein Wirkstoff, der Dermatophyten und Hefen behandelt. Er wird vorzugsweise zur Behandlung von Nagelpilzinfekten eingesetzt, wirkt aber auch gegen Candidaarten. Auch Itraconazol wird über die Leber entgiftet. Kopfschmerzen, Übelkeit, Durchfall, Bauchschmerzen, Verdauungsstörungen, Blähungen, Leberfunktionsstörungen, Schnupfen und Nasennebenhöhlenentzündung, Infektion der oberen Atemwege und Ausschlag stehen auf der langen Liste der Nebenwirkungen, weil Itraconazol gut vom Körper aufgenommen wird. Fluconazol und Itraconazol sind Mittel der zweiten Wahl bei einfachen Darminfekten mit Hefepilzen. Pilzmittel der ersten Wahl für die Behandlung von Darmpilzinfekten sind Nystatin und Amphotericin B.

Viren

Als Viren bezeichnet man infektiöse Partikel, die außerhalb von Zellen existieren können, die für die Vermehrung aber auf Zellen angewiesen sind. Viren binden an Zelloberflächen und gelangen dann in die jeweilige Wirtszelle. Viren enthalten Erbsubstanz, Eiweißstoffe, Hülleiweiße etc., aber sie machen selbst keinen Stoffwechsel und benötigen zur Vermehrung die Organellen von Zellen, die sie dazu zwingen, Virusbestandteile zu produzieren und zusammenzusetzen. Aus der Wirtszelle werden Viren freigesetzt und können weitere Zellen infizieren. Viren gelten nicht als Lebewesen, man kann sie demnach nicht abtöten, sondern nur an der Vermehrung hindern, inaktivieren oder zerstören.

Rotaviren

Rotaviren (lat. rota = Rad) kommen sowohl beim Menschen als auch im Tierreich vor. Man unterscheidet verschiedene Stämme. Besprochen werden hier nur die humanen Rotaviren, also die Virusstämme, die beim Menschen Infekte auslösen können. Nur wenige Viren (10-100) reichen aus, um eine Infektion auszulösen.

Übertragungswege

Die Infektion erfolgt als Schmierinfektion auf oralem Wege durch den direkten oder indirekten Kontakt mit Fäkalien Erkrankter. Indirekter Kontakt bedeutet den Verzehr von mit Fäkalien verunreinigten Lebensmittel oder Wasser, über kontaminierte Toiletten, Türklinken etc. Die Rotaviren sind vergleichsweise resistent gegen Umwelteinflüsse.

Symptome

Erste Symptome sind meistens Übelkeit, dann folgen Fieber und Durchfälle. Die Viren befallen bestimmte Dünndarmzellen und verhindern die Wasser- und Nährstoffaufnahme aus dem Darm. Die Folge sind Wasserverluste und Austrocknung des Patienten. Die Inkubationszeit beträgt 1-3 Tage. Bei manchen verläuft die Krankheit ohne Symptome (klinisch inapparent).

Nachweis

Die Diagnose wird aus Stuhlproben gestellt.

Therapie

Da es keine ursächliche Behandlung gibt, werden die Symptome behandelt, also Gabe von Flüssigkeit und Elektrolyten, Zucker und ggf. Aminosäuren, Senkung des Fiebers. Insbesondere Kleinkinder und Senioren neigen zur Austrocknung und bedürfen in schweren Fällen der intravenösen Flüssigkeitsgabe. Die Erkrankungsdauer beträgt gut eine Woche. Erkrankte sind auch nach Abklingen der Infektion etwa 14 Tage ansteckend, Säuglinge teils länger.

Epidemiologie

Eine durchgemachte Infektion hinterlässt eine Immunität, die gegenüber dem Stamm gilt, der die Infektion ausgelöst hat. Erwachsene haben in der Regel bereits eine oder mehrere Rotavirusinfektionen durchgemacht und sind deswegen weitgehend immun. Hauptbetroffene sind Kleinkinder im Alter zwischen 6 und 24 Monaten, insbesondere, wenn sie in Gemeinschaftseinrichtungen (Krankenhäuser, Kindertagesstätten) sind und wenn sie nicht gestillt werden. Stillen schützt vor der Infektion. Die in der Muttermilch vorhandenen Antikörper schützen das Kind weitgehend, sind aber davon abhängig, welche Infekte die Mutter durchgemacht hat. Erwachsene erleiden Rotavirusinfekte vor allem als Reisedurchfälle. Diese nehmen einen milden Verlauf und sind auf Stämme von Rotaviren zurückzuführen, die in der Heimat nicht anzutreffen sind.

Impfung

Die offizielle Empfehlung der StIKo lautet, Kinder im Alter von 6 Wochen und 8 Wochen zweimal zu impfen. Die derzeit auf dem Markt befindlichen Impfstoffe (Stand Jan. 2018) sind lebende abgeschwächte Viren, die als Schluckimpfung verabreicht werden. Dadurch wird der Impfling selbst zum Virus-Ausscheider. Da Muttermilch Antikörper gegen Rotaviren enthält, besteht nicht nur ein Schutz des Kindes durch das Stillen, sondern eine mögliche Schluckimpfung wird wirkungslos, weil die in der Milch enthaltenen Antikörper die Impfviren neutralisieren.

Deswegen soll eine Stunde vor und nach einer Schluckimpfung nicht gestillt werden. Die Impfungen sind umstritten. *(https://books.google.de/books?id=gHwfBAAAQBAJ&pg=PA143&lpg=PA143&dq=rotaviren+-durchseuchung&source=bl&ots=oHRCjMx9c_&sig=Ksytb75STBK2sJ-Rik72SljsNRRo&hl=de&sa=X&ved=0ahUKEwibks_n8s7KAhWhh3IKH-fxQBfUQ6AEIRjAI#v=onepage&q=rotaviren durchseuchung&f=false und http://www.impfkritik.de/upload/pdf/rotavirus/rotavirus_ira103.pdf)* Es ist keineswegs gesichert, dass der in Deutschland verabreichte Impfstoff gegen alle in Deutschland vorkommenden Rotavirustypen wirkt.

Eine Kosten-Nutzen-Analyse kommt zu dem Schluss, dass in Europa die Kosten der Impfung die Summe der eingesparten Krankheitskosten übersteigen (Einzeldosis zwischen 45€ und 68€.) Die billigeren, in Entwicklungsländern, eingesetzten Impfstoffe haben einen Wirkungsgrad von knapp über 50%. Unerwünschte Wirkungen von Rotavirusinfektionen sind Darmeinstülpungen, die durch die Lebendimpfungen gehäuft vorkommen. Das Kawasakisyndrom (Entzündungen im Körper, auch der Herzkranzgefäße) sind nach Rotavirus-Impfungen gehäuft beobachtet worden. Angesichts der berichteten Nebenwirkungen, der gegenüber Entwicklungsländern anderen Epidemiologie und bei uns geringen Sterblichkeit kann ich die Impfempfehlung der StIKo weder verstehen noch unterstützen.

Zusammenfassung:

Rotaviren bekommt man von anderen, deswegen ist es ratsam, sein Kind in den ersten zwei Lebensjahren zu Hause zu lassen und nicht in Gemeinschaftseinrichtungen zu geben. Die Behandlung der Infektion erfolgt symptomatisch. Krankenhauseinweisungen können nötig sein. Die Impfung als flächendeckende Basisimpfung aller Kinder kann entgegen der offiziellen Meinung nicht empfohlen werden.

Norovirus

Noroviren kommen weltweit vor. Die Infektion ist nach der Rotavirusinfektion die zweithäufigste Ursache für nichtbakterielle Magen-Darm-Entzündungen. Infekte können das ganze Jahr über auftreten, allerdings gibt es eine Häufung zwischen Oktober und Mai *(https://www.rki.de/DE/Content/Infekt/EpidBull/Merkblaetter/Ratgeber_Noroviren.html)*

Übertragungswege

Die Viren werden durch Fäkalien übertragen, außerdem als Tröpfcheninfektion bei Erbrechen und auch indirekt über kontaminierte Gegenstände, Speisen und Wasser. Es reicht die Aufnahme weniger Viruspartikel. Die Inkubationszeit liegt zwischen wenigen Stunden und 3 Tagen. Üblicherweise zeigen die Infizierten schwallartiges Erbrechen und Durchfälle, allerdings selten Fieber. Die Symptome halten 12-48 Stunden an und führen oft zu erheblichem Salz- und Wasserverlust. Abweichende Symptomatiken ohne Erbrechen oder ohne Durchfall oder sehr milde Verläufe kommen vor. Erkrankte sind bis etwa 14 Tage nach Abklingen der Symptome noch ansteckend, weil sie die Viren im Stuhl ausscheiden.

Nachweis

Die Diagnose wird aus Stuhlproben gestellt.

Therapie

Es gibt weder eine ursächliche Therapie noch eine Impfung. Die Behandlung erfolgt symptomatisch durch Gabe von Salzen, Zucker und Flüssigkeit. Zur Vorbeugung werden umfassende hygienische Maßnahmen empfohlen.

Wegen der hohen Ansteckungswahrscheinlichkeit gibt es immer wieder Ausbrüche in Gemeinschaftseinrichtungen, auf Kreuzfahrtschiffen, in Krankenhäusern. Erkranken können Menschen jeden Alters, die Erkrankung hinterlässt eine Immunität ausschließlich gegen den Virussubtypus, der Krankheitsauslöser war. Da es verschiedene Stämme gibt und das Virus durchaus mutiert, kann man die Infektion mehrmals im Leben bekommen.

Coxsackieviren

Coxsackieviren gehören zu den Enteroviren und werden in zwei Stämme (A und B) unterteilt. Wirt sind neben Menschen auch Rinder, Schweine, Nagetiere, Affen. Die Erreger kommen weltweit vor und sind relativ umweltresistent. Innerhalb der Stämme gibt es eine Vielzahl von unterschiedlichen Serotypen.

Übertragungswege

Infizierte oder erkrankte Personen scheiden die Viren mit dem Stuhl über mehrere Wochen aus. Die Infektion erfolgt sowohl fäkal-oral, d.h. über verunreinigte Nahrung und Wasser, sowie per Tröpfcheninfektion oder als Schmier- und Kontaktinfektion über alle Schleimhäute (v.a. Mund, Nase oder Augen), u.a. in Schwimmbädern. Nach der Virusvermehrung im Verdauungstrakt breiten sich die Viren über den Lymphweg und Blutkreislauf auf die weiteren Organe aus.

Symptome

Die Inkubationszeit beträgt im Mittel 5-14 Tage. Bei Immungesunden verläuft die Infektion oft ohne Symptome, sie sind jedoch potentielle Virusausscheider. Am häufigsten kommt es in den Sommermonaten zu akuten Durchfallerkrankungen („Sommerdiarrhoe") oder zur („Sommergrippe") mit fieberhafter Hals-, Rachenentzündung, Hustenreiz und Bronchitis. Kinder erkranken häufiger als Erwachsene. Bei Neugeborenen erfolgt die Infektion intrauterin bzw. während der Geburt und verursacht Herzrasen, Atemnot, Herzmuskel- und Gehirnentzündung bis hin zur viralen Sepsis.

Coxsackie A Viren verursachen:

- Hand-Fuß-Mund-Krankheit, dabei sind überwiegend Kinder unter 10 Jahren betroffen, die Bläschenbildung an Händen und Füßen aufweisen, begleitet von schmerzhaften Schleimhautgeschwüren im Mund (Aphthen).
- Herpangina (beginnend mit hohem Fieber, schmerzhafter, geröteter Rachen mit Bläschen,- bzw. Geschwürsbildung).
- schwere beidseitige Bindehautentzündung der Augen.
- Hirnhautreizung, Hirnnervenentzündung, periphere Nervenlähmungen („Pseudo-Polio")
- generelle Hautausschläge, urogenitale Infektionen.

Coxsackie B Viren verursachen:

- Herzbeutel-/ Herzmuskel-/ Rippenfellentzündungen
- Myalgia epidemica (Bornholmsche Krankheit), hohes Fieber, Schüttelfrost, Übelkeit, Erbrechen, Durchfall, allgemein stechende Schmerzen u.a. im Brustkorb mit Rippenfellreizung, Bauchmuskelschmerzen,
- Hirnhautreizung, -entzündung (Meningitis), Lähmungen

- Bauchspeicheldrüsenentzündung mit Auslösung eines Diabetes Typ 1 (nur bei zusätzlich vorhandenen genetischen Faktoren!)
- Hodenentzündung

Nachweis
Der Erregernachweis gelingt aus Stuhl, Gehirnflüssigkeit (Liquor), Rachenspülwasser und Bindehautabstrichen. Serologische Nachweismethoden kommen selten zum Einsatz.

Therapie:
Die Behandlung erfolgt in erster Linie symptomatisch, d.h. fiebersenkend, schmerzlindernd und ausreichende Flüssigkeitszufuhr. Bei schweren Verläufen kommen auch Gammaglobulin-Präparate (isolierte Antikörper) zum Einsatz. Bei bakteriellen Begleitinfektionen sind auch Antibiotika erforderlich.

Vorbeugung:
Es gibt bislang keine spezifischen Impfstoffe, was auch bei der Vielzahl der Serotypen zukünftig kaum gelingen wird. Eine Immunität entsteht zwar nach durchgemachter Infektion, allerdings nur gegen genau den Stamm, der der Krankheitserreger war. Deswegen kann es mehrmals im Leben zu Virusinfekten mit Coxsackie-Viren kommen.

An erster Stelle stehen allgemeine Hygienemaßnahmen und Expositionsprophylaxe. Auf Neugeborenenstationen sind viruswirksame Desinfektionsmittel, regelmäßige Kittelwechsel, Windelhygiene und ggf. Isolierung infizierter Patienten erforderlich.

Quellen: Wikipedia, Medizinische Mikrobiologie (Köhler), Robert Koch Institut, Krankheit ist messbar (Dr. I. Fonk) überarbeitet v. Dr. B. Wohlfarth

Adenoviren
Adenoviren kommen weltweit vor. Sie werden als Tröpfcheninfektion und fäkal-oral weitergegeben. Die Inkubationszeit beträgt mehrere Tage, meistens zwischen 5 und 8 Tagen. Es gibt verschiedene Subtypen, die unterschiedliche Erkrankungen auslösen können. Durchfallerkrankungen gehören dazu genauso, wie Bindehautentzündungen, Blasenentzündungen, Kehlkopfentzündungen oder Bronchitis. Adenoviren werden lange ausgeschieden, so dass der Nachweis nicht bedeutet, dass der Erreger auch gerade aktiv das Krankheitsgeschehen im Patienten verursacht. Diffuse Gelenkentzündungen, Entzündungen des Herzmuskels oder der Herzhäute (Peri- und Endocard), sogar Hörstürze werden als mögliche Spätfolge von Adenovirusinfekten diskutiert. Die Behandlung orientiert sich an den Symptomen. Da es weder einen Impfstoff gibt, noch eine einheitliche Therapie der Infekte, bleibt nur die Empfehlung, größtmögliche Hygiene einzuhalten.

Tab.: Tabellarische Erregerübersicht

Erreger	Gehört zu	Inkubationszeit*1	Bekommt man durch*2	Therapie	Homöopathische Nosodenbehandung sinnvoll	Besonderheiten
Adenovirus	Viren	5 - 8 Tage	F-O, Tr	symptomatisch	ja	
Coxsackie-Viren	Viren	5 - 14	F-O, K-S, Tr	symptomatisch	ja	
Norovirus	Viren	6 Std - 3 Tage	K-S, Tr, Z	symptomatisch	ja	
Rotavirus	Viren	1 - 3 Tage	K-S, Z	symptomatisch	ja	Impfung möglich
Helicobacter	Bakterien	unbekannt	F-O	Antibiotika (3-fach)	ja	
Campylobacter	Bakterien	2 - 5 Tage	F-O, Z	symptomatisch, in Ausnahmefällen Antibiotika	ja	
Listerien	Bakterien	(11) - 31 - (70) Tage	K-S, Z	symptomatisch, in Ausnahmefällen Antibiotika	ja	
Yersinien	Bakterien	(1) - 5 - (11) Tage	F-O, Z	symptomatisch, in Ausnahmefällen Antibiotika	ja	
Shigellen	Bakterien	(2) - 4 - (10) Tage	F-O,	symptomatisch, in Ausnahmefällen Antibiotika	ja	
Salmonellen	Bakterien	6 Std – 3 Tage	F-O, Z	symptomatisch, in Ausnahmefällen Antibiotika	ja	
Lamblia intestinalis (=Giardia lamblia)	Geißeltierchen	6 - 15 Tage	F-O, K-S, V, Z	Antibiotika	Nein, ggf. begleitend	
Amöben	Wechseltierchen	1 – 7 Tage	F-O	ggf. Antibiotika	Nein, ggf. begleitend	

Kryptosporidien	Einzeller	(1) - 7 - 12 Tage	F-O, E	keine	ja	selbstlimitierend
Candida-Arten	Hefepilze	Wenige Tage	E	Pilzmitttel	ja	Gehören zur normalen Flora und können sich ggf. rasant vermehren.
Ascariden	Spulwürmer	3 Wochen	F, O, K-S	Wurmmittel	nein	zweigeschlechtlich
Oxyuren = Enterobius vermicularis	Madenwürmer	1 - 4 Wochen	F-O, K, S, E	Wurmmittel	nein	Ansteckend von Mensch zu Mensch, häufig
Taenia saginata/solium	Bandwurm Rind/Schwein	(2) - (4) - (10) Wochen	E, V, F	Wurmmittel, Abführmittel	nein	Autoinfektion möglich
Diphyllobothrium latum	Fischbandwurm	ca. 3 Wochen	E	Wurmmittel, Abführmittel	nein	Sushi, nicht durchgegarter Fisch
Trichuris trichura	Peitschenwurm	2 - 3 Monate	E, F,	Wurmmittel	nein	Ansteckung von Partnern möglich
Necator americanus	Hakenwurm	14 - 28 Tage	K, E	Wurmmittel	nein	Wartet in der Erde und dringt über die Haut ein
Strongyloides stercoralis	Zwergfadenwurm	ca. 14 Tage	K, E	Wurmmittel	nein	Dringt über die Haut ein

Tab.: Tabellarische Erregerübersicht
**1 (mindestens)- im Durchschnitt-(maximal)*
**2 F-O = Fäkal-oral, K-S= Kontakt-Schmierinfektion, Tr-Tröpfcheninfektion, V-Vektor, Z-Zoonose, E-Essen*

Übertragungswege – einige Erklärungen

Übertragungs-Risiken erkennen und meiden bedeutet, das eigene Verhalten zu hinterfragen

Krankheitserreger können auf unterschiedliche Weise in den Menschen gelangen. Der sicherlich häufigste Weg ist die Aufnahme über den Mund und das Verschlucken des Erregers. Erreger, die in der Luft unterwegs sind, kann man einatmen. Bei Hautdefekten und Verletzungen können Erreger direkt in den Körper eingebracht werden. Gleiches gilt, wenn z.B. Blutkonserven verseucht sind und man das Blut in die Blutbahn gibt. Insektenstiche sind geeignet, Erreger in den Menschen einzuschleusen. Der Austausch von Körperflüssigkeiten, die Krankheitserreger enthalten können, ist ebenfalls ein möglicher Übertragungsweg.

Mit „fäkal-oral" bezeichnet man die Aufnahme von Krankheitserregern, die mit dem Stuhl (Faeces) ausgeschieden werden und „irgendwie" wieder in den Mund (Ore) gelangen. Dieses „irgendwie" muss näher besprochen werden: Direkte Kontakte der Analregion mit dem Mund eines anderen ergeben sich bei manchen Sexualpraktiken. Indirekte Übertragung bedeutet das Berühren der Analregion/der Stuhlreste mit der Hand oder Gegenständen, die dann gewollt oder ungewollt in den Mund gelangen. Der Umweg über Nahrungsmittel ist möglich. Mit Fäkalien kommen Nahrungsmittel in Berührung z.B. dadurch, dass sie gelagert werden, wo Ratten, Mäuse, Hamster, Vögel und andere Tiere Zugang haben und ihre Fäkalien hinterlassen können. Das Ausbringen von Jauche zum Zwecke der Düngung bringt ebenfalls Fäkalkeime, Parasitenzysten und Wurmeier zu den Nutzpflanzen oder zumindest auf die Nutzfläche. Trinkwasser kann mit Keimen verseucht sein und so zur fäkal-oralen Weitergabe von Krankheitserregern führen. Menschen, die sich nach der Analtoilette nicht die Hände waschen und z.B. Gemeinschaftstoiletten benutzen, kontaminieren die Türklinke, die der Nächste anfasst. So können Erreger weitergegeben werden.

Das gilt auch für die Absonderung von Erregern durch Sekrete (Husten, Schnupfen). Menschen, die sich in die Hand husten und dann z.B. im Bus den Haltegriff benutzen, verteilen ihre Erreger besonders strategisch, weil dort jedermann anfasst und sich seine Portion Bakterien oder Viren abholt. Fährt man sich durchs Gesicht oder steckt die Finger in den Mund, sind die aufgenommenen Erreger schon fast da, wo sie hinwollen.

Diese Form der indirekten Weitergabe nennt man **Kontakt- oder Schmierinfektion**. Direkte Kontaktinfektion bezeichnet den unmittelbaren Kontakt zum Erkrankten Menschen oder Tier, während die indirekte Kontaktinfektion die Übertragungen meint, bei denen z.B.

Gegenstände, Lebensmittel oder Wasser kontaminiert werden und bei Berührung/beim Verzehr die Infektion weitergegeben wird.

Hustet jemand, fliegen die Erreger mit den feinen Wassertröpfchen durch die Luft und landen entweder direkt auf jemand anderem oder schweben in der Luft und werden eingeatmet. Diese Form der Weitergabe heißt **Tröpfcheninfektion** oder **aerogene Infektion.**

Vektoren nennt man Lebewesen, die die Erreger weitertransportieren. Fliegen, die sich auf Fäkalien setzen (Katzenklo, Hundehaufen, Kuhfladen etc.) können dort Erreger aufnehmen und dann auf Nahrungsmittel transportieren und diese kontaminieren. Manche Mücke, Bremse, Zecke hat Krankheitserreger bei einem Biss oder Stich aufgenommen und gibt sie beim nächsten Stich an den neuen Wirt weiter.

Als **Zoonosen** bezeichnet man Erkrankungen, die von Tieren auf den Menschen (und umgekehrt) übertragen werden.

Iatrogen nennt man alle Dinge, die durch einen Arzt verursacht sind. Wird z.B. eine Krankheit durch eine Infusion weitergegeben, die ein Arzt/eine Schwester angehängt hat, ist die resultierende Krankheit iatrogen entstanden.

Der Begriff Kontagiosität bezeichnet das Maß der Übertragungsfähigkeit eines Krankheitserregers und beschreibt, wie leicht oder schwer dieser auf den verschiedenen, jeweils erregertypischen Infektionswegen übertragen werden kann. (Wikipedia).

Wie schütze ich mich vor aerogener Übertragung?

Atmen müssen wir alle. Während Neugeborene noch um 40 Atemzüge pro Minute machen, brauchen Erwachsene nur 12-18 Atemzüge pro Minute. Das Atemminutenvolumen liegt bei Erwachsenen um 10 l (in Ruhe) und kann bei körperlicher Leistung erheblich ansteigen. Wir atmen also in einer Minute alles ein, was in 10 Litern Luft umherfliegt, auch die in der Luft befindlichen Krankheitserreger, die gerne an Feinstäube und Aerosole gebunden sind. Hustet jemand, fliegen die Wassertröpfchen und Keime meterweit. Deswegen macht es Sinn, dass der KRANKE einen Mundschutz benutzt. Die Bilder aus Asien zeigten bei der Vogelgrippe eine Vielzahl von Menschen, die in der Öffentlichkeit Mundschutz trugen. Was bei uns als Eigenschutz – ich trage Mundschutz um MICH zu schützen – verstanden wird, ist z.B. in Japan anders. Der Kranke versucht seine Umgebung vor sich zu schützen und trägt deswegen die Schutzmaske vor Mund und Nase. Das ist übrigens auch der Grund, warum medizinisches Personal z.B. bei Operationen einen Mundschutz tragen muss. Ob ein Krankheitserreger leicht oder nicht so leicht übertragen werden kann, ist unterschiedlich. Während Windpocken eine hohe Kontagiosität haben und man sich sehr leicht anstecken kann, sind Keuchhustenbakterien eher schwer zu bekommen. Sie haben eine vergleichsweise geringe Kontagiosität. Abstand zum Erkrankten, sich nicht direkt küssen, anatmen oder anhusten lassen, sind Maßnahmen, die die Übertragungswahrscheinlichkeit senken. Sich vollständig vor aerogener Übertragung zu schützen ist im normalem Leben ohne Schutzbekleidung/Atemschutz nicht möglich.

Wie schütze ich mich vor Schmierinfekten?

So genannte Schmierinfektionen können direkt oder indirekt erfolgen. Der direkte Kontakt mit dem Finger, mit dem ich mir eben in der Nase gebohrt habe, z.B. durch Händereichen, kann Krankheitserreger weitergeben. Der so mit dem Erreger kontaminierte wischt sich mit dem Finger durchs Gesicht oder steckt den Finger in den Mund und schon ist der Keim am Ziel. Indirekte Übertragungen sind häufiger. Türklinken, Haltegriffe in Bus und Bahn, die Knöpfe im Aufzug sind Stellen, die von vielen Menschen regelmäßig angefasst werden und die nicht systematisch gereinigt werden. Während manche Krankenhäuser mit selbst desinfizierenden Türgriffen experimentieren, sind im öffentlichen Raum Schutzmaßnahmen nicht vorgesehen. Wer also dort anfasst, wo schon vor ihm Kranke ihre Bakterien hinterlassen haben, kann diese aufnehmen und sich damit infizieren. Dieses Risiko besteht wirklich und real. Nur werden eben diejenigen nicht krank, deren Immunsystem mit der Flut der täglich auf einen einprasselnden Krankheitserreger gut umgehen kann. Wer geschwächt ist, erkrankt leichter. Die individuelle Empfänglichkeit spielt hier die entscheidende Rolle.

Wenn man also merkt, dass man sich nicht wohl fühlt, sollte man nicht nur Menschenansammlungen meiden und aufpassen, wo man anfasst, sondern man sollte sich regelmäßig und oft die Hände waschen. Es ist nahezu unmöglich, sich davor zu schützen, an den Händen mit gefährlichen Keimen in Kontakt zu kommen. Aber man kann durch Seifengebrauch beim regelmäßigen Händewaschen die Bakterienlast um 99% reduzieren. Desinfektionsmittel schaffen noch mehr und sind zumindest auf Toiletten dringend empfohlen. Auch hier sollten wir einmal nachdenken. Nach der Analhygiene sind unsere Hände nicht selten mit Fäkalkeimen kontaminiert. Was tun wir als erstes? Wir ziehen uns an (und fassen unseren Reißverschluss, den Gürtel etc. mit den unreinen Fingern an), öffnen dann die Toilettentür (Türgriff igitt) und gehen zum Waschbecken zum Händewaschen.

Oder: was denkt sich die Mutter dabei, wenn sie den runtergefallenen Schnulli des Babys ableckt, bevor sie ihn zurück in Babys Mund steckt?! Wenn sie den Löffel mit dem Kinderessen immer wieder selbst probiert?

Wie schütze ich mich vor Zoonosen?

Der Umgang mit Tieren ist prinzipiell nicht ungefährlich. Unsere Haustiere haben ein robusteres und vor allem anders konditioniertes Immunsystem als wir. Was den Hund oder die Katze nicht anficht, kann uns erheblich krankmachen.

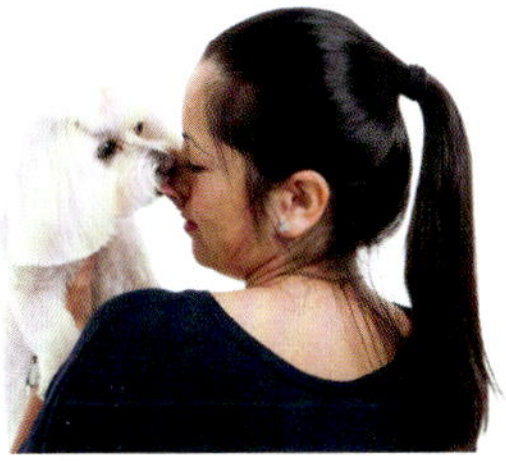

Sich von einem Hund im Gesicht ablecken zu lassen oder ihn auf die Nase zu küssen, mit der Lumpi bei Nachbars Fifi am Po und den Genitalien geschnüffelt hat, kann aus hygienischer Sicht nicht unbedenklich sein.

Direkte Tierkontakte mit infizierten Tieren, aber auch mit gesunden Tieren, die die Erreger im Fell tragen, kann zur Übertragung auf den Menschen führen. Hunde, die sich auf der Wiese wälzen, können kerngesund sein, aber im Fell z.B. die Wurmeier tragen, die ein Artgenosse oder ein anderes Tier mit seinen Ausscheidungen dort vorher zurückgelassen hat. Analoges gilt für jedes Haustier. Aus diesem Grund gehören Haustiere eher ans Haus und nicht ins Haus. Die Tiere haben vor allem im Bett nichts zu suchen. Bakterien und Viren, die das Tier nicht zwingend krankmachen, weil es ein anderes Immunsystem hat als sein Frauchen oder Herrchen, überträgt das Tier auf den Menschen, -umso mehr, je näher der Kontakt ist. Ich kenne viele junge Damen, die einerseits ganz besonders auf Körperhygiene achten, sich parfümieren und bei jedem Körpergeruch, der ja durch Hautbakterien entsteht, angewidert die Nase verziehen, die aber mit ihrem Hund oder der Katze kuscheln und diese küssen. Dieses Verhalten erscheint mir nicht logisch. Einen Hund auf den Mund zu küssen oder sich mit der Zunge ablecken zu lassen, mit der Lumpi bei Nachbars Fifi am Po und den Genitalien geschnüffelt hat, kann aus hygienischer Sicht nicht unbedenklich sein.

Meine Großeltern haben mir beigebracht, mir nach jedem Tierkontakt die Hände zu waschen. Wer auf dem Bauernhof tut das? Wer von den Reitern und Reiterinnen verhält sich so, dass er sich bewusst vor Tierkeimen schützt? Und wenn man fragt, wie oft das Pferd, der Hund, die Katze entwurmt wird, stellt man fest, dass dies recht regelmäßig geschieht. Nur auf die Frage, wann denn der Tierhalter zu letzten Mal mitbehandelt, also auch entwurmt wurde, darauf bekomme ich regelmäßig ein Schweigen als Antwort.

Haustiere, wie Hamster, Rennmäuse, Wellensittiche und Meerschweinchen sind oft mit Bakterien infiziert und können die Erreger übertragen. Auch beim Reinigen der Käfige kann man sich durch kleine Verletzungen an der Haut oder durch Einatmen von Stäuben anstecken.

Insekten als Vektoren spielen eine große Rolle. Fliegen können vom Kot des Haustieres auf das Essen fliegen und übertragen Krankheitserreger. Insekten, die stechen oder beißen, übertragen ebenfalls Krankheiten. Damit sind nicht nur Zecken als Überträger von Borreliose oder FSME (Früh – Sommer – Meningo – Encephalitis) gemeint, sondern auch Bremsen oder Mücken. Auch in unseren Breiten werden Erreger wie Brucellose, Toxoplasmose, Yersinien, Tularämie, Babesien, Anaplasmen, Bartonellen, Rickettsien etc. durch Mückenstiche, Flohstiche und Wanzen übertragen.

Vor Zoonosen schützt man sich am besten durch einen angepasst distanzierten Umgang mit Tieren. Die Vermeidung von Insektenstichen und -bissen ist wichtig und gelingt durch angemessene Kleidung (lange Arme und Beine), die Verwendung von Insektenschutzmitteln, das angepasste Verhalten (auf den Wegen bleiben und nicht durchs Unterholz kriechen), die nötige Hygienemaßnahmen und in erster Linie dadurch, dass man mit den Erregern rechnet und sich darauf untersuchen bzw. absuchen lässt, bevor z.B. die Zecke sich einen Platz zum Biss gesucht hat.

Wie schütze ich mich vor fäkal-oralen Übertragungen?

Ein häufiger Weg, Darmerkrankungen zu übertragen, ist die Aufnahme der Erreger über den Mund. Nahrungsmittel, die nicht durchgekocht sind (über 70°C für mehr als 10 Minuten erhitzt), können vermehrungsfähige Erreger enthalten. Damit sind alle Formen der Rohkost potenziell gefährlicher als gekochte Speisen. Das schließt nicht nur frisches Gemüse und Obst ein, sondern auch rohes Fleisch und rohen Fisch (Sushi, Carpaccio, Mett, Tartar, Steak rare). Müsli ist rohes Getreide. In vielen Getreidesilos leben Ratten/Mäuse/Hamster/Vögel und hinterlassen ihre Exkremente. Das ist quantitativ nicht viel angesichts tausender Tonnen von Getreide, aber wer den falschen Löffel abkriegt, kann sich anstecken. Auch hier hilft erhitzen, wie es z.B. beim englischen Porridge gemacht wird.

Bei den Erzeugern (Bauern), im Großhandel und teils auch in den Supermärkten werden gerade frisches Gemüse und Obst nicht gereinigt und oft nicht einmal gekühlt gelagert. Ratten oder Mäuse, Vögel oder Insekten, die Zugang zu den Lebensmitteln haben, können diese verunreinigen.

Bioeier sind in der Regel von außen kontaminiert. Wer Bioeier oder Freilandeier kauft, muss davon ausgehen, dass die Eier vor dem Verkauf nicht gewaschen oder gereinigt werden. Sie kommen aus dem Hühnerpopo und lagen auf dem Bauernhof irgendwo auf der

Erde, die ihrerseits mit Tierexkrementen verunreinigt sein kann. Das bloße Anfassen der Eier kann im ungünstigen Fall dazu führen, dass man Krankheitserreger an den Fingern hat und damit dann andere Speisen anfasst und die Erreger so indirekt weitergibt.

Der Verzicht auf Rohkost kann bei Menschen hilfreich sein, die immer wieder Darminfekte bekommen. Zumindest sollte die Rohkost sehr gründlich gewaschen werden. Durch ausreichend Wasser vermindert man die Keimzahl. Weniger Keime bedeutet eine bessere Chance für das Immunsystem, diese zu bekämpfen und einen Ausbruch einer Krankheit zu verhindern. Überhaupt reduziert Waschen nicht nur die Keimzahlen, sondern auch Belastungen mit Substanzen wie Pestizide, Herbizide, Konservierungsmitteln, etc..

Wie kommen die Erreger auf die Rohkost oder das Fleisch bzw. den Fisch?

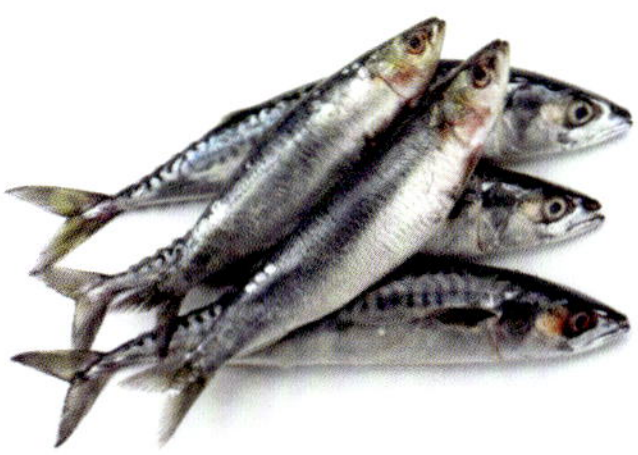

Bereits oben habe ich skizziert, dass in der Kette von Ernte, Lagerung beim Erzeuger und Transport zu den Händlern oder Verarbeitungsbetrieben viele Möglichkeiten der Kontamination durch Tiere bieten. Auch Fliegen als Überträger sind nicht selten. Der direkte Kontakt kontaminierter Lebensmittel (z.B. Salmonellen auf Hühnerfleisch oder Eiern) kann im Tierstall oder in der Küche/Großküche/Kantine erfolgen, wenn auf dem gleichen Brett, mit dem gleichen Messer unterschiedliche Lebensmittel verarbeitet werden. Lagerungsfehler ermöglichen den direkten Kontakt zwischen unterschiedlichen Lebensmitteln. Falsche Lagerung ermöglicht es, dass aus wenigen Bakterien so viele werden, dass die Ansteckungswahrscheinlichkeit rasant steigt.

Deswegen sollte man gelagertes Fleisch, Fisch etc. vor der Zubereitung unter laufendem Wasser gut abspülen und trocken tupfen. Allein das Abspülen reduziert die Erregerzahl durch Verdünnung – vorausgesetzt, das Wasser hat deutsche Leitungswasserqualität.
Am besten ist das Erhitzen der Nahrungsmittel vor dem Verzehr.
In Kochsendungen wird uns vielfältig die moderne Küche vorgestellt. Dabei geht der Trend zu bissfestem, fast rohem Gemüse, Fisch ist nur gut, wenn er innen noch glasig ist, das Rinder- oder Schweinefilet muss noch rosa sein etc.. Aus lebensmittelhygienischer Sicht ist diese Entwicklung problematisch.

Rohe Lebensmittel können sowohl mit Krankheitserregern als auch mit Bakterien und Pilzen kontaminiert sein, die das Verderben der Lebensmittel verursachen. Nur das Erhitzen der Nahrungsmittel kann diese Erreger abtöten. Dabei sollten Kerntemperaturen von über 70 Grad für mindestens 10 Minuten erreicht werden. Fleisch ist dann aber nicht mehr rosa, Fisch nicht mehr glasig. Gebratenes Geflügel, das am Knochen noch rötlich ist, muss unbedingt weitergegart werden. Außerdem sollten die Speisen sofort verzehrt werden und nicht lange warmgehalten werden.

TIPPS

- Fleisch muss für 10 Minuten eine Kerntemperatur von über 70Grad haben, um sicher alle enthaltenen Erreger abzutöten. Es kann dann nicht mehr rosa sein.
- Rühr- und Spiegeleier sollte man immer durchbraten, Frühstückseier mindestens 5 Minuten kochen, weil Eier auch innen mit Bakterien kontaminiert sein können.
- Frischer Fisch sollte so lange garen, bis er undurchsichtig ist und sich mit einer Gabel leicht in Schichten zerteilen lässt,
- Muscheln, Austern nur in kleinen Mengen und mindestens 10 Minuten kochen. Muscheln, Austern, die nach dem Kochen geschlossen bleiben, dürfen nicht verzehrt werden,
- Fertig gegarte Speisen sollte man sofort verbrauchen. Das gilt besonders für Kindernahrung! Zum Warmhalten ist eine Temperatur von mindestens 65 °C erforderlich. Das stundenlange Stehenlassen von Speisen bei Raumtemperatur ermöglicht die Vermehrung von Keimen und ist eine häufige Ursache für Lebensmittelvergiftungen,
- Beim Aufwärmen muss man Speisenreste gründlich durcherhitzen,
- Rohe Milch (z.B. Milch ab Hof-Abgabe) muss vor dem Verzehr abgekocht werden,
- Beim Garen in der Mikrowelle unbedingt sicherstellen, dass die Speisen gleichmäßig und ausreichend lange erhitzt werden (Herstellen eines Temperaturausgleiches, Vermeiden von „cold spots"). Betriebsanleitung beachten, aus ganzheitlich-medizinischer Sicht: Mikrowelle abschaffen
- Zum sicheren Abtöten von Botulismuserregern ist beim Einmachen von gefährdeten Lebensmitteln, wie z. B. Gemüse, ein zweimaliges Erhitzen an zwei aufeinanderfolgenden Tagen notwendig,
- Viele Lebensmitteltoxine wie Botulinumtoxin (Clostridien) und Aflatoxine (Pilze) sind thermostabil und werden durch Kochen nicht inaktiviert. In dem Fall hilft nur die Entsorgung des Lebensmittels.
- Der Inhalt aufgegangener Einmachgläser und bombierter Dosen (Deckel aufgewölbt) sollte auf keinen Fall verzehrt werden, da die Gasbildung eine bakterielle Kontamination und eine Bakterienvermehrung anzeigt.

Wenn Sie diese Ratschläge beherzigen, gewinnen Sie in keiner der Fernseh-Kochshows, aber Sie gewinnen Gesundheit für sich und Ihre Familie.

Toilette

Wenn man an einer Darmerkrankung leidet, sollte man nach Benutzung den Toilettensitz desinfizieren (z.B. Sagrotan® Spray oder ähnliches) und nach dem Händewaschen diese mit einem geeigneten rückfettenden Desinfektionsmittel desinfizieren. Textilien, die den Analbereich berühren, also Unterwäsche, Schlafanzüge, Waschlappen, Handtücher und Bettzeug, sollten mit einem Hygienespüler (kommt ins Weichspülfach) gewaschen werden. Dieser tötet Pilze, Wurmeier, Bakterien und Viren schon bei Waschtemperaturen um 30°C ab.

Nahrungsmittelhandling

Schon beim Einkauf Fehler vermeiden

Der Einkauf, die Lagerung und die Verarbeitung von Lebensmitteln bergen viele mögliche Fehlerquellen, in deren Folge es zu einem erhöhten Risiko für Nahrungsmittelvergiftungen oder Infekte kommen kann. Schon bei der Auswahl sollte man auf Folgendes achten:

- leichtverderbliche Lebensmittel, wie z. B. rohes Fleisch, Fleischerzeugnisse und rohen Fisch sowie andere, nicht stabilisierte Lebensmittel immer in der Kühltasche transportieren,
- Kühlkette einhalten: Tiefgefrorene Lebensmittel als letzte kaufen, in der Kühltasche transportieren,
- wärmebehandelte (z. B. pasteurisierte) Milch bevorzugen. Denken Sie daran: Die Pasteurisierung von Milch soll deren Sicherheit und Haltbarkeit verbessern,
- bei Eiern auf Frische, Sauberkeit, Unversehrtheit und Kennzeichnung achten,
- allgemein auf einwandfreie Ware achten,
- neu gekaufte Vorräte zuhause so einlagern, dass die älteren Lebensmittel zuerst verbraucht werden. (First in, first out)

Lebensmittellagerung

Lebensmittel sollten fachgerecht im Kühlschrank oder außerhalb gelagert und regelmäßig auf Fäulnis, Schimmel etc. kontrolliert werden. Wichtig ist die Trennung von Rohkost, Fleisch, Fisch in eigenen Verpackungen, um Keimübertragungen zu minimieren. Die Lagerungstemperaturen spielen eine Rolle bei der Keimvermehrung. Aber auch Feuchtigkeit, Licht und was wo gelagert wird, beeinflusst die Haltbarkeit von Nahrungsmitteln. Nicht alles muss in den Kühlschrank, auch Speisekammern und Keller können geeignete Lagerräume sein.

Kartoffeln keimen, wenn sie Licht ausgesetzt sind. Deswegen muss man Kartoffeln kühl und stockdunkel lagern. Außerdem müssen sie gut belüftet sein, damit sie trocken bleiben und nicht faulen. Das erreicht man am besten, indem man eine Holzkiste aus Einzelbrettern benutzt, die einen Abstand zwischen den Brettern haben, durch den Luft zirkulieren kann. Kühl, dunkel und trocken halten Kartoffeln so einige Monate aus. Wenn man die eigene Ernte lagern will, ist das die beste Möglichkeit.

Auch Äpfel kann man so in einem Keller lagern und monatelang verzehrfähig halten. Zur Aufbewahrung die Äpfel am besten in eine Plastiktüte oder einen Gefrierbeutel legen und mit einer Nadel ein paar Löcher hineinstechen, so trocknen die Äpfel nicht aus. Durch das vom Obst ausgeatmete Kohlendioxid entsteht in der Tüte zudem eine sauerstoffarme Atmosphäre, die den Reifungsprozess verlangsamt.

Grundsätzlich sollte man die Kriegsgeneration fragen, die ohne Kühlschrank ihre Lebensmittel vor dem Verderben schützen musste. Diese heute alten Leute haben ein Wissen, das den meisten von uns fehlt.
Wir benutzen den Kühlschrank. Moderne Kühlschränke haben bereits vorgefertigte spezielle Fächer, so dass dem Benutzer die Vorgabe, was er wo lagern sollte, zumindest angeboten wird. Wenn wir den Kühlschrank öffnen, sehen wir in die Tür. Unten findet sich zumeist ein Fach für Flaschen und Kartonagen, die hoch sind und aufrecht stehen sollen. Kühlschranktür ist mit der wärmste Ort im Kühlschrank, deswegen kann man dort gut fertige Zubereitungen, wie Senf, Mayonaise, Ketchup etc. lagern. Darüber finden sich bei fast allen Herstellern Fächer für Butter und Eier, die keine besonders starke Kühlung brauchen.

Im Kühlschrank selbst nimmt die Temperatur von unten nach oben zu. Ganz unten finden sich deswegen die Frischeboxen für Gemüse, die bei modernen Kühlschränken speziell temperiert sind und Temperaturen von knapp über dem Gefrierpunkt liefern. Außerdem kann die Luftfeuchtigkeit reguliert werden. Hier hält sich Fleisch und Fisch, aber auch manches Gemüse, länger. Das untere Fach im Kühlschrank ist, außerhalb der Frischeboxen, die Region mit der niedrigsten Temperatur. Sie sollte so um 2-3 °C liegen. Hier können Sie leicht Verderbliches, wie Fleisch, Fisch lagern, wobei Sie alles separat einpacken sollten, um gegenseitige Kontamination zu vermeiden. Im mittleren Fach ist es mit etwa 5 °C wärmer. Verarbeitete Lebensmittel, wie Wurst, Milchprodukte, angebrochene Verpackungen wie Quark, Joghurt, Dips, aber auch Schnittkäse sollten hier ihren Platz finden – einzeln eingepackt versteht sich. Das obere Fach weist meistens eine Temperatur von 8-10 °C auf. Langlebige Lebensmittel, wie eingelegte Gurken, Oliven, Sauerkraut oder Hartkäse finden hier einen guten Platz. Auch Reste zubereiteter Speisen, die in Kürze verzehrt werden sollen, gehören hier hin. Manche Kühlschränke haben ein Tiefkühlfach, andere einen komplettes Gefrierteil. Das Einfrieren von Nahrungsmitteln kann diese länger haltbar machen. Auch können manche Krankheitserreger unschädlich gemacht werden. Auch im Tiefkühlfach gibt es aber eine maximale Lagerungsdauer, nach der die Lebensmittel nicht mehr verzehrt werden sollten.

Kühlschränke verhindern die Vermehrung von Fäulnisbakterien und Krankheitserregern nicht. Sie können sie allenfalls verlangsamen. Das bedeutet, dass sich auch im Kühlschrank Bakterien und Schimmelpilze vermehren können. Deswegen muss man ihn von Zeit zu Zeit von innen reinigen. Dazu reicht ein normales Haushaltsreinigungsmittel aus. Gewöhnen Sie sich an, die neu gekauften Lebensmittel nach hinten zu räumen und die bereits länger im Kühlschrank befindlichen nach vorne, damit Sie die älteren zuerst verzehren. Schauen Sie bei gekauften verzehrfertigen Produkten auf die Haltbarkeitsdaten.

Mindesthaltbarkeitsdatum und Verbrauchsdatum

Das **Verbrauchsdatum** ist das Datum, ab dem Lebensmittel, die in mikrobiologischer Hinsicht sehr leicht verderblich sind und nach kurzer Zeit eine unmittelbare Gefahr für die menschliche Gesundheit darstellen könnten (z. B. Hackfleisch, rohes Geflügelfleisch), nicht mehr verkauft werden dürfen. Es gibt an, bis wann das Lebensmittel verbraucht sein sollte, die gesetzlich vorgeschriebene Kennzeichnung lautet: „verbrauchen bis ...“. In Deutschland ist ein Inverkehrbringen nach Ablauf des Verbrauchsdatums verboten. Zusätzlich sind die einzuhaltenden Aufbewahrungsbedingungen anzugeben.

Verbrauchsdatum: *danach entsorgen, Verkauf verboten*

Das Verbrauchsdatum ist abzugrenzen vom **Mindesthaltbarkeitsdatum** (empfohlene Aufbrauchsfrist), das angibt, ab wann der Verkäufer keine Gewährleistung mehr für die Qualität des Produkts übernimmt. Das Lebensmittel ist jedoch weiterhin verkehrsfähig.

Mindesthaltbarkeitsdatum (MHD): *Lebensmittel kann danach weiterhin verkauft und verzehrt werden*

Das Mindesthaltbarkeitsdatum (MHD) ist ein vorgeschriebenes Kennzeichnungselement, das laut harmonisiertem EU-Recht bzw. schweizerischem Recht auf Fertigpackungen anzugeben ist. Das MHD gibt an, bis zu welchem Termin ein Lebensmittel bei sachgerechter Aufbewahrung (insbesondere Einhaltung der im Zusammenhang mit dem MHD genannten Lagertemperatur) auf jeden Fall ohne wesentliche Geschmacks- und Qualitätseinbußen sowie gesundheitliches Risiko zu konsumieren ist. Da es sich um ein Mindesthaltbarkeits- und nicht um ein Verfallsdatum handelt, ist das Lebensmittel in der Regel auch nach dem angegebenen Datum noch verzehrbar.

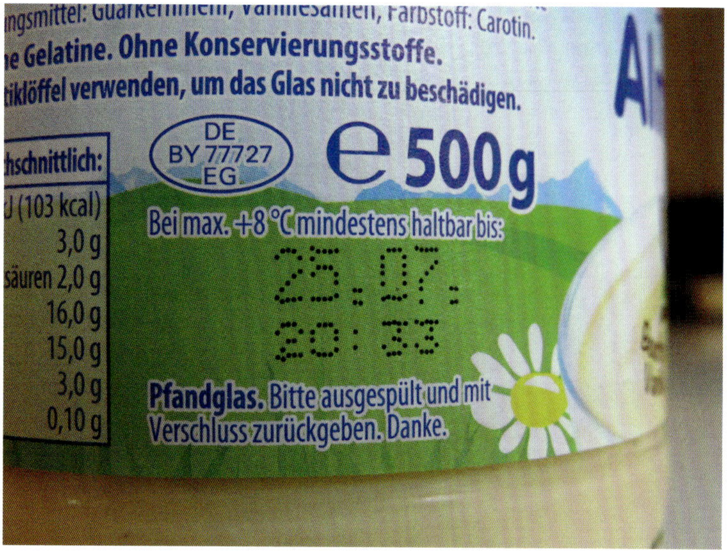

Die Festlegung des Mindesthaltbarkeitsdatums liegt im Ermessen des Herstellers. So kann es sein, dass gleichartige Produkte verschiedener Hersteller eine unterschiedliche Mindesthaltbarkeit haben. Rechtsgrundlage ist für Deutschland §7a der Lebensmittel-Kennzeichnungsverordnung. *Quelle: Wikipedia Stand Nov. 2017*

Um es noch einmal deutlich zu sagen: Verfallsdatum bedeutet, es geht danach eine Gefahr vom Lebensmittel aus. Das Verfallsdatum gilt auch nur, wenn das Lebensmittel bis dahin regelrecht gelagert wurde, sonst kann das Lebensmittel bereits vor dem Verfallsdatum nicht mehr verzehrfähig sein. Das gilt für Hackfleisch, das nicht gekühlt wird, aber auch für Fisch. Spannenderweise treffen bei Fisch das Tierschutzrecht und die Hygieneverordnung aufeinander. Der Angler soll den gefangenen Fisch nicht hältern, weil das Tierquälerei sei. Er soll ihn aber auch nicht töten, weil er ihn am Gewässer während eines Angeltages nicht kühlen kann und der Fisch so verderben und sogar gefährlich für den Verzehrenden werden kann. Liebe Angler: Bitte informieren Sie sich bei Ihrem Landesverband, wie die Fischhälterung in Ihrem Bundesland gesetzlich geregelt ist.

Das Mindesthaltbarkeitsdatum (MHD) ist ein vom Hersteller vergebenes subjektives Qualitätsversprechen. Es garantiert damit nur, dass bei vorschriftsmäßiger Lagerung das Produkt bis zu dem Datum den zugesicherten Qualitätseigenschaften entspricht. Überlagerung ist nicht gefährlich und hat in vielen Fällen keinen Einfluss auf die Verzehrfähigkeit. Die Hersteller neigen dazu Verfallsdaten relativ kurz anzugeben, weil nicht wenige Verbraucher die Mindesthaltbarkeit mit der Verzehrfähigkeit gleichsetzen und die Lebensmittel nach dem Datum entsorgen, obwohl sie vollkommen in Ordnung sind. Das führt zu besseren Umsätzen.

Ich kann Sie nur auffordern, Ihre Sinne zu nutzen, riechen und schmecken hilft, herauszufinden, ob ein Lebensmittel noch genießbar ist. Die Verbraucherzentrale Hamburg hat unter der folgenden Adresse einen Hinweiskatalog für verschiedene Lebensmittel ins Netz gestellt. *http://www.vzhh.de/ernaehrung/159144/Mindesthaltbarkeit_-_Lebensmittel%20nach%20Ablauf%20noch%20genie%C3%9Fbar.pdf*

Ich kann Sie nur auffordern, Ihre Sinne zu nutzen, riechen und schmecken hilft, herauszufinden, ob ein Lebensmittel noch genießbar ist.

- Getreide, Mehl, Reis und Nudeln sind demnach noch Monate nach Ablauf des MHD genießbar. Brot mehrere Tage lang.
- Milch und Milchprodukte sind einige Tage (Milch) bis wochenlang (Joghurt) länger haltbar als auf der Packung steht. Eier halten sich im Kühlschrank etwa 2 Wochen länger, sollten dann aber zur Zubereitung erhitzt werden.
- Getränke wie Bier, Säfte und Wasser sind mehrere Monate länger haltbar als angegebenen.
- Konserven und Tiefkühlkost halten sich ebenfalls monatelang über das MHD hinaus.

Wer das Glück hat, einmal die Antarktis zu besuchen, wird in Port Lockroy (Britische Arktisstation) eine Hütte aus den 1920er Jahren sehen können, in denen die Konserven von damals heute noch gebrauchsfertig stehen.

Ich empfehle Ihnen das o.g. Schriftstück der Verbraucherzentrale Hamburg aufzurufen und sich auszudrucken. Vor allem aber empfehle ich den Einsatz des Menschenverstandes und der eigenen Sinne. Schimmel ist, außer auf Käse, immer ein Zeichen von Verderb und sollte zur Entsorgung des kompletten Lebensmittels führen. Faulige Gerüche (wieder außer bei Käse) zeigen an, dass sich Bakterien vermehren und sind ein Warnsignal. Verpackungen, die sich verändern, also Joghurt- oder Konservendosendeckel, die sich wölben, enthalten verdorbene Nahrungsmittel und sollten nicht verzehrt werden.

Bakterien, die Nahrungsmittel nicht verderben, aber schädlich sind: Listerien, Yersinien, Salmonellen, Shigellen, Campylobacter, Clostridien, Staphylokokken, Kolibakterien, Bacillus cereus. Eine solche Bakterienbesiedlung kann man nicht sehen, nicht riechen, nicht mit den Sinnen feststellen. Deswegen sollten Lebensmittel, wenn möglich, vor der Zubereitung und dem Verzehr mit viel Wasser gereinigt werden.

Zubereitung von Nahrung

Bei der Verarbeitung von Nahrung können Bakterien und andere Erreger u. a. über Hände, Arbeitsflächen, Schneidebretter, Besteck und Gerätschaften übertragen werden. Der beste Schutz ist Sauberkeit:

1. Vor Beginn der Zubereitung
   a) Handschmuck ablegen,
   b) offene Wunden mit wasserdichtem Verband abdecken.
   c) Hände mit Seife waschen
2. zum Waschen, Kochen und Spülen stets Trinkwasser verwenden.
3. Schneidebretter, Messer und andere Küchenutensilien nach jedem Kontakt mit rohem Fleisch, Geflügel, rohen Eiern, Fisch und Meerestieren sowie rohen pflanzlichen Produkten mit heißem Wasser und Reinigungsmittel waschen.
4. Unbedingt getrennte Gerätschaften für rohe (Fleisch)-produkte und verzehrfertige Lebensmittel, wie z. B. Salat oder bereits gegarte Speisen verwenden. Von einem Messer oder einem Schneidebrett können Keime von einem Nahrungsmittel zum nächsten übertragen werden.
5. Auftauflüssigkeit und Verpackungsmaterial von gefrorenem Fleisch und Geflügel können mit Erregern kontaminiert sein, deswegen sollte man sie sorgfältig entfernen und den Kontakt mit anderen Speisen, den Gefäßen und den Küchenutensilien verhindern.
6. Sie sollten niemals verzehrfertige Speisen in ein Geschirr geben, das vorher rohes Fleisch, Geflügel und rohe Eier, Fisch oder Meerestiere enthielt.
7. Sie sollten nicht auf Lebensmittel husten oder niesen.
8. Für die Zubereitung von Fleisch und Fisch Schneidebretter oder Unterlagen mit glatter Oberfläche verwenden. Diese bei Arbeitsende möglichst in der Spülmaschine reinigen oder in heißem Wasser mit Spülmittel abwaschen, wenn erforderlich, abbürsten.
9. Bevorzugt Einmal-Papiertücher verwenden.
10. Küchentücher regelmäßig wechseln und gründlich waschen (auskochen).
11. Lebensmittel sollten immer in geschlossenen Gefäßen lagern oder z.B. durch Folie abgedeckt werden, um Kontaminationen von außen, auch durch Insekten, zu vermeiden.
12. Fliegen verschleppen Bakterien und Krankheitserreger auf Speisen. Fertige Speisen deshalb nicht unbedeckt stehen lassen,
13. Wenn in der Küche viele Fliegen sind und es sich nicht vermeiden lässt, sollte man Fliegengitter oder Leimfänger verwenden.
14. Haustiere sind unsauber und deswegen stets von Lebensmitteln fernzuhalten.
15. Schimmelpilzsporen fliegen überall durch die Luft und landen auch auf Nahrungsmitteln. Hier können sie sich innerhalb von Tagen so sehr vermehren, dass ihr Pilzgeflecht (Mycel) sichtbar wird.

Warmhalten von Nahrung

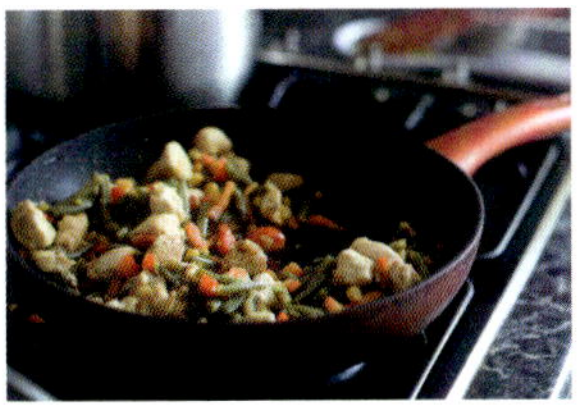

Viele Bakterien vermehren sich bei Temperaturen um 40 °C noch ausgezeichnet. Wenn man Essen länger warmhalten muss, darf die Temperatur nicht unter 65 °C sinken, und zwar im gesamten Lebensmittel an allen Stellen. Wer das nicht garantieren kann oder wer fürchtet, das Essen würde durch längeres Warmhalten in seiner Qualität beeinträchtigt, der muss dann eben für später eintreffende Hungrige neu kochen.

Besonders schlimm ist das offene Stehenlassen auf dem ausgeschalteten Herd mit nachfolgendem Verpacken für den nächsten Tag. Warme Speisen können nicht in den Kühlschrank und müssen draußen abkühlen. Dazu sollten sie aber unbedingt abgedeckt sein, weil Pilzsporen und Bakterien durch die Luft fliegen und das Nahrungsmittel kontaminieren können. Während der Abkühlphase bei erhöhten Temperaturen kann die Vermehrung von Bakterien rasend schnell erfolgen. Bakterien haben im Idealfall eine Generationszeit von 20 Minuten. Wenn man mittags kocht und das Essen dann abends in den Kühlschrank stellt, um es am Folgetag zu verzehren, können die Bakterien schon ganze Arbeit geleistet haben. Das Bundesinstitut für Risikobewertung (BfR) hat in einer 2008 veröffentlichten Untersuchung gezeigt, dass für die Vermehrung von Bacillus cereus, einem fast überall vorkommenden Problemkeim, der Nahrungsmittelvergiftungen auslösen kann, 7 Stunden ausreichend waren, um eine potenziell gefährliche Konzentration in Speisen zu erreichen. Das BfR empfiehlt Warmhalte-Temperaturen von 75-65 °C, je höher desto besser. *(Quelle BfR)*

Abwasch

Im Haushalt lauern die Gefahren dort, wo man sie nicht vermutet. Am stärksten mit Keimen belastet sind Lappen und Schwämme zur Reinigung von Geschirr und Geschirrhandtücher, die mehrmals verwendet werden. Lappen und Handtücher sollte man regelmäßig wechseln und auskochen oder entsorgen.

Lappen und Handtücher sollte man regelmäßig wechseln und auskochen oder entsorgen.

Wir konnten in Afrika bei unserer Gruppenreise von Kenia nach Zimbabwe in einer Gruppe von 30 Teilnehmern über 5 Wochen durch einige einfache Regeln jegliche Darmerkrankung vermeiden:

1) Jeder der von draußen in den Truck stieg, musste am Eingang seine Hände desinfizieren, jedes Mal.
2) Geschirr wurde nach dem Abwasch in eine desinfizierende Lösung eingetaucht, dann mit klarem Wasser abgespült.
3) Es wurden keine Handtücher benutzt, sondern das Geschirr solange durch die Luft geschwenkt, bis es trocken war.

Entsorgung von Speiseresten und Verschnitt

Lebensmittel sind nicht nur für Menschen interessant. Viele Insekten mögen unser Essen. Kleine Nagetiere, wie Ratten und Mäuse trauen sich auch in die Häuser, wenn sie eine Chance dazu bekommen. In manchen Regionen Deutschlands sind Waschbären ein großes Problem.

In den meisten Städten gibt es die Biotonne, die aber nicht im freien stehen sollte, weil sie von Tieren entdeckt, geöffnet und geleert wird. Wer einen Komposthaufen hat, kann Verschnitt und Reste von pflanzlichen Nahrungsmitteln dort lagern. Fleisch lockt Ratten, Mäuse und Vögel an, die mit ihren Exkrementen wiederum eine Gefahr für uns darstellen können. Auch Speisereste zubereiteter Speisen haben auf dem Kompost nichts zu suchen.

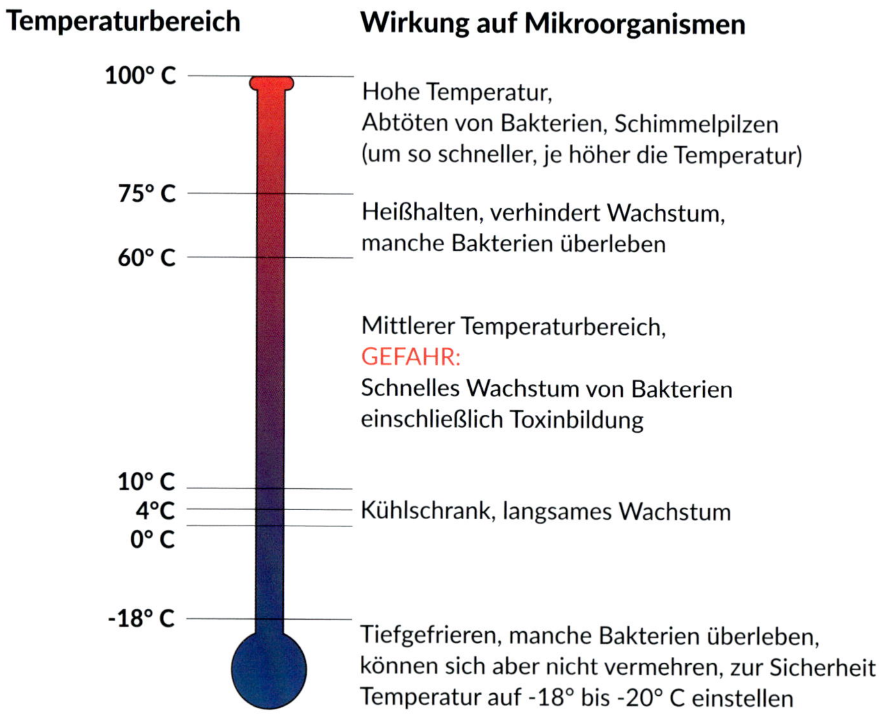

Dieser Absatz wurde auf der Basis folgender Quellen von mir erstellt:

1. *http://www.vis.bayern.de/ernaehrung/lebensmittelsicherheit/hygiene/7regeln.htm*
2. *http://www.bfr.bund.de/cm/343/warmhaltetemperatur_von_speisen_sollte_ueber_#65_grad_betragen.pdf*
3. *http://www.vzhh.de/ernaehrung/159144/Mindesthaltbarkeit_-_Lebensmittel%20nach%20Ablauf%20noch%20genie%C3%9Fbar.pdf*
4. *Quelle: Wikipedia Stand März 2016*
5. *http://www.chefkoch.de/magazin/artikel/1010,0/Chefkoch/Richtig-Einfrieren.html*

Nahrungsmittelunverträglichkeiten und Allergien

Wenn man mit älteren Menschen spricht, mit Leuten, die die Nachkriegszeit erlebt haben, die noch wissen, dass es eben nicht alles und immer gab und die vor allem Nahrungsmittel, wie Mayonaise oder Ketchup, Senf oder Yoghurt noch selbst machen konnten, dann trifft man auf Unverständnis gegenüber Nahrungsmittelunverträglichkeiten. So etwas habe es früher nicht gegeben. Überhaupt seien Allergien selten gewesen, außer Heuschnupfen vielleicht, aber der sei hauptsächlich bei den Bauern aufgetreten.

Diese Aussagen unterstützen die Hypothese, dass die Zunahme von Allergien und Unverträglichkeiten sich parallel zur Zunahme an industriell gefertigter Nahrung und deren Verbreitung in unserem Alltag entwickelt. Schön sehen kann man das in Schwellenländern, in denen die westliche Fertignahrung die einheimische Nahrung verdrängt. Hier treten erstmals Nahrungsmittelunverträglichkeiten auf. Doch was unterscheidet Allergien von Unverträglichkeiten? Von weitem betrachtet bedeutet es in beiden Fällen, dass man etwas zu sich nimmt (einatmet, berührt, isst, trinkt, gespritzt bekommt), und dass der Körper darauf reagiert. Die Reaktion ist eine Veränderung der Körperparameter, die mehr oder weniger messbar ist. Ein Blutdruckabfall, eine Schwellung, eine Rötung kann man sehen und irgendwie messen. Übelkeit, Schmerz, Schwindel, Erregtheit, Herzklopfen dagegen sind kaum zu objektivieren. Messbare und nicht messbare Reaktionen nennt man Symptome.

Durch die zeitliche Nähe des Auftretens von Symptomen zur Aufnahme einer Fremdsubstanz schließt man auf einen Zusammenhang. Diesen versucht man durch Tests zu beweisen. Um eine einheitliche Bewertung und Erfassung zu haben, die unter Fachleuten eine Diskussion ermöglicht, hat man Theorien entwickelt und sich auf Definitionen geeinigt. Demnach gibt es verschiedene Typen von Allergien, die man mit Typ I bis IV nach Coombs und Gell bezeichnet. Außerdem gibt es Unverträglichkeiten, die man auch als Intoleranzen bezeichnet. Ganz sicher gibt es dazwischen Erscheinungen, die mit diesen Definitionen nicht korrekt erfasst werden können oder die den vorgegebenen Kriterien nicht oder nicht vollständig entsprechen.

Grundsätzlich gilt, dass es eine Ursache-Wirkung-Beziehung geben muss. Man kann über die Zeitintervalle streiten, die man zu Grunde legt, um ein Symptom als Folge einer Reaktion auf einen die Reaktion auslösenden Stoff zu definieren.

Was in jedem Fall stimmt, ist, dass es ohne den Auslöser nicht zu einer Reaktion kommt. Allerdings ist es nicht immer einfach, den Zusammenhang zu belegen. Wer eine Fischallergie vom Soforttyp hat und auf Fisch – manchmal reicht sogar der Geruch von Fisch – allergisch reagiert, braucht eigentlich keinen Test mehr – er weiß, dass er eine Fischallergie hat. Das einzige, was der Allergologe in dem Fall tun kann, ist, ggf. verschiedene Fischsorten zu testen, um herauszufinden, ob es eine Gruppenallergie ist oder ob es eine einzelne Fischsorte ist, auf die der Patient reagiert. Und er muss den allergischen Patienten über Risiken und Symptome aufklären, mit ihm Handlungsabläufe absprechen, wie im Falle eines erneuten Auftretens der Allergie zu verfahren ist. Letztlich sollte er dem Patienten geeignete Medikamente verordnen, die dieser im Notfall benötigt.

Leider kann der Zeitpunkt der Exposition mit einem Allergen länger zurückliegen und Symptome können erst nach Stunden oder Tagen auftreten. In diesen Fällen ist es deutlich schwerer, den Auslöser zu identifizieren.

Manchmal sind Begleitfaktoren Voraussetzung für ein allergisches Geschehen. Ein Beispiel: Stoff A alleine und Stoff B alleine lösen keine Reaktion aus, aber A+B zusammen lösen die Reaktion aus. So etwas sehen wir häufig bei Arzneimitteln, wobei auch hier der arzneiliche Wirkstoff oder die Begleitstoffe ursächlich sein können. Angesichts von teils über 10 verschiedenen Trennmitteln, Farbstoffen, Geschmackskorrigentien, Lösungsmitteln und Kapselsubstanzen in einer Tablette, gibt es alleine innerhalb der Tablette (Anzahl der Inhaltsstoffe - 1)^2 an möglichen Wechselwirkungen, wenn man nur zwei Substanzen als Reaktionspartner wählt. Aber auch drei oder mehr Substanzen können gemeinsam wechselwirken. Dann erhöht sich die Zahl der als Auslöser in Frage kommenden Kombinationen. Entsprechend schwierig ist die Identifizierung der für die Symptome verantwortlichen Substanzen oder Substanzkombinationen.

Ähnliches gilt auch für Nahrungsmittel. Zum Beispiel erwartet man in einer Tomate, ein natürliches Wachstum und keine Genmanipulation vorausgesetzt, nur dem Körper bekannte Inhaltsstoffe. Ist aber zur Vorbeugung von Schädlingsbefall Chemie eingesetzt worden, können sich die eingesetzten Substanzen und ihre Abbauprodukte durchaus in der Tomate finden. Außerdem können Stoffe, die nach der Ernte zur Konservierung, also um den Verderb aufzuhalten, eingesetzt werden, diese Lebensmittel belasten. Dann werden mit der Tomate künstliche und unnatürliche chemische Verbindungen in den Organismus gelangen und dort möglicherweise Wirkungen auslösen.

Wer einmal den kleinen Zettel, der an abgepackten Orangen hängt, liest, wird dort Antibiotika, Pilzmittel etc. deklariert finden. Diese gelangen beim Schälen an die Hände und indirekt in die Nahrungskette. Ähnliches gilt auch für andere Obst und Gemüsesorten, insbesondere für Importware, die einen langen Weg zurücklegen musste.

Gezüchtetes und mit Kunstfutter gemästetes Vieh, das auf unseren Tellern landet, enthält nicht nur möglicherweise Rückstände von Arzneimitteln, insbesondere Antibiotika, die unsere Darmflora beeinträchtigen, sondern es enthält auch Stoffe nicht, die man eigentlich erwartet. So konnte nachgewiesen werden, dass das Fleisch und die Milch freilebender mit Naturkräutern und Gras ernährter Kühe viel mehr der antientzündlichen Omega-Fettsäuren und Vitamin K2 enthält, als die aus Massentierhaltung stammenden Produkte. Um es deutlich auszudrücken: Das Futter in der Tierhaltung beeinflusst die Zusammensetzung des von uns verzehrten Nahrungsmittels Fleisch oder Milch. Minderwertiges Tierfutter führt zu einem minderwertigen Endprodukt.

Die Fleisch- oder Milchindustrie will billig produzieren. Und bei Qualitätskontrollen wird auf Keime, Aussehen und Haltbarkeit geachtet, nicht aber auf Geschmack oder Inhaltsstoffe. Schuld ist der Verbraucher, der immer billigeres Fleisch will oder zumindest dort kauft, wo er sparen kann. Und der damit den Preiskampf verursacht oder zumindest unterstützt, an dessen Ende weder die Produzenten (Bauern) adäquat entlohnt werden, noch die Warenqualität stehen kann, die wir eigentlich erwarten dürfen. Dass Nahrungsmittel ein Biosiegel brauchen, um als besonders gesund zu gelten und vermarktet zu werden, ist an sich schon schlimm. Eigentlich sollte alles, was wir essen und trinken „bio", nämlich von größtmöglicher Qualität sein, frei von Zusatzstoffen und reich an natürlichen Inhaltstoffen.

Es wird eigentlich Zeit, die vorgeschriebenen Standards im Sinne der Verbraucher zu definieren, und nicht durch Herstellerlobbys in der Politik verankern zu lassen. Die Tatsache, dass es zunehmend Biosparten in den großen Discounterketten gibt, spricht dafür, dass selbst die vermeintliche BIO-Ware großindustriell produziert wird. Und so lange man dafür höhere Preise durchsetzen kann, wird alles daran gesetzt werden, dass BIO nicht normal wird, und die übliche minderwertige, heute nicht als BIO bezeichnete, Ware in den Regalen bleibt.

Wir waren bei den Zusatzstoffen. Massentierhaltung und Massenproduktion ist heutzutage nur mit Kunstdüngern, Arzneimitteln, Herbiziden und Pestiziden möglich. Glyphosat, das als krebserregend vermutet, aber von der agrarlobbygestützten EU-Kommision als ungefährlich eingestuft wird und die Zulassung behalten soll, ist ein Beispiel für eine verbraucherfeindliche Vorgehensweise der Politik. Wenn man nicht weiß, oder belegen kann, ob ein Stoff langfristig schädlich ist, wäre die normale, dem Menschenverstand entsprechende Entscheidung, die nötigen Untersuchungen zu machen und bis dahin den Stoff nicht freizugeben. In der Industrie bzw. Politik geht es genau anders herum. Erstmal wird etwas freigegeben und dann, wenn man weiß, dass es gefährlich ist, wird rumgeeiert. Erst wenn man es nicht mehr verantworten kann oder andere, neuere Mittel entwickelt wurden, werden entsprechende Substanzen verboten, wie man es in der Vergangenheit am Beispiel von DDT, Lindan, PBC, TBT, halogenierten Kohlenwasserstoffen erlebt hat. Bis dahin haben diese aber eine weltweite Verteilung erfahren und sich in der Nahrungskette angereichert, aus der sie über Jahrzehnte nicht mehr zu entfernen sind. Durch Globalisierung und die weltweite Vermarktung von Nahrungsmitteln gelangen Lebensmittel, die in Dritte Welt Ländern unter den dort herrschenden Regularien bezüglich Umwelt, Hygiene und Menschenrechte produziert wurden, zu uns. Ob das schwermetallbelastete Tees aus China, Pestizid belastetes Obst aus Südamerika oder antibiotikabelastete Meeresfrüchte aus asiatischen Zuchtanlagen sind, all das bekommen wir auf den Teller und damit in den Körper, wo diese Stoffe nicht nur alleine reagieren, sondern mit all den anderen Hilfsmitteln und Zusatzstoffen aus der Industrieproduktion unseren Körper beeinflussen. Schaut man sich die Zusammensetzung von Fertigsuppen an, insbesondere die „Trockenware", die mit Wasser aufgegossen, 3 Minuten quellen muss, damit das, was man dann isst, wenigstens so aussieht, wie das, was abgebildet ist, dann kann man da wenig Hochwertiges finden. Aber man bekommt Trennmittel, Quellmittel, Konservierungs- und Farbstoffe, und zwar in quantitativ durchaus ernst zu nehmender Menge.

Auch bei Arzneimitteln ist es nicht anders. Ein Beispiel gefällig? Eine Tablette eines Schilddrüsenhormons, wie es Millionen in Deutschland nehmen, enthält zwischen 25 und 150 Mikrogramm (1/1000 Gramm) Wirkstoff. Die Tablette wiegt ca. 200 Milligramm, also mehr als 1000mal mehr als die Wirkstoffmenge. Mit jeder Tablette nehmen wir also 1000mal mehr „Begleitstoffe" zu uns, als Wirkstoff. Die Größenordnungen bei anderen Präparaten liegen durchaus niedriger, aber selten macht der Wirkstoff mittlere zweistellige Prozentwerte der Einnahmemenge aus.

Wir dürfen mit großer Sicherheit davon ausgehen, dass die industriell produzierte Nahrung uns schadet und langfristig Gesundheitsprobleme beschert. Auch wenn die Lobbyisten und die Konzerne sich vehement dagegen wehren und die Politik beeinflussen, diese Zusammenhänge sind evident. Evident in der Bedeutung des

Offensichtlichen, des Erkennbaren. Evidenzbasierte Studien, die für alles und jedes gefordert werden, gaukeln eine Sicherheit und Wissenschaftlichkeit vor, die in Wahrheit deutlich wackelt. Gary Klein schreibt in dem *Buch „Welche wissenschaftliche Idee ist reif für den Ruhestand? (Fischerverlag, ISBN 9-783596033959)* auf den Seiten 275-277 unter der Überschrift Evidenzbasierte Medizin: „...Kontrollierte Experimente sind daher für den Fortschritt bei neuen Arten von Behandlungen nicht notwendig, und sie sind nicht hinreichend für die Durchführung von Behandlungen an individuellen Patienten, von denen jeder ein einzigartiges Profil besitzt. Schlimmer noch, wenn man sich auf Evidenz basierte Medizin (EBM) verlässt, kann das den wissenschaftlichen Fortschritt behindern. Wenn Krankenhäuser und Versicherungsgesellschaften EBM anordnen, wobei Gerichtsverfahren angedroht werden, sollten negative Ergebnisse auf irgendeine Abweichung von den Erfolgsmethoden zurückgehen, dann werden Ärzte nur widerwillig alternative Behandlungsstrategien ausprobieren, die noch nicht anhand von randomisierten Kontrollversuchen bewertet wurden. Der wissenschaftliche Fortschritt kann erstickt werden, wenn an vorderster Front Ärzte, die medizinisches Fachwissen mit dem Respekt vor der Forschung verbinden, an der Forschung gehindert und von Entdeckungen abgehalten werden."

Wenn man etwas nicht verträgt und es weglässt und dann beschwerdefrei wird, dann ist das Evidenz im wahrsten Wortsinn.

Damit sagt der Autor, was wir tagtäglich erleben. Patienten lassen Nahrungsmittel weg, die ihnen nicht guttun und erleben, dass es ihnen bessergeht. Und das können sie ganz ohne klinische Versuche.

Manche Dinge erscheinen einfach: Wenn man etwas nicht verträgt, egal, ob das eine Allergie oder eine Unverträglichkeit ist, soll man es doch weglassen.

Was so logisch klingt und faktisch richtig scheint, ist in der Realität kaum umzusetzen. Meiden Sie einmal den auf Weizeneiweißgehalt gezüchteten Weizen. Der Gang zum Bäcker ist dann nicht mehr drin. Einmal weil es oft nicht klar ist, was in welchem Produkt verarbeitet ist, zum anderen, weil es erlaubt ist, Inhaltsstoffe, die weniger als 5% ausmachen, bei der Inhaltsangabe wegzulassen.

Muss man den Weizen meiden? Nun, wenn man übliche Allergietests anwendet, nicht. Weizenallergien sind selten, zumindest bei Erwachsenen. Wenn man das Ganze klinisch, also aus Sicht der Medizin betrachtet, dann kann ich nur sagen, dass in meiner Praxis viele Menschen davon profitieren, es zu tun. Symptome wie Blähungen, Müdigkeit oder Bauchschmerz und daran angeschlossen oft Rücken- oder Kopfschmerzen verschwinden, wenn man die Ernährung umstellt. Also ganz einfach: wenn man es isst, geht es einem schlecht, wenn man es weglässt, geht es einem besser. Das ist sichtbar, fühlbar, erlebbar und reproduzierbar. Das ist Evidenz in der reinsten Form der Definition. Und es darf dem Betroffen egal sein, ob er eine Allergie hat, ob diese als Typ I oder Typ IV klassifiziert wird oder ob man es nicht mit der Definition von Allergie fassen kann und deswegen Unverträglichkeit nennt, - wenn es schadet, lässt man es weg. Das gilt für alle Lebensmittel. Nur ist es gar nicht so einfach, bestimmte Dinge wegzulassen. Wer mittags in die Kantine geht oder ins Restaurant, der muss nehmen, was ihm geboten wird. Man kann vielleicht noch sagen, dass man keinen Weizen möchte, aber ob der Koch beim Abbinden der Soße Weizenmehl benutzt hat, weiß man dann nicht.

Ich werde im Folgenden versuchen Ihnen die Unterschiede von Allergien, Intoleranzen und Unverträglichkeiten nahezubringen.

Eine wichtige Unterscheidung ist folgende: Während Allergien in der Regel zu starken Reaktionen schon bei kleinen Allergenmengen führen, sind Intoleranzen dosisabhängig. Einige wenige Pollen können Heuschnupfen oder Asthma auslösen, wir sprechen von einer Pollenallergie. Bei einer Intoleranz, die verschiedene Ursachen haben kann, ist es in der Regel so, dass kleine Mengen toleriert werden, und je mehr von der unverträglichen Substanz konsumiert wird, desto stärker ist die Reaktion, desto heftiger werden die Symptome.

Antigen? Hapten? Allergen?

Unser Immunsystem, das pausenlos zwischen eigen und fremd und damit zwischen Gut und Böse unterscheidet, scannt die Struktur von allem, mit dem es in Berührung kommt. Die Daten werden mit einer virtuellen Datenbank der körpereigenen Strukturen verglichen. Was dort als bekannt abgelegt ist, bleibt unbehelligt. Fremdes löst eine Alarmreaktion aus. Das geschieht millionenfach in unserem Körper, jederzeit.

Um die permanente Kontrolle zu gewährleisten, schwimmen Immunzellen in allen Körperflüssigkeiten und wandern durch alle Gewebe. Bindungsstellen dieser Immunzellen, die darauf warten, dass eine Substanz vorbeikommt, die genau zu dieser Bindungsstelle passt, sind nach außen gerichtet. Jede Immunzelle bildet bei ihrer Entstehung eine zufällige Bindungsstelle aus. In der Thymusdrüse, die man wie die Universität des Immunsystems verstehen kann, reifen die Immunzellen und werden darauf überprüft, ob ihre Bindungsstelle gegen irgendeine körpereigene Struktur gerichtet sein könnte. Die in der Thymusdrüse geprüften Immunzellen nennt man T-Zellen. T-Zellen benötigen zur Erkennung ihres Bindungspartners die Aufbereitung von Fremdstrukturen durch so genannte Antigen-präsentierende Zellen (APC). Das unterscheidet sie wesentlich von den weiter unten beschriebenen B-Zellen. Alle Immunzellen, deren zufällig entstandene Bindungsstelle gegen eine körpereigene Struktur gerichtet ist, werden umgebracht. Alle, die nur Bindungsstellen gegen unbekannte Strukturen aufweisen, werden in den Körper entlassen. Falls später etwas an deren Bindungsstelle bindet, kann es nicht körpereigen sein, muss also folglich fremd sein. Und wenn es fremd ist, muss es eliminiert werden. So einfach funktioniert das Immunsystem.

Die oben genannten immunologisch erfassbaren Strukturen nennt man Antigene oder Immunogene. Antigene sind dreidimensionale Formationen aus Eiweiß oder einer Kombination von Eiweiß mit Zuckern und Fetten, die vom Immunsystem als Strukturen erkannt und bewertet werden können. Die Bindung und Erkennung funktioniert nur, wenn diese Antigene eine bestimmte Größe haben. Antigene sind kurze Eiweißketten (Peptide) und haben eine Länge von 8-10 Aminosäuren. Diese Antigene können entweder so vorkommen oder von Abwehrzellen aus größeren fremden Molekülen, die zerlegt wurden, hergestellt worden sein. Ist also etwas zu groß, wird es durch Fresszellen aufgenommen und in Bruchstücke zerlegt. Die Bruchstücke dieses großen fremden Moleküls werden dann den Immunzellen in passender Größe zur „Untersuchung“ angeboten, also darauf untersucht, ob sie als bekannt und freundlich oder als unbekannt und gefährlich einzustufen sind.

Substanzen, die zu klein sind, um als Antigen erkannt zu werden, wie z. B. Metallionen, nennt man Haptene. Haptene können zwar an die Rezeptoren der Immunzellen binden, aber alleine keine Immunreaktion auslösen. Erst wenn sie an Trägermoleküle gebunden werden, erreichen sie die nötige Größe und können Immunreaktionen verursachen. Werden Haptene an Eiweißstoffe gebunden, verändern sie durch die Bindung deren räumliche Struktur. Dieser Komplex aus räumlich verändertem Bindungseiweiß und Hapten ist dann groß genug, um als Antigen erkannt zu werden. In diesem Fall reagiert das Immunsystem nicht gegen das Hapten alleine, sondern gegen den von dem Hapten mit körpereigener Substanz gebildeten Komplex. Da das Hapten an verschiedene Eiweiße binden kann, können sich verschiedene Komplexe bilden, die unterschiedliche Antigeneigenschaften haben können. Das Immunsystem reagiert auf fremde Antigene, indem es, unter anderem, Antikörper gegen diese Strukturen bildet oder die passenden T-Zellen dagegen aktiviert. Antikörper sind lösliche Eiweiße, die in Körperflüssigkeiten vorkommen. Die Antikörper binden an die für sie spezifische antigene Struktur und leiten eine Reaktion ein. Diese kann daraus bestehen, dass sich Fresszellen einfinden, die die Struktur aufnehmen und abbauen. Es kann auch zur Freisetzung von entzündungsfördernden Botenstoffen (Chemokine, Zytokine) kommen und eine Entzündung entstehen. Große (Makro-) Moleküle können mehrere Abschnitte haben, die an Immunrezeptoren binden können. Diese nennt man dann Epitope. Es ist also möglich, dass ein Makromolekül mehrere Epitope hat und der Körper mehrere davon als fremd identifiziert und gegen sie Antikörper bildet. Daher kann es gegen Makromoleküle mehrere unterschiedliche Antikörper geben. Antikörper sind also gegen Antigene gerichtet, die bestimmte Eigenschaften haben müssen, um als Antigen erkannt zu werden. Die Antigen-Antikörperreaktion gehört zur normalen Immunabwehr und findet ständig in unserem Körper statt. Aber sie löst normalerweise keine Allergie aus.

Wann also wird eine normale, nützliche, lebenswichtige Immunreaktion zur Allergie?

Eine Allergie ist eine überschießende, aus dem Ruder gelaufene, Immunreaktion. Abwehrreaktionen starten normalerweise gleichzeitig mit der Aktivierung der Abwehrmaßnahmen auch die nötigen Mechanismen, die die Reaktion kontrollieren und nach angemessener Zeit beenden. Wenn diese Inaktivierungen nicht ausreichend funktionieren, z.B., weil der Mechanismus z.B. aus genetischen oder toxischen Gründen nicht richtig reagiert oder weil die Aktivierung zu stark ist und mit der „normalen“ Gegenreaktion nicht beherrscht werden kann, kommt es zu allergischen Reaktionen. Ein Antigen, das statt einer „normalen“ Immunreaktion eine überschießende Reaktion, also eine Allergie, auslöst, wird Allergen genannt.
http://www.stern.de/gesundheit/allergie/grundlagen/allergische-reaktion-die-verschiedenen-allergietypen-3356614.html

Wikipedia erklärt: *Als Allergie (altgriechisch ἡ ἀλλεργία, die Fremdreaktion', aus ἄλλος állos ‚anders', ‚fremd', ‚eigenartig' und τὸ ἔργον to érgon ‚das Werk', ‚die Arbeit', ‚die Reaktion') wird eine überschießende krankhafte Abwehrreaktion des Immunsystems auf bestimmte normalerweise harmlose Umweltstoffe (Allergene) bezeichnet. Der Begriff Allergen geht zurück auf Clemens von Pirquet (1874-1929), einen Kinderarzt und Klinikchef aus Wien, der ihn 1906 geprägt hatte. Pirquet erkannte, dass die eigentlich nützlichen Antikörper auch an schädlichen Überreaktionen des Immunsystems beteiligt sein können. In diesem Fall verursacht ein Antikörper gegen ein Allergen eine Überempfindlichkeit.*

Die britischen Immunologen Coombs und Gell haben 1963 vier Typen von Allergien definiert. Die Definition wird zwar nicht allen beobachteten Phänomenen gerecht, aber sie wird bis heute benutzt und liefert eine gute Übersicht. Man unterscheidet vier

unterschiedliche Allergietypen:
1. Typ I: Allergie vom Soforttyp
2. Typ II: Zytotoxische Reaktion
3. Typ III: Immunkomplexreaktion
4. Typ IV: Allergie vom verzögerten Typ

Sowohl in ihrer klinischen Erscheinung am Patienten als auch in dem zugrundeliegenden Mechanismus unterscheiden sich diese vier Allergietypen. Fließende Übergänge oder parallel ablaufende Reaktionen können das Erscheinungsbild beeinflussen.

Neben den genannten Allergieformen, auf deren Definition man sich geeinigt hat, gibt es immunologische Reaktionen, die nicht in eine dieser Definitionen passen. Man nennt sie Unverträglichkeiten oder Intoleranzen. Wesentlicher Unterschied ist, dass man bisher dafür keine eindeutigen Mechanismen erkannt und keine Tests entwickelt hat. Während die Schulmedizin bei Soforttypallergien nur Histamin als den die Symptome auslösenden Botenstoff kennt, hat die ganzheitliche Medizin weitere Botenstoffe identifiziert, denen man die Reaktionen zuschreiben kann.

Prostaglandine

Prostaglandine sind eine Gruppe von Botenstoffen, die im Gewebe aus Fettsäuren entstehen. Sie sind u.a. an der Regulation von Entzündung, Schmerzen und Blutgerinnung beteiligt. Man unterscheidet 3 Hauptgruppen von Prostaglandinen, die entgegengesetzte Wirkungen haben. Prostaglandine der Serie 1 und 3 wirken antientzündlich, Prostaglandine der Serie 2 stark entzündlich und schmerzverstärkend.

Für die Entstehung aller Prostaglandine sind Enzyme nötig, die man Cyclooxygenasen (kurz: COX) nennt. Substanzen, die diese Enzyme hemmen, kennen wir alle. Man nennt sie COX-Hemmer. Am bekanntesten ist sicherlich Acetylsalicylsäure, besser bekannt als Aspirin®. Auch Ibuprofen, Diclofenac, Etoricoxib und andere Substanzen, die gerne als Schmerzmittel und Entzündungshemmer eingesetzt werden, wirken über die Hemmung der Cyclooxygenase. Dabei wird sowohl die Bildung der „guten" (Serie 1+3) als auch der „schlechten" (Serie 2) Prostaglandine gehemmt.

Für manche Unverträglichkeitsreaktion, auch für manche Heuschnupfen- oder Asthma-artige Beschwerden, sind Prostaglandine der entscheidende Botenstoff. In diesen Fällen funktionieren die bekannten „Antihistaminika" nicht, weil die vermeintliche Soforttypallergie nicht durch Histamin, sondern durch Prostaglandine vermittelt ist. Entsprechend sind auch typische Allergietests für Typ-I Allergien (siehe unten) negativ und man sagt dem Patienten, er habe keine Allergie. Aber er reagiert auf die Auslöser. In diesen Fällen kann z.B. eine Aspirin- oder Ibuprofentablette die Symptome erfolgreich bekämpfen. Wenn COX-Hemmer wirksam Beschwerden lindern, dann können Prostaglandine der Auslöser sein. Ziel einer ganzheitlichen Therapie wäre in diesen Fällen, das Verhältnis von proentzündlichen (Serie -2) Prostaglandinen zu den antientzündlichen (Serie 1+3) Prostaglandinen zugunsten der antientzündlichen Botenstoffe zu verschieben. Das gelingt durch Zufuhr von Omega -3 Fettsäuren (Leinöl, Walnußöl, Weizenkeimöl, Hanföl u.a.), Vitamin B3, B6, Magnesium und Zink. Insbesondere hohe Dosen von Eicosapentaen-Säure (EPA, Fischöl) begünstigen die Bildung von Serie 3-Prostaglandinen und hemmen die Entstehung der Serie 2 – Prostaglandine. Fleisch, Milchfett und Krusten- und Schalentiere enthalten viel Arachidonsäure, den Grundstoff für die Bildung von Prostaglandinen der Serie 2. Diese Nahrungsmittel sollte man also meiden. Für akute Notfälle bleiben die oben genannten COX-Hemmstoffe.

Leukotriene

Eine weitere Substanzgruppe, die aus Arachidonsäure entsteht, sind Leukotriene. Ihre Wirkung im Organismus ist die Unterstützung der Immunabwehr. Sie wirken entzündungsfördernd. Weil auch Asthma durch Leukotriene ausgelöst werden kann, gibt es inzwischen einen Hemmstoff als Medikament, der bei Asthma eingesetzt wird. (Wirkstoff: Montelukast).

Die Reduzierung von Arachidonsäure über die Nahrung (s.o) und die Gabe von EPA reduzieren auch die Bildung von Leukotrienen. Pflanzliche Mittel, die die Synthese der Leukotriene hemmen können, sind z.B. Weihrauch, Perillaöl oder Schwarzwalnußöl. Diese Substanzen können als Nahrungsergänzungen erworben werden, sind aber nicht als Medikament zugelassen. Das Enzym Lipoxygenase, dass aus Arachidonsäure Leukotriene macht, wird gehemmt durch Selen, Vitamin E, Zink und Quercetin. Quercetin ist ein sekundärer Pflanzenstoff und findet sich in Kapern, Liebstöckel, Kamillentee, Zwiebeln, Heidelbeere u.a. . Die genannten Mikronährstoffe und Nahrungsmittel helfen, die Menge an entzündungsfördernden Leukotrienen zu senken. Weniger Leukotriene bedeutet eine Herabregulierung des Immunsystems und ist damit ein sinnvoller Therapieansatz. Allerdings ist dann noch nicht klar, was der Auslöser ist.

Als ganzheitlichen Test kann man die Testsubstanz, die eine Testreaktion auslöst, mit Montelukast antagonisieren. Wird die durch die Testsubstanz ausgelöste Reaktion durch Montelukast ausgeglichen, dürften Leukotriene der entscheidende Botenstoff sein.

Lecithin – Phosphatidylcholin

Phosphatidylcholin gehört zu den Fetten, die unsere Zellmembranen bilden und die wir in großen Mengen benötigen. Es kommt in Zellmembranen tierischer und pflanzlicher Zellen vor. Gute Quellen sind Innereien, flüssiges Eigelb oder als pflanzliche Quelle: Sojaprodukte. Das Cholin ist ein kleiner Teil des Moleküls und wird im Körper durch Acetyl-CoA zu Acetylcholin. Acetylcholin ist ein weit verbreiteter Neurotransmitter (Nervenbotenstoff), der u.a. die Nervenimpulse auf unsere Muskeln überträgt und dadurch Bewegung erst möglich macht. Es ist außerdem der Neurotransmitter des Parasympathicus, (siehe auch Kapitel Vagusfunktion stärken) also des Teils des vegetativen Nervensystems, dass uns zu Regeneration und Erholung, Schlaf und Sex befähigt. Der Sympathicus, sein Gegenspieler, ist der für Kampf und Aggression, Flucht und Stress zuständige Teil. Beide sollten im Gleichgewicht stehen. Zuviel Stress, ein zu hoch gefahrener Sympathicus (hohe Muskelspannung, schnelles Herz, hoher Blutdruck, eher hoher Blutzuckergehalt) beeinflusst nicht nur den Darm, sondern auch das Immunsystem, das ebenfalls hochgefahren wird und zur Überreaktion neigt. Manche Patienten reagieren auf unverträgliche Substanzen mit Stress. Das bedeutet, dass der Körper noch mehr sympathisch gefordert ist. Bei diesen Patienten kann die Stärkung der Parasympathicus einen Ausgleich schaffen und zur Minderung der Stress-Symptome führen. Neben einer Lebensstiländerung zu mehr Entspannung und moderatem Ausdauersport hilft die Zufuhr von Lecithin und oft auch Vitamin B3.

Wenn im Test also jemand auf eine Substanz abwehrend reagiert und durch Lecithin diese Abwehrreaktion aufgehoben werden kann, dann nennen wir das cholinerge Allergie. Das parasympathische System durch Gabe von Vitamin B3 und Lecithin zu stärken und die Stressoren zu reduzieren, sollte die Reaktion auf die unverträglichen Substanzen mindern und letztlich zu einer Normalreaktion, also normaler Verträglichkeit, führen.

Histamin

Histamin ist ein biogenes Amin, das im Körper als Botenstoff eingesetzt wird. Es ist normalerweise gut verpackt und intrazellulär gelagert und wird z.B. von Mastzellen freigesetzt, wenn ein Allergen in bestimmter Weise an diese bindet. Es löst Soforttypallergien aus. Alle Symptome einer Soforttypallergie werden derzeit in der Schulmedizin ausschließlich auf Histaminabhängigkeit getestet. Da es keine etablierten Tests auf prostaglandinerge, cholinerge oder leukotrienerge Allergien gibt, erfolgt oft die (Fehl-?)Diagnose: keine Soforttypallergie.

Im Folgenden bespreche ich die einzelnen Allergietypen nach der Definition von Coombs und Gell:

Typ I: Allergie vom Soforttyp

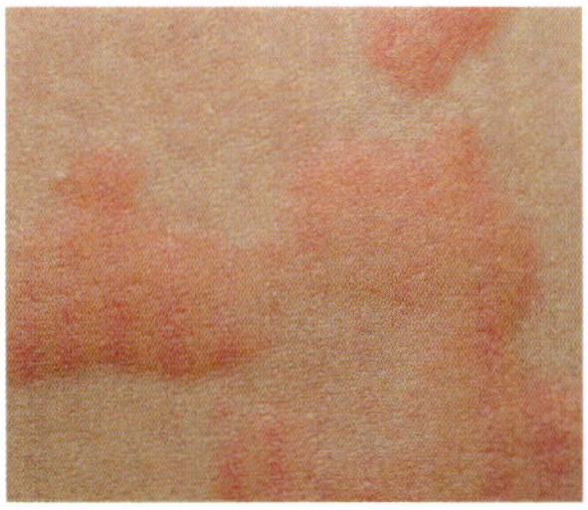

Am häufigsten und am bekanntesten ist die Soforttypallergie (Typ I). Wie der Name sagt, man reagiert sofort. Sofort ist ein zeitlich dehnbarer Begriff und kann Sekunden bis mehrere Minuten umfassen. Beteiligt sind Mastzellen. Mastzellen sind bestimmte weiße Blutkörperchen. Ihre Aufgabe besteht darin, sich gegen Krankheitserreger und körperfremde Stoffe zu wenden. Das tun sie, indem sie bei Aktivierung Botenstoffe produzieren, um „Hilfe" durch andere Immunzellen zu holen und Histamin freisetzen. Histamin ist ein Botenstoff, der im Körper die Gewebedurchlässigkeit für Wasser regelt, Entzündungen aktivieren kann und bei der Regulation der Immunfunktion eine Rolle spielt. In kleinen Mengen wirkt er lokal und beeinträchtigt nicht die Gesamtfunktion des Körpers. Mastzellen enthalten also Histamin, allerdings gut verpackt in kleine Päckchen (Vesikeln). Mastzellen finden sich in allen Schleimhäuten und der verhornten Haut sowie in Geweben im Körper.

Eine andere Gruppe von weißen Blutkörperchen, die so genannten B-Zellen, produzieren Antikörper, wenn sie aktiviert werden. B-Zellen stammen aus dem Knochenmark (engl. bone marrow), was ihnen den Namen B-Zellen einbringt. Man unterscheidet verschiedene Arten von Antikörpern, die mit Buchstaben benannt werden. Welche Sorte von Antikörpern gebildet wird, hängt von dem Zusammenspiel verschiedener Immunzellen und den von ihnen freigesetzten Botenstoffen ab. B-Zellen produzieren grundsätzlich alle Arten von Antikörpern. Wenn ein Antigen an den Rezeptor an einer B-Zelle bindet, zu dem es passt, wird die B-Zelle aktiviert, vermehrt sich durch Zellteilung und beginnt in großen Mengen Antikörper gegen das Antigen herzustellen. Man kann sich das so vorstellen, dass nach einem genetischen Zufallsprinzip B-Zellen entstehen und darauf geprüft werden, ob sie Bindungsstellen gegen körpereigne Antigene haben. Wenn ja, werden diese Zellen abgetötet, damit sie den eigenen Körper nicht angreifen. Übrig bleiben B-Zellen, die gegen irgendetwas, aber nicht gegen körpereigene Strukturen gerichtet sind. Diese B-Zellen werden ins Blut und die Körperflüssigkeiten abgegeben. Dort patrouillieren sie und warten auf die zufällig passende, an ihren Rezeptor bindende, Fremdstruktur. Findet eine Bindung statt, ist das wie ein Alarm. Die B-Zellen vermehren sich und produzieren sofort Antikörper der Klasse IgM. Ist das Antigen gebunden und erfolgreich beseitigt, bleiben die Zellen im Blut und werden für spätere Kontakte bereitgemacht. In einer normalen Reaktion werden bei später stattfindendem erneuten Antigenkontakt dann IgG-Antikörper gegen dieses Antigen gebildet. Diese stehen dann bei einem zweiten Kontakt schneller zur Verfügung und können schneller eingesetzt werden. Die Erfassung, Bewertung und die daraus resultierende Antikörperbildung nennt man Sensibilisierung. Unter dem Einfluss von Faktoren wie Chemikalien (Zahnmaterial, Konservierungsstoffe, Umweltgifte etc.) Infekte, Nährstoffmangel und Stress, kann es bei der Regulation von Immunantworten zu Fehlern kommen. Unter dem Einfluss bestimmter Botenstoffe von bestimmten regulierenden Immunzellen kann es passieren, dass bei einem zweiten Kontakt mit einem Antigen die entsprechenden B-Zellen nicht IgG-Antikörper bilden, sondern vermehrt IgE-Antikörper.

Was tun diese IgE-Antikörper? Sie verankern sich mit ihrem einen Ende auf Mastzellen. Das andere Ende ragt aus der Zelle heraus. Man kann sich eine Mastzelle wie eine stachelige Kugel vorstellen, wobei die unterschiedlichen IgE-Antikörper nach außen ragen. Diese äußeren Enden der Antikörper warten darauf, dass genau das Antigen, für das sie gebaut wurden, vorbeikommt. Die Mastzelle patrouilliert also mit ihren bindebereiten Antikörpern durch den Körper. Kommt ein Antigen, binden die Antikörper es. Durch die Bindung benachbarter IgE-Moleküle an ein Antigen wird die Mastzelle aktiviert und setzt das in ihr gespeicherte Histamin frei. Bei extrem kleinen Antigenmengen passiert nicht viel. Es kommt zu einer Reaktion in unmittelbarer Nähe der Mastzelle. Bei größeren Allergenmengen – und damit sind Mengen gemeint, die in wässriger Lösung den Verdünnungsfaktor 10^{-5} haben, kommt es zur Aktivierung vieler Mastzellen und zur Freisetzung inadäquat großer Mengen von Histamin. (Erklärung: 10^{-5} bedeutet, dass eines von 10.000 Teilchen in einer wässrigen Lösung Antigen ist. In die Homöopathie übersetzt bedeutet es die Potenz D5).

Histamin wirkt entsprechend seinem oben geschilderten Wirkprofil, wobei die große Menge freigesetzten Histamins weit über das Ziel hinausschießt und nicht rechtzeitig wieder inaktiviert werden kann. Die Symptome sind ort- und mengenabhängig. Es kommt zu lokalen Symptomen auf den Schleimhäuten, wo der Antigenkontakt mit der Mastzelle stattgefunden hat (Augen, Nase, Atemwege), wie Fließschnupfen, Juckreiz, Rötung, Schwellung. Gelangen größere Mengen Histamin ins Blut und werden im Körper verteilt, kann es zu im Körper weiter entfernten Reaktionen kommen, wie Bildung von Quaddeln (Nesselsucht), Atemnot durch angeschwollene Schleimhäute der Atemwege (Asthma), die Weitstellung der Blutgefäße mit einem Blutdruckabfall und Kreislaufproblemen bis hin zum Tod (allergischer Schock).

Wichtig ist also: Bei der Allergie vom Soforttyp (= Typ I) handelt es sich um eine durch IgE-Antikörper vermittelte und durch freigesetztes Histamin ausgelöste Reaktion. In Bezug auf Nahrungsmittelallergien zeigt sich, dass Kinder wesentlich häufiger als Erwachsene eine Typ I- Allergie gegen Nahrungsmittel aufweisen. Dies wird auf die Unreife des Darm-Immunsystems zurückgeführt. Mit Reifung des Immunsystems verschwinden kindliche Nahrungsmittelallergie sehr häufig wieder *(Bischoff)*. Für mich ist das ein Grund mehr, mich zu fragen, ob Impfungen, insbesondere Vielfachimpfungen in ein unreifes, sich entwickelndes Immunsystem sinnvoll sind oder zu vermehrten Fehlregulationen, also Allergien, führen.

„Besondere Bedingungen wie Lebensstil, reduzierte bakterielle Exposition aufgrund von hohem Hygienestatus oder häufiger Anwendung von Antibiotika können eine Störung der gastrointestinalen Barrieren und damit eine Entwicklung von intestinaler Hypersensitivität gegen Nahrungsproteine und andere Antigene, wie beispielsweise Bakterienantigene fördern." *(Prof. Dr. Stefan C. Bischoff im Falk Gastro Kolleg, S. 23 https://www.drfalkpharma.de/uploads/tx_toccme2/Nahrung.pdf)*

Typ II: Zytotoxische Reaktion

Stoffe, die dazu führen, dass Zellen sterben, nennt man zytotoxisch. Bei der Allergie vom zytotoxischen Typ binden Substanzen an Körperzellen. Diese Körperzellen werden dann vom Immunsystem als fremd klassifiziert und angegriffen. Dabei spielen Antikörper der Klassen IgM und IgG eine Rolle, die normalerweise für die Abwehr von Krankheitserregern gebildet werden. Sie binden an die durch den Fremdstoff auffällig gewordenen Zielzellen und aktivieren weitere Abwehrsysteme und Abwehrzellen. Sind Blutzellen die Zielzellen dieser Allergie, kommt es bei einem Absterben der roten Blutkörperchen zu einer Blutarmut und damit zur Unterversorgung des Körpers mit Sauerstoff. Sind weiße Blutkörperchen die Zielzellen, kann das Immunsystem stark geschwächt werden.

Ein häufiger Auslöser einer solchen Immunreaktion sind Medikamente. Diese können direkt beteiligt sein oder erst durch Stoffwechselmaßnahmen, z.B. in der Leber, zu aktiven Metaboliten werden. Diesen Vorgang nennt man Giftung. Die Leber will das Arzneimittel abbauen, dabei entstehen aktivere Zwischenprodukte (Metaboliten), die ihrerseits die Reaktion auslösen können. Auch Antikörper gegen Blutgruppenmerkmale können eine zytotoxische Reaktion auslösen, wenn z.B. versehentlich das Blut einer falschen Blutgruppe infundiert wurde. Die Zeitdauer von der Aufnahme des Allergens bis zur Reaktion, kann Minuten (Infusion des falschen Blutes) bis zu 12 Stunden (Medikamentenreaktion) dauern. Sie kann fulminant verlaufen oder langsam, wobei Symptome erst sichtbar werden können, wenn die meisten Zielzellen geschädigt sind. Der Verlauf ist auch abhängig von der Menge des aufgenommenen Allergens.

Wichtig ist die BINDUNG der auslösenden Substanz an körpereigene Zellen, die erst dadurch als fremd erkannt werden und die Immunreaktion auslösen.

Typ III: Immunkomplexreaktion

Im Gegensatz zur Typ II-Reaktion beruht die Typ III-Allergie auf löslichen, frei im Blut schwimmenden Allergenen. Diese binden an frei im Blut schwimmende Antikörper und bilden Antigen-Antikörper-Komplexe. Die Antigen-Antikörper-Komplexe (AAK) aktivieren das Immunsystem, das versucht, diese Molekülzusammenschlüsse zu beseitigen. Fresszellen bemühen sich, die Antigen-Antikörperkomplexe aufzunehmen, was nicht immer vollständig gelingt. Die im Blut zirkulierenden Komplexe lagern sich irgendwann in Geweben ab. Dann geht die Immunreaktion dort weiter. Entsprechend kommt es in den jeweiligen Geweben zu Immunreaktionen, die wir als Entzündung nachweisen. Die Dauer von Antigenaufnahme bis zu bemerkbaren Symptomen dauert mindestens Stunden, manchmal Tage und unterscheidet sich deswegen deutlich von Soforttyp-Allergien. Je nach Gewebe entstehen unterschiedliche Symptome.

Lagern sich die AAK in der Lunge ab, bzw. werden die Allergene über die Lunge aufgenommen, entzündet sich die Schleimhaut der Atemwege, genauer der kleinen Lungenbläschen, den Alveolen. Weil die Allergene von außen kommen, spricht man auch von einer exogen allergischen Aleveolitis. Bekannte Bespiele sind die Vogelzüchterlunge (Auslöser: getrockneter Vogelkot) oder die Farmerlunge (Auslöser: Schimmelpilzgifte, Tierexkremente, Pflanzenbestandteile, die eingeatmet werden). Husten und Luftnot sind die Hauptsymptome. In Blutgefäßen können sich durch angelagerte AAK Entzündungen der Gefäßwände bilden, die man dann medizinisch Vaskulitis nennt. Schmerzen, Krankheitsgefühl sowie Fieber, Hautausschläge, Gelenkbeschwerden, können auftreten, sind aber zunächst meist unspezifisch.

Als Reaktion gegen in den Körper eingebrachtes Fremdeiweiß (Insektenstich, Schlangengift, Impfstoffe, Antibiotika) können sich die AAK im gesamten Körper verteilen und Symptome wie Gelenkschwellungen, Hautausschlag, Fieber, Lymphknotenschwellungen u.a. auslösen. Durch Bakterien freigesetzte Toxine können ebenfalls AAK bilden und sich z.B. in der Niere ablagern, weil sie dort gezielt aus dem Blut filtriert werden. Entsprechende Nierenentzündungen nennt man Immunkomplexnephritis. Als Auslöser kommen verschiedene Bakterien in Frage, allen voran Streptokokken, Staphylokokken, Klebsiellen, Pseudomonas und andere. Die Nierenfunktion verschlechtert sich, es kann Blut im Urin auftreten. Bauchweh, Blässe, allgemeines Krankheitsgefühl sind oft erste Symptome.

Findet die Reaktion in Gelenken statt, kann es eine Arthritis geben. Diese ist eher selten, Gelenkentzündungen entstehen eher auf der Basis direkter Infekte oder als Folge von Fehlbelastungen und Verschleiß.

Typ IV: Allergie vom verzögerten Typ

Unser Immunsystem ist vielschichtig aufgebaut. Neben einem unspezifischen Immunsystem, dass schon im Mutterleib funktioniert und die meisten Immunreaktionen ausführt, entwickelt sich das spezifische Immunsystem später und reift lebenslang. Neben den oben beschriebenen B-Zellen, die unterschiedliche Antikörper bilden und in die Körperflüssigkeiten abgeben, gibt es auch ein System aus so genannten T-Zellen. Das sind besondere weiße Blutkörperchen, deren Antigenrezeptor fest an der Zelle haftet und die frei schwimmenden Antigene nicht erfassen. Voraussetzung für eine T-Zell vermittelte Reaktion ist, dass bestimmte Antigen präsentierende Zellen (APC) den Fremdstoff aufnehmen, prozessieren und dann an ihrer Oberfläche anbieten, so dass die T-Zellen dort mit ihm Kontakt aufnehmen können. Ohne die Aufnahme und Präsentation des Antigens durch die APCs, können T-Zellen nicht wirken. Wenn sie auf ihr bestimmtes Antigen geprägt sind, vermehren sich die T-Zellen und suchen andere Zellen des Körpers ab, ob dort eine Zelle das gleiche Antigen an seiner Oberfläche präsentiert. Krankheitserreger, die in Zellen leben und sich dort vermehren, erkennt eine infizierte Zelle und präsentiert Teile des Erregers an der Oberfläche. Sie gibt sich damit als infiziert und damit krank, zu erkennen. Die entsprechend passende T-Zelle bindet und aktiviert weitere Zellen, setzt Botenstoffe frei und löst so eine Abwehrreaktion aus, an deren Ende die Vernichtung der befallenen Zelle steht.

Nun signalisieren Zellen nicht nur Erregerbefall, sondern auch genetische Fehler, die zur Bildung falscher Proteine führen, also aus der Zelle z.B. eine Krebszelle machen können. Auch Fremdstoffe, die in die Zelle gelangen, können an Eiweiße gebunden präsentiert werden und zur Reaktion gegen die Zelle führen. Wie ich bereits ausgeführt habe, können unvollständige Allergene (= Haptene) durch die Bindung an Eiweißstoffe zu Vollallergenen werden und so Immunreaktionen auslösen. Dazu braucht das Immunsystem den Kontakt mit dem Hapten-Eiweißkomplex. Insbesondere Metalle, besonders Metallionen, aber auch Kunststoffe und andere Chemikalien reagieren mit Zelleiweißen und bilden damit Antigene, die als fremd erkannt werden und eine Immunreaktion auslösen. Deswegen sind Schwermetallbelastungen oft nicht nur toxisch, sondern haben eine allergisch immunologische Wirkung. Da diese durch Fremdstoffe in der Zelle ausgelöst und die Zellen dabei angegriffen werden, werden solche Phänomene als Autoimmunreaktionen bewertet. Bei der ausgelösten Immunreaktion gegen die betroffenen Zellen werden Zellinnenstrukturen freigelegt, die ihrerseits als Antigen wirken und, weil sie nun frei in der Körperflüssigkeit herumschwimmen, von z. B. B-Zellen erkannt werden. Diese bilden, wie beschrieben, bei Aktivierung Antikörper. Diese sieht man teils als Rheumafaktoren, teils als Autoantikörper im Blut und diagnostiziert bei positivem Befund eine Autoimmunerkrankung. (Eine Auffassung, die ich nicht teile, weil ich glaube, dass mit Ausleitung der Fremdstoffe und damit dem Verschwinden der Auslöser, die gesamte Autoimmunreaktion verschwindet und der Patient als geheilt anzusehen ist.)

Das T-Zellsystem dient zur Bekämpfung von intrazellulären Veränderungen einschließlich Krebs. Deswegen hat die T-Zell-vermittelte Abwehrreaktion eine besondere Bedeutung bei chronischen Infekten mit intrazellulären Erregern. Dabei unterscheidet man anhand der von ihnen freigesetzten Botenstoffe unterschiedliche Subpopulationen von T-Zellen, die Entzündungen fördern oder bremsen können.

Tab.: Häufigste Kontaktallergene
in Deutschland im Jahr 2010 laut Informationsverbund Dermatologischer Kliniken (IVDK):

Allergen	Reaktionsquote (in%)
Nickelsulfat	13,3
Duftstoff-Mix	8,4
Perubalsam	7,2
Duftstoff-Mix II	5,5
Kobaltchlorid	3,9
Kolophonium	3,7
Methylchloroisothiazolinon/ Methylisothazolinon (z.B. Kathon®)	3,2
Terpentin	3,2
Kaliumdichromat	2,6
Wollwachsalkohole	2,6

https://www.allergieinformationsdienst.de/immunsystem-und-allergie/allergene/kontaktallergene.html

Fremdstoffe aus der Umwelt können ebenfalls die T-Zellreaktion auslösen. Dazu reicht der intensive mehrfache Kontakt mit der Haut, vorzugsweise mit verletzten Hautstellen. Durch den vielfachen Kontakt werden manchmal T-Zellen sensibilisiert und zur Reaktion angeregt. Reagieren die T-Zellen z.B. auf Nahrungsmittel, so erfolgt dies, im Gegensatz zur Typ-I-Allergie, langsam, so dass Symptome erst nach Stunden sichtbar werden. Je nach Immunkompetenz des Betroffenen, nach

Allergenmenge und Kontaktform kann die Reaktion in einem Zeitraum von 12 Stunden bis zu 120 Stunden (= 5 Tage) erfolgen. Weil man eine Reaktion gegen übliche Stoffe aus der Umwelt nicht erwartet und von einer Fehlregulation des Immunsystems gegen diese Stoffe ausgeht, nennt man auch diese Reaktion Allergie.

Die sichtbare Reaktion auf der Haut ist ein Ekzem. Wer eine Nickelallergie hat, kennt die juckende Rötung, die sich z.B. am Bauch hinter dem Jeansknopf oder unter einem Armband bildet. Diese örtliche Entzündung, die sich dort bildet, wo das Allergen in Kontakt mit dem Organismus kommt, kann verschiedene Ausprägungsformen haben. Eine simple Rötung, eine Schwellung mit Rötung, eine nässende Schwellung mit Rötung, immer einhergehend auch mit Juckreiz. Typische Allergene sind Nickel (Modeschmuck), Duftstoffe, Kolophonium, Chromat als Bestandteil von Ledergerbstoffen und Inhaltstoffe verschiedenster Kosmetika.

Man nimmt derzeit an, dass es entsprechende Reaktionen auch auf Schleimhäuten gibt. So können im Darm allergische Reaktionen vom verzögerten Typ verspätete Darmprobleme machen. Also etwa Stunden oder Tage nach dem Genuss bestimmter Lebensmittel käme es dann zu Symptomen wie Durchfall, Schmerzen, vielleicht blutigen Stühlen. Häufig gibt es auch Beschwerden außerhalb des Darms, wie Kopfweh, Hitzegefühl, Muskel- und Gelenkschmerzen. Die derzeitige Vorstellung beruht darauf, dass bei der Reaktion der T-Zellen im Darm mit dem Nahrungsmittelallergen Entzündungsbotenstoffe ausgeschüttet werden, die als „Kollateralschaden" die Darmwand entzünden und durchlässig machen können und bei Aufnahme in Blut oder Lymphe auch im Körper zu Symptomen führen. Einer der Botenstoffe, die freigesetzt werden, ist Interferon–gamma. Die Ausschüttung von Interferon-gamma gehört zur normalen Reaktion des Körpers auf Infekte. Bei massiven Darmentzündungen werden auch nennenswerte Mengen an Interferon-gamma freigesetzt, die ihre Wirkung entfalten.

Die Symptome ergeben sich aus den bekannten Interferonwirkungen: „Da der Körper Interferone zum Beispiel bei Erkältungen oder Grippe freisetzt, wundert es nicht, dass die auftretenden Nebenwirkungen grippeartig sein können. So können zum Beispiel Fieber, Appetitlosigkeit, Abgeschlagenheit, Übelkeit/Erbrechen auftreten. Veränderungen der Haut, wie zum Beispiel Hauttrockenheit oder Herpesinfektionen wurden ebenfalls beobachtet. Eine Verminderung weißer Blutkörperchen (Leukozyten) und Blutplättchen (Thrombozyten) kann vorkommen. Des Weiteren können Interferone auch das Nervensystem beeinflussen und psychische Veränderungen wie zum Beispiel Depressionen oder Verwirrtheit hervorrufen."
(https://www.krebsinformationsdienst.de/behandlung/interferone.php)

Während Kinder häufiger IgE-vermittelte Soforttypallergien erleiden (3-8% aller Kinder nach Prof. Bischoff), sind bei Erwachsenen Reaktionen vom verzögerten Typ häufiger.

Mit einem Test kann man das Vorhandensein von T-Zellen nachweisen, die gegen entsprechende Nahrungsmittelantigene sensibilisiert sind. Dieser Test heißt LTT (Lymphozyten Transformations Test - siehe unten). Man isoliert lebende Lymphzellen und gibt diese mit gereinigten Antigenen zusammen. Die messbare Stimulation des Stoffwechsels der sensibilisierten Lymphozyten im Vergleich mit einer Probe von Lymphozyten des gleichen Patienten, die dem Allergen nicht ausgesetzt sind, zeigt, dass das Allergen eine Reaktion ausgelöst hat.

Dieser Test hat den Vorteil, dass die Zellen des Patienten direkt, aber außerhalb des Körpers getestet werden. So kann es (außer der Blutentnahme) nicht zu einer Beeinträchtigung des Patienten kommen. Bei Allergietests am Menschen kommt es, abhängig von der Testsubstanz und der Häufigkeit des Tests, durch den Test gelegentlich zu einer Sensibilisierung. Das bedeutet, der Test, genauer der Kontakt mit der Testsubstanz auf der Haut, löst eine neue Allergie aus, die vorher nicht bestanden hat.

Allergietests

Bei der Testung auf Allergie kann man entweder den lebenden Organismus direkt testen (direkter Allergietest) oder z.B. Blutzellen entnehmen und diese im Reagenzglas testen (indirekter Allergietest). Ein Allergietest bringt die zu testende Probe mit dem Zielorganismus oder den Zielzellen in Kontakt und beobachtet eine dadurch ausgelöste Reaktion.

Ein Allergietest bringt die zu testende Probe mit dem Zielorganismus oder den Zielzellen in Kontakt und beobachtet eine dadurch ausgelöste Reaktion.

Direkte Tests:
Konfrontation des Probanden mit dem Stoff und Beobachtung der Reaktion des lebenden intakten Organismus als Ganzes. Die Tests erfolgen auf oder in der Haut bzw. Schleimhaut. Teils mit Mikroverletzung der Haut (Pricken genannt), teils durch Reiben in die Haut (Scratchen genannt) wird das Immunsystem des zu Untersuchenden mit dem vermuteten Allergen konfrontiert. Beim Intracutantest wird das Allergen in die Haut gespritzt. Man schaut dann - nach testabhängig unterschiedlichen Zeiten - nach, ob es örtlich begrenzte Reaktionen gibt. Das können z.B. Rötung, Schwellung, und Juckreiz sein.

Drastischer sind orale oder nasale Provokationstests, bei denen der Stoff gegessen oder in die Nase eingeträufelt oder als Nasenspray appliziert wird. Gemessen wird bei der Nase das Anschwellen der Schleimhäute, die zu einer Nasenverstopfung führt. Die Abnahme des Luftflusses durch die Nase ist dann ein Parameter für eine allergische Reaktion. Bei oralen Tests beobachtet man Allgemeinsymptome wie Juckreiz, Fließschnupfen, Augentränen, Hautrötung, Schwellungen, Luftnot oder Kreislaufprobleme, die auch beim nasalen Test auftreten können.

Indirekte Tests:
Vermutet man eine durch Antikörper vermittelte Reaktion, wird versucht, im Blut die entsprechenden Antikörper zu finden. Werden sie nachgewiesen, dann geht man von einer Sensibilisierung gegen den getesteten Stoff aus. Aus der Höhe der Antikörperspiegel im Blut versucht man die Relevanz zu interpolieren. Viele Antikörper = hohe Sensibilisierung und damit hohe Wahrscheinlichkeit, dass der Stoff Symptome auslösen kann. Das kann, muss aber nicht zutreffen. Man untersucht Antikörper des Typs IgE, die eine sofortige Reaktion auf das Allergen auslösen. Außerdem werden Tests angeboten, die IgG4-Antikörper nachweisen. Die Aussagekraft dieses Tests ist umstritten. Ich habe deswegen weiter unten einen entsprechenden Abschnitt geschrieben, der Klarheit bringen soll (Seite 233 ff. IgG bei Nahrungsmitteln).

Wenn man eine zellgebundene, also nicht über Antikörper vermittelte Reaktion erwartet, kann man nach Immunzellen suchen, die auf das jeweilige Allergen reagieren. Diese zellulären Reaktionen äußern sich in der Freisetzung bestimmter Botenstoffe in einer Zellkultur, die dann gemessen werden. Diese Tests sind nicht nur teuer, auch Sie können eine Allergie nur nahelegen, nicht aber beweisen. Wir kennen die Situation, dass jemand als Pollenallergiker in einem Jahr auf Pollen stark reagiert und ausgeprägte Symptome aufweist. In einem anderen Jahr hat er fast keine Beschwerden. Diese unterschiedliche Reaktionsweise bei bestehender nachgewiesener Allergie lässt sich weder vorhersagen noch durch die Höhe von Antikörperspiegeln messen. Es gibt eine Vielzahl von weiteren Faktoren, die das Immunsystem und dessen Reaktion beeinflussen, die wir in ihrer Gesamtheit weder kennen, noch gezielt beeinflussen können. Deswegen geht es bei Allergietests immer um Momentaufnahmen und den Versuch, eine lokale Reaktion auszulösen, die zumindest das grundsätzliche Vorhandensein einer atypischen Reaktion auf ein Allergen nahelegt. Niemand kann bis heute sicher erklären, warum jemand Allergien verliert, neue hinzubekommt, mal stark reagiert und manchmal gar nicht.

Die Allergietests im Einzelnen:

Allergien vom Soforttyp:

Der Pricktest

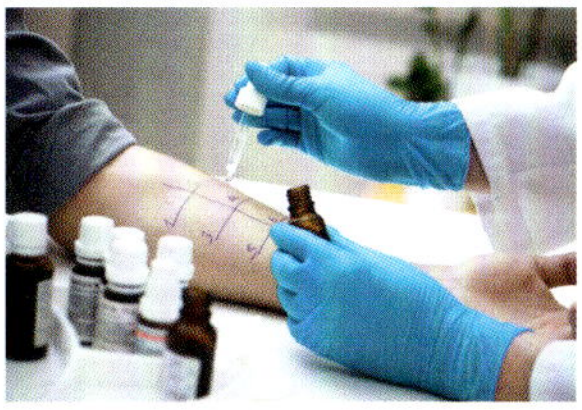

Pricken nennt man das Anritzen oder Sticheln der Haut. Eine standardisierte allergenhaltige Lösung wird auf die Haut aufgebracht. Dann wird die Haut im Tropfen angeritzt oder durch einen kleinen Stich verletzt. Dadurch kann das Allergen in die Haut eindringen und kommt in Kontakt mit dem Immunsystem. Im Falle einer Typ I – Allergie geschieht die Reaktion sofort, also innerhalb von wenigen Minuten. Die Mastzellen reagieren mit dem Allergen und setzen Histamin frei. Es bildet sich eine Rötung, die durch eine zentrale Quaddel imponieren kann und es juckt. Als Positiv-Kontrolle gibt man einen Tropfen einer Histaminlösung auf die Haut. Diese Stelle muss reagieren und zeigt durch die Rötung, Quaddel und Juckreiz an, dass der Körper überhaupt in der Lage ist, auf freigesetztes Histamin zu reagieren. Theoretisch wäre denkbar, dass Medikamente eine Reaktion unterdrücken und deswegen ein Test gar nicht möglich ist. Genauso gibt es eine Negativkontrolle. Sie besteht aus einem Tropfen einer isotonischen Kochsalzlösung, die im Test keine Reaktion auslösen darf. Reagiert die Haut an der Stelle, spricht das für eine unspezifische Reaktion (also eine nicht durch ein Allergen, sondern durch das Pricken als physikalischer Reiz ausgelöste Reaktion) und der Test ist nicht verwertbar. Die Ablesung erfolgt üblicherweise nach 20 Minuten.

Die Größe der örtlichen Reaktion wird bewertet. Keine Reaktion: = 0, eine Quaddel, die kleiner ist als die Kontrolle bekommt ein +, eine der Kontrolle entsprechende Reaktion wird mit ++ bezeichnet und eine größere Reaktion als die Kontrolle bekommt die Bewertung +++ . Prickteste benötigen eine standardisierte Allergenlösung und werden typischerweise für Pollenallergien, Hausstaubmilben, Schimmelpilze und Tierhaare, Insektengifte und in selteneren Ausnahmefällen auch für Nahrungsmittel verwendet.

Der Scratch-Test

Scratchen (engl. kratzen) eines Allergens, z.B. eines Nahrungsmittels auf der Haut, soll die Haut örtlich mit dem Allergen in Kontakt bringen. Es kommt im Falle einer bestehenden Sensibilisierung gewöhnlich zu einer Sofortreaktion mit Rötung, Juckreiz und Schwellung. Grundsätzlich werden dazu die Lebensmittel nativ, also in ihrer natürlichen Form direkt mit dem Körper in Kontakt gebracht. Im Gegensatz zum Pricktest gibt es keine Testlösungen. Grundsätzlich können mit einem Scratch-Test auch Allergene in die Haut gelangen, auf die der Körper verzögert reagiert. Dann zeigt die Ablesung nach 20 Minuten keine Reaktion, aber einige Tage später kann sich an der

Stelle ein Ekzem bilden. Eine solche verzögerte Reaktion spricht für eine Reaktion vom Typ IV (Verzögerter Typ), die nicht durch Antikörper, sondern durch Zellen vermittelt wird.

Der Intracutantest

Beim Intracutantest wird eine Allergenlösung in die Haut gespritzt. Man erwartet eine Reaktion vom Soforttyp, bei der die künstlich erzeugte Quaddel rot wird, sich um die Quaddel herum eine Rötung, meist mit Juckreiz, bildet.

Die nasale Provokation

Die nasale Provokation ist eine Form des Allergietests, bei dem das Allergen in die Nase gesprüht wird. Als allergische Reaktion schwillt die Schleimhaut in der Nase an und verengt so die Öffnung. Man misst die Verminderung des Durchflusses an Luft durch das Nasenloch.

Die inhalative Provokation

Die inhalative Provokation ist die Gabe des Allergens in die Atemluft. Diese führt zu einer Verengung der Atemwege aufgrund der Anschwellung der Bronchialschleimhaut. Die Zunahme des Atemwiderstandes kann gemessen werden. Da der Patient weniger Luft bekommt, wird am Ende des Tests ein die Atemwege erweiterndes Medikament gegeben. Nasale und inhalative Provokation dürfen nur unter Bedingungen erfolgen, in denen eine notfallmedizinische Behandlung für den Fall einer massiven allergischen Reaktion sichergestellt ist.

Die orale Provokation

Die orale Provokation nennt man die Gabe von Nahrungsmitteln durch den Mund. Man beobachtet die Reaktion des Patienten auf den Verzehr des Nahrungsmittels. Das können Juckreiz am Körper, Quaddeln, Rötungen, aber auch Blutdruckabfall, Schwellungen am Körper und im Gesicht, Hitzegefühl, Übelkeit, Schweißausbrüche sein.

Allergien vom verzögerten Typ

Der Epicutantest

Zur Testung auf Kontaktallergene konfrontiert man die Haut des Probanden direkt mit der zu testenden Substanz. Das Allergen wird in eine Trägersubstanz, zumeist eine fetthaltige Salbengrundlage, eingebracht und dann auf die intakte Haut aufgetragen und mit einem speziellen Pflaster abgedeckt, das eine kleine Vertiefung aufweist, die die Probe aufnimmt. Nach 24 Stunden werden die Pflaster und die Reste der Testsubstanzen entfernt. Nach 48 oder 72 Stunden sowie, falls bis dahin keine Testreaktion aufgetreten ist, noch einmal nach 5 Tagen, werden die markierten Kontaktstellen untersucht. Üblicherweise zeigt sich eine fühlbare „Verdickung" der Haut mit Rötung, in wenigen Fällen manchmal auch eine Blasenbildung und eine nässende Wunde, Juckreiz ist häufig. Dieser Test wird in vielen Hautarztpraxen gemacht und testet vor allem die typischen Kontaktallergene (siehe Tabelle Seite 225).

Test lebender menschlicher Zellen außerhalb des Körpers

Der Nachweis von T-Zellen, die auf vermutete Allergene reagieren, gelingt auch mit Hilfe eines so genannten LTT (Lymphozyten Transformations Test). Durch eine Blutentnahme in spezielle Blutentnahmeröhrchen werden die Blutzellen lebend ins Labor gebracht. Dort erfolgt die schonende Abtrennung der weißen Blutkörperchen, die in eine Zellkultur überführt werden. Dann werden diese Zellen mit verdünnten Lösungen der vermuteten Antigene in Kontakt gebracht (jede Substanz einzeln mit einer Zellkultur). Nach entsprechender Reaktionszeit von einigen Stunden wird durch die Messung von Botenstoffen (z.B. Interferon-gamma) die Aktivierung der Zellen nachgewiesen. Reagieren die Zellen nicht auf das Antigen, bleibt die Botenstoffbildung und -freisetzung aus. LTT-Tests setzt man sowohl bei der Testung von Nahrungsmitteln ein, als auch bei der Testung auf Zahnmaterialunverträglichkeiten. Außerdem kann man chronische Infekte mit intrazellulären Bakterien und Viren nachweisen, die in der schulmedizinischen Routine durch Antikörpersuchtests nicht nachzuweisen sind.

Nahrungsmitteltests mit LTT

Um eine Sensibilisierung von T-Zellen gegen Nahrungsmittel zu untersuchen, setzt man zunächst Gruppentests ein. Dabei werden mehrere Getreide, Fischsorten, Nüsse oder Gewürze gleichzeitig getestet. (Siehe Kasten unten). Vorteil dieses Vorgehens ist, dass man viele Allergene mit wenigen der aufwändigen Tests untersucht. Nahrungsmittelgruppen, in denen keine Reaktion erfolgt, brauchen nicht weiter beachtet zu werden. Gruppen in denen es zu Reaktionen kommt, können in einem zweiten Test gezielt mit den Einzelallergenen weiter untersucht werden. Der vom IMD in Berlin angebotene Nahrungsmittelscreen 75 Test erfasst heute ca. 98% aller bekannten Typ-IV-Nahrungsmittelallergien und schließt Nickel mit ein. Nickel ist eines der häufigsten Typ-IV-Allergene und löst sich oft aus Kochgeschirr. Unverdaute Nahrungsmittelbestandteile werden von Makrophagen (gehören zum unspezifischen Immunsystem) aufgenommen und den T-Lymphozyten präsentiert. Besteht eine Sensibilisierung, dann werden die entsprechenden T-Lymphozyten reagieren und u.a. den Entzündungsbotenstoff Interferon-gamma (INF-y) freisetzen. Diese Freisetzung bestätigt im Test die Sensibilisierung gegenüber dem getesteten Allergen. INF-y fördert gleichzeitig Entzündungsreaktionen: lokal in der Darmwand, wenn dort die Nahrungsmittelreaktion stattfindet und systemisch im ganzen Körper, wenn der Botenstoff über Lymphe und Blut im Körper verteilt wird.

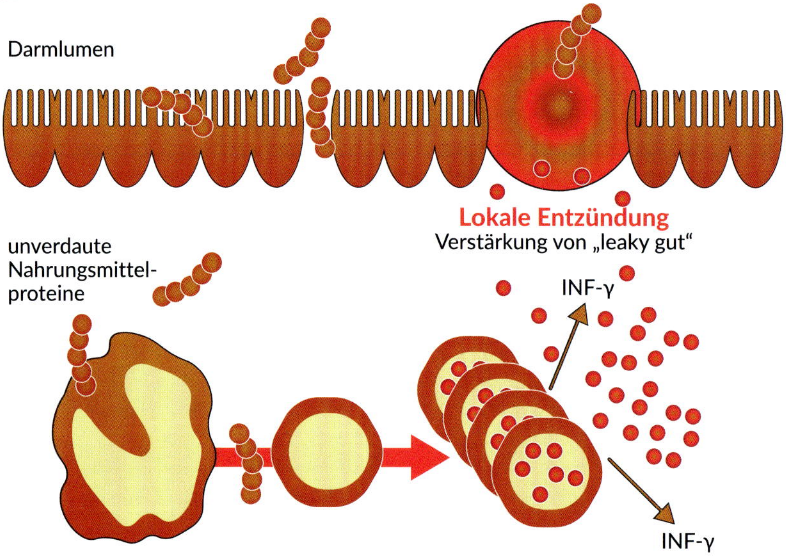

Inhalte der Nahrungsmittel-Testgruppen im LTT-Nahrungsmittel-Screen:	
Fleisch	Schwein, Huhn, Rind, Pute, Hammel (Lamm), Gans, Ente
Fisch	Forelle, Aal, Heilbutt, Lachs, Kabeljau, Karpfen, Thunfisch, Hering
Seafood	Hummer, Krabbe, Languste, Seezunge
Getreide	Weizen, Gerste, Roggen, Hafer, Reis, Dinkel, Soja, Mais
Brainfood	Schwarzer Tee, Hopfen, Kakaobohne, Kaffeebohne, Brauereihefe
Milch	Milcheiweiß, α–Lactalbumin, Kasein, β–Lactoglobulin, BSA (Bovines Serumalbumin)
Nüsse	Erdnuss, Walnuss, Haselnuss, Paranuss, Pistazie, Mandel, Cashew
Gartenobst	Apfel, Birne, Erdbeere, Pfirsich, Weintraube
Zitrusfrüchte	Apfelsine, Grapefruit, Zitrone, Ananas, Mandarine, Avocado, Kiwi, Banane
Gewürze	Beifuß, Knoblauch, Koriander, Paprika, Pfeffer, Vanille, Zimt, Anis
Gemüse	Erbse, Karotte, Kartoffel, Blumenkohl, Sellerie, Spargel, Spinat, Tomate, Zwiebel
Hühnerei	Eigelb, Eiweiß
Hefe	Bäckerhefe
Nickel	als in vielen Nahrungsmitteln enthaltenes Metallion

Institut für Medizinische Diagnostik, Berlin

Immunglobuline - Allgemeines

Immunglobuline (Ig) sind Antikörper, die jeweils gegen ein bestimmtes Antigen gerichtet sind. Im Kapitel über das Immunsystem habe ich erklärt, was ein Antigen, was ein Allergen ist und welche Arten von Antikörpern es gibt. Ich habe dargestellt, dass es verschiedene Antikörper gibt, die alle von bestimmten weißen Blutkörperchen gebildet werden, den so genannte B-Zellen. Wenn eine B-Zelle Kontakt mit dem Antigen bekommt, für das sie den passenden Rezeptor hat, wird sie aktiviert, bildet sich zu einer Plasmazelle (= aktivierte B-Zelle) um und produziert Antikörper. Bei Krankheitserregern werden nach dem Erstkontakt IgM-Antikörper gebildet, die ein Pentamer aus fünf einzelnen Antikörpern darstellen und insgesamt 10 Bindungsstellen aufweisen.

Diese Antikörper binden gegebenenfalls mehrere Krankheitserreger und bilden einen vergleichsweise großen Komplex, der das unspezifische Immunsystem aktiviert (Komplementsystem). Später werden im Rahmen der spezifischen Immunantwort IgG-Antikörper gebildet, die nur zwei Bindungsstellen haben und wesentlich kleiner sind. Der Nachweis von IgM bedeutet, dass es sich um eine frische erstmalige Infektion handelt. Kommt man später im Leben mit dem gleichen Erreger in Kontakt, bildet sich kein IgM mehr, sondern nur noch IgG. Das geht beim zweiten Mal schneller, weil es Gedächtniszellen gibt, die sich an den Erstkontakt erinnern und sofort mit der Produktion von IgG beginnen können.

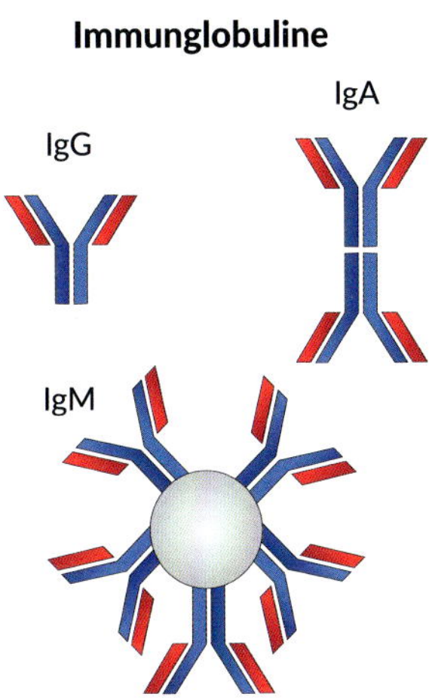

Abb: IgG mit der typischen Y-förmigen Struktur. IgA im Blut als Dimer aus zwei Y-Strukturen bestehend und IgM als Pentamer aus fünf miteinander verbundenen Y-Strukturen bestehend

Die Gruppe der IgG-Antikörper unterteilt sich in vier weitere Klassen, die man durchnummeriert. IgG1, IgG2, IgG3 und IgG4. IgG1 machen mit 60-75% den größten und IgG4 mit 2-6% den geringsten Anteil an den IgG-Antikörpern aus.

IgG bei Nahrungsmitteln

IgG-Antikörper gegen Nahrungsmittel bilden sich bei längerer Kontaktzeit aus. Sie gelten heute als Teil der normalen Immunantwort und werden nicht als krankhaft eingestuft. Anders als IgE-Antikörper, die Mastzellen aktivieren und zu einer Histaminfreisetzung mit allen daraus entstehenden Folgen führen können (siehe Allergie vom Soforttyp), sind IgG-Antikörper dazu nicht in der Lage.

Die gefundenen IgG-Antikörper des Typs IgG4 sind unabhängig vom Auftreten von IgE-Antikörpern. Sie gelten heute als Marker einer Immuntoleranz. Man konnte z.B. im Blut von Imkern, die oft von Bienen gestochen wurden, erhöhte IgG4-Titer gegen Bienengift finden, ohne dass es bei den Imkern zur Bienengiftallergie gekommen ist. Bei einer Hyposensibilisierung, die man z.B. gegen inhalative Allergene wie

Pollen und Hausstaubmilben einsetzt, möchte man die Bildung von IgG-Antikörpern erreichen. Diese würden an die Allergene binden ohne eine allergische Reaktion auszulösen. Das bedeutet praktisch, dass die vorhandenen IgG-Antikörper die Antigene binden, bevor IgE das tut und so die mögliche IgE-vermittelte Reaktion abmildern oder verhindern. Auch in Bezug auf Nahrungsmittelallergien wird IgG4 heute so interpretiert, dass es Antigene binden kann und eine Entzündung oder allergische Reaktion verhindert. Ich drucke Ihnen hier Auszüge aus der Leitlinie ab, die ich für wichtig und richtig halte:

Präambel

Die nachfolgend abgedruckte Position der Europäischen Akademie für Allergologie und klinische Immunologie (EAACI) zum Stellenwert von Immunglobulin-G-(IgG-) Tests gegen Nahrungsmittel [E] wird inhaltlich begrüßt und in der vorliegenden, übersetzten Form von den deutschsprachigen Allergiegesellschaften übernommen.

IgG4-Antikörper gegen Nahrungsmittel sind nach aktuellen wissenschaftlichen Erkenntnissen nicht als Indikator für krankmachende Vorgänge misszuverstehen, sondern Ausdruck der natürlichen (physiologischen) Immunantwort des Menschen nach wiederholtem Kontakt mit Nahrungsmittelbestandteilen. Daher ist der allergenspezifische Nachweis von IgG- oder IgG4-Antikörpern gegen Nahrungsmittel zur Abklärung und Diagnostik von Nahrungsmittelunverträglichkeiten ungeeignet und strikt abzulehnen [A–D].

Für keine der genannten Erkrankungen oder Gesundheitsstörungen liegen gesicherte Hinweise in Form kontrollierter, aussagekräftiger Studien vor, dass ein Nachweis von Serum-IgG- oder -IgG4-Antikörpern gegen Nahrungsmittel einen diagnostischen oder pathologischen Wert besitzt. Die IgG-Antikörpertests sind demzufolge weniger aufgrund potenzieller technischer Mängel, sondern wegen der irreführenden Interpretation von Testergebnissen abzulehnen, die anschließend als Begründung für ungerechtfertigte und häufig einschneidende Diäten verwendet werden.

Dies gilt auch für chronische Erkrankungen und Beschwerden, deren Ursache in einer vermeintlichen, nicht erkannten Nahrungsmittelunverträglichkeit liegen soll. Zu diesen Krankheitsbildern werden chronische Darmerkrankungen wie Reizdarmsyndrom, Morbus Crohn, Colitis ulcerosa, entzündliche Hauterkrankungen wie Akne, Neurodermitis, Psoriasis und allgemeine Symptome wie Migräne, chronische Müdigkeit, Übergewicht und viele mehr gezählt. In der üblichen Begründung für IgG-Bestimmungen werden Ursache und Wirkung häufig vertauscht. So werden hohe, physiologisch auftretende IgG-Konzentrationen gegen Nahrungsmittel als Ursache von entzündlichen Prozessen angeschuldigt, obwohl sie vermutlich eher als Folge dieser Veränderungen zu bewerten sind. Sie tragen damit zu erhöhtem Leidensdruck, eingeschränkter Lebensqualität, zur Verunsicherung oder sogar Gefährdung der betroffenen Personen bei. Nach wie vor besteht keine Indikation zum Einsatz von IgG- oder IgG4-Antikörpertests gegen Nahrungsmittel [A–E]. Aufgrund fehlender kontrollierter Daten ist diese Form der Diagnostik strikt abzulehnen. Die Autoren schließen sich stellvertretend für die deutschsprachigen Allergiegesellschaften der unten dargestellten europäischen Position vorbehaltlos an. ...

Schlussfolgerung

Nahrungsmittelspezifisches IgG4 liefert keine Hinweise auf eine (drohende) Nahrungsmittelallergie oder -intoleranz, sondern stellt im Gegenteil eine natürliche Immunantwort nach Kontakt mit Nahrungsmittelbestandteilen dar. Die Bestimmung von IgG4-Antikörpern gegen Nahrungsmittel ist daher irrelevant für den laborgestützten Nachweis einer Nahrungsmittelallergie oder -intoleranz und sollte im Zusammenhang mit nahrungsmittelassoziierten Beschwerden nicht durchgeführt werden
(www.oegai.org/html/docs/Leitliinie_IgG_Satz.pdf)

Meine Praxiserfahrungen zeigen, dass es bei jedem untersuchten Patienten IgG4-Antikörper gegen Nahrungsmittel gibt. In der Interpretation der heute von Ärzten und Heilpraktikern verkauften und von Laboren durchgeführten Tests werden die nachgewiesenen IgG4-Antikörper mit einer Immunabwehrreaktion gleichgesetzt. Außerdem wird davon ausgegangen, dass hohe Antikörperspiegel eine größere Relevanz haben, als niedrige.

Aus den Laborwerten werden dann Ernährungsempfehlungen abgeleitet. Man solle alles meiden, gegen das eine bestimmte Antikörpermenge im Blut vorliegt. Bei den heute durchgeführten Tests gegen 100 oder mehr Nahrungsmittel kommen dabei Ernährungsvorschriften heraus, die man quasi nicht einhalten kann. Wenn sich dann nichts bessert, dann war eben der Patient Schuld, der sich nicht an die Vorgaben gehalten hat. Wird es besser, dann war die Diagnose richtig. Ich habe die Erfahrung gemacht, dass, getestet mit Applied Kinesiology am lebenden Patienten, die meisten der nach dem Bluttest verbotenen Nahrungsmittel problemlos vertragen wurden. Einige wenige waren Auslöser für Beschwerden. Darunter auch welche, die nach dem Bluttest vertragen werden sollten.

Ich komme in meiner Bewertung zu dem Schluss, dass die Laborbestimmung auf IgG4 zu viele nicht relevante, vermeintlich unverträgliche Nahrungsmittel auswirft. Durch die Meidung aller als unverträglich eingestuften Lebensmittel werden sicher auch die, die wirklich für die Beschwerden verantwortlich sind, mit erfasst. Für mich und viele Patienten schießen die auf Basis von IgG4-Untersuchungen erstellten Diätpläne jedoch weit über das Ziel hinaus und sind eher Belastung als Hilfe. Es reicht meistens, die 3-5 relevanten Nahrungsmittel zu meiden, die man aus meiner Sicht eher mit direkten Tests am Patienten findet. Das lässt sich besser umsetzen als die von den Laboren vorgeschlagenen Ernährungsrichtlinien und gibt dem Patienten eine Chance, stressfreier und nicht so sehr auf die Nahrungsauswahl fixiert, sein Essen zu genießen. Essen soll Genuss sein und nicht Stress, nicht etwas, wovor man Angst haben muss.

Die Meidung von IgG4-positiven Nahrungsmitteln führt – wie erwartet – zu einem Absinken der Antikörperspiegel. Wenn der Antikörper nicht mehr benötigt wird, wird er vom Körper nicht mehr produziert. Die Schlussfolgerung der meistens Heilpraktiker, Labore und Kollegen: Nach einer Karenzzeit kann man gelegentlich die unverträglichen Nahrungsmittel wieder essen. Man sollte dann mit einer Rotationsdiät einen regelmäßigen Konsum vermeiden. Die von den Fachgesellschaften vorgestellte Bewertung, dass IgG-Antikörper gegen Nahrungsmittel eine Schutzfunktion haben und ein Marker für Toleranz des Nahrungsmittels sind, steht der Beobachtung, dass sich die Antikörper reduzieren, wenn man das Antigen meidet, nicht entgegen. Wenn ich etwas nicht esse, benötige ich auch keinen die Toleranz garantierenden Antikörper.

Ich möchte an dieser Stelle darauf hinweisen, dass Nahrungsmittelverträglichkeit veränderlich ist und von der Situation des Immunsystems insgesamt abhängig ist. Ich führe grundsätzlich keine Nahrungsmittelverträglichkeitstests durch, wenn eine Parasitose (z.B. Wurminfekte, Lamblien, Amöben) oder wenn chronische Entzündungsherde im Patienten (z.B. Zahnherde, Nebenhöhlenentzündungen, Mandelentzündungen) vorliegen. Auch die Einnahme von Medikamenten, die das Immunsystem unterdrücken, wie Kortison in höherer Dosierung, MTX und die modernen Zytokinantikörper (häufig bei Rheuma eingesetzt), stehen einem Allergietest entgegen und verfälschen das Ergebnis. Ansonsten lassen sich aus meiner Sicht die relevanten unverträglichen Nahrungsmittel durch einen oralen Test am besten belegen. Und das sind ganz sicher wesentlich weniger, als im normalen IgG4-Bluttest herausgekommen sind.

Kennzeichnung - Was ist drin im Essen?

Das Kleingedruckte:

Wir alle haben schon einmal auf das „Kleingedruckte" auf der Packung von Lebensmitteln geschaut. Einiges, was dort abgedruckt ist, versteht man problemlos. Anderes dagegen nicht. Doch was steht da genau und warum steht es da? In Deutschland gilt die Lebensmittelkennzeichnungsverordnung (LMKV), die Verbrauchern die Chance eröffnen soll, zu wissen, was in dem von Ihnen erworbenen Lebensmittel enthalten ist.

Zu den verlangten Angaben gehören:

1.) Bezeichnung des Lebensmittels.

Lebensmittelhersteller wissen, dass Kaufentscheidungen im Supermarkt schnell fallen und durch die Verpackung mitbestimmt werden. Deswegen werden Bezeichnungen so gewählt, dass sie den Verbraucher ansprechen und seinen Bedürfnissen gerecht werden. Dass sich nicht das in der Packung findet, was man vermutet, und dass die echte Bezeichnung, sehr klein geschrieben, irgendwo auf der Packung versteckt wird, gehört zum Alltag. Wer sich informieren und Irreführungen melden will, kann die Homepages **www.abgespeist.de** oder **www.lebensmittelklarheit.de** nutzen.

2.) Das Zutatenverzeichnis und 3.) Allergene

Das Zutatenverzeichnis soll dem Konsumenten ermöglichen, festzustellen, ob das Lebensmittel Stoffe enthält, die er vermeiden möchte. Stoffe, die als Allergen gekennzeichnet werden müssen, sind in der Zutatenliste namentlich aufzuführen. Roggen darf entsprechend nicht als „Getreide" angegeben werden, sondern muss als „Roggen" in der Liste erscheinen. Folgende Zutaten sind für die meisten Lebensmittelunverträglichkeiten verantwortlich und darum kennzeichnungspflichtig:

- Glutenhaltiges Getreide (Weizen, Roggen, Gerste, Hafer, Dinkel, Kamut)
- Krebstiere
- Eier
- Fisch
- Erdnüsse
- Soja
- Milch und Milchprodukte (einschließlich Laktose)
- Schalenfrüchte (Mandel, Haselnuss, Walnuss, Cashew, Pecannuss, Paranuss, Pistazie, Macadamianuss und Queenslandnuss)
- Sellerie
- Senf
- Sesamsamen

- Schwefeldioxid und Sulfite in einer Konzentration von mehr als 10 mg/kg oder 10mg/l
- Lupinen
- Weichtiere

Zutaten müssen in absteigender Reihenfolge ihres Gewichtsanteils genannt werden. Dabei müssen die Klassennamen, also z.B. „Verdickungsmittel“ oder „Emulgator“, gefolgt von der E-Nummer oder dem Klarnamen angegeben werden. Also beispielsweise „Konservierungsstoff Natriumsorbat“ oder „Konservierungsstoff E201“. Keine Angaben müssen zu Zusatzstoffen und Enzymen gemacht werden, die im Endprodukt keine technologische Wirkung mehr haben und zu technischen Hilfsstoffen, die aus dem Produkt wieder entfernt wurden.

Was also in der Zutatenliste oben steht, ist am meisten drin. Hersteller nutzen die rechtlichen Möglichkeiten, um es den Verbrauchern zu erschweren, einen klaren Überblick zu gewinnen. Beispielhaft möchte ich Ihnen die Situation für Glutamat darstellen. Glutamat, das Salz der Glutaminsäure, kann bei empfindlichen Menschen (z.B. Kopfschmerzpatienten, Migränepatienten) Symptome auslösen. Zumindest berichten viele Patienten davon. Das auch Chinese Restaurant-Syndrom genannte Krankheitsbild mit Hitzegefühl, Herzklopfen oder Kreislaufschwäche, Kopfschmerz, Mundtrockenheit und Übelkeit symptomatisch werden kann, tritt gehäuft nach dem Genuss von Speisen auf, die Glutamat als Geschmacksverstärker enthalten. Es konnte bis heute nicht wissenschaftlich belegt werden, dass Glutamat der wirkliche Auslöser ist. Angenommen wird vielmehr, dass die Kombination von verschiedenen anderen Nahrungsmittelbestandteilen eine entsprechende Symptomatik auslösen kann. Glutamat ist demnach - außer in Babynahrung - nicht verboten, muss aber als Nahrungsmittelzusatz deklariert werden. Sie finden hier anliegend eine Liste von Begriffen, die verwendet werden, um Glutamat auf Lebensmittelverpackungen zu kennzeichnen. *(Quelle: https://dasmigraeneprojekt.wordpress.com/2011/04/09/liste-mit- bezeichnungen-fur-glutamat/)*

Begriffe, hinter welchen sich Glutamat versteckt:

- E 620 – Glutaminsäure
- E 621 – Natriumglutamat
- E 622 – Kaliumglutamat
- E 623 – Calciumglutamat
- E 624 – Magnesiumglutamat
- E 625 – Ammoniumglutamat
- Hefewürze, Hefeextrakt
- Weizenprotein, Weizeneiweiß
- autolysierte Hefe
- hydrolysierte Hefe
- hydrolysiertes Gemüseprotein
- Proteinisolate

- fermentierter Weizen
- Maltodextrin
- Carrageen (begünstigt die Entstehung von Glutamat in z.B. Milchprodukten)
- Sojasauce
- Sojaextrakte
- Aroma (darf z.B. bis 30% Natriumglutamat enthalten, ohne dass es extra deklariert werden muss)
- Gelatine
- Pektin
- Milchprotein, Milcheiweiß, Würze aus Milch
- Trockenmilchpulver, Süßmolkenpulver
- Trockenmilcherzeugnis
- Eiweiß, Eipulver
- diverse Pflanzenproteine oder Eiweißzusätze
- pflanzliches Eiweiß
- pflanzliches Eiweiß – biologisch aufgeschlossen
- Alles mit Würze oder Würz- z.B. Würze, Würzstoff, Würzmittel, Speisewürze, pflanzliche Würze, Sojawürze, Fleischwürze, Flüssigwürze
- Gewürzaromenzubereitung
- Gewürzextrakte
- Gekörnte Brühe
- Brühwürfel
- Citronensäure (citric acid) – enthält oft Glutamat
- Calcium Casein – enthält 17% Glutaminsäure (glutamic acid)
- Maissirup (unter 5% Fruktose), Glukose-Fruktose-Sirup (über 5% Fruktose), Fruktose-Glukose-Sirup (über 50% Fruktose) – enthält freies Glutamat.
- Reissirup – enthält freies Glutamat.

4.) Nährwertangaben

Die EU-Lebensmittelinformationsverordnung regelt seit Anfang 2017, wie die Nährwertkennzeichnung aussehen muss. Die Angaben müssen sich auf 100 Gramm oder 100 ml des Lebensmittels beziehen und tabellarisch aufgeführt werden. Unbedingt angegeben werden müssen die Werte für Brennwert (kcal oder kJ), Fett, gesättigte Fettsäuren, Kohlenhydrate, Zucker, Eiweiße und Salz. Der Hersteller muss die Anzahl der Portionen pro Packung angeben. **Wie groß dabei eine Portion ist, legt der Hersteller selbst fest.**

5.) Mindesthaltbarkeitsdatum oder Verbrauchsdatum

6.) Nettofüllmenge

7.) Firmenname

8.) Preisangaben

(Siehe auch: https://www.verbraucherzentrale.de/kennzeichnung-verpackter-lebensmittel-1)

Zusatzstoffe in Nahrungsmitteln

In der freien Wildbahn, in der sich der Mensch die allermeiste Zeit seiner genetischen Entwicklung bewegt hat, besteht die Nahrung aus Pflanzen oder Tieren und Wasser.

Mit der Domestizierung des Feuers vor geschätzt 1,8 Millionen Jahren begann die Zeit, in der Nahrungsmittel nicht mehr ausschließlich naturbelassen verzehrt wurden. Immerhin konnte man braten, später, nachdem man Tongefäße hatte, auch kochen. Mit dem Beginn des Ackerbaus vor ca. 13000 Jahren wurden die Pflanzen gezielt angebaut und wuchsen nicht in ihrem natürlichen Umfeld. Viehzucht begann in etwa zum gleichen Zeitpunkt. Seit ca. 800 vor Christus ist die Düngung durch Exkremente bekannt. Da Pflanzen und Tiere aus dem bestehen, was sie zu sich nehmen, und da das vom Menschen bestimmt wurde, darf man annehmen, dass angebaute Pflanzen und unfreie Tiere nicht mehr dem Originalzustand der Urpflanze und des freien Wildtieres entsprechen.

Aus heutiger Sicht wären die frühen Feldpflanzen und Haustiere sicher mehr als „bio" gewesen. Was ich andeuten will ist, dass heute die Pflanzen industriell gezüchtet werden, indem man ihnen gibt, was sie zum Wachstum benötigen und nicht mehr. Eine Pflanze wird auf das Aussehen, weniger auf die Inhaltsstoffe gezüchtet. Wenn man sich auf Inhaltsstoffe einigt, die eine Pflanze enthalten soll, so wird diese so gezüchtet, dass sie diesen Stoff vermehrt enthält (z.B. Weizenproteine). Das Endprodukt entspricht industriellen Anforderungen, hat aber mit der ursprünglichen Pflanze nur noch wenig gemeinsam. Sie alle kennen die EU-Verordnungen, die der Lebensmittelindustrie konstante Formen und Zustände von Ausgangsprodukten liefern soll, damit diese eine industrielle vereinheitlichte Produktion durchführen kann. Die zu kleine Tomate oder die zu krumme Gurke können entsprechend nicht mehr verkauft werden. Niemand allerdings prüft die Ware auf Inhaltsstoffe wie Mineralien und Vitamine. Untersucht wird allenfalls, ob etwas, das in der Ernährung nichts zu suchen hat, vorhanden ist. Der Einsatz von Schädlingsbekämpfungsmitteln und Unkrautvernichtern führt zu einer Anreicherung in den Pflanzen und den sie verzehrenden Tieren. Um sie überhaupt verkaufen zu können ist deswegen die Toleranzgrenze nicht NULL, wie man es erwarten müsste und wie wir es seit Urzeiten kennen, sondern es werden Grenzwerte angegeben. Und deswegen sammeln wir heute mit unserer Ernährung Chemikalien, die einzeln in den vorhandenen Mengen als unbedenklich eingestuft werden. Was aber verschiedene unterschwellige Chemikalien zusammen im Organismus auslösen können, ist nicht einmal Gegenstand von Untersuchungen. Neben den produktionsbedingt vorkommenden Belastungen der Nahrungsmittel gibt es noch weitere, die bei der Verarbeitung in die Nahrungskette gelangen. Diese Stoffe werden Lebensmittelzusatzstoffe genannt. Für sie gibt es ein Verbot mit Erlaubnisvorbehalt. Will sagen: es ist alles verboten, was nicht ausdrücklich erlaubt ist. Die dazu nötigen Vorschriften heißen „Lebensmittel- und Futtermittelgesetzbuch (LFGB)", „Zusatzstoff-Zulassungsverordnung (ZZulV)" und „Liste der in der Europäischen Union zugelassenen Lebensmittelzusatzstoffe", die die bekannten E-Nummern enthält. *siehe auch: http://www.gifte.de/Lebensmittel/e-nummern.htm*

Lebensmittelzusatzstoffe sind definiert als chemische Verbindungen, die Lebensmitteln zugegeben werden, um chemische, physikalische oder physiologische Effekte zu erzielen. Dabei geht es zum Beispiel darum, die Haltbarkeit zu verlängern, den Geruch angenehm zu machen, den Geschmack zu beeinflussen, den Nährwert zu regulieren oder eine bestimmte Konsistenz zu gewährleisten oder zu stabilisieren. Ein weiteres wichtiges Argument der Industrie für den Einsatz von Zusatzstoffen ist, dass diese helfen, eine störungsfreie Produktion zu gewährleisten. Derzeit gibt es 341 zugelassene Zusatzstoffe, die in 34 Gruppen unterteilt sind sowie 12 Stoffe, die sich gerade im Zulassungsverfahren befinden. (Stand April 2017). *siehe auch http://www.efsa.europa.eu/de/topics/topic/food-additives*

Ich möchte meinen anfänglichen Faden wiederaufnehmen. Wir Menschen und unser Verdauungssystem haben sich in einer Umwelt entwickelt, die quasi chemiefrei war im Sinne der heutigen durch Chemikalien veränderten und belasteten Welt. Wir sind daran adaptiert, die Pflanzen und Tiere, die wir essen, zu verdauen und die Nährstoffe bestmöglich aufzunehmen. Unser Organismus bekommt durch die ursprüngliche naturbelassene Nahrung alles, was er braucht, in ausreichender Menge. Wenn durch Produktionsprozesse Bestandteile abgetrennt werden, fehlen sie in der Ernährung. Die Herstellung von raffinierten Weißmehlen führt z.B. zu einem Verlust an Chrom von 87%, Kupfer von 70-90%, Eisen ca. 70%, Mangan etwa 91%, Molybdän 50%, Selen bis zu 75% und Zink 83% im Vergleich zum Weizenvollkornmehl. Der Verlust an Phospholipiden und Lecithin beträgt, wie auch der Verlust aller enthaltenen Fettsäuren: 100%. Die enthaltenen Vitamine werden alle reduziert, allerdings je nach Vitamin unterschiedlich. *(nach N. Fuchs: Mit Nährstoffen heilen, Ralf Reglin Verlag, 2001, Seite 52ff)*

Unser Organismus hat seit Jahrmillionen gelernt und sich darauf eingestellt, dass mit einem Weizenkorn auch Fettsäuren und Mineralien in bestimmten Mengen in den Körper gelangen. Wenn diese mit dem Weizen, der nun als Mehl konsumiert wird, nicht mehr kommen, die enthaltenen Kohlenhydrate und Eiweiße dafür umso mehr, dann fehlen dem Körper wesentliche Elemente, die er für die Verarbeitung des Weizenkorns normalerweise hat und die er sich von anderer Stelle holen muss.

Es kann also bei der heute üblichen Ernährung und mehr als ausreichendem Kalorienangebot zu einer Mangelversorgung kommen. Und die macht sich zuerst im Verdauungstrakt bemerkbar, denn dort kommt das Essen ja an. Noch spannender wird es, wenn man sich nicht damit beschäftigt, was fehlt, sondern damit beschäftigt, was alles zusätzlich ins Essen kommt. Die Zusatzstoffe haben, wie wir gelernt haben, chemische, physikalische, physiologische und produktionstechnische Effekte.

Das sind nach Wikipedia: „Typische technologische Eigenschaften sind Erhalt oder Verbesserung der Backfähigkeit (z. B. Backpulver), Streichfähigkeit, Rieselfähigkeit (z. B. Rieselhilfen) oder Maschinentauglichkeit (z. B. modifizierte Stärken), des Weiteren die Hemmung mikrobiellen Wachstums (Verderb) oder der Oxidation von Stoffen (zum Beispiel Ranzigkeit bei Fetten)."

Substanzen, die das mikrobielle Wachstum hemmen, tun dies auch im Körper. Sie gelangen zunächst in den Verdauungstrakt, wo sie auf die Darmmikrobiota treffen. Die Darmmikrobiota ist eine im Zusammenspiel zwischen Bakterien und Organismus fein reguliertes Gebilde, indem die Zahl und Zusammensetzung von Bakterien ein sich verändernder Faktor sind. In Abhängigkeit von der Ernährung vermehren oder reduzieren sich die einzelnen Komponenten. Diese Regulation wird durch Konservierungsstoffe, die das Mikrobenwachstum hemmen sollen, gestört. Wenn man oft und regelmäßig industriell hergestellte Lebensmittel verzehrt, dann beeinflusst man die Mikrobiota dauerhaft und regelmäßig und schränkt ihre Regulationsfähigkeit ein. Ähnliches passiert, wenn man länger Antibiotika einnimmt. Wenn man weiß, dass eine intakte und möglichst vielfältige Mikrobiota einen stabilisierenden Effekt auf das Immunsystem hat, dann sind konservierungsstoffhaltige Nahrungsmittel ungesund.

Ich will auch über eine Stoffgruppe sprechen, die weit verbreitet ist, aber bisher in der Öffentlichkeit eine bescheidene Bekanntheit genießt. Polysorbate. Polysorbate sind Emulgatoren, das heißt, sie machen die Vermischung von wässrigen und fettigen Substanzen möglich. Sie sind als Lebensmittelzusatzstoffe zugelassen und tragen die E-Nummern 432 bis 436.

Diese Emulgatoren stabilisieren Schäume, helfen Fett in Wasser zu lösen und umgekehrt. Man findet sie in Backfetten, Speiseeis, Gebäck, Soßen und Suppen, Kaugummi, sowie Milch- und Sahneersatzprodukten aus pflanzlichen Rohstoffen. Außerdem werden sie in der Pharmazie zur Virusinaktivierung bei Blutprodukten, zur Herstellung von Salben und Cremes verwendet und können Bestandteil von Papierbeschichtungen sein.

Die Biochemie benutzt die Substanzen im Labor um Membranproteine zu lösen und um Zellen aufzulösen. Wenn diese Substanzen also auf Zellmembranen treffen, können sie Membraneiweiße herauslösen, die gesamte Membran destabilisieren und damit die Zellen nachhaltig schädigen. Da wundert es nicht mehr, dass Forscher gefunden haben, dass über einen Zeitraum von 12 Wochen ein 1-prozentiger Anteil von Polysorbat 80 oder CMC im Trinkwasser bei Mäusen Störungen in der Darmflora, Darmentzündungen und Gewichtszunahme verursacht. An der Darmwand wurde eine Reduzierung der schützenden Schleimschicht um 2/3 festgestellt. *(Benoit Chassaing, Omry Koren, Julia K. Goodrich, Angela C. Poole, Shanthi Srinivasan, Ruth E. Ley, Andrew T. Gewirtz: Dietary emulsifiers impact the mouse gut microbiota promoting colitis and metabolic syndrome, Nature 519, 92–96 (05 March 2015))* (CMC = Carboxymethylcellulose) Eine Arbeitsgruppe um Emilie Viennois an der Georgia State University dokumentierte im Jahre 2016 in Versuchen an Mäusen eine höhere Tumorhäufigkeit. *(Lars Fischer: Emulgatoren fördern Darmkrebs, spektrum.de (7. November 2016))*

Carboxymethylcellulosen (CMC) sind veränderte Cellulosemoleküle mit besonderen chemischen Eigenschaften. Die Cellulose ist der Hauptbestandteil von Pflanzenzellwänden und besteht aus miteinander verknüpften Zuckermolekülen. Sie wird aus Nadel- und Laubhölzern gewonnen. Ihre Verwendung gilt als besonders umweltfreundlich, da sie zu den nachwachsenden Rohstoffen gehört. CMC ist in Wasser unlöslich, löst sich aber in Basen. Sie ist in der EU als Nahrungsmittelzusatzstoff zugelassen (E466). Brot und Kuchen werden durch CMC stabilisiert und werden nicht so schnell altbacken. In Saucen, Gelees, Mayonaisen und Speiseeis dient CMC der Erhaltung der Konsistenz und verhindert bei Eis z.B. die Eiskristallbildung.

Tierversuche legen die Vermutung nahe, dass CMC die Schleimhautbarriere im Darm destabilisieren kann und einen Einfluss auf den Kontakt der Nahrung mit der Darmwand hat. Bei speziellen Labormäusen konnte die mit dem Futter gegebene Substanz Veränderungen der Darmmikrobiota und Darmentzündungen auslösen. Solche Effekte wurden bei Menschen bisher nicht nachgewiesen. *(Alexander Swidsinski, Victoria Ung, Beate C. Sydora, Vera Loening-Baucke, Yvonne Doerffel: Bacterial Overgrowth and Inflammation of Small Intestine After*

Carboxymethylcellulose Ingestion in Genetically Susceptible Mice. In: Inflammatory Bowel Diseases. Band 15, Nr. 3, S. 359–364)

Diese wenigen Beispiele sollen Ihnen zeigen, dass es sich lohnt, einmal mehr hinzuschauen und vielleicht beim Einkauf eine andere Entscheidung zu treffen. Es darf angenommen werden, dass die Mengen an Zusatzstoffen, die in einem Nahrungsmittel zu finden sind, sehr klein sind und aus Sicht der Zulassungsbehörden keinen Effekt auf den Organismus haben.

Als ganzheitlicher Arzt sehe ich das etwas anders. Die Summe unterschwelliger Schäden macht als Ganzes am Ende doch den Unterschied und kann sehr wohl Effekte haben. Nur sind diese extrem schwierig nachzuweisen. Und wenn man sich auf den Menschenverstand beruft, dann müsste man die Zulassung, die ja heute schon ein Verbot mit Erlaubnisvorbehalt ist, so gestalten, dass diejenigen, die den Stoff verwenden und in die Nahrungskette bringen, beweisen müssen, dass der Stoff sicher und auch bei dauerhafter Anwendung unterschwelliger Dosen unbedenklich ist. Die nötigen Langzeitversuche sind teuer und halten den „Fortschritt" auf, sie wären ein Wettbewerbsnachteil für die Industrie, deswegen lässt man diese Substanzen zu.

Membranaktive Substanzen können natürlich nicht nur die Bakterienmembranen schädigen, sondern auch die der Darmzellen. Wenn sie dann noch Membranproteine lösen können, dann ist die Fehlfunktion der Darmzelle, die ihre Enzyme vom Bürstensaum in den Stuhlbrei richtet, um ihre Substrate zu binden, vorprogrammiert. Und wenn die Darmzellen und die mit ihr in Symbiose lebenden Bakterien geschädigt werden, dann wird klar, warum Zusatzstoffe in Lebensmitteln ein wesentlicher Faktor bei Nahrungsmittelunverträglichkeiten sein können.

Der undichte Darm - Folge und Ursache von Nahrungsmittelunverträglichkeiten?

Das Darmepithel ist täglich nicht nur Nahrungsmittelbestandteilen ausgesetzt, sondern auch potentiell immunaktivierenden Bakterien, Hefen und Schimmelpilzen sowie zahlreichen toxischen Substanzen. Hierzu zählen Nahrungsmittelzusatzstoffe, Metalle aus Nahrung und Zahnersatz sowie andere oral aufgenommene Fremdstoffe. Das Darm-assoziierte Immunsystem und ein komplexer Biofilm (Mikrobiom) sichern fortwährend eine intakte Grenzflächenfunktion (Schleimhautintegrität).

Bei Störung der Darmbarrierefunktion (leaky gut) können die genannten immunogenen Reizfaktoren vermehrt die Mukosagrenzflächen (Schleimhäute) durchdringen. Diese verstärkte Konfrontation des Darm-assoziierten Immunsystems mit diesen Fremdstoffen führt auch zu einer verminderten Fähigkeit zur Immuntoleranz. Die Folgen sind neben dem vermehrten Übertritt von Allergenen (wie z.B. Nahrungsmittelbestandteilen, Nahrungsmittelzusatzstoffen, Metallen) auch die Ansiedlung von Fremdkeimen im Darm sowie eine entzündungsbedingte Alteration (Schädigung) der Darmschleimhaut. Die Darmschleimhaut wird nicht nur selbst zum Entzündungsgebiet (was wiederum den Leaky gut verstärkt), sondern auch zur Quelle systemischer Entzündung.

Mit leaky gut assoziierte Folgephänomene sind:
- Verstärkung von Nahrungsmittelunverträglichkeiten durch erhöhte Darmpermeabilität
- Resorptionsstörungen von verwertbaren Nahrungsbestandteilen aber auch Spurenelementen, Vitaminen u.a.
- Zunahme von bakteriellen Fehlbesiedlungen sowie Candida- und Schimmelpilzpersistenz durch Abnahme der Immunkompetenz der Darmschleimhaut

(http://www.imd-berlin.de/spezielle-kompetenzen/nahrungsmittelunvertraeglichkeiten/leaky-gut.html)

Haptene – Schlüssel zur Autoimmunerkrankung?

Moleküle, die zu klein sind, als dass das Immunsystem sie als eigenständiges Allergen erkennt, nennt man Haptene (vgl. Seite 214). Nickel, Chromat, bestimmte Arzneistoffe und Metallionen allgemein gehören dazu. Binden diese Substanzen an größere Moleküle, wie z.B. Proteine, verändern sie diese und erzeugen dadurch neue, für das Immunsystem erkennbare Molekülstrukturen. Es wird also nicht das Nickelion alleine als Allergen erkannt, sondern eine oder mehrere durch Nickel veränderte Eiweißstruktur(en). Diese wirken dann als Allergen und können einen Immunreaktion auslösen.

Handelt es sich um Eiweiße, die an Zellmembranen gebunden vorliegen, kann eine gegen die Eiweißstruktur gerichtete Immunreaktion die Zelle auch in Mitleidenschaft ziehen. So können z.B. Autoimmunphänomene erklärt werden. Vermeintlich werden die Zielzellen angegriffen, tatsächlich ist es aber die durch ein Hapten veränderte und damit zum Vollantigen gewordene Eiweißstruktur. Vergleichbares ist von Infekten bekannt. Wenn intrazelluläre Krankheitserreger, vorwiegend Bakterien und Viren, sich in den Zellen vermehren, dann gelangen Bausteine von ihnen an die Zelloberfläche. Diese werden vom Immunsystem erkannt und die Zelle als infiziert gekennzeichnet. Entsprechend werden die Killerzellen diese infizierten Zellen erkennen und entfernen, was eine Entzündungsreaktion auslöst. So manche Arthritis ist eine Entzündung der Gelenkinnenhaut (Synovia) auf der Basis einer oder mehrerer Infekte der Synovialzellen mit intrazellulären Erregern. Die Erregerbestandteile erscheinen auf der Zelloberfläche, die Synovialzellen werden als Ziel der Immunabwehr erkannt, markiert und bekämpft. Je nach Immunstatus und Genetik kann diese Reaktion moderat ausfallen („nur“ Gelenkschmerzen), stärker verlaufen (Rheuma) oder fulminant verlaufen (hochentzündliche Arthritis mit Gelenkerguß).

Ebenso ist es im Darm. Intrazelluläre Erreger können in den Darmzellen leben und die Zellen verändern, so dass es zur Immunreaktion gegen diese Zellen kommt. Immunreaktionen setzen Botenstoffe frei, die weitere Zellen anlocken und die chemische Veränderungen bewirken, in deren Verlauf auch gesundes Gewebe Schaden nehmen kann. Diesen Prozess nennt man Entzündung. Haptene können auch an Strukturen binden, die mit der Nahrung aufgenommen werden. Eines der Eiweiße, die sich gut eignen, Hapene zu binden und damit zu Vollantigenen zu machen, ist Gluten. Dieser Eiweißstoff, der sich hauptsächlich in Getreiden, vornehmlich in Weizen findet, kann zu einer Verstärkung von Immunreaktionen führen.

Weizen – unklare Lage

Eine definitionsgemäße Allergie vom Soforttyp auf Weizen ist selten und liegt bei weniger als 3% der erwachsenen Bevölkerung vor. Allergien vom verzögerten Typ, die sich im LTT (siehe oben) nachweisen lassen, sind etwas häufiger. Darüber hinaus hat sich eine **Nicht-zöliakie-nicht-weizenallergie-weizensensitivität** etabliert. Dieser Begriff zeigt deutlich, dass der Wirkmechanismus für die durch Weizen ausgelösten Symptome unklar ist und man dennoch akzeptiert, dass es diesen Zusammenhang gibt. Verschiedene Weizenproteine scheinen an der Reaktion beteiligt. Einige könnten als Hemmstoffe von körpereigenen Verdauungsenzymen wirken und so den geregelten Abbau von Nahrungsmitteln beeinträchtigen.

Schleimhäute reagieren gemeinsam – eine Fallbeschreibung

Elke hatte Polypen. Zum dritten Mal. Und sie sollte wieder „unters Messer". Schon als Kind war Elke oft erkältet. „Wenn irgendwas in der Luft war, bekam ich es", erzählte sie bei unserem ersten Zusammentreffen. Sie habe oft Mandelentzündung gehabt, im Schulalter seien ihr dann die Mandeln und die Polypen entfernt worden. Danach ging es ihr besser, eine Zeit lang zumindest. Mit der Pubertät kamen wieder die Atemwegsinfekte. Diesmal war die Nase oft verstopft und die Nasennebenhöhlen entzündeten sich. Elke berichtete von teils erheblichen Schmerzen im Kopfbereich und dass sie öfter Antibiotika bekam. Man operierte später ihre angeblich schiefe Nasenscheidewand und entfernte erneut Polypen. Der Erfolg war mäßig.

Schließlich kamen noch, zusätzlich zu Nasennebenhöhleninfekten, Infekte der Bronchien dazu. Asthma hatte sie glücklicherweise nie und Allergien gegen Pollen oder Hausstaub konnte sie verneinen. Entsprechende Tests seien gemacht worden und alle negativ ausgefallen. Sie sei jetzt hier, um einen anderen ganzheitlichen Ansatz zu versuchen. Jedenfalls wollte sie sich nicht erneut operieren lassen. Auf Befragen, wie ihre Verdauung sei, bekam ich eine freudige Antwort, da sei alles gut, sie habe keine Probleme. Genauer befragt gab sie an, mehrmals täglich einen weichen Stuhlgang zu haben. Sie fand das normal, es sei eigentlich immer schon so gewesen. Bauchbeschwerden habe sie keine, Blähungen auch nur selten. Ihre Regel komme schon immer unregelmäßig, mal nach 26 Tagen, manchmal erst nach 35 Tagen. Hormone vertrage sie nicht gut, deswegen habe sie die früher einmal verordnete Pille abgesetzt. Medikamente nahm sie nicht regelmäßig, allenfalls gelegentlich ein Schmerzmittel wegen Kopfschmerzen und wenn sie dann wirklich krank sei, bekomme sie vom Hausarzt Antibiotika. Eine Unterstützung der Darmflora nach einer Antibiotikagabe habe sie noch nie verordnet oder empfohlen bekommen.

Bei der Untersuchung zeigte sich ein weicher Bauch, der bei tiefem Druck an einigen Stellen schmerzte. Die kinesiologische Untersuchung zeigte Auffälligkeiten in Dünndarm, Dickdarm und am Kontrollmesspunkt für Hormone. Außerdem war die Leber (Meßpunkt re = Hinweis auf Stoffwechselstörung) und die Mandeln (die schon operiert waren) auffällig. Die Erregerdiagnostik ergab eine Wurminfektion, Listerien und Salmonellen im Darm. Zusätzlich bestand eine reaktivierte Infektion mit einem Ebstein Barr Virus (Leber/Mandeln). Ich verordnete ein Wurmmittel und Nosoden gegen die übrigen Bakterien und Viren und bestellte die Patientin nach 3 Monaten wieder ein. Außerdem versuchte ich ihr zu erklären, dass die Nasennebenhöhlen nicht alleine reagieren, sondern im Verbund mit den anderen Schleimhäuten des Körpers.

Sie kam nach 3 Monaten zum vereinbarten Termin. „Es hat sich nichts geändert" war ihr erstes Statement, nachdem sie sich gesetzt hatte. Ich fragte nach der Stuhlfrequenz und sie teilte, dann selbst verwundert, mit, dass sie nicht mehr mindestens dreimal täglich zur Toilette musste, sondern ein bis zweimal. Krank sei sie in diesem Herbst auch nicht gewesen, jedenfalls habe sie in der Zwischenzeit keine Erkältung, Bronchitis oder Nasennebenhöhlenentzündung gehabt.

Die Untersuchung ergab einen weichen Bauch ohne schmerzhafte Stellen. Die zuvor gefundenen Infekte ließen sich nicht mehr nachweisen. Ich führte dann einen Test auf Nährstoffmängel durch und fand einen Mangel an Vitamin B12, Vitamin D sowie den meisten Mineralien. Außerdem testete ich Getreidemehle, Milch, Laktose, Fruktose in ihrem Mund. Sie reagierte auf Laktose und Weizenmehl. Die Testung auf Gliadin (Antigen in Weizen, das Zöliakie auslöst) blieb negativ. Ich besprach mit ihr eine Ernährungsumstellung und verordnete die fehlenden Mikronährstoffe in einer sicher weizenfreien und laktosefreien Form.

Ich forderte sie auf nach etwa 4 Monaten erneut zu kommen, um eine Kontrolluntersuchung durchzuführen. Als sie knapp 5 Monate später erschien, saß mir eine fröhliche aufgeschlossene Patientin gegenüber. Sie habe mehr Energie und sei nach dem Essen nicht mehr müde. Früher sei sie nach dem Mittagessen in der Kantine oft vor dem PC-sitzend fast eingeschlafen. Das komme nur noch vor, wenn sie sich nicht an die Nährstoffvorgaben halte. Aber sie wisse ja jetzt, was ihr schade und sie könnte das gut einschätzen und selbst regeln. Als Nebenbefund hat sich der Monatszyklus auf 28 Tage eingependelt. Diese Information bekam ich erst auf Nachfrage, weil Elke sich darum keine Gedanken machte.

Sie treibe wieder mehr Sport und sei nicht noch einmal krank gewesen. Sie sei rundum zufrieden. Ich bat sie bei Gelegenheit beim HNO-Kollegen eine Kontrolluntersuchung durchführen zu lassen, immerhin sollte sie ursprünglich ja operiert werden. Der Anruf vier Wochen später befriedigte mich dann sehr: Der HNO habe verwundert geschaut, dass die Polypen kleiner geworden seien und die Nasenschleimhaut besser aussehe - was sie denn gemacht habe?

Kommentar:

Der Darm ist unsere größte Schleimhautfläche mit etwa 500 qm, gefolgt von der Lunge mit etwa 90qm. Nasen und Rachenschleimhäute, Gelenkinnenhäute und die Harnwege machen im Verhältnis nur wenige Quadratzentimeter aus. Schleimhäute stammen entwicklungsgeschichtlich alle aus dem Entoderm (inneres Keimblatt) und in kleinen Teilen aus dem Ektoderm und sind phylogenetisch mit einander verbunden. Entoderm und Ektoderm sind das innere bzw. äußere Keimblatt aus dem im Embryo die unterschiedlichen Teile unseres Körpers entstehen. Weil alles, was aus dem gleichen Keimblatt entsteht, einen entwicklungsgeschichtlichen Zusammenhang hat, haben bestimmte Organe Verbindungen, die im Leben bestehen bleiben. Die Schleimhäute des Körpers haben also einen gemeinsamen Ursprung und reagieren gemeinsam. Außerdem werden Schleimhäute vom Immunsystem besonders geschützt. Und auch die Immunzellen des Körpers kommunizieren miteinander. Reaktionen der Darmschleimhaut werden an den anderen Schleimhäuten durch Immunbotenstoffe im Blut und wandernde Immunzellen ebenfalls eine erhöhte Alarmbereitschaft herstellen, so dass diese schneller auf eine mögliche Belastung von außen reagieren.

Würmer können nach unseren Praxiserfahrungen Nahrungsmittelunverträglichkeiten auslösen. Der genaue Mechanismus ist nicht bekannt, aber durch die chronische Aktivierung des Immunsystems, das den „Feind" (Wurm) nicht besiegen kann, ist die Immunregulation gestört und damit auch die Toleranz. Plötzlich werden Nahrungsmittel nicht mehr vertragen, die früher problemlos verzehrt werden konnten. Bakterielle Begleitinfekte können sich bei gestörtem Immunsystem leichter ansiedeln und sorgten in diesem Fall bei Elke auch für eine erhöhte Stuhlfrequenz und einen weicheren Stuhl. Da Parasiten wie Würmer ihren Wirt durch hormonartige Substanzen zu manipulieren versuchen, kommt es bei Wurminfekten oft zu Hormonstörungen. Diese zeigen sich bei einer Frau im gebärfähigen Alter, die keine hormonelle Verhütung betreibt, als Zyklusstörung. Die Sanierung der Wurminfektion und die Modulation der Begleitinfekte, wobei der chronischen Ebstein-Barr-Infektion eine besondere Rolle zukommt, normalisierte die Immunantwort. Erst dann ließ sich ein sinnvoller Nahrungsmitteltest durchführen. Bei gestörter Darmfunktion ist auch die Gabe von Nahrungsergänzungen unsinnig, weil die Voraussetzung für eine Verarbeitung und Aufnahme der Substanzen eine weitgehend intakte Darmfunktion ist. Deswegen testete ich den Bedarf erst, als der Test im Darm keine Auffälligkeiten mehr zeigte.

Ob eine Listerien- und Salmonellenbelastung, wie im ersten Kontakt mit Elke gemessen, eine Erkrankung darstellt oder nicht, kann man diskutieren. Auch zu diskutieren ist, ob durch die Behandlung eine „Heilung", also eine komplette Entfernung der Erreger gelang. Mir ist wichtig, dass nach der Behandlung die biologischen Testverfahren keine Belastung des Systems mehr anzeigen und dass die Beschwerden besser sind. Möglicherweise gelingt mit den Nosoden nur die Wiederherstellung der natürlichen Balance zwischen Erreger und Immunsystem.

Reizdarm-Symptome und ihre Bewertung

Bauchschmerzen

Schmerzen sind grundsätzlich ein Warnsignal. Schmerzen treten nicht grundlos auf, auch wenn es nicht immer gelingt, die Ursache zu finden. Der Bauch ist groß und beherbergt eine Vielzahl von Organen, die alle entweder selbst die Schmerzen auslösen oder bei Störungen beteiligt sein können. Ich nenne Ihnen hier die wichtigsten Ursachen, es gibt aber weitere. Für mich ist wichtig, dass **die meisten Bauchschmerzen nichts mit den unten aufgeführten Ursachen zu tun haben, sondern durch Infekte, durch zu große Nahrungsmengen, durch unverträgliche Ernährung oder aus psychischen Gründen auftreten und oft nur kurz anhalten, meist spontan verschwinden und deswegen keiner ärztlichen Behandlung bedürfen.**

Wichtig ist immer, wie heftig und von welcher Qualität (dauerhaft, anfallsartig, wellenförmig, stechend, krampfartig, ausstrahlend) die Schmerzen sind und ob auch Begleitsymptome auftreten. Ein wichtiges Symptom ist Fieber. Ein weiteres ist, ob die Bauchdecke hart ist, ob sich ein Druckschmerz auslösen lässt oder ob eine Lageveränderung zur Schmerzbeseitigung führt. Wenn auch der Kreislauf Probleme macht und man dem Erkrankten die Krankheit ansieht, dann sollte der gesunde Menschenverstand walten und der Patient einem Arzt vorgestellt werden.

Mit Bauchschmerzen zum Arzt, wenn

- Bauchschmerzen länger als 24 Stunden bestehen,
- Fieber besteht (> 38,5°C, rektal gemessen)
- blutige Durchfälle auftreten
- längere Zeit (mehrere Stunden) Erbrechen besteht,
- über Stunden keine Flüssigkeit mehr zugeführt werden kann (insbesondere alte Menschen, Säuglinge und Kleinkinder)
- Stuhl erbrochen wird,
- der Stuhl zusätzlich zu den Schmerzen schwarz gefärbt oder entfärbt ist
- sich die Bauchdecke „hart wie ein Brett" anfühlt
- Kreislaufprobleme bestehen (Patient kann z.B. nicht alleine zur Toilette laufen)
- Eine Schwangerschaft besteht
- Vorerkrankungen bekannt sind, die einen Bezug zum Bauch haben
- Ein Unfall/Sportunfall mit Stoß gegen den Bauch stattgefunden hat

Ursachen von Bauchschmerzen

Die häufigste Ursache von Bauchschmerzen kann man nicht nennen, weil die allermeisten Menschen vorübergehende Bauchschmerzen haben, die sie nicht zum Arzt führen, weil die Schmerzen in angemessener Zeit spontan verschwinden oder weil die Menschen eine für sie akzeptable Erklärung für die Beschwerden haben.

Zuviel zu essen kann ein Grund sein, der sich nach Entleerung des Magens von selbst erledigt. Sehr kalte Getränke können Bauchschmerzen machen. Stress löst Bauchweh aus und auch Virusinfekte können Bauchschmerzen machen. Nahrungsmittelunverträglichkeiten oder der Genuss mit Lebensmitteltoxinen verunreinigter Lebensmittel können zu Bauchschmerzen führen, die sich von alleine wieder erledigen.

Dennoch kann es auch ernstere Ursachen von Bauchbeschwerden geben, die einer ärztlichen Abklärung bedürfen. Die den Schmerz auslösenden Organe können auch die nicht zum Magen-Darm-Trakt gehörenden Bauchorgane sein. Während die Leber nicht weh tut (Müdigkeit und Leistungsmangel ist der Schmerz der Leber) kann die an die Leber grenzende Gallenblase und ihr Ausführungsgang extreme Schmerzen durch Gallensteine auslösen. Da die Bauchspeicheldrüse einen gemeinsamen Ausführungsgang mit der Gallenblase hat, können Steine, die die Galle absondert, auch den Bauchspeicheldrüsenabfluss verlegen und so zu einer lebensbedrohlichen Bauchspeicheldrüsenentzündung (Pankreatitis) führen, sogar ohne Gallenschmerzen. Die Entzündung der Gallenblase nennt man Cholecystitis und die im Gallengang eingeklemmten, Schmerz verursachenden Steine, Gallenkolik bzw. Choledocholithiasis.

Selbst Herzinfarkte können unter dem Bild von Oberbauchschmerzen symptomatisch werden. Wirbelblockaden, Rippenblockaden, Blockaden des Brustbeines, Nervenentzündungen der Zwischenrippennerven (Intercostalneuralgie) sind weitere mögliche Schmerzursachen, die zunächst nichts mit dem Magen-Darmtrakt zu tun haben, aber dort Schmerzsymptome auslösen. Auch eine Gürtelrose (Herpes zoster) verursacht, manchmal schon bevor Hautveränderungen sichtbar sind, ausstrahlende Schmerzen.

Bei Frauen können Zysten an den Eierstöcken (Ovarialzysten) oder Entzündungen an den Eierstöcken (Adnexitis), stielgedrehte Myome (gutartige Neubildungen der Gebärmuttermuskulatur) oder eine Endometriose (Gebärmutterschleimhaut, die nicht in der Gebärmutter liegt) Schmerzen verursachen, im Unterbauch ist auch eine Blasenentzündung (Cystitis) als Schmerzursache möglich.

Nierenbeckenentzündungen (Pyelonepritis) und Nierensteine (Nephrolithiasis) können erhebliche Schmerzen im Bauchbereich verursachen und bedürfen einer ärztlichen Behandlung.

Im Magen-Darm-Trakt selbst kann es folgende Schmerzursachen geben: Magenschleimhautentzündungen (Gastritis) und -geschwüre (Ulcus ventriculi) können Oberbauchbeschwerden auslösen, Geschwüre gibt es auch im oberen Dünndarm. Zurücklaufende Magensäure (Reflux) kann die Speiseröhre entzünden (Oesophagitis) und außer Sodbrennen Schmerzen hinter dem Brustbein verursachen, die als Herzprobleme fehlgedeutet werden könnten.

Bekannt ist sicherlich die Blinddarmentzündung (Appendicitis), die im typischen Fall einen Schmerz im rechten Unterbauch auslöst, während eine Divertikulitis sicherlich erklärungsbedürftig ist. Bei manchen Menschen kommt es zu kleinen sackartigen Ausstülpungen (Divertikeln) der Darmwand, in denen sich Stuhl sammeln kann. Dieses geschieht zumeist im unteren Teil des Dickdarmes, Sigma genannt. Dort auftretende Entzündungen werden entsprechend Sigmadivertikulitis genannt und ergeben einen Schmerz, der sich im linken Unterbauch findet.

Schmerzen am Darmausgang können durch Hämorrhoiden (blutgefüllte Venen, die ein defektes Bindegewebe haben und deswegen erweitert sind), Analfissuren (Einrisse der Haut/Schleimhaut) oder Analvenenthrombosen (Blutgerinnsel in einer Hämorrhoide) verursacht sein.

Ein Darmverschluss (Ileus) ist ein dramatisches Krankheitsbild und bedarf einer operativen Behandlung. Allerdings ist dieses Krankheitsbild eher selten und tritt vermehrt bei Menschen auf, die entweder bereits im Bauchraum operiert wurden und bei denen sich Narbenstränge (medizinisch: Briden) im Bauch gebildet haben, oder bei denen eine chronisch entzündliche Darmerkrankung mit hoher Krankheitsaktivität besteht. Auch bei Darmkrebs können Darmverschlüsse das erste Symptom sein. Bei Kindern kann der Darm sich spontan so ineinander verdrehen, dass es zu einem Darmverschluss kommt. Betroffen sind in etwa 80% der Fälle Kinder zwischen dem 3. und 12. Lebensmonat. Nicht selten sind Wurminfekte, die von der Schulmedizin nicht erkannt werden, ein Auslöser. Es kommt zu einem plötzlich, scheinbar grundlos auftretenden, heftigen krampfartigen Bauchschmerz, manchmal begleitet von Übelkeit und Erbrechen. Pausen, in denen die Schmerzen nicht auftreten, sind häufig, bevor es dann zu erneuten heftigen Schmerzen kommt. Kinder mit solchen Symptomen sollten schnellstmöglich einem Arzt vorgestellt werden, es kann eine Notoperation nötig sein.

Bauchbeschwerden sind ein häufiger Grund für Arztbesuche und stellen einen nicht geringen Teil der Notfälle in Ambulanzen dar. Wegen der vielfältigen, teils harmlosen, teils ernsten Ursachen sollte im Zweifel lieber der Arzt einmal zu oft aufgesucht werden. Auch wenn die Ursache nicht immer gefunden wird, so können die Untersuchungen klären, was alles ausgeschlossen werden kann. Diese Ausschlüsse sind wichtig, weil sie bei evtl. später erneut auftretenden Beschwerden nicht mehr abgeklärt werden müssen und man gezielter vorgehen kann. Nicht selten haben Patienten auch mehr als eine Ursache für die Bauchschmerzen.

Durchfall oder Verstopfung – was ist normal?

Wenn ich Patienten nach der Verdauung befrage, bekomme ich oft die Antwort: "normal". Doch was ist eigentlich normal? Wir wissen, dass es Menschen gibt, bei denen die Darmpassage nur 6 bis 10 Stunden dauert, bei anderen sind es bis zu 72 Stunden.

Wenn man weiß, was man gegessen hat, kann man manchmal (z.B. Spinat, Körner, Samen) am Stuhl sehen, wann das Gegessene wieder erscheint. Für mich als Arzt ist es nicht nur wichtig, einzuschätzen, ob der Stuhlgang regelmäßig ist, mich interessieren auch Farbe, Konsistenz, Geruch, Frequenz und sonstige Besonderheiten. Auch bei langsamer Darmpassage sollte täglich einmal eine Darmentleerung erfolgen. Da man ja mehrmals täglich Nahrung zuführt, dürfte der Dickdarm immer gefüllt sein.

Meine Praxiserfahrungen zeigen, dass zunächst jede Abweichung von einer einmal täglich stattfindenden Darmentleerung "verdächtig" für eine Darmstörung ist. In sehr vielen Fällen normalisiert sich die gestörte Verdauung nach erfolgreicher Behandlung, selbst wenn bei Menschen höheren Alters „das eigentlich lebenslang anders war".

Deswegen gehört für mich auch die Frage nach den Ausscheidungen zu jeder Anamnese eines neuen Patienten. In dem von meiner Praxis verwendeten Fragebogen wird genau nach der Häufigkeit des Stuhlganges gefragt. Über die Jahre habe ich die Erfahrung gemacht, das die individuelle Empfindung, was „normal" ist, in Bezug auf Stuhlgang sehr unterschiedlich sein kann. Wenn man mit Patienten spricht, dann gibt es welche, die einem sagen können: jeden Morgen nach einer Tasse Kaffee setzt der Stuhldrang ein, dann gehe ich zur Toilette und habe mein Tagesgeschäft erledigt.

Andere berichten darüber, dass sie irgendwann am Tage gehen, manchmal auch zweimal, aber ansonsten keine Probleme haben und das auch normal finden.

Wieder andere wundern sich, dass es Menschen gibt, die jeden Tag zur Toilette gehen und mit einem Stuhlgang alle zwei Tage hin kommen und keine Beschwerden haben. Sie finden ihr Stuhlverhalten normal und machen sich darüber keine Gedanken.

Grundsätzlich bin ich auch dafür, dass man niemandem einredet, es sei nicht normal, mehrmals täglich oder nur dreimal pro Woche Stuhl abzusetzen und keine Beschwerden zu haben.

Meine Erfahrung lässt mich aber aufhorchen, wenn mir jemand sagt, dass er weniger als einmal täglich oder öfter als einmal täglich Stuhlgang hat. In vielen Fällen liegen sehr moderate Darmprobleme zugrunde, die nicht als Darmproblem erkannt und identifiziert werden, die sich aber an anderer Stelle im Organismus bemerkbar machen. Kaum jemand bringt Rückenschmerzen mit Darmproblemen in Bezug, auch Kopfweh und Migräne können durch Darmprobleme ausgelöst werden, ebenso Hautprobleme, Menstruationsstörungen, Schwäche und Energielosigkeit und vieles andere, ohne dass der Darm primär auffällt. Als Arzt schaue ich also genauer hin und finde nicht selten Störungen, die der Patient dort nie erwartet hat.
Wenn man im Internet sucht oder Fachbücher liest, findet man folgende Erklärungen zu Durchfall und Verstopfung: Das medizinische Lehrbuch sagt: Als Durchfall bei Erwachsenen gilt eine Stuhlmasse von über 200–250 g bei mehr als drei Stuhlgängen pro Tag und hohem Wasseranteil (über 75 Prozent).

Eine andere Definition lautet: Von Durchfall (medizinisch: Diarrhoe) spricht man bei Stuhlgang öfter als 3 x täglich, mit weicher bis flüssiger Konsistenz. Die offiziellen Definitionen geben 3 x /Woche als noch tolerable Stuhlfrequenz an, seltenere Darmentleerungen werden als Verstopfung, (medizinisch: Obstipation) bezeichnet.

In meiner Praxis werte ich jede Abweichung von einem einmal täglichen Stuhlgang mit Darmentleerung als beachtenswürdig und zu hinterfragen an. Seltener als einmal täglich bei normaler Nahrungszufuhr den Darm zu entleeren, kann auf eine „Verstopfung“ hinweisen, also eine Störung der Darmentleerung. Geht jemand öfter als 1 x täglich, kann auch das auf eine Darmstörung hinweisen. Wichtig: es geht nicht darum, ob man an einem Tag zweimal geht und sonst immer einmal, es geht um die über längere Zeit, also mindestens mehrere Wochen, bestehende Frequenz.

Weil es mit Bildern leichter ist, sich über das „Problem auf der Toilette“ auszutauschen, das ja doch manchem Patienten unangenehm ist, wurde die Bristol Stuhlformen Skala entwickelt.

„Die Bristol-Stuhlformen-Skala (englisch Bristol Stool Scale, auch Bristol Stool Chart) ist eine Tabelle zur Übersicht über Form und Beschaffenheit menschlichen Stuhls. Sie wurde von Kenneth Heaton und S. J. Lewis von der University of Bristol entwickelt und als diagnostisches Hilfsmittel vorgeschlagen, um die Dauer der Darmpassage beurteilen zu können, welche wiederum auf eine Reihe von Erkrankungen hinweisen kann. Sie wurde im Jahr 1997 im Scandinavian Journal of Gastroenterology veröffentlicht." *(Wikipedia 3/2017)*

Bristol-Stuhlformen-Skala

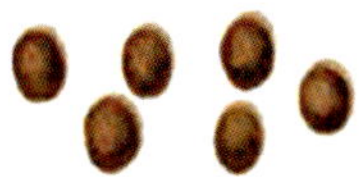	**Typ 1**	Einzelne, feste Kügelchen, schwer auszuscheiden
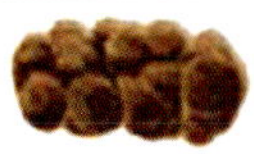	**Typ 2**	Wurstartig, klumpig
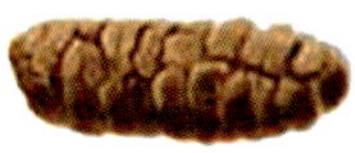	**Typ 3**	Wurstartig mit rissiger Oberfläche
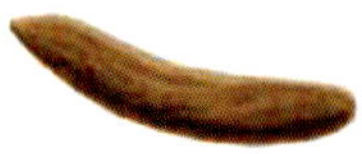	**Typ 4**	Wurstartig mit glatter Oberfläche
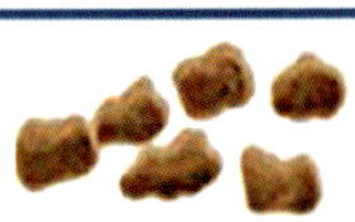	**Typ 5**	Einzelne weiche, glattrandige Klümpchen, leicht auszuscheiden
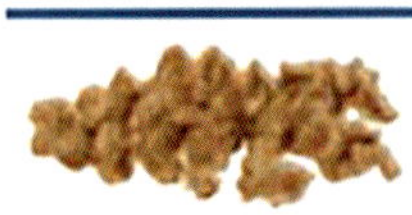	**Typ 6**	Einzelne weiche Klümpchen mit unregelmässigem Rand
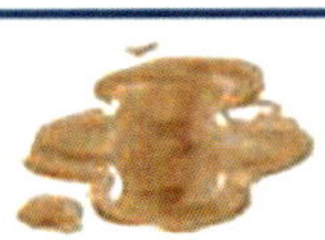	**Typ 7**	Flüssig, ohne feste Bestandteile

https://www.google.de/search?q=bristol+stool+chart+deutsch&rlz=1C1AVNG_enDE-652DE652&espv=2&source=lnms&tbm=isch&sa=X&ved=0ahUKEwjf9YypwPTSAhVJ2SwKHag-WBvcQ_AUIBigB&biw=1920&bih=974#imgrc=YHSA2fh_n0OGkM:
https://upload.wikimedia.org/wikipedia/commons/3/31/Bristol_stool_scale_neutral.png

Typ 1: ausgeprägte Verstopfung
Typ 2: leichte Verstopfung
Typ 3: normal
Typ 4: normal
Typ 5: Hinweis auf Ballaststoffmangel
Typ 6: Entzündung
Typ 7: Entzündung

Wie entstehen Durchfall und Verstopfung?
Wie oben beschrieben, gibt unsere Mundspeicheldrüse 1,5 l Speichel pro Tag ab, der Magen und der Darm zusammen liefern mit Gallenflüssigkeit und Bauchspeicheldrüsensekret noch einmal etwa 4,5 l, so dass wir ohne Getränke und die in der Nahrung enthaltenen Flüssigkeit auf etwa 6 Liter kommen. Diese ab dem Dünndarm durch Zufluss von Gallenfarbstoffen gelblich braune Flüssigkeit mit Nahrungsresten und Bakterien, Verdauungsenzymen und Schleim wird normalerweise im Dickdarm durch Wasserrückgewinnung eingedickt, so dass der Wasseranteil im Stuhl nur noch ca. 72-75% beträgt.

Durchfall

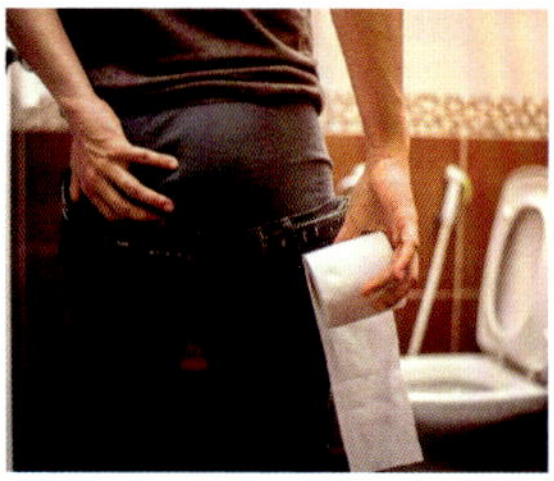

Wenn die Darmzellen geschädigt sind, kann nicht nur zusätzliche Flüssigkeit aus der Darmwand in den Darm gelangen, sondern die Dickdarmzellen können auch kein Wasser zurückgewinnen. Der dünne Stuhlbrei kommt dann unverändert heraus, was wir als flüssigen Durchfall wahrnehmen. Je nach Ausmaß der Schädigung kann die Darmpassage auch kürzer oder länger sein, so dass etwas Wasser zurückresorbiert wird und der Stuhl damit eine festere, aber immer noch weiche, Konsistenz bekommt. Dauert die Dickdarmpassage länger als normal, wird mehr Wasser zurück resorbiert und der Stuhl wird härter.

Ursachen für eine Darmwandschädigung können vielfältig sein und sich addieren. Oben auf der Liste stehen Infekte sowohl mit Viren, als auch mit Bakterien, Pilzen und Parasiten. Mehrfachinfekte sind nach meiner Erfahrung eher die Regel als die Ausnahme. Medikamente, die die Darmmikrobiota schädigen oder das Immunsystem unterdrücken wie Antibiotika oder Immunsuppressiva, aber auch Schilddrüsenhormone in Überdosierung können sowohl die Darmeigenbewegungen (Peristaltik) erhöhen oder hemmen, als auch die Zellen selbst beeinflussen.

Sehr konzentrierte, viele kleine Moleküle enthaltende Flüssigkeiten (hypertone Getränke, z.B. beim Anrühren von Sportlergetränken aus Pulvern) veranlassen den Darm, sie zu verdünnen, also Wasser abzusondern und führen zu Durchfall. Gleiches kann bei sehr großen Mengen Vitamin C-Pulver und Obstsäften auftreten. Nahrungsmittelunverträglichkeiten, die zu einer ausgeprägten Entzündungsreaktion führen (Zöliakie, Fruktose- oder Laktoseintoleranz, Sorbitunverträglichkeit, in manchen Fällen auch Inulin oder Oligosaccharide), können die Reaktion des Körpers im Sinne einer vermehrten Flüssigkeitsabgabe und beschleunigten Bewegung beeinflussen.

Nicht zu unterschätzen ist die Beeinflussung des Darms durch die Psyche. Unser autonomes Nervensystem, dass z.B. den Blutdruck, die Herzfrequenz, den Schlaf etc. beeinflusst und mit regelt, hat auch einen Einfluss auf den Darm. Aufregung kann zu vermehrter Darmaktivität und damit zu einer erhöhten Zahl an Stuhlgängen mit einem weichen bis fast flüssigen Stuhl führen.

Therapie des Durchfalls

- Gabe von Elektrolytlösungen mit Glukose (Elotrans®/Oralpädon®) um den Verlust an Salzen auszugleichen und leicht aufnehmbare Energie zuzuführen.
- In schweren Fällen, insbesondere bei Säuglingen und Kleinstkindern und alten Menschen kann es nötig sein, Flüssigkeit und Nährstoffe per Infusion zuzuführen.
- Gabe von pektinhaltigen Präparaten (z.B. Diarrhoesansaft®), die den Stuhl wie Geliermittel verdicken, weil sie Wasser binden.
- Motilitätshemmer (z.B. Loperamid) hemmen die Darmbewegung und führen so zu einer Reduzierung der abgegebenen Stuhlmenge.
- Aktivkohle bindet Toxine und andere Substanzen und kann möglicherweise die Auslöser so binden, dass sie die Darmwand nicht weiter schädigen.
- Gabe von geeigneten Mikroorganismen (Perenterol®, Mutaflor® und andere) Hefe oder Laktobazillen, Colibakterien besiedeln den Darm und hemmen krankmachende Erreger in ihrer Ausbreitung. Sie stimulieren die Immunzellen in der Darmwand und erhöhen die Abwehrkraft auf allen Schleimhäuten.
- Tannin ist ein Pflanzenstoff und dient in Pflanzen zur Abwehr von Fressfeinden. Tannine als Medikament (z.B Tanncomp®) beeinträchtigen die Verdauung, indem sie Enzyme inaktivieren und sich mit anderen Molekülen zu Makromolekülen vernetzen und Wasser binden.
- Ethacridin (Rivanol®) ist eine antiseptische Substanz, die Bakterienwachstum hemmen kann und in der Medizin zumeist äußerlich angewendet wird. Die Einnahme führt zu einer Reduktion der Bakterienbesiedlung im Darm, wobei 99,9% der aufgenommenen Substanz im Darm verbleiben und nicht resorbiert werden. Es fehlen Studien zur Anwendung in der Schwangerschaft und Stillzeit, grundsätzlich wird deswegen von der Anwendung in diesen Fällen abgeraten.
- Je nach individueller Repertorisierung können homöopathische Mittel helfen. Die Auswahl sollte durch einen erfahrenen Homöopathen erfolgen. Mögliche Mittel sind Argentum nitricum, Arsenicum album, Chamomilla, Cicuta virosa, Calcium phosphoricum, China und andere.

Verstopfung

Verstopfungen sind letztlich darauf zurückzuführen, dass der Speisebrei zu lange im Dickdarm ist und mehr Wasser entzogen wird, so dass die Konsistenz härter wird. Ursachen für eine gestörte Dickdarmfunktion können sein:

- Bakterien, die Toxine freisetzen, die die Darmmotorik herabsetzen (manche Clostridienarten, E. coli Stämme, die Toxine bilden)
- Eine Fehlbesiedlung mit Bakterien, die nicht ausreichend Buttersäure produzieren, von denen die Darmzellen leben. Folge ist u.a. eine nicht ausreichende Schleimbildung, die das Gleiten des Kotes im Darm behindert.
- Manche Nahrungsmittel (geriebener Apfel, Bananen, Gummibärchen) können Verstopfungen auslösen. Apfel und Banane enthalten natürliche Pektine. Das sind langkettige Zuckermoleküle, die Wasser binden und so den Stuhl eindicken helfen. Pektine werden auch als Geliermittel bei der Herstellung von Marmeladen eingesetzt. Gummibärchen und manche Kaubonbons haben ebenfalls Pektine und sie binden Wasser. Wer einmal ein Gummibärchen über Nacht in Wasser legt, wird sich wundern, wie sehr das aufquillt. Das tut es auch im Magen-Darm-Trakt.
- Ballaststoffe unterstützen den Darm bei seiner Funktion, deswegen kann eine ballaststoffarme Ernährung (Weißmehlprodukte, Fastfood) eine Verstopfung begünstigen.
- Ein wichtiger Faktor ist auch die Flüssigkeitszufuhr. Der Körper hat ein ausgeklügeltes Wassermanagement, in dem bei Wassermangel Herz, Hirn und innere Organe wie Leber und Niere bevorzugt versorgt werden, während der Darm, aber auch die Gelenkinnenhäute, die den Knorpel ernähren, reduziert versorgt werden. Damit tritt bei Wassermangel Verstopfung auf und die Gelenkknorpel können leichter geschädigt werden. Sichtbares Zeichen regelmäßiger Wasserunterversorgung sind, neben Verstopfung, erhöhter Gelenkverschleiß und Gelenkschmerzen.
- Bewegungsmangel ist in unserer heutigen Zeit bei westlichem Lebensstil ein weit verbreitetes Phänomen. Wir sitzen mehr als dass wir laufen, und dem Darm fehlt die Stimulation durch die Bewegung und die Schwerkraft.
- Hirnfunktionsstörungen können zu einer reduzierten Aktivierung des den Darm versorgenden Vagusnervs führen. Dadurch kann es zu einer reduzierten Darmbewegung und auch zu Darmträgheit und Verstopfung kommen. Dieses Phänomen findet man überwiegend bei älteren Menschen.
- Da auch Stress die Darmfunktion reduziert sind die zunehmende Arbeitsverdichtung und die immerwährende Erreichbarkeit ohne

ausreichende Pausen zur Regeneration weitere, dem Lifestyle zuzurechnende, Faktoren, die die Darmgesundheit beeinträchtigen.

- Ursprünglich waren Menschen Nomaden, die sich mehr oder weniger permanent auf der Suche nach Nahrung langsam fortbewegten. Dieses Verhalten kann man heute noch in den Savannen Afrikas bei den Pflanzenfressern sehen, die sich als Herde langsam fressend durch die Landschaft bewegen. Kommt ihnen Gefahr in den Weg, sind sie aus dem Stand in der Lage maximal schnell zu laufen und zu flüchten oder zu kämpfen. Diese Fight or Flight - Reaktion (Kämpfen oder Fliehen) ist natürlich maximaler Stress, aber er währt in der Regel kurz. Unter Stress geht es nur ums Überleben. Deswegen sind in der Stresssituation die Nahrungsaufnahme und die Verdauung quasi abgeschaltet, es gilt vielmehr alle vorhandenen Reserven zum Schutz des eigenen Lebens einzusetzen. Das bedeutet die sofortige Bereitstellung von Blutzucker zur Ernährung von Gehirn und Muskeln, die Schaffung eines ausreichenden Blutdrucks, um die angespannten Muskeln mit Blut zu versorgen, die Erhöhung der muskulären Anspannung als Maßnahme zur Herstellung der Kampfbereitschaft, die Schärfung der Sinne und die Erhöhung der Gerinnungsfähigkeit des Blutes, um bei einer Verletzung weniger Blut zu verlieren. Der maximale Einsatz ist sinnvoll. Ist man erfolgreich, überlebt man und kann sich weiter vermehren. Stirbt das Individuum, braucht es Verdauung oder Darm nicht mehr. Wenn wir heute Stress haben, laufen hormonell, biochemisch und physisch die gleichen, Millionen Jahre alten Mechanismen ab. Nur dass unser Stress weder körperlich abgebaut wird noch nur kurz anhält. Die Folge sind einerseits die bekannten Stress-Symptome wie
  - Anspannung (Verspannung der Muskeln),
  - Bluthochdruck,
  - erhöhter Blutzucker,
  - erhöhte Blutgerinnungsfähigkeit mit erhöhtem Risiko für Herzinfarkte oder Schlaganfälle, besonders, wenn man sich nicht bewegt.

  All das sind häufige „Krankheiten", die die moderne Medizin mit entsprechenden Medikamenten symptomatisch zu behandeln versucht. Ich setze das Wort „Krankheiten" hier in Anführungszeichen, weil es sich in Wahrheit nur um Symptome handelt, die bei Betroffenen meist lebenslang behandelt werden, anstatt die Ursachen, nämlich die Lebensweise, zu behandeln. Der wichtige Aspekt, dass bei Stress die Verdauung (= Verarbeitung und Aufnahme von Nähr- und Baustoffen) nicht funktioniert, ist durch den oben beschriebenen Mechanismus erklärt. Wenn es kurzzeitig um das Leben geht, bleibt keine Zeit,

sich um die Beschaffung von Ressourcen zu kümmern. Kein frühzeitlicher Mensch konnte, wenn er sich vom Fressfeind bedroht sah, sagen: „Warte lieber Löwe, ich ess' erst mal einen Apfel, trink was und mach mich warm, dann können wir kämpfen." Die nötigen Reserven muss jeder vorhalten und sie müssen in Notsituationen sofort abrufbar sein. Das geschieht unter dem Einfluss von Adrenalin, Norepinephrin und Cortisol, unseren Stresshormonen. Dauerhaft hohe Spiegel dieser Hormone führen zu einer reduzierten Darmfunktion mit nachfolgenden Verdauungsstörungen, Nährstoffaufnahmestörungen und schließlich einem Nährstoffmangel, der weitgehend unabhängig von der Nährstoffzufuhr sein kann.
- Arzneimittel können die Darmfunktion direkt beeinträchtigen. Opiate (starke Schmerzmittel) lähmen die Darmbeweglichkeit. Auch Psychopharmaka, die der Beruhigung dienen, Blutdruck senkende Mittel, die in die Muskelspannung der so genannten glatten Muskulatur erniedrigend eingreifen und Magensäureblocker, die die Säureproduktion hemmen und damit bereits die Anfänge der Verdauung beeinträchtigen, sind weit verbreitete Beispiele für Medikamente, die eine Verstopfung auslösen können.

Therapie der Verstopfung:

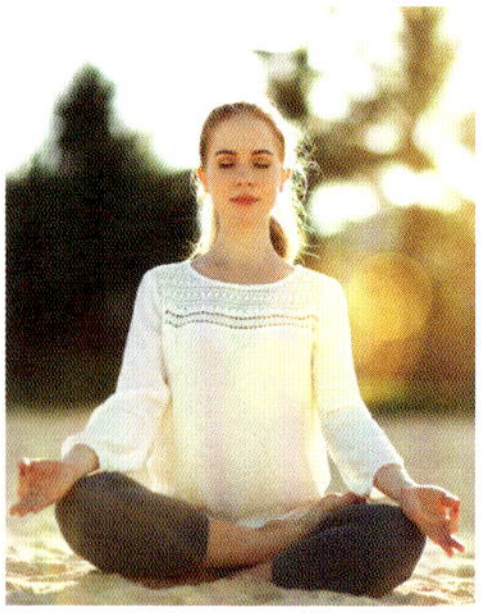

- Trinken - 2-3 Liter Flüssigkeit dürfen es pro Tag schon sein, wenn man an Verstopfung leidet.
- Bewegung – Bewegung und Schwerkraft helfen, den Darm zu aktivieren. Gehen oder laufen, Trampolinspringen auf dem Minitramp, Gymnastik mehrmals täglich für wenige Minuten helfen dem Darm in Bewegung zu kommen.
- Stressreduktion – Entspannung durch Meditation, Yoga, aktive Entspannungsübungen z.B. nach Jacobson, Pausen machen und zwischenzeitlich abschalten, gerne auch durch autogenes Training unterstützt, können auch dem Darm helfen, sich zu entspannen. Das Telefon auszuschalten, mal nicht erreichbar zu sein, kann eine gute Entlastung für die Seele sein, die sich auch auf den Darm auswirkt.
- Einläufe – Flüssigkeit in den Darm zu leiten, die den Stuhl löst und zu sanfter Abführung bringt, ist ein jahrhundertealtes bewährtes Mittel. Kaffee-Einläufe dienen zusätzlich der Aktivierung der Leber und helfen, den Gallefluss anzuregen.
- Beseitigung von toxinbildenden Bakterien – durch Gabe geeigneter Mittel, die je nach Testung pflanzlich (Ätherische Öle z.B. aus Oregano, Aloe vera, Anis, Fenchel etc) oder chemisch (Magnesiumperoxid (Ozovit®)) sein können.

- Gabe geeigneter Bakterienpräparate zur Stabilisierung einer gesunden Flora
- Erhöhung der Ballaststoffe in der Nahrung führt zu weniger Druck im Darm und einer besseren Stuhlpassage.
- Meidung unverträglicher Nahrungsmittel entsprechend der individuellen Testung
- Je nach individueller Repertorisierung können homöopathische Mittel helfen. Die Auswahl sollte durch einen erfahrenen Homöopathen erfolgen. Mögliche Mittel sind Silicea, Lycopodium, Nux vomica, Bryonia, oder Sulfur und andere.

Gasbildung und Bauchkrämpfe

Wenn wir essen und die gekaute Nahrung im Magen ankommt, werden Enzyme tätig, die die Nahrungsbestandteile zu kleineren Untereinheiten zerlegen. Dieses Zerlegen sind chemische Reaktionen, bei denen auch Gase entstehen können. Der Magen ist weitgehend steril, so dass Bakterien hier noch keine Rolle in Bezug auf Verdauung spielen. Die Besiedlung des Magen-Darm-Traktes mit Bakterien nimmt vom Mund Richtung After zu, so dass im Darm Bakterien zunehmend an der Verarbeitung der Nahrungsmittel beteiligt sind. Die Bakterien verarbeiten die Nahrung und je nachdem, was wir gegessen haben, werden entweder überwiegend Zucker oder Eiweiße oder Fette verarbeitet. Alle Ausgangsstoffe führen zu unterschiedlichen Endprodukten. Kohlenhydrate werden zu kleinen Zuckermolekülen, Eiweiße zu kurzen Eiweißketten und später zu Aminosäuren, Fette z.B. zu Fettsäuren, Cholesterin und Phospholipiden. Bei den Zerlegungsschritten entstehen unterschiedliche Zwischenprodukte, unter anderem auch Gase. Gase blähen den Darm auf und können Bauchschmerzen, Bauchkrämpfe und ein Druckgefühl im Bauch auslösen.

Sind die Gase geruchslos, handelt es sich zumeist um ein Gemisch der folgenden fünf:
- Stickstoff (N_2)
- Kohlendioxid (CO_2)
- Wasserstoff (H_2)
- Methan (CH_4)
- Sauerstoff (O_2)

Sind die Blähungen übelriechend, sind Schwefelverbindungen wie
- Schwefelwasserstoff (H_2S)
- Ammoniak (NH_3)
- Dimethylsulfid
- Methanthiol
- oder Carbonsäuren (wie z.B. Buttersäure, Propionsäure) häufig die Ursache.

Wasserstoff und Methan können aus Kohlenhydraten und Eiweißen entstehen. Sie sind entzündlich und brennbar. Schwefelverbindungen stammen aus Eiweiß, also überwiegend aus Fleisch oder Milchprodukten. Insbesondere das nach faulen Eiern riechende Gas Schwefelwasserstoff entsteht bei der Verarbeitung von schwefelhaltigen Aminosäuren. Stickstoff aus der Eiweißverdauung und Kohlendioxid überwiegend aus der Kohlenhydratverdauung sind geruchlos. Welche Darmgase in welchem Verhältnis zueinander gebildet werden, ist, neben der Nahrung, auch von der Zusammensetzung der Mikrobiota im Darm abhängig.

Es ist ein normaler Vorgang, dass bei der Verdauung Gase entstehen. Große Teile der Gase werden im Blut gelöst und über die Lunge abgeatmet. Je nachdem was wir gegessen haben und ob unser Darm gesund ist, ändert sich auch der Geruch der Ausatemluft. In der Medizin werden Analysen der Ausatemluft genutzt, um Unverträglichkeiten nachzuweisen. Ein Teil der im Darm entstehenden Gase wird über den Darmausgang abgegeben. Wie groß die normale Menge an Darmgasen ist, hängt wesentlich von der Menge und Art der Nahrungsmittel ab, die jemand verzehrt. Nach unterschiedlichen Literaturstellen sind 0,5 – 1,5 l Darmgase, die über den Darm entweichen, als normal anzusehen.

Wenn man „blähende" Nahrungsmittel zu sich nimmt, dann sind das Nahrungsmittel, die Substanzen enthalten, die von uns Menschen nicht verarbeitet werden können, sondern von Bakterien zerlegt werden. Wenn sie diese für uns unverdaulichen Moleküle verarbeiten und für sich nutzen, entstehen unterschiedlichste Gase. Diese Bakterien sind am zahlreichsten im Dickdarm, deswegen entstehen dort die meisten Blähungen. Inulin, Stachyose und Rhamnose sind solche (Zucker-)Moleküle, die nur von Bakterien verarbeitet werden können. Sie kommen vermehrt z.B. in Hülsenfrüchten, Zwiebeln und Kohl vor. Das erklärt, warum diese Nahrungsmittel bei uns zu vermehrten Blähungen führen.

Bei Unverträglichkeiten, wenn also unser Verdauungssystem Stoffe nicht verarbeiten kann, gelangen unverdaute Nahrungsmittelbestandteile in Regionen des Darmes, in die sie normalerweise nicht gelangen, weil sie bei einer normalen Verdauung bereits aufgenommen und aus dem Darm entfernt worden wären. Diese Nahrungsbestandteile, wie z.B. Laktose, Fruktose, Sorbit oder Gluten werden dann von Darmbakterien verarbeitet, die normalerweise nicht in den Genuss dieses Nahrungsmittels gekommen wären. Das bedeutet, plötzlich ist Futter für Bakterien da, die normalerweise nicht so ernährt werden. Nun können sich diese Bakterien ansiedeln und sogar vermehren. Durch das einseitige Wachstum von Bakterien, die diese Stoffe für sich nutzen können, verändert sich die Zusammensetzung der Mikrobiota. Wir sprechen dann von einer Dysbiose, einer nicht richtig zusammengesetzten Darmflora.

Außerdem entstehen bei der Arbeit dieser Bakterien vermehrt Gase. Und die machen sich als Blähungen bemerkbar. Unverträgliche Nahrungsmittel lösen also deswegen Blähungen aus, weil sie, anders als normalerweise vorgesehen, nicht von unseren Enzymen gespalten und aufgenommen werden, sondern nun von Darmbakterien verarbeitet werden. Wenn Unverträglichkeiten erworben werden, ist das stets die Folge einer Schädigung der normalen Darmzellen, die ihre Enzyme nicht mehr bereitstellen und die Nahrungsbestandteile nicht mehr spalten können. Eine Regeneration dieser Zellen sollte zur Normalisierung ihrer Funktion führen und das Nahrungsmittel wird wieder vertragen.

Therapie von Blähungen

Grundsätzlich gilt es festzulegen, ob die geklagten Blähungen wirklich ein Krankheitssymptom sind oder es sich um ein normales Maß an Blähungen handelt. Dazu muss man zunächst wissen, was der Betroffene gegessen hat. Kommt man zu der Erkenntnis, dass es sich um ein krankhaftes Geschehen handelt, ist es nötig, die möglichen Ursachen zu untersuchen und ggf. gezielt zu behandeln. Infekte werden oft übersehen und sind mit den üblichen schulmedizinischen Mitteln nach meiner Erfahrung nicht sicher darzustellen. Nahrungsmittelintoleranzen werden mit den schulmedizinischen Tests oft auch nicht erfasst. So bedeutet ein negativer Laktoseatemtest für mich nicht, dass keine Laktoseintoleranz vorliegt. Ein positiver Test legt nahe, dass eine Laktoseintoleranz vorliegt. Nur ist die Konsequenz nicht immer, dass man nun Laktose meiden muss, sondern die ganzheitliche Untersuchungsmethodik ergibt oft Gründe für eine erworbene Ursache, wie Infekte, die man ausheilen kann. Danach macht ein erneuter Test Sinn. Oft kann man die Intoleranz bessern oder zum vollständigen Verschwinden bringen.

Wer unter Blähgefühl leidet und noch nicht weiß, warum er ein Problem hat, kann sich symptomatisch helfen. Es gibt Entschäumer, die die Gasblasenbildung unterbinden bzw. reduzieren (Lefax®) Sind die Blähungen schmerzhaft, kann man entkrampfende Medikamente wie Buscopan® und Mebeverin®, auch in Kombination mit einem Schmerzmittel geben. Hier hat sich z.B. Novaminsulfon® bewährt. Typische blähungstreibende (= entblähende) Pflanzen sind Kümmel, Fenchel, Pfefferminze und Anis, die man entweder bei der Nahrungszubereitung von blähenden Nahrungsmitteln direkt zum

Essen gibt (Kohl mit Kümmel) oder als Tees anwendet. Auch Kreuzkümmel, Koriander oder Ingwer können bei Blähungen helfen.
Bevor man aber zu Medikamenten greift, kann man selbst viel tun.

- Die Ursache versuchen zu ergründen.
- Bewegung (gehen, laufen, Trampolin springen) bringt auch den Darm in Schwung und hilft Winde abgehen zu lassen.
- Wärme wirkt entkrampfend und kann als Wärmflasche, Bauchwickel oder Dinkel- oder Kirschkernkissen angewendet werden.
- Bauchmassagen, bitte im Uhrzeigersinn, können helfen den trägen Darm zu unterstützen (stellen Sie sich vor: Der Bauchnabel ist die Achse, an der die Zeiger befestigt sind, Sie tragen die Uhr also vor den Bauch gebunden, so dass jemand, der Ihnen entgegen kommt, sie lesen kann – daraus ergibt sich der Uhrzeigersinn)
- Ausreichend trinken

Der durchlässige Darm – das Leaky Gut Syndrom

Der Begriff „leaky gut“ ist Ihnen in diesem Buch schon öfter begegnet. Hier will ich ihnen das gesamte Krankheitsbild erklären.
Der Darm ist Teil einer flexiblen Röhre, die unseren Körper durchzieht. Sie beginnt am Mund und endet am After. Das Innere des Darmes ist also Außenwelt für uns, auch wenn sich räumlich alles innerhalb des Körpers abspielt. Erst hinter der Darmwand sind wir im Körperinneren. Weil wir Nährstoffe nur in bestimmten kleinen Untereinheiten aufnehmen können, als Nahrung aber Pflanzen oder Tiere bekommen, müssen wir diese aufbereiten und in kleinere Untereinheiten zerlegen. Alle höheren Lebewesen nehmen durch eine Mundöffnung Nährstoffe aus der Umgebung auf, bearbeiten diese in ihrem Inneren, bis sie in einer Form vorliegen, die aufgenommen werden kann und dann erst wird die in Bestandteile zerlegte Nahrung durch die Darmwand aufgenommen.

Der Magen-Darmtrakt ist also ein in den Körper verlegtes Reaktionsgefäß, in dem chemische Zersetzungsreaktionen ablaufen. Der Organismus fördert diese Zersetzung in dem er gezielt die Bedingungen beeinflusst. Sowohl die Temperatur als auch der pH-Wert und die gezielte Zugabe von Flüssigkeiten mit Enzymen schaffen die für die aus Sicht des Körpers besten Voraussetzungen für eine optimale Nahrungsaufbereitung und Aufnahme. Allerdings ist dieses Reaktionsgefäß auch von Mikroorganismen besiedelt. Diese machen ihren eigenen Stoffwechsel und erzeugen eigene Stoffwechselprodukte. Die Mikroorganismen selbst und ihre Stoffwechselprodukte beeinflussen die Wand des „Reaktionsgefäßes", also die Darmwand.

Unser Organismus kann durch geeignete Maßnahmen die Zusammensetzung der mikrobiellen Besiedlung und der entstehenden Stoffwechselprodukte beeinflussen. Er lenkt also die Bedingungen unter denen er mit den „Besiedlern" zusammenlebt. Die Kontaktfläche ist die Wand des Reaktionsgefäßes, die Darmwand. Da durch sie auch die Stoffe aufgenommen werden, muss sehr präzise geregelt werden, was wann durch die Darmwand hindurch darf und wann nicht. Die Darmwand soll so gut abdichten, dass unerwünschte Substanzen und Gifte, Bakterien, Viren etc. nicht in den Körper hineinkönnen. Andererseits sollen die gewünschten Nährstoffe gezielt und möglichst kontrolliert durchgelassen werden.

Das Innere des gesamten Verdauungstraktes ist für den Körper Außenwelt, das Körperinnere selbst fängt erst hinter der aus Schleimhaut bestehenden Wand an, die eine Außengrenze bildet. Sie wird sehr gut kontrolliert, deswegen ist das Immunsystem des Verdauungstraktes das größte im Menschen. Der Dünndarm, der die Nährstoffe aufnehmen soll, ist zum Zwecke der Oberflächenvergrößerung stark gefältelt und bringt es so auf eine Oberfläche von über 500 m^2. Diese große Oberfläche des Darmes gilt es nicht nur gegen Eindringlinge und unerwünschte Substanzen zu verteidigen, sie muss außerdem in Bezug auf Durchlässigkeit sehr selektiv sein. Die Darmwand kontrolliert höchst präzise, was aufgenommen werden darf und was draußen bleiben muss. Auch deswegen passiert ein großer Teil der Verdauung im Darmlumen. Die an den Zellmembranen der Darmzellen befindlichen Verdauungsenzyme sind in den Darminhalt gerichtet und verrichten dort ihre Aufgabe. Erst wenn die Nahrung in die Form zerlegt und umgearbeitet wurde, die der Körper aufnehmen will und kann, erfolgt auf verschiedenen Wegen die Nährstoffaufnahme, die man fachlich als Resorption bezeichnet. Die Darmwand reguliert aktiv die Größe der Lücken zwischen den Darmzellen und kann damit kontrollieren, welche Substanzen oder Erreger die Darmwand überwinden können. Die Zellen der Darmoberfläche sind über so genannte tight junctions (enge Verbindungen) und Desmosomen (Haftverbindungen) aneinander gebunden. Gehen diese Verbindungen verloren und tut sich an einigen Stellen eine erhöhte Durchlässigkeit der Darmwand auf, spricht man vom Leaky gut (durchlässiger Darm), einem Krankheitsbild, dass es zumindest schulmedizinisch so nicht gibt.

Syndrom sagt immer aus, dass man Symptome erkennt, diese aber unterschiedliche Ursachen haben können. Das Leaky Gut Syndrom steht also für eine Permeabilitätserhöhung der Darmwand, was nichts anderes als die erhöhte Durchlässigkeit der Darmwand für verschiedene Stoffe meint. Eine poröse Darmwand kann Substanzen oder Erreger in den Körper lassen, die normalerweise in der Form nicht aufgenommen werden. Nicht vollständig abgebaute Nahrungsbestandteile, Eiweißstoffe, Glycoproteine, Bakterien-, Pilz- und Virenbestandteile und von ihnen gebildete Toxine gelangen so in den Bereich des Immunsystems und können dort zu immunologischen Reaktionen führen. Diese können sich allergieartig äußern und im Darm stattfinden. So sind durch Nahrungsmittel ausgelöste Beschwerden erklärbar, die in keinem der üblichen Allergietests nachweisbar sind. Die immunologischen Prozesse gehen mit der Freisetzung von Entzündungsbotenstoffen einher, die über Lymphe und Blut im gesamten Körper verteilt werden, und so auch außerhalb des Darms zu Symptomen, wie Hautrötung, Kopfschmerz, Blutdruckschwankungen etc. führen können. Aber nicht nur die im Darm freigesetzten Entzündungsbotenstoffe, sondern auch die unerwünscht aufgenommenen Substanzen, die als Antigen fungieren können, werden über das Blut und die Lymphe verteilt und können überall im Körper Reaktionen auslösen. Das so genannte dyshidrosiforme Hand- und Fußekzem ist eine typische Folge eines Leaky Gut Syndroms. Die schulmedizinisch ausgerichteten Dermatologenkollegen behandeln das Ekzem immunsuppressiv mit Kortisonen, ursächlich ist aber die Anflutung von immunogenen Substanzen im Bereich der kleinsten Gefäße der mechanisch belasteten Haut. Stoppt man die Zufuhr und heilt der Darm aus, verschwindet das Ekzem von allein und ohne Gabe von Kortisonen und anderen örtlich anzuwendenden Externa.

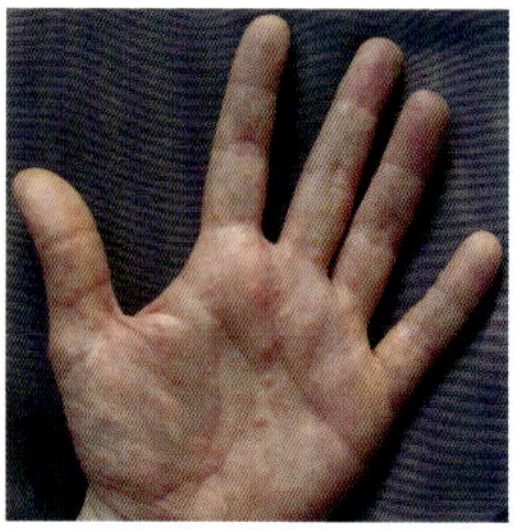

Das so genannte dyshidrosiforme Hand- und Fußekzem ist eine typische Folge eines Leaky Gut Syndroms.

Substanzen, die in den Körper gelangen und dort nicht hingehören, werden vom Immunsystem untersucht und bewertet. In vielen Fällen wird das Immunsystem die Entscheidung treffen, diese Fremdsubstanzen nicht haben zu wollen und versuchen, diese zu bekämpfen. Dazu wird eine Entzündung veranlasst, in deren Gefolge es zu zunächst zu örtlichen, später zu im ganzen Körper auftretenden Entzündungsreaktionen kommt.

Diese können z.B. auch zu Gelenkbeschwerden, Asthma, Hirnfunktionsstörungen und Müdigkeit führen. Weil man weiß, dass eine Erhöhung der Darmwanddurchlässigkeit verschiedenste Krankheitssymptome auslösen kann, versucht man, im Blut oder Stuhl Substanzen nachzuweisen, die eine solche Barrierestörung anzeigen können.

Leaky Gut als ein schweres Stadium einer Darmentzündung?

Mit Laboruntersuchungen kann man den leaky gut testen. Dazu gibt es den so genannten Mannitol-Lactulose-Test. Dabei wird Probanden eine Lösung mit zwei verschiedenen Zuckern zu trinken gegeben. Beide Zuckermoleküle, sowohl das Mannitol als auch die Lactulose werden vom Körper nicht verstoffwechselt und erscheinen unverändert im Urin, wenn sie aufgenommen werden. Mannitol ist ein kleines Zuckermolekül, das aus dem Darm durch eine aktive Aufnahme der Darmzellen, genannt Pinozytose, aufgenommen wird. Lactulose ist ein Zweifachzucker, der die Darmwand normalerweise nicht passiert und im Stuhl ausgeschieden wird.

Wenn die Darmwand durchlässig ist, weil die Verbindungen zwischen den Zellen defekt sind, gelangt Lactulose in den Körper und wird im Urin ausgeschieden. Sind die Darmzellen geschädigt, können sie Mannitol nicht aktiv aufnehmen und Mannitol wird nicht oder nur in Spuren im Urin erscheinen. Erscheint nun im Urin 6 Stunden nach der Gabe der kombinierten Zuckerlösung Lactulose, während Mannitol fehlt, spricht das für die oben beschriebene Störung, nämlich das Vorliegen eines Leaky gut. Bei gesunden Probanden ohne Leaky gut wird Mannitol im Urin erscheinen und Lactulose fehlen.

Was löst die erhöhte Durchlässigkeit der Darmwand aus?

Wenn man sich über Darmgesundheit unterhalten will, kann man das nicht seriös tun, wenn man sich nicht zunächst mit der Ernährung und dem Lifestyle auseinandersetzt. Die westliche Ernährungsweise mit Fastfood, vielen kurzkettigen Kohlenhydraten und viel Zucker, Gluten und prozessierten Nahrungsmitteln (Fertignahrung), dazu wenig frisches Obst und Gemüse, das oft durch industriellen Anbau, frühes Ernten und künstliche Reifung weniger Nährstoffe enthält als Bionahrung, wenig Ballaststoffe und wenig Fisch stellt an sich schon ein Risiko für die Entwicklung eines Leaky gut Syndroms dar. Entzündungsfördernde Ernährung begünstigt die Entstehung eines Leaky gut Syndroms. Milchprodukte, Fertignahrung, frittierte Nahrung und vor allem Gluten entsprechen einer proentzündlichen Ernährung. Eine bekannte Glutenunverträglichkeit oder Zöliakie ist in fast allen Fällen mit einem Leaky gut verbunden.

Exzessiver Alkoholgenuss kann ebenfalls ein Leaky gut auslösen. Alkohol wird bereits im Darm von Bakterien zu Acetaldehyd abgebaut, dabei entstehen auch reaktive Sauerstoffradikale (ROS = Reactive Oxygen Species), die die Darmwand direkt schädigen und ein Leaky gut auslösen können.

Chronischer Stress führt zu einer Erhöhung von Stresshormonen. Stresshormone begünstigen die Fight or Flight Reaktion, also die Stärkung der Muskelfunktion der Skelettmuskeln, die besser durchblutet werden, wobei die Verdauung heruntergefahren wird. Praktisch bedeutet das, dass die Durchblutung des Verdauungstraktes zugunsten der Skelettmuskeln reduziert wird, die Sauerstoffversorgung im Darm abnimmt, das Immunsystem heruntergefahren wird, sodass der Darm auf Dauer Schaden nimmt und ein Leaky gut Syndrom entsteht.

Stress kann nicht nur Terminnot sein, sondern auch fehlende Anerkennung in Beruf oder Familie, dauerhafter Streit mit Nachbarn oder Verwandten, eine nicht funktionierende Beziehung, finanzielle Probleme, Schlafmangel oder schlicht ein Übertraining im Leistungssport.

Ein wichtiger und oft leicht zu behebender Auslöser eines Leaky gut Syndroms können Infekte des Verdauungsapparates sein, z.B. mit Parasiten, Viren, Pilzen oder Bakterien. Diese können eine Entzündung auslösen und dadurch direkt die Darmwand schädigen. Nach den Erfahrungen in meiner Praxis werden solche Infekte, insbesondere, wenn sich mehrere Erreger gleichzeitig im Körper befinden, nicht diagnostiziert. Zumindest sind die schulmedizinisch üblichen Untersuchungen von Blut und Stuhl fast immer unauffällig. Diesem Aspekt habe ich in diesem Buch einen größeren Abschnitt gewidmet, weil er für mich eine der unterschätztesten Ursachen für den Reizdarm darstellt. Antibiotika und andere Medikamente können die Mikrobiota oder die Darmzellen direkt schädigen oder eine Toxinbildung durch Bakterien auslösen, die ihrerseits die Durchlässigkeit der Darmwand erhöhen. Hormonstörungen, wie ein Mangel an Testosteron, Progesteron oder Estradiol sowie Schilddrüsenhormonen können Entzündungen im Darm verstärken und die Regeneration der Darmzellen vermindern und so auf Dauer zu einer Störung der Darmbarriere führen.

Glycosilierte Endprodukte, die bei hohem Blutzucker (Diabetes mellitus) im Organismus vermehrt entstehen, können die Tight Junctions, die die Abdichtung aufrechterhalten, direkt schädigen. *(Zen K et al: Receptor for advanced glycation endproducts mediates neutrophil migration across intestinal epithelium. J Immunol. 207 Feb 15;178(4):2483-90. und Korenaga K et al: Suppressio of nNOS expression in rat enteric neurons by the receptor for advanced glycation end-products. Neurogastroenterol Motil. 2006 May;18(5):392-400)*

Zuckermoleküle können sich auch ohne enzymatische Unterstützung an Eiweiße oder Fette binden und tun das normalerweise auch. Diese Reaktion im Körper erfolgt sehr langsam und ist in ihrer Geschwindigkeit abhängig von der Höhe der Zuckerspiegel. Bei kurzlebigen Proteinen und Lipiden werden diese schnell wieder abgebaut und die angehefteten Zuckermoleküle gleich mit. Bei langlebigen Strukturen kann die Zuckerhülle entsprechend länger anwachsen und diese quasi mit einer Zuckerhülle überziehen. Durch das Ankoppeln von Zucker z.B. an Proteine oder Lipide können diese ihre Funktion verlieren. Bei Diabetikern mit hohen Zuckerspiegeln ist die „Verzuckerung“ (= Glycosilierung) beschleunigt und vermehrt.

Diese mit Zucker gekoppelten Eiweiße und Fette nennt man glycosilierte Endprodukte. Sie entstehen auch außerhalb des Körpers z.B. bei der Zubereitung von Speisen, wenn Zucker und Eiweiße zusammen über 120° Celsius erhitzt werden. Sie sollen im Stoffwechsel schädigend wirken und die Zellalterung beschleunigen. Bei einer Vielzahl von degenerativen Erkrankungen hat man erhöhte Mengen an glycosilierten Endprodukten gefunden und betrachtet sie deswegen als ein Faktor bei der Entstehung dieser Erkrankungen. Insbesondere bei Arteriosklerose und den daraus entstehenden Folgen wie Herzkreislauferkrankungen und Nierenschäden sollen sie eine negative Rolle spielen und die allem zugrundeliegende Entzündung fördern. Dennoch mehren sich die Stimmen, die auch eine positive Seite dieser verzuckerten Substanzen beschreiben. So sollen sie bei der Regulation der Knochendichte positiv wirken und sogar eine antioxidative Wirkung haben. Eine abschließende wissenschaftliche Bewertung steht noch aus. Ich bin der Auffassung, dass am Ende herauskommen wird, dass eine geringe Verzuckerung nötig und sinnvoll ist und nur die übermäßige Glycosilierung und die Anreicherung der glycosilierten Endprodukte zu Schäden führt.

Hohe Zytokinspiegel, wie sie bei entzündlichen Erkrankungen und Autoimmunerkrankungen vorkommen, aktivieren ein Enzym namens Induzierbare Stickstoffoxid Synthase (iNOS). Dieses Enzym kann die Eiweißstoffe, die die Tight junction zusammenhalten, zerstören und so zu erhöhter Darmdurchlässigkeit führen. *Dijkstra G et al Targeting nitric oxide in oral and gastrointestinal tract mucosa. Dig Dis Sci. 2008 Jun;53(6):1437-42)*

Am häufigsten sollen nach Auffassung von Dr. Datis Kharrazian, einem amerikanischen Referenten und Autor von Fachbüchern über Schilddrüsenfunktionsstörungen und Hirnfunktionsstörungen, die Unverträglichkeit von Gluten und Kasein sein.

Stress oder andere Nahrungsmittelunverträglichkeiten und eine proentzündliche Diät sollen die am häufigsten unterschätzten Ursachen einer Darmbarrierestörung sein. Die Degeneration von Nervenzellen im Gehirn als Folge von Entzündungen, die durch Traumata, Entzündungen im Kopfbereich z.B. an Zähnen, Mandeln oder Nebenhöhlen, Infekte oder Schwermetall- und Toxinbelastungen bei undichter Bluthirnschranke auftreten, führt zu einer verminderten Vagusfunktion und indirekt zum Leaky gut Syndrom.

Wir können festhalten:
Entzündungen im Körper schädigen diesen lokal und systemisch, also fern der Stellen, an denen man eine Entzündung ausmachen kann. Die Ursachen der Entzündung können vielfältig sein und tun doch im Grunde immer etwas Ähnliches. Sie stören die normalen Abläufe, die Folge sind Zerstörungen von Zellen und Zellverbänden, die man als Mikroverletzungen bezeichnen kann. Daraus ergeben sich weitere Störungen, die dann irgendwann ein größeres Ausmaß annehmen, nicht mehr örtlich begrenzt bleiben und eine Auswirkung auf alle Organsysteme einschließlich des Gehirns haben. Leichte Entzündungen bleiben lokal, sie können durchaus Symptome auslösen, müssen aber keine Darmwanddurchlässigkeitserhöhung bewirken. Erst in schweren Stadien einer Darmentzündung ist nahezu immer die Barriere gestört. Je stärker die Entzündung, desto wahrscheinlicher ist ein Leaky Gut Syndrom.
Wir wissen, dass das Immunsystem und seine Botenstoffe Signale im Körper verteilen. Wir sehen, dass ein Problem auf der Schleimhaut, egal wo im Körper, eine Reaktion aller Schleimhäute nach sich zieht. Die Schleimhäute sind also miteinander vernetzt und reagieren als Gesamtheit. Darmprobleme können somit auch die Schleimhäute in den Gelenken beeinträchtigen und zu Gelenkproblemen führen. Sie beeinflussen die Atemwegsschleimhäute und können zu Infektanfälligkeit, Asthma etc. beitragen. Eine intakte Schleimhaut im Darm, der nun mal die mit Abstand größte Schleimhautfläche hat, führt zu mehr Gesundheit überall im Körper.

Die Gehirn-Darm-Achse

Innere Organe, wie z.B. den Darm, die Nieren oder das Herz können wir nicht willentlich beeinflussen. Wir können dem Herzen nicht aktiv sagen, dass es langsamer oder schneller schlagen soll, den Nieren können wir nicht bewusst mitteilen, dass sie mehr Urin produzieren sollen und auch dem Darm können wir nicht befehlen, sich zu entspannen. Diese Organe werden von einem eigenen System innerhalb des gesamten Nervensystems gesteuert. Und weil wir es eben nicht aktiv ansteuern können, sondern es ohne unser aktives

Zutun dafür sorgt, dass Herz, Niere oder Darm ihre Funktion erfüllen und sich an Belastungen anpassen, nennt man es autonomes oder vegetatives Nervensystem. Es besteht aus zwei Komponenten, einem aktivierenden Teil, der Sympathikus genannt wird und einem hemmenden Teil, der Parasympathikus genannt wird. Man kann sich das wie Gas und Bremse beim Auto vorstellen. Der Sympathikus gibt immer Gas und der Parasympathikus bremst. Bei einem ausgeglichenen Verhältnis zwischen Aktivierung und Hemmung, also zwischen Gas und Bremse, leben wir gesund. Wenn wir z.B. uns körperlich anstrengen, geht der Sympathikus aufs Gas und der Parasympathikus bremst weniger. Wir werden leistungsfähiger, weil der Sympathikus überwiegt. In Phasen, in denen wir uns erholen, hat der Parasympathikus die Oberhand.

Während der Sympathikus aus Nervenfasern aus verschiedenen Wirbelsäulenabschnitten besteht, ist der Parasympathikus durch einen einzigen Nerven vertreten, der aus dem Hirnstamm kommt und sich im Körper verzweigt, dem Vagusnerv. Alle inneren Organe werden von dem „wandernden Nerven“ oder lateinisch: Nervus vagus, und seinen Gegenspielern aus dem Sympathikus beeinflusst. Dabei können beide Informationen von den Organen zum Gehirn liefern und umgekehrt Informationen oder „Befehle“ aus dem Gehirn zu den Organen transportieren. Während der Sympathikus alles tut, was nötig ist, damit der Organismus kämpfen und sich bei Bedrohung retten kann, ist die Aktivität des Parasympathikus auf Erneuerung, Erholung, Regeneration und Vermehrung ausgerichtet.

Das vegetative Nervensystem wir von zwei Gegenspielern gebildet: dem Sympathikus und dem Parasympathicus. Sie funktionieren wie Gaspedal und Bremse im Auto.

Der Sympathikus ist also unser Flucht und Kampf-System. Er tut alles, was man zum Kämpfen oder Weglaufen und „sich Retten“ benötigt.
Er steigert:

- Herzfunktion und Blutdruck
- Durchblutung und Muskelspannung in Skelettmuskeln und Herz
- Energiegewinnung in Muskeln und Leber
- den Stoffwechsel in den Zellen

Die Atemfunktion wird unterstützt durch z.B. die Erweiterung der Bronchien, damit mehr Luft und damit auch mehr Sauerstoff bereitsteht. Die Schließmuskeln werden aktiviert und haben eine besonders hohe Spannung, weil Stuhlgang und Wasserlassen im Kampf oder auf der Flucht hinderlich sind. Der Sympathicus hemmt oder reduziert gleichzeitig die Aktivität von Darm und Niere, reduziert die Durchblutung in den nicht für den Kampf wichtigen Organen zugunsten von Herz und Muskeln. Er hemmt die Sekretion von Speicheldrüsen und Bauchspeicheldrüse, wirkt also der Verdauung entgegen. Der Parasympathikus regelt alles genau entgegengesetzt. Wenn also unser Sympathikus-Parasympathikus-System nicht in der Balance ist, funktionieren wir nicht richtig. Zuviel Parasympathikus macht uns schlapp. Zuviel Sympathikus aber stört Darmdurchblutung, Verdauung und Nährstoffaufnahme. Stress bedeutet eine Überaktivierung des Sympathikus mit den entsprechenden Folgen für den Darm und die Verdauung.

Der Darm enthält zusätzlich ein eigenes, nahezu autonomes, Nervensystem, dass aus etwa 10^8 (100 Millionen) Nervenzellen besteht. Dem stehen nur etwa 2000 präganglionäre parasympathische Axone (lange Nervenendigung einer Nervenzelle) von Nervenzellen des N. vagus gegenüber. Das bedeutet, dass der Einfluss des Gehirns vergleichsweise gering ist. Das so genannte Darmnervensystem, dessen Neurone vorwiegend im Plexus myentericus (Auerbach) und Plexus submucosus (Meissner) liegen, steuert Nahrungstransport, Resorption und Sekretion im Darmbereich weitgehend autonom. *Quelle: Schmidt-Thews-Lang, Physiologie des Menschen, Springerverlag, 28. Auflage, 2000, ISBN 3-540-66733-4*

Eine Denervierung (Abtrennung der von außen kommenden Nerven) von Parasympathikus und Sympathikus beeinträchtigt die Darmfunktion nur marginal. Nach heutiger Auffassung beeinflussen die sympathischen und parasympathischen Systeme des vegetativen Nervensystems das Darmnervensystem modulierend im Sinne von Gas und Bremse, um im Bild zu bleiben. Wesentlichen Einfluss haben Sympathikus und Parasympathikus aber auf die Funktion der Speicheldrüsen, der Sphinkteren (Schließmuskeln) und die Motilität des Darms. Parasympathische Effekte sind die Zunahme der Motilität und die Erschlaffung der Sphinkteren, der Sympathikus reguliert im entgegengesetzten Sinne *(Quelle: Schmidt-Thews-Lang, Physiologie des Menschen, Springerverlag, 28. Auflage, 2000, ISBN 3-540-66733-4)*. Weil es einen solchen engen Zusammenhang zwischen Nerven und Darm gibt und weil sich verschiedene Systeme regulatorisch im Darm beteiligen, können Störungen der Nervenfunktion zu Darmfunktionsproblemen werden. Wenn Nervenzellen im Darm auf Reize und Botenstoffe reagieren, darf man davon ausgehen, dass auch im Gehirn eine Mitreaktion auf die gleichen Stoffe erfolgt. Man spricht in diesem Kontext von einer Darm-Hirn-Achse (englisch: gut brain axis) oder Gehirn-Darm-Achse.

Besteht eine Hirndegeneration, gehen also Nervenzellen im Gehirn zugrunde, dann ist es logisch, dass der gleiche Mechanismus auch die Nerven des „Darmgehirns" degeneriert. Möglicherweise sogar alle Nerven im Körper. Beim Krankheitsbild der Polyneuropathie kommt es durch Schädigungen der Nerven zu Symptomen, wie Brennen, Schmerzen, Taubheitsgefühl oder Gefühllosigkeit, Muskelzucken und Muskelschwäche. Diese Symptome können wir direkt spüren und sie führen die Betroffenen direkt zum Arzt. Was wir nicht direkt spüren, sind mögliche Störungen der Darmbewegung, der Sekretion von Verdauungssäften etc.. Deswegen kann sich eine Polyneuropathie, für uns zunächst unmerklich, auch auf die Darmnerven und deren Funktion auswirken.

Die Ursachen einer Polyneuropathie können vielfältig sein und sollen hier nicht im Einzelnen diskutiert werden. Grundsätzlich darf man aber annehmen, dass etwas, das das Hirn schädigen kann, dass ja von einem besonderen Schutzmechanismus, der Blut-Hirn-Schranke, geschützt ist, auch andere Nervenzellen beeinträchtigen kann. Wegen ihrer großen Zahl dürften die Neurone des Darmnervensystems mit betroffen sein. Verdauungsprobleme bei neurodegenerativen Erkrankungen sind bekannt. Manchmal sind Darmprobleme das erste Zeichen einer Neurodegeneration. So ist bei der Parkinson'schen Erkrankung nachgewiesen worden, dass die Neurodegeneration im Darm vor der im Gehirn auftreten kann. Verstopfungssymptome sind teils Jahre vorher festzustellen, bevor es zum Tremor (Muskelzittern) kommt. Wenn man also chronische und zunehmende Magen-Darm-Symptome hat, sollte man sich auch das Gehirn ansehen. Es besteht die Möglichkeit, dass eine beginnende Neurodegeneration im Gehirn zum Versagen der Darm-Hirn-Achse führt.

Darmhormone, die auch im Gehirn wirken

Die Wechselwirkungen zwischen Darm und Gehirn sind derzeit Gegenstand intensiver Forschung. Es scheint so, dass Peptide und Hormone aus dem Darm das Gehirn nachhaltig beeinflussen. Das betrifft sowohl das Immunsystem des Gehirns hinter der Blut-Hirn-Schranke als auch die Neurotransmitterfunktion und ihren Signalweg. Studien bringen Darmpeptide mit Erkrankungen wie Depression, Parkinson'sche Erkrankung, Schizophrenie, Stimmungsschwankungen und Gedächtnisverlust in Verbindung.

So wurde nachgewiesen, dass **Ghrelin**, ein Darmpeptidhormon, dass das Sättigungsgefühl regelt, im Hippocampus Erinnerungsfähigkeit und Lernfähigkeit verbessert und, zumindest im Tierversuch, angstlösend wirkt.

Substanz P ist eine im Gehirn und von weißen Blutkörperchen freigesetzte Substanz, die an der Regelung der Schmerzempfindlichkeit und bei Depression eine Rolle spielt. Sie wirkt im Gehirn einer Psychose entgegen und scheint an der Entstehung von Schizophrenie beteiligt. Entzündungen im Darm können zu einer erhöhten Freisetzung von Substanz P führen.

Neurotensin regelt die Freisetzung von Magensäure, die Freisetzung des den Zuckerspiegel steigernden Glucagons (Hormon der Bauchspeicheldrüse) und regt die Darmbewegung an. Neurotensin steht in enger Verbindung zum Dopamin-System. Dopamin ist der Neurotransmitter, der Glücksgefühle und Gefühle der Wertschätzung steigert. *(Fetisov SO et al:The new link between gut-brain-axis and neuropsychiatric disoreders. Curr Opin Clin Nutr Metab Care, 2011 Sep;14(5):477-82)*

Galanin ist ein aus 30 Aminosäuren bestehender Neurotransmitter, der im Nervensystem die Freisetzung anderer Botenstoffe beeinflusst und möglicherweise indirekt mit der Entstehung von Alzheimer-Erkrankungen in Verbindung steht. Galanin wirkt auch auf die Darmbewegungen.

Cholecystokinin, ein zuerst in der Bauchspeicheldrüse gefundener Botenstoff, regelt die aktive Kontraktion der Gallenblase (Cholecystokinin = Gallenblasenbeweger), die Bewegung des Dünndarms und führt zur Steigerung der Abgabe von Verdauungssäften durch die Bauchspeicheldrüse. Im Gehirn ist es an der Regelung von Angst und Panik beteiligt. Cholecystokinin wirkt also sowohl im Verdauungstrakt als auch als Neurotransmitter im Gehirn. *(Yang J et al: The relationship between SNP of cholecystokinin gene and certain mental status and ist forensic significance.FaYiXueZaZhi.2008 Aug;24(4);284-7)*

Verschiedenste Zytokine (entzündungsmodulierende Botenstoffe des Immunsystems) und wohl auch andere Peptide erweitern diese Liste. Die Forschung wird zeigen, dass es eine größere Anzahl von Botenstoffen gibt, deren Wirkorte wir zunächst im Verdauungstrakt vermuten und die sich dann als aktiv bei hirnorganischen Funktionsprozessen erweisen werden. Es gibt verschiedene Wege, über die Gehirn und Verdauungstrakt miteinander kommunizieren. Vielleicht ist Ihnen schon einmal aufgefallen, dass sich nach dem Verzehr eines bestimmen Lebensmittels ihr Gemütszustand geändert hat? Vielleicht haben Sie ein Völlegefühl gehabt und stellen in der Rückbetrachtung fest, dass Sie z.B. aggressiv oder unausgeglichen wurden? Oder sie konnten sich schlecht konzentrieren?

Da Nahrungsmittel auch immer Futter für die Darmbakterien sind, beeinflusst unsere Ernährung auch die Zusammensetzung der Darmbakterien untereinander. Dass die Mikrobiota mit dem Immunsystem wechselwirkt und wie eben beschrieben auch Effekte auf die Hirnfunktion hat, ist offensichtlich. Deswegen sind alle Faktoren, die die Darmmikrobiota verändern, potenziell auch in der Lage, die Hirnfunktion zu verändern. Stimmungsschwankungen sind da nur ein Beispiel. Stress, Fastfood, Mangelernährung, wiederholte Antibiotikaeinnahme, sehr einseitige Ernährung mit viel kurzkettigen Kohlenhydraten und andere Faktoren wie Schlafmangel, körperliche Inaktivität oder Medikamenteneinnahme können die Mikrobiota belasten und aus dem Gleichgewicht bringen und zu einer Vermehrung schädlicher oder unerwünschter Bakterien führen. Das wiederum beeinflusst dann auch die Gehirnfunktion.

Für das Leaky gut-Syndrom (undichter Darm) ist der Zusammenhang mit schweren Depressionen bewiesen. Durch die undichte Darmwand dringen Bakterien ein, die in ihrer Membran Lipopolysaccharide (LPS) tragen. Diese Membranmoleküle stellen einen Trigger (Verstärkungsfaktor oder Auslöser) für Entzündungen dar. Die Entzündung der Darmwand erhöht ihre Durchlässigkeit und macht das Leaky gut-Syndrom schlimmer. Gelangen die LPS z.B. als Zellmembranteile eines abgetöteten Bakteriums ins Blut, wird die Entzündung auf den gesamten Körper ausgedehnt. Dabei reagiert das Gehirn mit. Die Blut-Hirn-Schranke wird durchlässig, der Hirnstoffwechsel ändert sich und es kommt zur Depression. Man nennt dieses Modell das Zytokin-Modell der Depression. Ähnliches gilt für M. Parkinson. Die bisher übliche Idee, dass ein Mangel an Neurotransmitter durch ein Absterben der Nervenzellen der Substanzia nigra die Erkrankung auslöst, ist dazu kein Widerspruch. Das Zytokin-Modell liefert nur eine Erklärung, warum es zu einer Entzündung auch im Gehirn kommt und deswegen Nervenzellen absterben.

Grundsätzlich können durch den undichten Darm Fremdstoffe in das Gewebe und das Blut gelangen, die eine Entzündung auslösen, die nicht nur das periphere, sondern auch das Immunsystem des Gehirns aktiviert. Die Folge ist eine Gehirnentzündung und ein Absterben von Nervenzellen, wie sie bei verschiedenen degenerativen Hirnerkrankungen gesehen werden. Das erklärt auch, warum jeglicher chronische Entzündungsherd im Körper zu Entzündungen und Symptomen an anderer Stelle führen kann und warum das Gehirn oft mitreagiert.

In einer Studie, die in der angesehenen Fachzeitschrift „The Lancet“ publiziert wurde, wurde in Patienten mit chronischen Darmentzündungen im Gehirn Defekte der Weißen Substanz gefunden. Genauer gesagt, 42% der Patienten mit Morbus Crohn und 46% der Patienten mit Colitis ulcerosa zeigten Hirnveränderungen in der Weißen Substanz, die denen von Multipler Sklerose entsprachen *(Geissler A et al, Focal white-matter lesions in brain of patients with inflammatory bowel disease, Lancet 1995 Apr.8;345(8954):897-8).* Das wirft ein neues Licht auf die Multiple Sklerose, von der wir ja den eigentlichen Auslöser nicht kennen. Wenn der Darm oder das Gehirn entzündet sind, gibt es keine Schmerzen. Weder das Gehirn noch die Darmschleimhäute haben Schmerzfasern. Statt Schmerzen können

Symptome auftreten, wie ein aufgedunsener Bauch und Brainfog. Brainfog, wörtlich übersetzt Gehirn-Nebel, zeigt einen Zustand verlangsamter Gehirnfunktion an. Während die Entzündung im Darm also eine Erschlaffung des Darms auslöst, bewirkt sie im Gehirn eine Verlangsamung der Informationsübertragung (BrainFog).

Typische Symptome einer geschädigten Gehirn-Darm Achse

- Schwierigkeiten Nahrung zu verdauen
- Verstopfung oder unnormaler Stuhlgang
- Vermehrte Gasbildung und Darmwinde
- Blähbauch nach dem Essen
- Unverträglichkeiten von Nährstoffen wie Eiweiß, Kohlenhydrate und/oder Fette,
- Häufiges Unwohlsein im Bauch nach dem Essen

Wir wissen, dass alle diese Symptome aus verschiedensten Gründen, die in diesem Buch ausgiebig beschrieben werden, auftreten können. **Aber:** Wenn die Gehirnfunktion eingeschränkt scheint und man gleichzeitig chronische Bauchbeschwerden hat, muss man daran denken, dass das Gehirn und seine Funktionseinschränkung eine wesentliche Ursache für die Darmprobleme sein kann und man, ohne diese zu behandeln, auch die Darmprobleme nicht wird lösen können. Ist das Gehirn irreparabel geschädigt, ist eine Normalisierung der Darmfunktion nicht zu erwarten. Die Gleichzeitigkeit von Hirnfunktionsstörung mit Darmbeschwerden bzw. deren Verschlechterung muss aufhorchen lassen.

Das Gehirn spielt eine Hauptrolle in der gastrointestinalen Funktion, dazu gehört die Steuerung der Motilität der Nahrung im Darm, die Freisetzung von Verdauungsenzymen, die Regulation des Blutflusses, der die aufgenommenen Nährstoffe transportiert, die für einen gesunden und funktionierenden Darm nötig sind. Ein geschädigtes Gehirn bzw. Nervensystem wird zu Defiziten in den eben genannten Funktionen führen.

Ich beziehe mich dabei nicht auf irgendeine voll ausgeprägte neurologische oder gastrointestinale Erkrankung, sondern auf die generelle reduzierte Gehirnfunktion – schlechtes Erinnerungsvermögen, Schwierigkeiten Worte zu finden, Schwierigkeiten Neues zu lernen, die zu einer zunehmenden Schwierigkeit führt, Nahrungsmittel zu verdauen, Blähbauch und vermehrte Gasbildung, wechselnder Stuhlgang mit Verstopfung und Durchfällen. Die moderne Medizin, bei der Ärzte sich auf einzelne Organe spezialisieren und die Zusammenhänge aus den Augen verlieren, übersieht diese Probleme oder schiebt sie auf das Altern. Das Gehirn bekommt dauerhaft Mitteilungen, die man präsynaptische (Eingangs-) Signale (presynaptic input) nennt und sendet permanent

Mitteilungen, die man postsynaptic output (Ausgangssignale) nennt. Die eingehenden Informationen stammen aus den Augen, dem Geruchssinn, dem Geschmackssinn, den Ohren, der Haut, den Lagesensoren, den Muskeln und Gelenken, aber auch aus dem Darm, der Leber, der Niere, dem Herzen, den Blutgefäßen – eigentlich dem gesamten Körper. Diese Eingangssignale bewirken eine Hirnaktivität, genauer, sie sorgen dafür, dass bestimmte Nerven feuern. Je mehr die Nerven arbeiten, desto fitter und gesünder bleiben sie. Man kann das mit Muskeltraining vergleichen. Das Gehirn verarbeitet die Eingangssignale und sendet dann Mitteilungen an die verschiedenen betroffenen Teile des Nervensystems. Das ist der postsynaptische Output. Es gibt grundsätzlich zwei Wege der Reaktion, die die Ausgangssignale ansteuern. Das erste ist das motorische System, das wir willkürlich steuern können. Es bewegt unsere Skelettmuskeln. Das macht etwa 10% des Hirnoutputs aus. Das zweite System ist das autonome Nervensystem, das wir nicht willkürlich steuern können und das 90% des Outputs abkriegt.

Das bedeutet, dass die meisten Informationen, die unser Gehirn permanent bekommt, die Steuerung des Körpers betreffen. Es werden Areale des Hirnstammes aktiviert, die in Verbindung stehen mit der Kontrolle der Herzfrequenz, des Blutdrucks, der Atmung und der Verdauung und allen nicht willkürlich steuerbaren Funktionen. Diese Steuerung nimmt 90% der Hirnleistung in Anspruch. Wenn nun das Gehirn altert, schlecht funktioniert, dann funktioniert auch diese Steuerung schlechter, weil die entsprechenden Zentren nicht mehr aktiviert werden. Und fehlende Aktivität macht krank und führt auf der Ebene der Nervenzellen zu einer Degeneration. Wenn die Steuerung von autonomen Funktionen schlechter wird, betrifft das nicht nur Blutdruck, Herzfrequenz und Atmung, sondern auch die Verdauung.

Beispielsweise aktiviert das Gehirn den Hirnstamm, dieser aktiviert den Vagusnerv und dieser stimuliert das Darmnervensystem, dass die Muskeln für die Peristaltik, also die Darmbewegungen, die den Speisebrei im Darm bewegen, steuert. Kommt aus dem Gehirn nicht genügend Aktivierung am Hirnstamm an, ist auch die Vagusfunktion reduziert, damit fehlt die Stimulierung des Darmnervensystems und das kann zu einer nicht ausreichenden Darmmotilität führen. Die Folge können Verstopfungen sein. Wenn der Speisebrei nicht transportiert wird, können nicht nur ausscheidungspflichtige Giftstoffe aus dem Darm zurückresorbiert werden (Autointoxikation), es kann auch dazu führen, dass bestimmte Bakterien länger als vorgesehen auf den Speisebrei Zugriff haben und sich zu stark vermehren, das es gärt und dass sich der pH-Wert verschiebt und Bakterien und Pilze im Wachstum begünstigt, die normalerweise dort nicht in dem Maße gedeihen können. Es kommt zu einer Fehlbesiedlung durch Bakterien (overgrowth-syndrom).

Immer, wenn jemand außer über Verstopfungsbeschwerden auch über eine nachlassende Hirnfunktion klagt, muss man an die möglicherweise geschädigte Hirn-Darm-Achse denken. Jemand mit einer Hirnfunktionsstörung bekommt zuerst eine gestörte Verdauung bevor er die Kontrolle über Blase- und Darmentleerung verliert.

Während Babys entwicklungsbedingt noch keine funktionierende Hirn-Darm-Achse haben, ist beim alternden Menschen die Hirndegeneration Ursache der Störung dieser Verbindung.

Bei Kindern entwickelt sich die Fähigkeit zu krabbeln, dann zu gehen und zu sprechen parallel zur Fähigkeit feste Nahrung zu sich zu nehmen und diese zu verdauen. Kinder mit Entwicklungsverzögerung zeigen auch eine Dysfunktion der Hirn-Darm-Achse. Sie tragen länger Windeln und lernen verzögert sprechen und laufen und haben nicht selten auch Verstopfungen.

Wenn die Hirn-Darm-Achse schwächer wird, dann wird auch die Magensäurebildung, die normalerweise durch den Vagusnerv stimuliert wird, weniger. Weil die Magenenzyme einen sauren pH-Wert benötigen, um optimal zu funktionieren, nimmt die Fähigkeit ab, Eiweiß zu verdauen. Betroffene Menschen haben nach Genuss eiweißreicher Nahrung oft das Gefühl, einen Stein im Magen zu haben. Die Eiweiße zersetzen sich im Magen im Sinne von Fäulnis, was nicht nur Gasbildung, sondern auch eine saure Umgebung nach sich zieht. Viele dieser Menschen werden als Reflux-Patienten diagnostiziert. Ursache ist aber nicht eine überschießende Säurebildung durch Magensäure, sondern eigentlich eine Vagusschwäche mit der Konsequenz, dass die zum richtigen Zeitpunkt zu bildende Magensäure fehlt oder nicht ausreicht, eine geordnete (Eiweiß-) Verdauung zu garantieren.

Enzyme der Bauchspeicheldrüse verdauen Stärke und Fett, während die Gallenflüssigkeit, die die Gallenblase freisetzt, zur Emulgierung (Verbindung von Fett mit Wasser) der Fette benötigt wird. Ist die Vagusfunktion zu schwach, dann werden die Bauchspeicheldrüsen-Enzyme und die Gallenflüssigkeit nicht richtig abgegeben und Stärke oder Fette nicht richtig verdaut. Möglicherweise ist das auch ein Faktor neben anderen, der die Gallensteinbildung begünstigt. Wir wissen heute, dass nicht der Vagus alleine für die Freisetzung der Enzyme und Säfte im Rahmen der Verdauung verantwortlich ist, dass lokale Botenstoffe eine wichtige Funktion bei der Steuerung dieser Vorgänge haben. Dennoch kann eine verringerte Hirnfunktion zu Verdauungsstörungen und Fehlernährung führen.

Leaky gut durch Nervenfunktionsstörungen?

Ein geschädigter Vagusnerv kann auch zu einer erhöhten Darmpermeabilität (Darmdurchlässigkeit) führen. Wie schon oben beschrieben, nennt man diesen Zustand Leaky gut, undichter Darm. Ich möchte aus Verständnisgründen aber noch einmal wiederholen: Normalerweise sind beim gesunden Darm die Zellen der Darmoberfläche fest über enge Verbindungen (tight junctions) miteinander verbunden und bilden eine nicht leicht zu überwindende Barriere. Bei einer gesunden Verdauung in einem gesunden Darm können niedermolekulare Substanzen durch die Schleimschicht und die tight junctions diffundieren. Signalproteine können die Tight junctions öffnen und schließen und so den Durchtritt von Nährstoffen durch die Barriere kontrollieren.

Beim geschädigten Darm kann diese Kontrolle versagen und so unverdauten Nahrungsbestandteilen, Eiweißen, Bakterien und Pilzen und anderen schädlichen Substanzen ermöglichen, durch die erste Zellschicht in die Darmwand und sogar in Blut und Lymphe zu gelangen. In der Darmwand kann sich eine Entzündung ausbilden. Eine der Reaktionen auf das Eindringen von unerwünschten Substanzen und Mikroorganismen ist die Bildung einer verdickten Schleimschicht an der Entzündungsstelle, die das weitere Eindringen von unerwünschten Stoffen verhindern soll.

Unerwünschte Nebenwirkung dieser Reaktion ist, dass kleine Moleküle in der Schleimschicht zurückgehalten werden, während größere passieren können. Es entsteht also einerseits eine undichte Darmwand, andererseits eine Mangelernährung durch eine reduzierte Aufnahme niedermolekularer Stoffe.

Menschen mit einem Leaky gut Syndrom haben außerdem durch die fehlerhafte Aufnahme unerwünschter Substanzen eine permanente Immunaktivierung, weil sich das Immunsystem der Substanzen annehmen muss. Das kann zu Entzündungssymptomen wie Schmerzen, Nahrungsmittelunverträglichkeiten, Hitzewallungen, Hautausschlägen, Müdigkeit und Kopfschmerzen führen und auch das Gehirn mit belasten.

Eine eingeschränkte Gehirngesundheit, sei es durch entzündliche Degeneration oder ein Trauma, spielt eine Rolle beim Leaky gut Syndrom, weil die Vagusaktivität gemindert wird. Reduzierte Vagusaktivität führt zu einer verminderten Durchblutung der Darmwand und zu einer gestörten Funktion und verminderten Regeneration. (Die Zellen der Darmoberfläche erneuern sich alle 3-5 Tage).

In Kombination mit den anderen Konsequenzen einer eingeschränkten Funktion des Nervus Vagus (Säuremangel, reduzierte Darmbewegung, reduzierte Freisetzung von Enzymen, bakterielle Überwucherung und Pilzwachstum) entsteht eine erhöhte Darmwanddurchlässigkeit, eben das Leaky gut Syndrom.

Wie kann man eine eingeschränkte Vagusfunktion erkennen?

Da der Vagus auch für die Darmbewegungen verantwortlich ist, kann man mit einem Stethoskop die Darmgeräusche beurteilen. Eine Verminderung der Darmgeräusche kann auf eine Vagusschwäche hinweisen. Der Vagusnerv ist zusammen mit einem anderen Nerven, dem Nervus glossopharyngaeus, auch verantwortlich für das Anheben des Zäpfchens im Mund. Bei der Inspektion des Mund-Rachenraumes sollte sich beim „AAAA"-Sagen, das Zäpfchen anheben. Bewegt es sich nicht oder kaum, kann auch das einen Hinweis auf eine Vagusfunktionsstörung geben.

Jeder kennt die Situation, dass man, wenn man etwas tief in den Hals steckt, einen Würgereiz bekommt, der bis zum Erbrechen gehen kann. Menschen mit Ess-Brech-Sucht nutzen beispielsweise diesen Reflex, um ihr aufgenommenes Essen wieder los zu werden. Bei Menschen mit einer Schwäche des Nervus vagus arbeitet der Würgereflex schlecht.

Der Hustenreflex stellt sicher, dass wir unsere Atemwege freihalten. Gelangt etwas Festes, wie Flüssigkeit oder Speisen, in die Luftröhre bekommen wir einen Hustenanfall, der so lange dauert, bis die Atemwege wieder frei sind. Die Reizung der Wand der Luftröhre und des Kehlkopfes werden von den sensiblen Fasern des Vagusnervs aufgenommen und in das Gehirn weitergeleitet. Dort entsteht der Hustenreflex, an dem neben dem motorischen Anteil des Vagusnervs auch der Nervus hypoglossus beteiligt ist. Hustenmittel, die den Hustenreflex unterbinden sollen, wie z.B. Codein, hemmen auf der neurologischen Ebene im Hirnstamm die Umschaltung der eingehenden Signale auf die ausgehenden, die Muskulatur zum Zusammenziehen stimulierenden, Nervenfasern. Die für die Hustenbewegung nötigen Muskeln werden gehemmt. Eine bekannte Nebenwirkung von Codein und z.B. Opiaten ist eine Verstopfung. Sie kann ebenfalls durch die Hemmung des Vagusnervs begründet werden, der alle inneren Organe, also auch den Darm, versorgt. Hemmt man also den Husten durch eine Nervenhemmung, werden alle anderen Funktionen des Nervs mit beeinträchtigt,- in diesem Fall auch die Stimulierung der Darmbewegungen, die dadurch entfällt. Haben

Menschen ohne Medikamenteneinnahme einen eingeschränkten Würge- oder Hustenreflex kann das ein Zeichen einer reduzierten Vagusnervenfunktion sein.

Sind diese Befunde zu erheben und gleichzeitig bestehen eine reduzierte Hirnfunktion und Verdauungsprobleme, dann ist das ein deutlicher Hinweis auf eine gestörte Darm-Hirn-Achse. Die Gabe von Verdauungsenzymen als Kapseln mag die Darmfunktion bessern, aber es macht durchaus Sinn, sich auch um das Gehirn zu kümmern.

Wie stärkt man den Vagusnerv?

Wie auch Muskeln benötigen Nerven ein regelmäßiges Training, um gut zu funktionieren und gesund zu bleiben. Ohne Stimulierung verkümmern sie, verlieren die Verbindungen mit anderen Nerven und somit ihre Funktion.

Wie oben beschrieben laufen ca. 90% der Signale, die das Gehirn aussendet, über den Hirnstamm, von dem der Vagusnerv entspringt. Wenn das Gehirn nicht richtig funktioniert, erfolgt die Aktivierung (= Stimulation) des Hirnstammes entsprechend schlechter und auch der Vagusnerv bekommt weniger Stimulation. Früher dachte man, das Gehirn sei mit der Geburt fertig und ändere sich nicht mehr. Seit weniger als 100 Jahren ist aber bekannt, dass sich auch unser Gehirn wechselnden Anforderungen anpasst. Genauso wie man Muskeln durch Benutzung kräftigen kann und das auch sieht, verändern sich Nervenzellen unter Benutzung und bilden vermehrt Kontakte (Synapsen) zu anderen Nervenzellen im Sinne einer Anpassung an neue Anforderungen. Diese Fähigkeit nennt man Neuroplastizität. Neuroplastizität beschreibt die Fähigkeit des Nervensystems oder einzelner Funktionskreise des Nervensystems sich auch in höherem Alter zu verändern, neue Verbindungen zu knüpfen und neue Funktionen zu erlernen. Die regelmäßige Nutzung des Gehirns verstärkt bestehende Nervenkontakte. Das Erlernen von Neuem, sowohl in Bezug auf Information als auch in Bezug auf Bewegung, führt zur Ausbildung neuer Kontakte zwischen Nervenzellen oder ganzen Hirnareale.

Das bedeutet, dass man Nerven bzw. das Nervensystem durch Training stärker machen kann. Um den Vagusnerv, der unsere Darmbewegungen mit reguliert, zur trainieren und zu aktivieren, gibt es Übungen, die man leicht zu Hause machen kann.

Gurgeln

Der Vagusnerv aktiviert die Muskeln an der Rückseite des Rachenraumes, die wir beim Gurgeln brauchen. Durch das Gurgeln wird der Vagusnerv stimuliert und das kommt dem gesamten Nerv zugute, also auch dem Teil, der für die Stimulierung der Darmfunktionen zuständig ist. Hierzu sollte man mehrmals täglich ein großes Glas Wasser zu sich nehmen und dabei jeden Schluck lange und tief genug gurgeln, um es ein wenig anstrengend zu machen. Nur so setzt man den nötigen Reiz für den Nerven. Wenn es nicht anstrengend ist, bringt es nichts, das kennen wir auch vom Muskeltraining. Wie auch bei Muskeln kann man nicht nach 3 Tagen erwarten, dass ein Trainingseffekt einsetzt, man muss das schon mehrere Wochen tun.

Lautes Singen

Singen ist sicherlich nicht jedermanns Sache und bei so manchem ist die Nachbarschaft auch nicht erfreut, wenn man laut Musik hört und dazu singt. Als Alternative bietet sich das Auto an, in dem die meisten Leute in Deutschland alleine sitzen, wenn sie zur Arbeit fahren. Lautes Singen, so laut man irgend kann, fordert die hinteren Rachenmuskeln und stimuliert so den Vagusnerv.

Würgereiz

Wie besprochen hat auch der Würgereiz seinen Ursprung in Teilen des Vagusnerven. Zwingt man den Vagusnerv, den Würgereiz auszulösen, trainiert man ihn gleichzeitig. Man kann also mit einem Zungendrücker oder einem Löffel im Rachen VORSICHTIG einen beginnenden Würgereiz auslösen. Es sollte kein Erbrechen ausgelöst werden, aber man darf spüren, dass sich der Rachen zusammenzieht. Man reizt die Rezeptoren, die den Würge oder Hustenreflex auslösen und aktiviert so die gesamte Nervenaktivität.

Kaffee-Einläufe

Einläufe in den Enddarm mit Flüssigkeiten unterschiedlichster Art sind seit Jahrhunderten ein probates Mittel bei Verstopfungen und Vergiftungen. Den Darm zu dehnen, indem man Flüssigkeit in ihn laufen lässt, stimuliert den Vagusnerv, der die Darmwandspannung mit reguliert. Der Nebeneffekt von Einläufen ist, dass bei Verstopfung der Kot mit Wasser in Berührung kommt und weicher wird, die Darmwand befeuchtet wird und so der Kot leichter ausgeschieden werden kann. Das schafft Entlastung im Darm und reduziert den Bauchdruck.

Wenn ausscheidungspflichtige Substanzen im Darm zu lange verweilen, kommt es zu einer Wiederaufnahme dieser Substanzen in den Körper. Diese müssen wieder von der Leber bearbeitet und zur

Ausscheidung gebracht werden belasten so die Leber zusätzlich. Außerdem kommt es zu Verschiebungen in der Dickdarmmikrobiota mit Folgen für die Zellernährung der Dickdarmzellen und die Bildung antientzündlich wirkender kurzer Fettsäuren.

Regelmäßige Stimulierung des Vagus durch Einläufe führt zu neuroplastischen Reaktionen und kann die Vagusfunktion insgesamt verbessern. Wenn allerdings jemand an einer schweren Hirndegeneration leidet, wird die nachlassende Hirnfunktion die Effekte durch die Stimulation überwiegen. Die stärkste Stimulation erfährt der Vagusnerv immer über das Gehirn und den nachgeschalteten Hirnstamm.

Ich empfehle Kaffee-Einläufe. Kaffee hat den positiven Effekt, dass das Koffein die cholinergen Rezeptoren direkt stimuliert, also die Vagusfunktion unterstützt. Das bedeutet, dass das Koffein an die besonderen Rezeptoren des Vagusnerven, die normalerweise von einem Botenstoff namens Acetylcholin aktiviert werden, auch direkt beeinflussen kann und so ähnlich wie der natürliche Botenstoff wirkt. *(Siehe auch mein Newsletter 4/2014 auf www.tank-deutschland.de)*

Wer schon einmal Zäpfchen angewendet hat, weiß, dass der Wirkstoff im After aufgenommen wird und im gesamten Körper wirkt. Venöses Blut aus dem Darm und insbesondere auch aus dem Enddarmbereich fließt zu großen Teilen direkt der Leber zu. Medikamente, die im Enddarm aufgenommen werden, gelangen also gut ins Blut und auch gut zur Leber. Das Koffein eines Kaffeeeinlaufes wird an Magen und Dünndarm vorbei in den Blutkreislauf aufgenommen und weil, wie beschrieben, das meiste Blut aus dem Darm in die Leber fließt, die Leberfunktionen stimulieren. Man fühlt sich wacher, klarer, leichter. Koffein regt auch die Gallenblase an, was zur Unterstützung der Verdauungsfunktion und zur Ausscheidung der von der Leber entgifteten Verbindungen führt.

Grundsätzlich kann man reines Wasser oder Teezubereitungen benutzen, aber Kaffee hat eindeutige Vorteile. Der bekannte deutsche Krebstherapeut Max Gerson ließ seine Patienten, die in Krebsbehandlung waren, zur Entlastung der Leber und zur Unterstützung der Ausscheidung teilweise alle zwei Stunden einen Kaffeeeinlauf durchführen. Auch wenn man keine Verstopfung hat, ist die Vagusstimulation eine sinnvolle Maßnahme für die Gesundheit aller inneren Organe. Da aber die Hauptursache einer Vagusfunktionsstörung die fehlende Aktivierung durch das Gehirn ist, muss man sich auch um die Hirnfunktion kümmern und diese zu verbessern suchen.

Verbesserung der Hirnfunktion

Um zu funktionieren, benötigt das Gehirn:

- alle Nährstoffe in ausreichender und zueinander passender Menge
- eine ausreichend gute Durchblutung
- Stimulation

Menschen, die im Alter eine Arteriosklerose entwickelt haben, leiden darunter auch an den Blutgefäßen, die das Gehirn versorgen. Für Menschen mit dem Verdacht einer Hirndegeneration ist es vordringlich zu schauen, ob die großen Blutgefäße durchgängig sind. Sind die Verengungen zu groß, kann man eine das Blutgefäß aufweitende Drahtröhre (Stent) einlegen oder die Gefäße operativ ersetzen. Für die Verbesserung der Fließfähigkeit des Blutes werden Blutverdünner eingesetzt.

Eine der typischen Therapien, die Menschen mit Arteriosklerose bekommen, ist die medikamentöse Absenkung des Blutdrucks. Die Schulmedizin sieht erhöhten Blutdruck neben Rauchen, Stress, zunehmendem Lebensalter und anderen Faktoren als eine Mitursache von Gefäßveränderungen. Verkalkte Gefäße können platzen und damit z.B. zu Schlaganfällen führen. Den Blutdruck zu senken mindert einen der Risikofaktoren. Aus ganzheitlicher Sicht darf der Blutdruck nicht zu weit gesenkt werden. Wir sehen einen ansteigenden systolischen Blutdruckwert (das ist der erste, höhere Wert, der gemessen wird) bei Menschen, bei denen das Gewebe nach Nahrung schreit. Wenn die Durchblutung wegen arteriosklerotisch verengter Blutgefäße abnimmt, wird das Gewebe schlechter versorgt. Einzige Möglichkeit des Organismus zu reagieren ist die Weitstellung der Blutgefäße in dem betroffenen Abschnitt und die Erhöhung des Blutdruckes, um mehr Blut und damit Nährstoffe ans Ziel zu bringen. Senkt man den Blutdruck, arbeitet man gegen die sinnvolle Eigenregulation des Körpers. Ich halte einen Blutdruck von 160/90 für eine beim älteren Menschen gute Zielgröße und plädiere damit für die zu Beginn meiner Studienzeit gelehrten Werte für die Definition des Bluthochdruckes. Heute gilt laut Amer. Heart Association ein Blutdruck über 130/80 schon als erhöht.

Hat man die Durchblutung im Rahmen des möglichen optimiert, sollte man dafür sorgen, dass die nötigen Mikronährstoffe vorhanden sind. B-Vitamine und Mineralien werden im Darm gut aufgenommen, wenn man sich vorher um einen gesunden Darm bemüht hat. Informationen darüber, wie man das macht, finden Sie in diesem Buch genug. Fette sind oft ein Thema in der Ernährung, auch hier wird immer zur Restriktion geraten. Auch das ist aus ganzheitlicher Sicht nicht haltbar. Fette, insbesondere Cholesterin und Fettsäuren sind Hauptbestandteil der Zellmembranen, von denen 90% in den Zellen liegen und dort für eine funktionierende Kompartimentierung zu sorgen.

Hohes Serumcholesterin ist eine Störung der Leberfunktion und hat nichts mit dem Cholesterinkonsum zu tun. Nahrung mit viel gesunden Fetten ist in Bezug auf Herz-Kreislauf-Erkrankungen einer fettarmen und kohlenhydratreichen Ernährung vorzuziehen. Der Blutzucker muss gut eingestellt sein und darf keine Absenkungen zeigen. Ein instabiler Blutzucker mit Unterzuckerungsphasen sind Stress für den Körper. Dauerhaft erhöhter Blutzucker ist ebenfalls ein zu behandelndes Krankheitsbild, das vielfältige Störungen im gesamten Organismus unterhält. Nährstoffe, die Entzündungen vermindern, zu denen Arteriosklerose genauso gehört wie die Darmentzündungen und die Entzündungen im Gehirn, die zum Verfall führen, sind:

- Vitamin D
- Glutathion
- Resveratrol
- Curcumin
- (R) -Alpha-Liponsäure

Vitamin D – sind eine Gruppe von Molekülen, die sich alle in Fett lösen. Das für den Menschen wichtigste Vitamin D3 (25-Hydroxyvitamin-D3) wird durch UV-B-Bestrahlung in der Haut gebildet und zur Leber transportiert. Dort wird es bei Bedarf in die aktivere Form, das 1,25 Dihydroxy-Vitamin D3, umgewandelt. Die Halbwertszeit des 25-Hydroxyvitamin-D3-Blutspiegel [25(OH)D3] im Körper beträgt 19 Tage. Der tägliche Bedarf wird heiß diskutiert. Die Deutsche Gesellschaft für Ernährung (DGE) hat lange Jahre 200 IE als ausreichend bezeichnet, dann aber kommentarlos den Bedarf vervierfacht und empfiehlt nun 800IE/Tag. In den USA gibt es Spezialisten, die 5000IE für sinnvoll halten. Wie immer liegt die Wahrheit wohl in der Mitte. Ich gehe nach Messungen an meinen Patienten von einem Bedarf von 2000 und mehr IE pro Tag aus. So reich an Vitamin D3, dass man seinen Bedarf über die Ernährung decken kann sind nur Lebertran, sowie fette Fische wie Lachs, Hering, Sardine und Räucheraal, von denen man dann täglich 100 g oder mehr essen muss. In unseren Breiten reicht die Sonnenbestrahlung nicht das ganze Jahr aus, um ausreichend Vitamine D zu bilden. Lichtschutzmittel, die vor Sonnenbrand schützen und UVB blockieren, sorgen dafür, dass man auch bei ausreichender Bestrahlung nicht genügend Vitamin D bildet. Außerdem ist unsere Lebensweise mit der Bedeckung des Körpers durch Kleidung und dem überweigenden Aufenthalt in Gebäuden bei der Vitamin D-Bildung hinderlich. Ich plädiere deshalb dafür, von Oktober bis Mai Vitamin D3 als Medikament zuführen. Menschen mit degenerativen Hirnerkrankungen sollten auf hochnormale Vitamin D3 Spiegel eingestellt werden. Die Blutspiegel sollten um 50-70 ng/ml erreichen.

Glutathion – besteht aus drei Aminosäuren, Cystein, Glutaminsäure und Glycin. Eine wichtige Eigenschaft ist, dass das Molekül eine SH-Gruppe (Sulfhydril-Gruppe) besitzt und sich mit anderen SH-Gruppen unter Abspaltung von Wasserstoff über so genannte Disulfidbrücken vernetzen kann. Der Körper bildet Glutathion aus den genannten Aminosäuren. In der Zelle ist Gluthathion eine der Substanzen, die stark antioxidativ wirken. Es fängt zudem freie Radikale, bindet Schwermetalle und Umweltgifte und bindet Entzündungsbotenstoffe wie Prostaglandine und Leukotriene. Bei der Reparatur der Erbsubstanz DNA und bei der Proteinneubildung ist es ein wichtiger Bestandteil und schützt vor Mutationen und Zellalterung. Seine Funktion ist abhängig vom Vorhandensein anderer Mikronährstoffe wie Alpha-Liponsäure, Vitamin C, Vitamin E, Anthocyane (Pflanzenfarbstoffe), Selen, Zink und bestimmten B-Vitaminen. Glutathion findet man in magerem Fleisch, in Milchprodukten, in Spargel, Kartoffeln, Paprika, Zwiebeln u.a.

Resveratrol – ist ein Pflanzenstoff, der besonders in der Schale von Weintrauben vorkommt. Weitere Quellen sind Himbeeren, Maulbeeren, Pflaumen und Erdnüsse. Resveratrol soll im Menschen antikanzerogen wirken. Die Wirkung beruht vermutlich auf dem Einfluss des Resveratrol auf die Ausschüttung von Botenstoffen (NF–kappaB). Im Tierversuch führte es zur Gewichtsabnahme und erhöhte die Ausdauerleistungsfähigkeit. *(M. Lagouge u. a.: Resveratrol improves mitochondrial function and protects against metabolic disease by activating SIRT1 and PGC-1alpha. In: Cell. 127, 2006, S. 1109–1122)* Außerdem schützte es das Herz vor der Wirkung gleichzeitig verabreichter Zytostatika, wie sie in der Krebstherapie eingesetzt werden. *(Q.Q. Mao u. a.: Resveratrol confers resistance against taxol via induction of cell cycle arrest in human cancer cell lines. In: Molecular Nutrition & Food Research. 2010, S. 1574–1584)*

Curcumin – ist ein gelber Farbstoff, der aus dem Wurzelstock der Kurkumapflanze gewonnen wird. Wir kennen Curcumin als einen Bestandteil von Currypulver. Als zugelassener Lebensmittelzusatz mit der E-Nummer 100 findet man es in industriell hergestellten Produkten wie Senf, Margarine, Marmelade, Nudeln u.a. In der traditionellen Medizin und noch mehr in der alternativen Szene wird Curcumin als Wundermittel gepriesen. Es gibt Studien, die zeigen, dass Curcumin, das im Verdauungstrakt allerdings schlecht aufgenommen wird, auf Schmerzen die gleiche Wirkung hat, wie die bekannten Substanzen Ibuprofen und Diclofenac. *(James W. Daily et al: Efficacy of Turmeric Extracts and Curcumin for Alleviating the Symptoms of Joint Arthritis: A Systematic Review and Meta-Analysis of Randomized Clinical Trials. In: Journal of Medicinal Food. Band 19, Nr. 8, 1. August 2016)*

Curcumin, das zusammen mit den im Wurzelstock der Pflanze enthaltenen ätherischen Ölen wirksamer sein soll, wird eine Wirkung auf verschiedenen Regelkreise im Körper zugesprochen. Es soll den Blutdruck senken, als Antioxidans der Zellalterung entgegenwirken, es soll die Metastasierung bei Tumoren unterdrücken helfen und auch Darmpolypen zurückdrängen können, Schmerzen reduzieren, Nerven schützen und zur Neubildung anregen sowie die Blutfette senken und den Leberstoffwechsel unterstützen. *(Jagetia GC, Aggarwal BB, "Spicing up" the immune system by curcumin, J Clin Immunol, 2007, 27:19-35)*

Alpha-Liponsäure – ist eine schwefelhaltige Substanz die in zwei verschiedenen räumlichen Anordnungen (Enantiomere) vorkommt. Biologisch wirksam ist nur das R-Enatiomer, auch L-Liponsäure genannt. Die Substanz kommt in den Mitochondrien der meisten Lebewesen vor. Sie wirkt als starkes Antioxidans, das andere Antioxidantien, wie Vitamine C, E, und Glutathion regenerieren kann. Außerdem reagiert es bei Stoffwechselvorgängen mit, die wir zur Energiegewinnung benötigen.

Als Arzneimittel wird Alpha-Liponsäure zur Behandlung von Polyneuropathie und bei Lebererkrankungen eingesetzt. Da es wegen seiner Schwefelgruppen Schwermetalle binden kann, nutzen es ganzheitliche Therapeuten z.B. in der Entgiftung nach einer Amalgamsanierung. Seine Wirkung dürfte die Substanz bei allen degenerativen Erkrankungen entfalten. Alpha-Liponsäure nimmt man zu sich, indem man Zellen verzehrt, die reich an Mitochondrien sind. Das sind Innereien wie Leber, Herz und Niere. Allerdings enthalten auch Muskelfleisch und Gemüse, wie Brokkoli, Tomaten, Spinat und andere, Alpha-Liponsäure. Bei Erwerb von Präparaten, die angeboren werden, muss auf den Anteil an (R)-alpha-Liponsäure (= L-alpha-Liponsäure) geachtet werden. Er ist der biologisch wirksame Anteil. Bei der synthetischen Herstellung entsteht normalerweise auch das biologisch inaktive S-alpha-Liponsäure Molekül, dass aufwändig abgetrennt werden muss, was die Präparate verteuert. Deswegen werden so genannte Racemate (Gemische der R- und S-Form) verkauft, die biologisch weniger wertig sind.

Checkliste Darm-Probleme

Checken Sie, ob Sie eines oder mehrere Symptome der nachfolgenden Liste haben: Einmalig oder nur kurze Zeit auftretende Symptome können meist akuten Geschehen zugeordnet werden. Wenn Sie von den unten aufgeführten Symptomen mehrere haben und diese über längere Zeit (mehrere Wochen) bestehen, erfüllen Sie die Kriterien für eine Darmstörung. Bitte machen Sie sich eine Kopie der Seite, kreuzen Sie das Zutreffende an und nehmen Sie es mit zum Arzt.

Folgende Symptome sprechen für eine Störung des Magen-Darm-Traktes:

Symptom	täglich	mehrmals wöchentlich	einmal im Monat
Bauchschmerz			
Aufgeblähtes Gefühl im Bauch			
Sodbrennen			
Abgehende Darmwinde			
Bauchkrämpfe			
Weicher Stuhl			
Harter Stuhl			
Wechselnde Stühle			
Verstopfung (seltener als 3 x pro Woche Stuhlgang)			
Durchfall (häufiger als 3 x täglich weicher bis flüssiger Stuhl)			
Schwäche und Leistungsmangel			
Erbrechen			
Stuhlfrequenz seltener als einmal täglich			
Stuhlfrequenz öfter als einmal täglich			

Wenn Sie, außer einigen der oben genannten Symptome, eines der folgenden Symptome haben, kann das auf konkrete Ursachen hinweisen:

Hinweis auf Wurminfekte:

Allgemein:

- ◯ periorale Blässe (die Haut um den Mund ist deutlich weißer als die übrige Gesichtshaut)
- ◯ unklare Muskelschmerzen
- ◯ wiederholte Muskelfaserrisse in den Oberschenkelmuskeln, Bauchmuskelzerrungen
- ◯ Ekzeme am Körper

bei Frauen:

- ◯ Zyklusdauer kürzer als 27 oder länger als 29 Tage
- ◯ plötzliches Auftreten von Zwischenblutungen bei Einnahme einer Hormonpille
- ◯ Libidoveränderungen
- ◯ plötzliches Auftreten von akneartigen Hautveränderungen
- ◯ diffuser Haarausfall
- ◯ Spannungsgefühl in der Brust unabhängig vom Zyklus

bei Männern:

- ◯ plötzlich auftretende Potenzstörungen
- ◯ Libidoveränderungen
- ◯ plötzliches Auftreten von akneartigen Hautveränderungen

Hinweis auf Lamblieninfekt:

- ◯ Nach dem Essen das Gefühl einen Luftballon verschluckt zu haben

Hinweis auf Pilzinfekt:

- ◯ Heißhunger auf Süßes
- ◯ Hand- und Fußekzem mit kleinen juckenden Bläschen (dyshidrosiformes Ekzem)

Weitere Symptome sind möglich, aber sie stellen dann Besonderheiten dar und sind im Vorhinein nicht einer Ursache zuzuordnen.

Vorgehen bei Reizdarmproblemen:

Wenn Sie an Symptomen der Checkliste über längere Zeit leiden, dann stimmt etwas mit Ihrer Verdauung nicht. Die üblichen Untersuchungen sind hier noch einmal aufgeführt:

Medikamentenanamnese:
- Säureblocker?
- Schmerzmittel?
- Antibiotika bekommen?
- Psychopharmaka?

Schulmedizinische Durchuntersuchung:
- Bauchschmerz, wo?
- Bauch weich? hart?
- Darmgeräusche lebhaft oder wenig?
- Narben?
- Brüche?

Ultraschall der Bauchorgane:
- Gallensteine?
- Chronische Blinddarmreizung?
- Strukturelle Auffälligkeiten?

Gynäkologisch:
- Eierstockzysten?
- Myome?
- Schwangerschaft?

3 Stuhlproben auf
- pathogene Bakterien, Pilze, Wurmeier, Helicobacter-Antigen, Lamblien,
- Bestimmung der Pankreaselastase 1
- Blut im Stuhl

Blutuntersuchung:
- großes Blutbild
- Blutsenkung
- CRP
- Ferritin, Transferrin, Transferrinsättigung
- Leberenzyme (GOT, GPT, Gamma-GT), Alkalische Phosphatase
- Kreatinin, Harnsäure
- Tumormarker CEA und CA19-9

Ggf. Magenspiegelung
- Magenschleimhautentzündung?
- Magengeschwür?

Ggf. Darmspiegelung
- Entzündung?
- Polypen?
- Krebs?
- Briden? (Briden nennt man Verwachsungen oder Gewebeverklebungen im Bauchraum)

Ggf. Bildgebende Verfahren
- MagnetResonanzTomografie (MRT) oder
- ComputerTomografie (CT)

Üblicherweise werden zusätzlich Nahrungsmitteltests als Atemtests angeboten und sollen eine Laktose-, Fruktose oder Sorbit-Unverträglichkeit beweisen. Außerdem werden Bluttests auf Glutenintoleranz angeboten. Letzterer macht durchaus Sinn. Hierzu ist zu bemerken, dass ein negativer Test nicht bedeutet, dass die untersuchte Substanz wirklich vertragen wird.

Ein positiver Test sagt aus, dass die Substanz zum Zeitpunkt der Untersuchung nicht vertragen wurde. Wenn der Patient lange Jahre beschwerdefrei war und plötzlich eine Unverträglichkeit entwickelt, dann darf man erwarten, dass es dafür einen Grund gibt. Richtig ist, dass man die Nahrungsmittel meidet, die die Substanz enthalten und eine Reaktion auslösen.

ABER: Falsch ist aus meiner Sicht, zu diesem Zeitpunkt der Diagnostik dem Patienten eine lebenslange Diät anzudrohen. Die Erfahrungen der ganzheitlichen Medizin zeigen, dass bei Beseitigung von Auslösefaktoren in vielen, aber nicht allen, Fällen auch eine genetisch bestätigte Unverträglichkeit beseitigt werden kann und der Patient, wie vorher auch, die Nahrungsmittel wieder verträgt. Deswegen bin ich gegen Nahrungsmitteltests als Routine bei Reizdarmsymptomen.

Wenn sich mit den o.g. Methoden eine Diagnose stellen lässt, dann sollten Sie dieser Diagnose vertrauen und den Ärzten eine Chance geben, Sie zu behandeln. Wenn die Therapie ausschließlich in Unterdrückung des Immunsystems und Ernährungsbeschränkungen besteht, kann ich Ihnen raten, ausgebildeten ganzheitlichen Ärzten eine Chance zu geben. Gleiches rate ich Ihnen, wenn man Ihnen eine psychosomatische Ursache attestiert. Ich kann derzeit nur zwei Methoden beurteilen und empfehlen:
- Untersuchung mittels Applied Kinesiology
- Untersuchung mit IST-EAV

Detail zu den beiden Methoden habe ich im Kapitel über ganzheitliche Diagnostik erklärt. Mit diesen beiden Methoden sind die Ursachen von Störungen zu identifizieren, die sich mit den oben genannten „schulmedizinischen" Untersuchungsmethoden oft nicht darstellen lassen.

Beide Untersuchungsmethoden sind in Deutschland nicht anerkannt. Im Gegenteil, sie werden von der universitären Medizin belächelt oder sogar verunglimpft. Meine Erfahrungen zeigen, dass diese Untersuchungsmethoden, wenn sie entsprechend der Lehre der Fachgesellschaften eingesetzt werden, reproduzierbare Ergebnisse liefern. Sie zeigen Zusammenhänge auf, die die Schulmedizin oft weder glaubt, noch finden kann.

Die erfolgreiche Therapie mit Besserung der Beschwerden gibt uns in den allermeisten Fällen recht.
Außerdem: der Patient, der bei uns landet, tut dieses in der Regel, weil die „Schulmedizin" nichts gefunden hat, mit dem er zufrieden ist oder das für den Patienten befriedigend behandelt werden kann. Warum sollte die „Schulmedizin" mit den gleichen Methoden, die vorher schon kein Ergebnis gebracht haben, dann nach einer ganzheitlichen Untersuchung plötzlich ein Ergebnis liefern?

Ich erkläre es meinen Patienten immer so: Wenn Sie sich ein Teleskop kaufen, dass mehrere hundertfach vergrößern kann, dann können Sie damit bestimmt ganz toll Sterne betrachten, aber Sie sehen keine Bakterien. Mit einem Mikroskop können sie bei gleicher Vergrößerung Bakterien sehen, aber nicht den Mond beobachten. Man braucht für bestimmte Resultate die geeigneten Mittel. Und nichts Anderes sind die genannten ganzheitlichen Untersuchungsmethoden: eine andere Untersuchungsmethode, von der man ein anderes Ergebnis bekommt. Und wenn man verschiedene Untersuchungsmethoden vergleichen will, dann kann man nicht sagen: die Alternativmedizin muss die Resultate der „Schulmedizin" bestätigen, sonst funktioniert die Methode nicht. Man kann nicht die einen Resultate als die Referenzwerte nehmen, die die andere Methode bestätigen muss. Das gilt in beide Richtungen.

Deswegen ist es mein Ansinnen, die ganzheitlichen Untersuchungsmethoden als Erweiterung der schulmedizinischen Diagnostik bekannt zu machen und ihnen zu Akzeptanz zu verhelfen. Es gibt Krankheiten und Funktionsstörungen, für die benötigt man Apparate, um sie darstellbar zu machen. Und in diesen Fällen wird die ganzheitliche Medizin auch zum EKG, EMG, EEG, MRT usw. raten. Und genauso gibt es Krankheitsbilder wie das Reizdarm-Syndrom, da haben Applied Kinesiology und IST-EAV den besseren Zugang zum Patienten und liefern die zielführenderen Resultate. Und wenn man die Ursachen gefunden hat, dann ist es auch möglich, zielgerichtet zu behandeln.

Viele der von Kollegen und Heilpraktikern und auch im Internet angebotenen Therapieansätze lindern Symptome. So wie Schmerzmittel oder Wärme Symptome lindern, aber nicht Ursachen behandeln. Die nicht gefundenen Infekte sind aus meiner Sicht einer der Hauptursachen für Darmprobleme. Manche heilen von alleine aus. Aber die meisten werden chronisch und summieren sich. Und wenn dann das Fass überläuft, wenn das Immunsystem gänzlich überfordert ist, dann werden die schon seit Jahren vom Immunsystem erfolgreich in Schach gehaltenen Infekte symptomatisch. Und der Anlass, der zum Ausbruch der Erkrankung führt, kann eine Impfung, eine Grippe, eine Todesnachricht enger Angehöriger, eine Trennung vom Partner, ein neuer Job, Stress bei der Arbeit, eine Narkose, eine Konfrontation mit einem Allergen, eine neue Infektion, die nicht im Darm sein muss, ein neues Toxin (Amalgamfüllung, Kunststofffüllung, Umweltgift, Schimmelpilzbelastung etc.) und anderes sein.

Man darf sich die Summe aller Belastungen wie einen schweren Rucksack vorstellen. Man kann gerade noch laufen, aber es wird immer schwerer und große Sprünge sind nicht mehr drin. Aber, egal was man rausnimmt – es wird leichter. Und deswegen haben auch die symptomatischen Therapieansätze Erfolge. Nur lösen sie das Problem nicht. Niemand wird Fenster putzen, wenn es draußen regnet. Warum also machen manche Therapeuten Darmreinigungen oder Schwermetallausleitungen, ohne dass die Ursache, nämlich die Darmbelastung oder das Amalgam in den Zähnen entfernt wurde?

Mein Ansatz ist, dass ich heilen will, nicht nur bessern. Bildlich können Sie sich das so vorstellen: Wenn es regnet, kann ich Ihnen einen Schirm geben oder eine Regenjacke. Damit werden Sie weniger nass, aber es regnet trotzdem. Ich möchte das Wetter ändern, damit die Regensachen nicht mehr nötig sind. Aber das habe ich Ihnen in der Einleitung zu diesem Buch bereits gesagt.

Ganzheitliche Therapieansätze bei Darmproblemen

Nosodentherapie

Die ganzheitliche Therapie stützt sich auf die mit ganzheitlichen Methoden erfassten Befunde. Das Ziel der Therapie ist die Behandlung der Krankheitsursache(n). Dabei sollen möglichst die körpereigenen Kräfte genutzt werden. Wir favorisieren eine Nosodentherapie. Nosoden sind homöopathisch aufbereitete Verdünnungen von Krankheitserregern oder krankem Gewebe, Blut oder anderen Sekreten. Diese Zubereitungen stimulieren auf bislang unbekannte Weise die körpereigene Abwehr. Eine Therapie mit Nosoden funktioniert erst, wenn das Immunsystem funktionsfähig ist.

Um das zu gewährleisten, bedarf es der Sanierung von Entzündungsherden in Zahn, Mandel oder wo immer im Körper ein Entzündungsherd besteht. Nach einer Ausheilungszeit von Wochen bis Monaten sollte sich das Immunsystem erholt haben. Der Erfolg ist messbar am Spiegel des intrazellulären ATP in den weißen Blutkörperchen. Während der Therapie mit Nosoden dürfen keine Immunsuppressiva eingenommen werden. Diese sind bereits einige Wochen vorher abzusetzen.

Entzündungen im Körper entsprechen einer dauerhaften Aktivierung des Immunsystems. Diese Aktivierung kostet Energie und macht schlapp und müde. Außerdem wird der Körper von Entzündungsbotenstoffen überflutet, die alle „Ausnahmesituation“ signalisieren. In der Ausnahmesituation wird aber der geregelte normale Ablauf im Körper mit Regeneration von Zellen, Ausscheidung von Schadstoffen, Abbau und Entfernung kranker Zellen sowie Aufbau und Erneuerung von Körpersubstanz nicht normal ablaufen. Auf Dauer entstehen so Schäden, die, wenn überhaupt, erst langsam wieder repariert werden können. Entzündungen können die Energie in den Immunzellen so senken, dass sie ihren Aufgaben nicht normal nachkommen können. Dann können z.B. die immer entstehenden Krebszellen nicht eliminiert werden – eine der dauerhaft wichtigsten Aufgaben der Immunzellen. Aus diesen entzündungsbedingten Immunschwächen können deswegen Jahre später manifeste Krebserkrankungen entstehen, wenn nicht vorher die Immunschwäche zu mehrfachen chronischen Infekten und dadurch zum Tod geführt hat.

Die Beseitigung von Entzündungen, die man zumeist im Kopf-Halsbereich findet, hat deswegen höchste Priorität. Dazu bedarf es der Zusammenarbeit mit Kollegen anderer Fachrichtungen, insbesondere Zahnärzten und Kieferchirurgen. Leider finden diese die von uns festgestellten Entzündungsherde mit ihren Methoden oft nicht, so dass der Patient zwischen den Stühlen sitzt. Der Hausarzt fand nichts, der ganzheitliche Arzt sagt Kieferknochenentzündung und der Zahnarzt findet nichts - was nun?

Aus meiner Praxiserfahrung kann ich nur sagen, dass man dafür ganzheitlich ausgebildete Zahnärzte benötigt, die mit ähnlichen oder den gleichen Methoden mit denen wir arbeiten, die Herde finden können, die sich mit schulmedizinischen Untersuchungen (auch mit 3D-Röntgen) oft nicht darstellen lassen. Es ist nicht die Schuld der Zahnärzte, wenn sie nichts finden, es ist oft der eingeschränkten Untersuchungsmethodik geschuldet. Erst wenn die chronischen Entzündungen beseitigt sind und der Körper Zeit zur Regeneration hatte (das kann 6 Monate und länger dauern), dann werden die Immunzellen wieder normal funktionieren. Erst dann ist eine Nosodentherapie (Gabe von Globuli mit den Erregerbestandteilen, die Sie krankmachen) möglich. Im Idealfall aktivieren Nosoden auf bisher ungeklärte Weise das Immunsystem und führen zu Heilreaktionen und dann zur Beschwerdefreiheit. Voraussetzung ist ein intaktes Immunsystem, dass auch medikamentös nicht unterdrückt wird.

Für Parasiteninfekte sind rezeptpflichtige Medikamente wie **Vermizide und Antibiotika** unverzichtbar. Mit pflanzlichen Mitteln oder Homöopathie gelingt eine dauerhafte Heilung in diesen Fällen nicht. Deswegen sind aus meiner Sicht Heilpraktiker an dieser Stelle in Deutschland nicht in der Lage, eine suffiziente Behandlung durchzuführen.

Ziel ist die Behandlung der Ursache, nicht der Symptome. Und das geht ohne Wurmmittel oder Antibiotika in fast allen Fällen nicht. Bei chronischen Infekten mit Bakterien werden von der Schulmedizin Antibiotika gegeben, oft auch über Monate. Bei Pilzinfekten werden Mittel eingesetzt, die Pilze abtöten. Beide kann nötig sein. In der ganzheitlichen Therapie versuchen die Therapeuten unseres Arbeitskreises die Fähigkeiten des Immunsystems zu nutzen. Bakterien und Viren (gegen die meisten Viren gibt es keine schulmedizinische Therapie) sind so klein, dass unsere Zellen sie aufnehmen können. Eine Aktivierung des Immunsystems gegen diese Erreger sollte also, bei intaktem Immunsystem, dazu führen, dass die Erreger bekämpft werden. Nosoden - Zubereitungen von Erregern und kranken Material - aktivieren das Immunsystem und führen nach manchmal symptomatischen Heilreaktionen zur Beschwerdefreiheit. In den Untersuchungen sind die Erreger dann nicht mehr zu messen. Wir sehen die Nosodentherapie als billiger, nebenwirkungsärmer und nachhaltiger an, als klassisch schulmedizinische Therapien. Außerdem richtet sie sich gegen die Ursache, den Erreger, und wirkt nicht nur symptomatisch.

Dennoch kann es gerade bei Darmerkrankungen sinnvoll sein, begleitende symptomatisch wirkende Maßnahmen zu verordnen.

Die Gabe von **Aktivkohle und Heilerde** kann Toxine binden und unterstützend wirken. Der Verzehr von **Nahrungsmitteln,** die, aus welchem Grunde auch immer, nicht vertragen werden, sollte unterbleiben. Oft stellen sich die Unverträglichkeiten als vorübergehend dar und verschwinden mit der Genesung des Darms. **Pflanzliche Entzündungshemmer,** wie Curcuma, Myrrhe, Weihrauch, auch Fettsäuren, die die Bildung antientzündlicher Botenstoffe fördern, können sinnvolle, aber symptomatische Behandlungsansätze sein. **Darmspülungen,** z.B. Hydrocolontherapie, ist eine wenig hilfreiche Behandlung, wenn nicht wirklich Verstopfungen vorliegen. Bei entzündlichem Darm besteht die Gefahr, dass die Darmwand einreißt und der Darm perforiert. Dann wird eine Notfall-Operation erforderlich. Solche Darmspülungen als Unterstützung von Entgiftungsbehandlungen können sinnvoll sein, sollten aber eben nicht bei entzündetem Darm angewendet werden.

Probiotika und Prebiotika

Prebiotika sind Futter für gewünschte Darmbakterien, das unser Verdauungssystem nicht verarbeiten kann. Sie helfen die Darmmikrobiota zu stärken und sorgen für eine Entspannung im Darm durch vermehrtes Stuhlvolumen. Dabei handelt es sich um Ketten von Zuckermolekülen, die wir mit den menschlichen Enzymen nicht spalten können. Das können aber die Dickdarmbakterien, die diese Stoffe als Nahrung verwerten und für den Menschen nützliche Produkte, wie kurzkettige Fettsäuren, Propionsäure oder Buttersäure daraus machen. Etwa 10 % der Energieaufnahme des Menschen kommt durch von Bakterien gebildete Stoffe, hauptsächlich durch Buttersäure aus dem Dickdarm.

Probiotika sind lebensfähige Darmbakterien in unterschiedlicher Zusammensetzung. Zu ihnen gehören Bifidusbakterien, Lactobazillen, Hefen, Colibakterien und andere. Sie können sich im Darm vermehren und beeinflussen durch ihre Anwesenheit die vorhandenen Bakterien. Die meisten setzen sich nicht dauerhaft fest und müssen regelmäßig zugeführt werden, z.B. über vergorene Nahrungsmittel wie Sauerkraut, eingelegte Gurken, Joghurt, Kefir. Produkte mit lebenden Bakterien, wie Joghurt, säuern nach, so dass die Zahl der lebenden Bakterien stetig abnimmt. Deswegen sollte man diese Produkte frisch verzehren.

Probiotika sollen mindestens 10^8 lebende Keime pro Gramm Lebensmittel enthalten, damit eine nachweisbare Wirkung eintritt.

Das bedeutet, dass man für eine dauerhafte Wirkung einerseits ausreichend große Mengen zu sich nehmen muss und das man die Zufuhr in die tägliche Ernährung auf Dauer integrieren muss. Man kann z.B. Bio-Kefir oder Joghurt essen, wenn diese Produkte vertragen werden. Falls nicht, bleibt nur, entsprechende Präparate einzunehmen. Aus Kostengründen kann man mit den lebenden Kulturen aus den Kapseln Milch über Nacht ansetzen und vergären lassen. Dazu nimmt man ein sauberes Glas und gibt H-Vollmilch hinein. Dann werden einige Kapseln (5-10) oder Sachets (2-3) mit den Bakterienkulturen geöffnet und in die Milch eingerührt. Dabei vermeidet man jeglichen Kontakt mit Metall – auch mit Besteck, weil Metalle die Bakterien schädigen können. Nach dem Abdecken des Glases mit Haushaltsfolie schraubt man den Verschluss auf, dreht ihn aber nicht fest, damit entstehende Gärungsgase entweichen können. Der Ansatz wird bei Raumtemperatur dunkel (Handtuch drüberlegen reicht) 24 - 48 Stunden stehen gelassen – je nach Geschmack. Danach ist der vergorene Milchansatz trinkbar. Man überträgt einen Rest von ca. 50 ml in ein neues sauberes Gefäß und kann mit neuer Milch die Bakterien weiter nutzen. Je vielfältiger die Bakterienkultur, desto gesünder scheint sie zu sein. Ein empfehlenswertes Präparat mit einer sinnvollen Zusammensetzung ist z.B. Intestactif®, dass in kleinen Beutelchen zu je 3 g Inhalt angeboten wird. Andere sind Lactibian® oder Enterobact®, um einige zu nennen. Bei Auswahl eines Präparates sollte man auf eine ausreichend große Anzahl an lebenden Bakterien und eine möglichst große Vielfalt unterschiedlicher Bakterienstämme achten.

Je nach Zusammensetzung enthalten Probiotika unterschiedliche Bakterienstämme. Diese beeinflussen die im Darm vorhandenen Bakterien und scheinen die Mikrobiota zu stabilisieren. Auch als Vorbeugung vor Reisediarrhoe sind diese Präparate eine moderate Hilfe. Immer wieder tauchen einzelne Keime auf, die von der Werbung als sehr besonders beworben werden und die Linderung der Darmbeschwerden versprechen. Besonders wild treibt es die Nahrungsmittelindustrie, wenn sie Namen für bestimmte Bakterienkulturen erfindet, die mit der wissenschaftlichen Nomenklatur nicht zu tun haben, wie z.B. Actiregularis®-Kulturen oder L. casei defensis®. Es gibt jedoch, entgegen in der Werbung manchmal geäußerten Behauptung, nicht DEN einen Keim, der alle Probleme löst. Die Mikrobiota als Ganzes braucht Nahrung und Pflege und reguliert sich dann selbst. Die von außen zugeführten Keime können unterstützen, sind jedoch keineswegs ein Allheilmittel. Um im Bilde zu bleiben, Heilerden, entzündungshemmende Pflanzenextrakte, Probiotika, Prebiotika und Ernährungsumstellungen sind Regenschirme, die Sie vor Nässe schützen – aber sie ändern nicht das Wetter.

Es gibt, entgegen der in der Werbung manchmal geäußerten Behauptung, nicht DEN einen Keim, der alle Darm-Probleme löst.

Stuhltransplantation

Bei Patienten mit chronisch entzündlichem Darm hat die Erkenntnis, dass bei den Erkrankten die Mikrobiota des Darmes offensichtlich gestört ist, zu der Idee geführt, den Stuhl objektiv gesunder Menschen zu sammeln und den Erkrankten zu geben. Die ersten Ergebnisse sind vielversprechend. Möglich ist das Verfahren nur als Heilversuch, wenn andere Therapien nicht anschlagen. Bei therapieresistentem Infekt mit Clostridium difficile, einem toxinbildenden Bakterium, das nur in sauerstofffreier Umgebung, also anaerob lebt, gibt es Studien, die die Wirksamkeit belegen. Im Rahmen von ganzheitlichen Behandlungen von chronischen Erkrankungen wie Multiple Sklerose, Amyotrophe Lateral Sklerose, Entgiftungsstörungen, bei denen die Darm-Hirn-Achse als geschädigt angesehen wird, werden Stuhltransplantationen eingesetzt. Sie werden durch Kostenträger nicht erstattet. Darüber, wie die Ansprechrate bei den genannten Erkrankungen ist, liegen Stand heute (12/17) keine publizierten Studien vor.

Ernährung

Wie schon beschrieben, ist die Verträglichkeit von Nahrungsmitteln auch davon abhängig, ob jemand einen erkrankten Darm hat oder nicht. Mit Ausheilung von Darminfekten, und hier nach meiner Erfahrung vornehmlich Parasitosen, ändert sich die Nahrungsmittelverträglichkeit. Ebenso ändern chronische Entzündungsherde die Verträglichkeit. Deswegen führe ich erst Nahrungsmittelverträglichkeitstests durch, wenn ich sicher bin, dass keine entsprechenden Störungen vorliegen. Während einer laufenden Behandlung kann es nötig sein, sich an eine Diät zu halten. Wenn der Darm infektbedingt kein Histamin abbauen kann, dann sind histaminreiche Nahrungsmittel eine Belastung. Ist der Darm gesund, gibt es keine Histaminintoleranz mehr. Erst mit nachweislich gesundem Darm sollten also Nahrungsmittel wieder probiert werden, die plötzlich unverträglich wurden. Analoges gilt für Laktose, Gluten, Weizenproteine etc..

Reihenfolge in der ganzheitlichen Therapie

Als übergeordnete Störungen gelten alle Störungen, die das Immunsystem belasten. Entzündungsherde und Unverträglichkeitsreaktionen auf Zahnmaterialien belasten das Immunsystem dauerhaft. Sie müssen zuerst saniert werden. Zahnmaterialunverträglichkeiten, die sich sowohl gegen Metalle als auch gegen Kunststoffbestandteile und Kleber richten können, erfordern eine Identifizierung der jeweiligen betroffenen Füllung, der Krone, des Inlays und nachfolgend die Entfernung des störenden Materials. Dann sollte zunächst eine provisorische Lösung für den Patienten gefunden werden. Eine endgültige Versorgung sollte erst erfolgen, wenn alle anderen Probleme erfolgreich behandelt sind. Belastung mit Umwelttoxinen, wie Schwermetallen, Insektiziden, Pestiziden etc. stören den Stoffwechsel und müssen identifiziert und behandelt werden.

Mit Antibiotika oder Wurmmitteln zu behandelnde Infekte können parallel zur Zahn- bzw. Herdsanierung angewendet werden. Pflanzliche Mittel, wie ätherische Öle zur Beeinflussung der Darmmikrobiota (Oregano, Ingwer, Zimt, Lavendel u.a.) können auch vor oder während einer Zahnsanierung gegeben werden. Begleitende Maßnahmen, wie Meidung von Nahrungsmitteln, auf die man wissentlich unverträglich reagiert, sollten ebenfalls sofort umgesetzt werden. Nosoden wirken erst bei intaktem Immunsystem, also **nach** Herd- und Zahnmaterialsanierung, und wenn keine immunsuppressiven Medikamente (MTX, Kortison, Antikörperpräparate) im Körper wirken. Verlaufsuntersuchungen sind nötig, um festzustellen, welche der Maßnahmen bereits gegriffen hat und was noch nicht ausreichend behandelt wurde. Außerdem können im Laufe der Zeit neue Infekte und Belastungen dazukommen. Evtl. nötige Allergietests sollten erst erfolgen, wenn keine die Verträglichkeit von Nahrungsmitteln oder Materialien verändernden Befunde mehr zu finden sind. Das bedeutet, es dürfen keine Parasitosen bestehen, keine Entzündungsherde zu finden sein und es darf keine immunsuppressive Behandlung erfolgen. Außerdem sollte keine medikamentöse Säureblockade erfolgen.

Die Gabe von Nahrungsergänzungen zum Ausgleich von Defiziten kann erst erfolgen, wenn der Verdauungstrakt funktioniert, Erreger beseitigt sind und die individuelle Verträglichkeit für die einzelnen Nahrungsergänzungsmittel getestet worden ist. Sollte vorher eine massive Defizitsituation vorhanden sein, ist zu prüfen, ob durch parenterale Gabe (Infusion/Spritze) oder die Gabe sehr hoher Dosen bei nicht intaktem Darm eine Lösung sein kann.

Zusammenfassung:

1. Untersuchungstermin mit Feststellung der Summe aller Störungen
2. a) Zahn/Zahnmaterial/Herdsanierung
   b) Gabe von Allopathika (Wurmmittel, Antibiotika, pflanzliche Mittel)
   c) Unterbrechung etwaiger Toxinexposition
3. Kontrolluntersuchung mit Feststellung der aktuellen Situation nach den ersten Therapieschritten
4. Wenn keine Gegenanzeigen mehr bestehen: Gabe von Nosoden
   Wenn Gegenanzeigen bestehen: weitere Behandlung bis diese beseitigt sind ggf. Ausleitungsbehandlungen (Schwermetalle, Toxine)
5. Weitere Kontrolluntersuchung und Bestandsaufnahme
6. ggf. Behandlung noch weiterer oder neu aufgetretener Störungen
7. ggf. Allergietests – Nahrungsumstellung – Gabe von Nahrungsergänzungen

Ernährungsumstellung in der Reizdarmtherapie

Da die „eine" Ursache von Beschwerden, die zum Reizdarmsyndrom gezählt werden, nicht genannt werden kann, sondern es viele Ursachen, die sich addieren oder potenzieren, zu geben scheint, gibt es die „eine" Therapie entsprechend auch nicht. Ich habe in diesem Buch versucht, Ihnen mögliche Ursachen darzustellen. Meine Erfahrungen, dass mit ganzheitlicher Diagnostik Ursachen erfasst und aufgezeigt werden können, die sich mit den „schulmedizinischen" Überzeugungen nicht decken, führt zu gezielter Therapie der gefundenen Ursachen und oft zu nachhaltigen Therapieerfolgen, und widerspricht der Einschätzung der universitären Meinungsmacher, die den Reizdarm in die Psychosomatik einordnen.

Therapeuten, die der Auffassung sind, es handle sich um ein nicht ursächlich zu behandelndes Krankheitsbild, bieten entsprechend symptomatische Therapien an. Darm beruhigende Homöopathica, pflanzliche Mittel, physikalische Therapien, wie Bauchmassagen und Darmspülungen, entblähende und krampflösende Zubereitungen, abführende oder konstipierende Mittel und Diäten spielen eine Rolle. Diese habe ich bei der Besprechung der Reizdarmsymptome (Seite 250 ff) näher ausgeführt.

Werden Unverträglichkeiten diagnostiziert, schließt man daraus, dass die unverträglichen Nahrungsmittel ursächlich für die Beschwerdesymptomatik sind. Auch hier habe ich versucht zu erklären, dass die Unverträglichkeiten in vielen Fällen Folge einer Darmstörung, nicht aber Ursache sind. Doch auch wenn eine Unverträglichkeit nur Folge der Darmstörung ist, wird der Kontakt mit dem unverträglichen Nahrungsmittel so lange die Beschwerden unterstützen und verstärken, wie die wirkliche Ursache nicht beseitigt ist. Es entsteht durch den Konsum derzeit nicht verträglicher Nahrungsmittel eine dadurch ausgelöste Unverträglichkeitsreaktion. Diese zu vermeiden ist eine sinnvolle Maßnahme. Deswegen sind bestimmte Ernährungsumstellungen, zumindest so lange man die Ursachen nicht nachhaltig beseitigt hat, hilfreich. Verschiedene pauschale Diäten sind ausprobiert worden und zeigen in einigen Fällen Wirkung.

Histaminintoleranz

Bei einer Histaminabbaustörung im Darm kann Histamin nicht abgebaut werden. Deswegen macht dort ankommendes Histamin Symptome. Die Meidung von histaminreichen Nahrungsmitteln hilft, die Symptomatik gar nicht erst entstehen zu lassen. Wenn die Ursache beseitigt ist, wird Histamin wieder vertragen. Deswegen ist die Aussage: „Sie müssen Ihr Leben lang eine histaminarme Diät einhalten und z.B. auf Rotwein, Käse und Salami verzichten" so nicht akzeptabel. Die Aussage: „Bitte verzichten Sie vorübergehend auf histaminreiche Nahrungsmittel" ist besser zutreffend. Die Einhaltung einer entsprechenden Ernährung wird Ihnen voraussichtlich eine Erleichterung bringen. Eine Liste von histaminreichen Nahrungsmitteln und Nahrungsmitteln, die körpereigenes Histamin im Darm freisetzen, finden Sie z.B. unter: *https://www.nahrungsmittel-intoleranz.com/histaminintoleranz-informationen/histamingehalte-von-lebensmitteln.html oder hier: www.histaminintoleranz.ch/downloads/SIGHI-Merkblatt_histaminarmeErnaehrung.pdf*

LowFODMAPs

Bei manchen Menschen mit Reizdarmsymptomen verstoffwechseln die Bakterien in tieferen Darmabschnitten Kohlenhydrate und produzieren dabei Gase und Stoffwechselprodukte, die die Beschwerden vermeintlich auslösen, zumindest aber unterhalten. Zu den Kohlenhydraten, die man als Ausgangsmaterial identifiziert hat gehören kurze kettenförmige Verbindungen von Einfachzuckern so genannte Oligosaccharide, Zweifachzucker (Disaccharide) und Einfachzucker (Monosaccharide) sowie Polyole (Mehrfachalkohole, wie man sie in Geruchs- und Geschmackstoffen oder Zuckeraustauschstoffen findet).

Bei Gesunden werden diese Kohlenhydrate in oberen Darmabschnitten gespalten und aufgenommen. Fehlen die spaltenden Enzyme oder funktioniert die Aufnahme nicht, gelangen die Substanzen zu tieferen Darmabschnitten, wo sie Bakterienwachstum begünstigen, das dort so normalerweise nicht stattfindet. Die ursächliche Therapie wäre die Wiederherstellung einer normalen Kohlenhydratverarbeitung und -aufnahme. Symptomatisch hilft die Meidung der Ausgangssubstanzen, die man unter dem Namen FODMAPs zusammenfasst (Fermentable Oligosaccharide, Disaccharide, Monosacharide and Polyols = engl. FODMAPs).

LowFODMAPs –Diäten sind bei Reizdarm ein häufiger Therapieversuch. Die Liste der zu meidenden Nahrungsmittel ist lang und enthält laktosehaltige Milchprodukte, glutenhaltige Getreide sowie Gemüse und Obstsorten. *Die Liste nachlesen können Sie z.B. hier: www.fodmaps.de/wp-content/uploads/fodmaps-checkliste.pdf*

Aus meiner Sicht ist die Einhaltung einer solchen Verbotsliste kompliziert und beeinträchtigt das Leben sehr. Deswegen ist der Versuch, die Darmstörung nachhaltig zu beseitigen, für mich der bessere Ansatz.

Blutgruppendiät

Die Blutgruppendiät nach Dr. D´Adamo beruht auf der Annahme, dass bestimmte Oberflächenantigene auf Zellen (Lektine) mit Immunzellen interagieren können und immunologische Phänomene auslösen. Da auch die Blutgruppeneigenschaften des ABO-Systems aus Zuckerketten bestehen, die lektinähnlich immunologische Phänomene auslösen, gibt die eigene Blutgruppe vor, welche Lektine wie immunologisch reagieren.

Da alle Zellen, die wir mit der Nahrung zu uns nehmen, also pflanzliche und tierische Zellen, auch bestimmte Oberflächenzucker enthalten, haben die eigenen Blutgruppeneigenschaften einen Einfluss darauf, wie unser Immunsystem mit welchen Zellen und deren Zuckeroberfläche wie umgeht. Die genetische Information für Verdauungsenzyme liegt auf dem gleichen Chromosom 9, wie auch die Information für die Blutgruppenzugehörigkeit. Wegen der vorliegenden genetischen Kopplung kann man deswegen mit hoher Wahrscheinlichkeit anhand der Blutgruppe voraussagen, welche Nahrungsmittel gut verarbeitet werden können und welche nicht. Soweit die Theorie.

Die von Dr. D´Adamo ausgearbeiteten Listen treffen für die Menschen der westlichen Welt im Wesentlichen zu. So können z.B. Menschen mit Blutgruppe „B“ Milchprodukte gut vertragen. Asiaten mit der Blutgruppe „B“ haben zu einem sehr hohen Prozentsatz eine genetische Laktoseintoleranz und vertragen Milch- und Milchprodukte nicht. Für sie sind D`Adamos Listen unzutreffend.

Die Praxiserfahrung mit nunmehr 17 Jahren Blutgruppendiät zeigt, dass entgegen aller „wissenschaftlichen“ Bewertungen, bei einem großen Teil der Probanden ein nachhaltig besserer Gesundheitszustand eintritt, der sich nicht nur in einer besseren und beschwerdefreien Verdauung äußert, sondern auch in reduzierter Infektanfälligkeit, vermehrter Energie im täglichen Leben, weniger Schlafbedürfnis und manchmal auch in Gewichtsabnahme. Ziel ist bei dieser Ernährungsempfehlung nicht die Gewichtsabnahme, sondern die immunologisch passende Ernährung. Aus meiner Sicht treffen die Listen bei weißen Europäern sehr gut. Chronische Infekte, Parasitenbefall und Entzündungsherde wie chronische Mandelentzündungen und Zahnherde verändern die Verträglichkeit und können dazu führen, dass die Listen nicht stimmen. Nach erfolgreicher Ausheilung der genannten Gesundheitsstörungen profitieren ca. 85% der Probanden meiner Praxis von einer blutgruppengerechten Ernährung.

Anders als in Dr. D´Adamos Listen beschrieben, habe ich die Erfahrung gemacht, dass bei Milchproduktunverträglichkeit meistens eine Laktoseverwertungsstörung die Ursache ist und nicht eine Milcheiweißallergie. Laktosefreie Milchprodukte werden in diesen Fällen vertragen. *Weitere Infos finden Sie unter: www.dadamo.com*

Als Weiterentwicklung hat der gleiche Autor die Genotypdiät entwickelt. Ich habe die Ausbildung mitgemacht und war nicht überzeugt. Die Bestimmung des Genotyps erfolgt anhand von Fragen zur Person und biometrischen Daten. Eine einzige unkorrekte Antwort kann dazu führen, dass man als ein anderer Genotyp eingestuft wird. Mir ist das Ganze derzeit zu unpräzise, so dass ich bei der Blutgruppendiät bleibe.

Sind Nahrungsmittelallergien nachgewiesen, so empfiehlt es sich, die entsprechenden Nahrungsmittel zu meiden. Insbesondere bei Kindern, deren Immunsystem noch reift, können Allergien komplett verschwinden. Deswegen erscheint es sinnvoll, bei Kindern vor der Pubertät die Allergietests in größeren Abständen zu wiederholen und die Ergebnisse zu überprüfen. Bei Erwachsenen kann sich, wie bereits beschrieben, die Verträglichkeit durch chronische Entzündungsherde oder Parasiteninfekte ändern. Deswegen kann eine sinnvolle Ernährungsempfehlung nur erfolgen, wenn keine Herde oder Parasitosen vorhanden sind. Die Testung von IgG4 als Aussage zur Nahrungsmittelunverträglichkeit habe ich auf Seite 233 ff besprochen.

Weitere Therapiemöglichkeiten der Reizdarmsymptome

Wenn man einfach genug hat von den Beschwerden, dann will man manchmal nicht warten, bis eine ursächliche Therapie wirkt. Oder man bekommt vom Arzt oder Heilpraktiker, der keine wirkliche Ursache finden kann, gleich Medikamente und Behandlungsvorschläge, die nur auf die Linderung der Symptome gerichtet sind.
Einige werden im Folgenden beschrieben.

Bauchkrämpfe werden gerne mit entkrampfenden Mitteln, so genannten Spasmolytika behandelt. Das am meisten verbreitete und bekannte Mittel ist Buscopan® mit dem Wirkstoff Butylscopolamin. Butylscopolamin entkrampft glatte Muskulatur. Eine Kombination mit Schmerzmitteln kann sinnvoll sein und wird auch auf dem Markt so angeboten. Nebenwirkungen können u.a. ein absinkender Blutdruck, Schwindel, Hautrötungen u.a. sein.

Blähungen kann man mit Substanzen behandeln, die die Oberflächenspannung der Gasblasen herabsetzen und so zu einem Kollaps von Gasblasen führen. Eine solche Substanz ist Simeticone (z.B. Lefax® u.a.). Ätherische Öle wie Kümmelöl und Pfefferminzöl wirken ebenfalls entblähend. Eine Kombination pflanzlicher Stoffe enthält z.B. Iberogast®.

Verstopfung kann man lösen, indem man dafür sorgt, dass Wasser in den Darm einströmt und den Stuhlbrei weicher macht. Salzlösungen oder Lösungen mit nicht resorbierbaren Quellmitteln, die Wasser binden, sorgen für einen Wassereinstrom in den Darm. Pflanzliche Quellmittel, wie Flohsamen, Weizenkleie, Leinsamen, Trockenpflaumen u.a. nehmen Wasser auf und erhöhen so die Gleitfähigkeit des Stuhls. Ein chemisches Mittel mit teils erheblichen Nebenwirkungen wie Kopfschmerzen, Übelkeit, Schwindel etc. ist Prucaloprid (Resolor ®), dass nur auf Anweisung eines Arztes eingesetzt werden sollte.

Durchfall reduzieren kann die Lähmung der Darmbewegung durch z.B. Loperamid. Geriebener Apfel oder Karotte liefern Pektin, dass Wasser binden und so dem Durchfall entgegenwirken kann. Tannine wirken adstringierend, das bedeutet, sie sorgen bei Kontakt mit der Schleimhaut im Darm dafür, dass Blutungen vermindert werden, die Darmwand abgedichtet wird und Entzündungen reduziert werden. Tannacomp® ist ein solches tanninhaltiges Präparat, das zusätzlich mit Ethacridin auch eine desinfizierende Substanz enthält und mögliche Erreger mit angreifen kann.

Symptomatische Behandlung mit Arzneimitteln

Im Folgenden finden Sie eine Aufstellung von Arzneimitteln, die zur Therapie beim Reizdarm eingesetzt werden und die aus Sicht des Autors nur symptomatisch, aber nicht ursächlich wirken, also eher Regenschirme darstellen.

Arzneimittel	Begründung
Abführmittel (Natriumpicosulfat, Macrogol, Bisacodyl, Sennesblätter, Aloe, Flohsamen u.a.)	Sorgen für Stuhlgang, lösen aber das zugrundeliegende Problem nicht
Durchfallmittel (Loperamid, Pektin u.a.)	Stoppen den Durchfall durch Lähmung des Darms oder Quellmittel, wirken aber nur symptomatisch
Ätherische Öle (Kümmel, Ingwer, Minze, Kreuzkümmel, Anis, Fenchel u.a.)	Können tatsächlich antibiotisch wirken und ursächliche Darmbakterien an der Vermehrung hindern – wirken zusätzlich symptomatisch wie entblähend, entzündungshemmend, schmerzstillend
Schmerzmittel	Symptomatische Therapie ohne Ursachenbekämpfung
Muskelrelaxantien (z.B. Buscopan®)	Entkrampfen, behandeln aber nicht die Krampfursache
Karminativa (entblähende Mittel wie z.B. Lefax®, Vier-Winde Tee, Scharfgarbe, Kümmel)	setzen entweder die Oberflächenspannung herab und bringen Gasblasen zum Kollabieren oder wirken pflanzlich (z.B. Kümmel) – siehe ätherische Öle
Probiotische Bakterien, Bakterienpräparate	Probiotische Bakterien siedeln sich nicht an, sondern müssen ständig zugeführt werden. Besser: regelmäßiger Verzehr von fermentierten Nahrungsmitteln wie Sauerkrautsaft, Kefir, Joghurt etc.
Kortison	Entzündungshemmend und immunsystemunterdrückend – rein symptomatisch, nicht ursächlich
Biologica (Infliximab, Adalinumab, Golimumab, Vedolizumab, Ustekinumab u.a.)	Antikörper, die Entzündungsbotenstoffe blockieren und damit die Entzündung unterbrechen. Sehr teuer (4-stellig pro Dosis), trotzdem nur symptomatisch. Die Ursache wird nicht geklärt und meistens als autoimmun dargestellt. Macht ausgeprägte Störung der Immunfunktion
Salofalk® (Mesalazin)	Entzündungshemmend, immunsuppressiv, wirkt symptomatisch, keine ursächliche Behandlung
Protonenpumpenhemmer (z.B. Omeprazol, Pantoprazol u.a.)	Hemmen die Magensäurebildung und stören damit nachhaltig die Enzymfunktion und die Verdauung und langfristig auch die Nährstoffaufnahme

Nebenwirkungen

In der Tabelle sind Gruppen von Arzneimitteln aufgeführt, die einen Einfluss auf die Darmtätigkeit haben. Diese Liste ist nicht vollständig und berücksichtigt individuelle Unverträglichkeiten nicht.

Arzneigruppe	Beispielsubstanz	Häufige Symptome	Bemerkung
Opiate	Morphin, Tilidin, Fentanyl	Verstopfung	
Antibiotika	Penicillin, Doxycyclin, Ciprofloxacin, Cefoxim	Durchfall, Blähungen	Veränderung der Flora, kann durch gleichzeitige Gabe von Lactobazillen gemildert werden
Antidiabetika	(z.B. Acarbose, Miglitol (außer Handel)	Blähungen	
Hormone	Progesteron	Verstopfung	Senkt die Muskelspannung im Darm
Lipasehemmer	Orlistat	Durchfall, Blähungen, Fettstühle	
Entzündungs-hemmer	Diclofenac	Durchfall, Bauch-krämpfe, Blähungen	Erhöhtes Blutungsrisiko in Magen und Darm
Diuretika	Furosemid, Torasemid, Hydrochlorothiazid, Triamteren, Spironolac-ton u.a.	Verstopfung	Die harntreibenden Mittel entwässern den Körper und verdicken den Stuhl indirekt durch Wassermangel
Säureblocker	Omeprazol, Pantoprazol u.a.	Durchfall, Verstop-fung, Blähungen	Hemmung der Säurebildung führt zu unvollständiger Verdauung und liefert den Darmbakterien unnatürliche Nahrung
Statine	z.B. Simvastatin, Ator-vastatin, Fluvastatin u.a.	Durchfall, Blähun-gen, Verstopfung, Übelkeit	Viele Wechselwirkungen mit anderen Medikamenten: IMMER mit Arzt besprechen
Laxantien	Lactulose	Blähungen, Durchfall	
Antidepressiva	z.B. Escitalopram, (Cip-ralex®) u.a.	Durchfall, Ver-stopfung Übelkeit, Mundtrockenheit	Erhöhtes Blutungsrisiko in Magen und Darm
Vermizide	Pyrantel, Mebendazol, Albendazol, Niclosamid u.a.	Bauchkrämpfe, Durchfall, Verstop-fung	Wurmmittel töten die Wür-mer ab und verändern so die Darmsymbiose
Chemotherapie		Durchfall, Erbrechen, Übelkeit, Bauch-schmerz	Die Chemotherapie zerstört die Zellen der Darmwand, die eine hohe Teilungsrate haben

Grundsätzlich können alle Arzneimittel Symptome an Magen und Darm auslösen. Die Ursache kann eine direkte Arzneimittelwirkung sein, wie bei den in dieser Tabelle beschriebenen Substanzgruppen. (Die Liste ließe sich noch erweitern). Oder es kann sich um eine immunologische Reaktion handeln, also eine Unverträglichkeit gegen einen oder mehrere Inhaltsstoffe der Arzneizubereitung. Es kommt vor, dass Präparate verschiedener Hersteller mit angeblich gleichen Inhaltsstoffen unterschiedlich verträglich sind. Deswegen sollte man bei Magen-Darm-Beschwerden auch die Dauermedikation der Patienten hinterfragen. Der meist aus Kostengründen durchgeführte Wechsel auf ein anderes Präparat des gleichen Wirkstoffes kann zu plötzlichen Verdauungsbeschwerden führen, auch wenn die Medikation mit dem betreffenden Wirkstoff schon lange so besteht. Ursächlich ist dann häufig entweder einer der Begleitstoffe, die Kombination von Begleitstoffen oder die Verarbeitung.

Mögliche Folgen einer chronischen Darmproblematik

- **Haarausfall**
- **Nagelwachstumsstörungen**
- **Wunden heilen schlecht**
- **Anämie**
- **Rückenschmerzen**
- **Hormonstörungen (unregelmäßige Menstruation und andere)**

Die genannten Symptome können alle Folge einer chronischen Darmproblematik sein.

Haarausfall / Nagelwachstumsstörungen / Schlecht heilende Wunden

Wenn Sie in die Apotheke gehen, wird man Ihnen für mehr Haar- und Nagelwachstum und eine schönere Haut Mikronährstoffkombinationen verkaufen. Diese enthalten neben Kieselsäure und Silizium meistens Mineralien wie Zink, Jod, Eisen und Magnesium, häufig auch Aminosäuregemische mit L-Cystin, das bei der Keratinbildung für die Vernetzung der Aminosäureketten wichtig ist und B-Vitamine, allen voran Biotin.

Biotin, auch Vitamin B7 oder Vitamin H genannt, ist an Stoffwechselvorgängen sowohl im Fettstoffwechsel, als auch im Stoffwechsel von Aminosäuren und Kohlenhydraten beteiligt. Zusammen mit anderen B-Vitaminen ist es für die Zellerneuerung wichtig.
Man geht also davon aus, dass man Haarausfall, Nagelwachstums-

störungen und Wundheilungsstörungen auf einen Nährstoffmangel zurückführen kann. Diesen drei Symptomen ist gemein, dass Nährstoffmangel sicherlich nicht die einzig mögliche Ursache ist, aber eine sehr wahrscheinliche. Bevor man jedoch unreflektiert zu einer Therapie schreitet, sollte man die wichtigste Frage stellen:

Warum?

Wenn Magen und Darm nicht richtig funktionieren, werden Nährstoffe nicht richtig aufgeschlossen. Das bedeutet, dass die in der Nahrung enthaltenen Mineralstoffe, Vitamine oder sekundären Pflanzenstoffe nicht freigesetzt werden und deswegen nicht zur Aufnahme zur Verfügung stehen.

Ein Mangel an Magensäure führt zu einem Funktionsverlust der Enzyme und damit einer schlechteren Spaltung der Nährstoffe. Die Einzelsubstanzen werden nicht freigesetzt und können später nicht aufgenommen werden. Ein Fehlen des im Magen gebildeten „Intrinsic factors", der Vitamin B12 bindet, führt zu einem B12-Mangel, auch wenn man genügend rotes Fleisch zu sich nimmt. Im Darm funktioniert die Aufnahme der Mineralstoffe nicht, wenn die Enterozyten geschädigt sind. Aminosäuren werden über Transporteiweiße aufgenommen, die bei geschädigter Darmwand fehlen können. **Wenn die Verdauung der Nährstoffe und deren Aufnahme nicht normal funktionieren, weil Magen und Darm Funktionsstörungen haben, dann ist ein Mangel an Nährstoffen eine logische Folge.**

Es ist nicht nur wichtig, was man isst, es vor allem wichtig, dass man das Verzehrte auch verwerten und aufnehmen kann. Aus diesem Grunde plädiere ich auch für eine Heilung der Darmprobleme und eine Normalisierung der Darmfunktion, bevor man zu einer oralen Nährstoff-Therapie schreitet. Die spontane Gabe von Nährstoffen bei vermutetem oder durch Blutuntersuchungen bestätigtem Mangel bedeutet in vielen Fällen weggeworfenes Geld. Die gegebenen Nährstoffe werden nicht oder nur teilweise verwertet. Erst bei normaler Darmfunktion kann man auch damit rechnen, dass Nährstoffe in ausreichendem Maße aufgenommen und vom Körper genutzt werden.

Anämie

Eine Anämie wird im Volksmund Blutarmut genannt. Medizinisch unterscheidet man verschiedene Ursachen einer Anämie, wobei eine häufige Form die Eisenmangel-Anämie ist. Eisen ist Bestandteil des Häm b – dem Molekülkomplex, der, eingebettet in Eiweiße, das Hämoglobin (roter Blutfarbstoff) bildet. Häm b beinhaltet als Zentralatom Eisen, an das in der Lunge Sauerstoff gebunden wird. Eisen ist also wesentlich für den Sauerstofftransport in unserem Körper. Fehlt Eisen, enthalten die roten Blutkörperchen weniger funktionsfähiges Hämoglobin. Dadurch kann weniger Sauerstoff in das Gewebe transportiert werden und der Energie-Stoffwechsel läuft reduziert ab. Man wird müde und blass, kann sich schlecht konzentrieren und brüchige Nägel und Haarausfall bekommen.

Wenn man aber genug Eisen isst und wenn die Gabe von Eisentabletten keine Steigerung der Hämoglobinmenge in den Blutkörperchen bewirkt, dann dürfte ein Aufnahmehindernis im Darm die Ursache sein. Was dann hilft, sind Infusionen mit Eisen, weil das Eisen direkt in den Körper gelangt ohne im Darm aktiv aufgenommen werden zu müssen. Was aber kann die Ursache für eine therapieresistente Eisenmangelanämie sein? Nach meinen Erfahrungen sind auch bei Menschen, die nicht über Darmprobleme klagen, Wurminfekte die häufigste Ursache. Würmer behindern die Eisenaufnahme, indem sie die Darmzellen schädigen. Nach erfolgreicher Wurmbehandlung steigen die Eisenspiegel, die Depots füllen sich und die Hämoglobinwerte normalisieren sich.

Rückenschmerzen

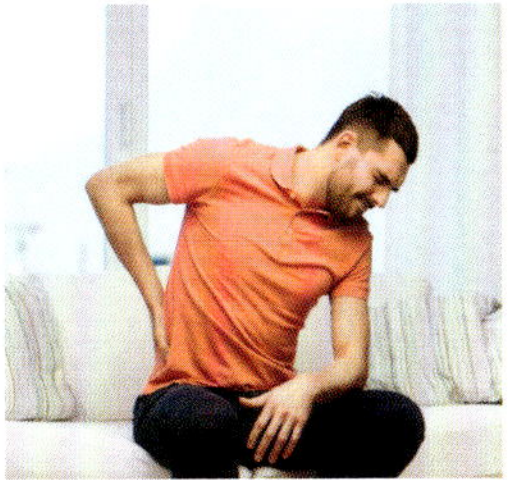

In der ganzheitlichen Medizin werden Beziehungen zwischen Organen und Muskeln beschrieben. So sind die Bauchmuskeln und die Oberschenkelstrecker Dünndarmmuskeln. Bei Dünndarmproblemen sind diese Muskeln dysreaktiv. Das bedeutet, sie arbeiten zwar, aber sie regulieren ihre Anspannung nicht mehr situationsangepasst. Die Bauchmuskeln sind also bei einem Dünndarmproblem relativ zu schwach oder besser: ihre Gegenspieler, die Rückenmuskeln, sind relativ zu stark, also dauerhaft angespannt. Das macht Rückenschmerzen. Die Rückenstrecker können sich erst wieder entspannen, wenn die Bauchmuskeln normal arbeiten. Und das können diese nicht, solange es Darmstörungen gibt.

Hormonstörungen (unregelmäßige Menstruation und andere)

Der normale weibliche Zyklus wird vereinbarungsgemäß mit 28 ±1 Tag angenommen. Dabei rechnet man vom ersten Tag der Blutung, also die Blutungszeit einschließend, bis wieder der erste Tag der Folgeblutung auftritt. Alle Abweichungen von diesem Wert, also Regelblutungen, die bereits nach 26 oder erst nach 30 Tagen einsetzen, sind verdächtig auf eine Hormonstörung. Wassereinlagerungen, die um die Zeit der Menstruation mehr werden und eine leichte Gewichtszunahme kennen viele Frauen. Sind die Schwankungen aber erheblich und treten zusätzlich Spannungsgefühle in der Brust ohne erkennbare andere Ursache auf, darf man an eine Hormonstörung denken. Schmierblutungen ohne ersichtlichen Grund, Zwischenblutungen bei ansonsten konstanten Zyklus, Blutungen trotz Pilleneinnahme mitten im Zyklus, die sonst bei der Pilleneinnahme nicht auftraten, sind ebenfalls verdächtig auf eine Hormonstörung. Was bedeutet Hormonstörung? Hormone werden im Körper nach einem bestimmten Rhythmus ausgeschüttet und wieder inaktiviert. Neben dem Monatszyklus gibt es Tagesrhythmen. Die hormonproduzierenden Organe werden von der Hirnanhangdrüse gesteuert. Außerdem wechselwirken verschiedene hormonproduzierende Drüsen, wie Schilddrüse und Eierstöcke miteinander. Weiterhin spielt die Leber eine Rolle, weil sie einerseits Transporteiweiße für manche Hormone bereitstellt und weil sie das Organ ist, dass den Abbau, also die Inaktivierung der Hormone, bewerkstelligt.

Störungen aller beteiligter Organe können indirekt zu Hormonstörungen und damit zu den beschriebenen Symptomen führen. In Bezug auf den Darm ist den ganzheitlichen Medizinern bekannt, dass Würmer Hormonstörungen auslösen können. Die Hypothese geht davon aus, das Würmer Substanzen absondern, die mit den Hormonsystemen des Wirtes in Wechselwirkung treten. Binden „Wurmsubstanzen" an Hormonrezeptoren des Wirtes, stehen diese nicht mehr für die wirtseigenen Hormone zur Verfügung. Das bedeutet, dass auch bei normalen Hormonwerten die Hormonwirkung beeinträchtigt sein kann.

Treten also Darmprobleme und Hormonstörungen gemeinsam auf, besteht der Verdacht auf eine Wurminfektion. Da die Leber für die Hormonaktivität wichtig ist, können Leberfunktionsstörungen sich als Symptome von Hormonstörungen bemerkbar machen. Also lohnt sich in jedem Fall ein Blick auf die Leber, wenn der Verdacht auf Hormonstörungen besteht. Mögliche Infekte, die den Darm und die Leber beeinträchtigen, sind z.B. Amöbeninfekte oder bakterielle Infekte mit Bakterien, die Toxine freisetzen. Weil ein großer Teil des Blutes aus dem Darm über die Pfortader zur Leber gelangt, können Toxine aus dem Darm die Leber erreichen und diese beeinträchtigen. Außerdem kommen Virusinfekte wie Ebstein Barr und Cytomegalie sowie bakterielle Infekte wie Leptospiren, Borrelien oder Brucellen u.a. in Frage.

Mir geht es darum, aufzuzeigen, dass Symptome, die auf den ersten Blick nicht in Zusammenhang mit einem Darmproblem gesehen werden, dort durchaus ihren Ursprung haben können. Und wenn wir unserem Anspruch gemäß, nicht die Symptome, sondern Ursachen behandeln wollen, gehört der Blick auf den Darm und die Leber bei den hier besprochenen Symptomatiken zwingend dazu.

Gewichtsabnahme - Gewichtszunahme

Manche Menschen nehmen ab, wenn sie an einer Darmerkrankung leiden, bei manchen ändert sich nichts und wieder andere bemerken eine Gewichtszunahme.

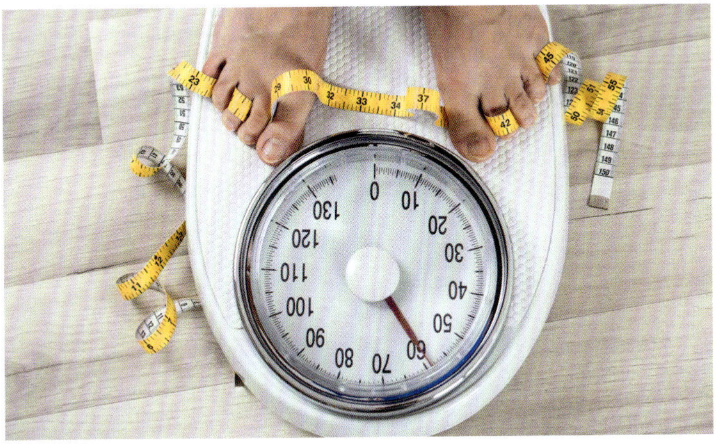

Wer „Magen-Darm" hat, hat oft keinen Appetit. Essen fällt schwer und löst Bauchbeschwerden aus. Also meidet man es. Die Folge ist, dass weniger Energie aufgenommen wird und man abnimmt. Nährstoffaufnahmestörungen können, vor allem bei Durchfallerkrankungen, so ausgeprägt sein, dass man in eine Mangelsituation kommt. Betroffen ist allerdings meistens weniger die Aufnahme der Energieträger wie Kohlenhydrate und Fette, als vielmehr die Aufnahme von Mikronährstoffen wie Mineralien und Vitaminen. Der Gewichtsverlust bezieht sich dann zunächst vor allem auf Wasserverlust, weniger auf Substanzverlust, z.B. an Fett.

Wie erklärt sich dann eine Gewichtszunahme? Wenn die Nährstoffaufnahme nicht funktioniert, dann kann es gut sein, dass die Energieträger aufgenommen werden, die einem komplizierteren Aufnahmemechanismus unterliegenden Mineralien und Spurenelemente und Vitamin B12 aber nicht. Es entsteht ein Defizit. Unser Kontrollorgan, das autonome Nervensystem, registriert die verringerte oder fehlende Mikronährstoffaufnahme und leitet eine Gegenregulation ein. Es sorgt für eine noch bessere Ausnutzung der aufgenommenen Nahrung z.B. durch die Beeinflussung der Darmbewegungen oder die Stimulierung der Abgabe von Verdauungssäften. Und es generiert Hungerfühle. Die Menschen essen also mehr und nehmen vor allem die Energie mehr auf, weil das Nervensystem „Hunger!" schreit. Der zentrale Befehl lautet: „Iss mehr und hol mehr raus, bei mir kommt zu wenig Eisen, Zink, Magnesium an!" In der Folge wird mehr Energie aufgenommen und man nimmt zu.

Typische Fragen aus der Praxis

Ich habe mich mit Elektroakupunktur (oder Kinesiologie) untersuchen lassen. Dabei wurden viele Infekte im Darm gefunden. Ich habe mehrere Stuhlproben abgegeben, aber die getesteten Bakterien konnten nicht nachgewiesen werden. Was soll ich glauben?
Antwort: Stuhlproben sind eine Stichprobe aus dem Kot. Ihr Stuhl entspricht dem, was im Dickdarm an Bakterien nachweisbar ist. Stuhlproben erfassen weder alle Bakterien sicher, noch sind diese, wenn die Stuhlprobe im Labor ankommt, alle noch vital und anzüchtbar. Im Übrigen lassen sich die meisten der Darmbakterien gar nicht anzüchten und auch nicht direkt nachweisen. Ein Teil der Bakterien, die uns krankmachen, lebt in den Zellen und taucht deswegen nicht im Stuhl auf. Insbesondere bei chronischen Darmproblemen sind diese intrazellulären Bakterien wie Listerien oder Yersinien in der Stuhlprobe oft negativ, während bei akuten Darmproblemen der Nachweis eher gelingt. Es ist gerade der Vorteil der in der Fragestellung genannten Untersuchungstechniken, solche mit üblicher Diagnostik nicht zu erfassenden Infekte darzustellen und eine Diagnose und Therapie zu ermöglichen.

Ich habe mich mehrfach auf Würmer untersuchen lassen und es wurden nie welche gefunden. Ganzheitliche Therapeuten haben aber Würmer diagnostiziert. Wer hat nun Recht?
Antwort: Stuhluntersuchungen suchen nach Wurmeiern. Bei zweigeschlechtlichen Würmern, wie z.B. dem Menschenspulwurm, legen die Männchen keine Eier und sind deswegen mit dem Test nicht nachweisbar. Ein negatives Laborergebnis schließt also eine Infektion nicht aus, ein positives beweist den Erregerkontakt.

Praxiserfahrungen zeigen, dass die Gabe von Wurmmitteln bei entsprechenden ganzheitlichen Testergebnissen die Beschwerden nahezu immer bessern. Deswegen darf man davon ausgehen, dass Würmer eine Rolle spielen. Es mag atypische Infekte geben und auch andere Gründe, warum Würmer nicht immer Eier absondern, die man nachweisen kann. Aus meinen Praxiserfahrungen sind Stuhlproben in weniger als 1% positiv. **Dennoch bewährt sich eine Therapie (fast) immer.**

Die ganzheitliche Diagnostik hat Infekte ergeben. Mein Hausarzt hat eine Kontrolluntersuchung gemacht und konnte keinen Erreger bestätigen. Nun bin ich verunsichert, was soll ich glauben?
Antwort: Ihr Hausarzt hat, wie auch alle anderen Untersucher, bisher keinen befriedigenden Auslöser Ihrer Beschwerden gefunden. Deswegen gehen Sie ja zu einem ganzheitlichen Untersucher, von dem Sie annehmen, dass er anders arbeitet. Wenn dieser mit

anderen Methoden zu anderen Ergebnissen kommt, dann muss klar sein, dass die Methode für das Ergebnis verantwortlich ist. Deswegen muss auch klar sein, dass die schulmedizinisch üblichen Untersuchungsmethoden eben nicht zu diesem Ergebnis kommen können. Also macht eine entsprechende Überprüfung mit diesen Methoden in den meisten Fällen keinen Sinn. **Mein Rat:** Überlegen Sie sich gut, ob Sie sich auf die ganzheitliche Methodik einlassen wollen. Wenn Sie sich dafür entscheiden, dann sollten Sie aber auch voll dahinterstehen und den Therapeuten die Chance geben, Ihre Befunde zu behandeln.

Nachdem mein ganzheitlicher Therapeut Würmer (oder Parasiten) diagnostiziert hat, hat er mir ein Wurmmittel (oder Antibiotika) verordnet. Mein Hausarzt rät mir von der Einnahme ab, das seien starke Medikamente mit Nebenwirkungen. Ich bin nun verunsichert. Was soll ich glauben?

Antwort: Wie schon gesagt, kommt die Schulmedizin oft nicht zu den Ergebnissen, die die ganzheitliche Diagnostik ermöglicht. Deswegen sind schulmedizinisch manche Erkrankungen nicht heilbar und hinzunehmen (z.B. Histaminintoleranz, Zöliakie, Laktoseintoleranz etc.), während die ganzheitliche Medizin durchaus erfolgversprechende Therapieansätze sieht.

Parasiteninfekte können Intoleranzen auslösen. Deswegen macht eine Therapie Sinn. Wurmmittel werden weltweit eingesetzt, teils im Säuglingsalter, regelmäßig im Kindesalter. Je nach Substanz gibt es entsprechende Bedingungen, unter denen man das jeweilige Medikament gibt, oder besser nicht. Wurmmittel wie Pyrantel oder Mebendazol sind vergleichsweise harmlos und beeinträchtigen die Darmflora nicht. Von einem gefährlichen Mittel kann bei sachgerechter Anwendung keine Rede sein. Da greifen die von Kinder- oder Hausärzten verordneten Antibiotika bei Atemwegsinfekten oder HNO-Erkrankungen deutlich mehr in die Bakterienbesiedlung und die Organfunktionen ein. Kaum ein Arzt macht vor der Gabe von Antibiotika eine Erregeranzüchtung und einen chemischen Test, auf welches Antibiotikum der Erreger reagiert. Die allermeisten Antibiotika werden heute direkt verordnet. Wenn Ihr ganzheitlicher Therapeut Sie ordnungsgemäß getestet hat, wird er auch getestet haben, ob das von ihm vorgeschlagene und verordnete Antibiotikum für Ihre Darminfekte geeignet erscheint. Und damit hat er mehr überprüft als jeder Arzt, der ohne weiteren Test entscheidet, dass Sie aus anderen Gründen ein Antibiotikum nehmen sollten. Lassen Sie sich keine Angst machen. Nicht alles was im Beipackzettel stehen muss, tritt auch so ein. Und: Die Beipackzettel von Antibiotika unterscheiden sich im Groben nicht. Nebenwirkungen zeigen die Wirksamkeit des Medikaments an. Sie treten auf und gehören zu einer Therapie dazu. Meistens sind sie schnell vorbei und hinterlassen keine dauerhaften Schäden. Ohne die Nebenwirkungen bekommen Sie auch keine Primär-Wirkung. Das Therapieziel ist dann nicht erreichbar. Wenden Sie sich mit Ihren Bedenken an den verordnenden Therapeuten und lassen Sie sich beraten. Was keinen Sinn macht, ist, so lange verschiedene Ärzte aufzusuchen, bis jemand das sagt, was Sie hören wollen. Wenn Sie ganzheitliche Medizin wollen, sollten Sie ihr auch eine Chance geben. Wenn Sie lieber Schulmedizin wollen, ist das Ihre Entscheidung. Beides zu kombinieren kann sinnvoll sein. Aber dann sollten Sie sich einen Ansprechpartner suchen, der „den Hut auf hat" - will sagen, der das Ganze überwacht und auf den Sie hören. **Hin und her macht es schwer - und der Leidtragende sind am Ende SIE.**

Ich habe jetzt alles so gemacht, wie es mir empfohlen wurde. Das Wurmmittel genommen und die Globuli. Am Anfang wurde es sogar schlechter, dann besser und dann sogar fast gut. Doch seit einigen Wochen wird es wieder so schlecht wie vorher. Wie kann das sein?
Antwort: Nosoden (Globuli) stimulieren das Immunsystem. Wenn dieses aktiv wird, löst es Symptome aus. Das ist normal. Nach Einnahme von Nosodenglobuli ist es möglich, dass in den ersten 14 Tagen Erstverschlechterungen als Reaktion auf die Globuli eintreten. Diese können intervallartig auftreten, also einige Stunden oder Tage anhalten und auch zwischenzeitlich verschwinden. Nach 14 Tagen sollten sie nicht mehr auftreten und eine langsame Besserung der Beschwerden eintreten. Wenn es dann zu plötzlichen Verschlechterungen kommt, spricht das für eine neue Infektion oder einen neuen Auslöser, den man neu untersuchen muss.

Ich nehme die Antibabypille ein und nun soll ich andere Medikamente und Globuli nehmen? Ist die Pille dann noch sicher?
Antwort: Wenn Sie eine Pille nehmen, sollten Sie mit dem verordnenden Therapeuten besprechen, ob es Wechselwirkungen oder gar einen Wirkverlust geben kann. Antibiotika und Wurmmittel haben keine direkte Wirkung auf die Pille. Durchfall oder Erbrechen, auch wenn sie durch Medikamente ausgelöst sind, können die Aufnahme der Hormone beeinträchtigen und zu einem Wirkverlust führen. Manchmal lösen Antibiotika einen Durchfall oder Erbrechen aus. In diesem Fall können Sie sich nicht auf die Wirkung der Verhütung verlassen. Globuli stören die Pillenwirkung nicht. Grundsätzlich sollten Sie Ihre gesamte Dauermedikation mit dem verordnenden Therapeuten besprechen. Das gilt insbesondere für Medikamente bei Herz-Kreislauferkrankungen, Diabetes, Sodbrennen und Reflux, Psychopharmaka etc.

Die ganzheitliche Untersuchung hat unter anderem ergeben, dass ich Entzündungen im Zahnbereich habe. Diese sollen am gesamten Krankheitsgeschehen beteiligt sein. Mein Zahnarzt hat geröngt und untersucht und findet nichts. Was soll ich nun tun?

Antwort: Tatsächlich können entzündete Zähne im ganzen Körper Störungen auslösen und auch die Verträglichkeit von Nahrungsmitteln beeinflussen. Es ist leider so, dass die Schulzahnmedizin bei einigen Krankheitsbildern im Zahnbereich keine sicheren Untersuchungsmethoden hat. Entzündungen im Zahn können nicht mit einem Röntgenbild dargestellt werden. Wenn der Zahn lebt, kann er bei chronischen Entzündungen schmerzlos sein und auf Klopf- und Kälteteste normal reagieren. Insbesondere bei Backenzähnen, die mehrere Wurzelkanäle haben, kann einer davon erkrankt oder gar abgestorben sein, während die anderen noch normal funktionieren. Dann sind alle Vitalitätstests (fast) normal. Nur ein besonders versierter Zahnarzt wird in diesen Fällen ohne ganzheitliche Untersuchungsmethodik das Problem erfassen.

Ich empfehle in diesen Fällen die Erhebung eines Befundes durch einen ganzheitlichen Zahnarzt und die Kontrolluntersuchung bei dem Therapeuten, der das Problem als erster diagnostiziert hat, 3 Monate später. Wenn keine Zahnbehandlung stattgefunden hat, sollte der Untersuchungsbefund nach 3 Monaten immer noch bestehen. Lässt er sich immer noch darstellen, dann spricht das sehr dafür, dass dort wirklich ein (mit normalen Mitteln nicht zu erkennendes) Zahnproblem vorliegt.

Mein Heilpraktiker hat einen Nährstoffmangel diagnostiziert und verordnet mir Nahrungsergänzungen. Ich habe aber nicht das Gefühl, dass das viel bringt. Kann das stimmen?

Antwort: Wenn Sie einen nachgewiesenen Nährstoffmangel haben, ist die wichtigste Frage, warum das so ist. Wenn Sie sich einseitig ernähren und die Nährstoffe nicht zuführen, sollte die Gabe helfen. Wenn Sie mehr verbrauchen, als Sie zuführen, weil Sie extrem schweißtreibenden Sport treiben oder eine sehr anstrengende Arbeit leisten oder weil Sie schwanger sind und Ihre Nährstoffe an das Kind geben, dann sollte eine erhöhte Zufuhr ebenfalls helfen. Wenn Sie aber die Nährstoffe, die Sie zu sich nehmen, im Körper nicht aufgenommen werden können, dann hilft die Gabe nicht. Deswegen muss geklärt werden, ob es ein Aufnahmehindernis gibt (Darmstörung – zunächst egal aus welcher Ursache) oder ob ein Parasit Nährstoffe aufnimmt, die Ihnen dann nicht mehr zur Verfügung stehen. Es muss also immer geklärt werden, warum der Mangel entstanden ist, bevor Nährstoffe zugeführt werden. Dann muss dieses Hindernis beseitigt werden und erst bei normaler Verdauungsfunktion sollten Nahrungsergänzungen gegeben werden.

Nachwort

Heute geht man davon aus, dass sich das Wissen in der Medizin alle 5 Jahre verdoppelt. Seit ich 1988 mein Examen abgelegt habe, muss sich das Wissen also etwa ver-64-facht haben. Glauben Sie mir, als Arzt, der im Beruf steht und auch ein Privatleben hat und sich, anders als Studenten, nicht in Vollzeit um Fortbildung kümmern kann und die Fortbildungsthemen auch nicht mundgerecht per Vorlesung serviert bekommt, sondern sie aus einen Vielzahl von, teils kostenpflichtigen, Veranstaltungen selektieren muss, ist es unmöglich, dieser Entwicklung zu folgen. Deswegen gelingt es uns Ärzten allenfalls in den von uns besetzen Fachgebieten up to date zu bleiben, was letztendlich zur Abkopplung von der breiten Basis allgemeinen medizinischen Wissens führt. Als Hautarzt bekomme ich z.B. Entwicklungen neuer Substanzen für Herzrhythmusstörungen oder Hodentumore normalerweise nicht mit. Ich kann froh sein, wenn die Zeit reicht, in meinem Fachgebiet der Entwicklung zu folgen. Da ich aber schon immer an der ganzheitlichen Sicht der Dinge interessiert war und glaube, dass die Spezialisierung den Blick für das große Ganze verlegt, bemühe ich mich, zumindest in ausgewählten ganzheitlichen Themen, die mich und meinen Praxisalltag berühren, so aktuell wie möglich informiert zu bleiben. Ich habe deswegen schon vor vielen Jahren die Sprechstunden so gelegt, dass ich ganze Werktage habe, um mich, am Computer sitzend oder Kongressen beiwohnend, um Bildung zu kümmern. Außerdem versuche ich in Fortbildungskursen interessierten Kollegen meine Erkenntnisse und Erfahrungen weiter zu geben.

Wenn man das oben Gesagte zugrunde legt, dann muss man davon ausgehen, dass Ärzte mit zunehmendem Abstand zum Studium nicht unbedingt den aktuellsten Wissenstand repräsentieren, aber sie gewinnen eines: Erfahrung.

Im Umgang mit Menschen, die um medizinische Hilfe bitten, lernt man vieles nebenbei, dass primär nicht krankheitsursächlich erscheint. Dennoch haben die häusliche Situation, der Beruf, die Familie und die individuellen Stärken und Schwächen, Gewohnheiten und das Wissen der Patienten einen wesentlichen Einfluss auf die Gesundheit. Und diese Erfahrung, wie man welchen Patienten wegen welcher individuellen Gegebenheiten wie behandeln sollte, das lernt man an keiner Universität. Das steht auch in keiner Leitlinie. Da kommt es auf das Gespür und die Empathie des Arztes an.

Ich habe in meiner Praxis, die von Beginn an ganzheitlich ausgerichtet war, immer versucht, den Patienten zu verstehen und ihm klar zu machen, dass das, was man ihm bisher gesagt hat, vielleicht anders interpretiert werden sollte. Ich habe über die Jahre eine eigene Sicht auf bestimmte Krankheitsbilder gewonnen und durch unzählige Therapien für mich gefunden, dass meine Sichtweise und die Untersuchungs- und Behandlungsansätze erfolgreicher sind, als das, was „die anderen" tun. Zu mir kommen die Patienten, die an chronischen Beschwerden leiden und die von der Schulmedizin symptomatisch behandelt werden, die aber damit nicht zufrieden sind. Die wissen wollen, was denn die Ursache der Probleme ist. Oder die nicht als psychosomatisch krank eingestuft werden wollen. Und in vielen Fällen können wir gemeinsam die Rätsel lösen und gezielte Therapien einleiten. Neben Muskel- und Gelenkbeschwerden inklusive Rheuma, die ich als Sportmediziner und Chirotherapeut behandle, sehe ich auch chronische Ekzeme bei Hautpatienten, die sich an mich als Hautarzt wenden. Als Allergologe bin ich gefragt, wenn es um unklare Beschwerden der Verdauung oder Atembeschwerden geht, um Hautausschläge oder Fließschnupfen und andere Zeichen möglicher Allergien. Mit Hilfe der ganzheitlichen Diagnostik gelingt die Darstellung von Zusammenhängen, die Krankheitsbilder erklären und Verbindungen schaffen zwischen z.B. Darmbeschwerden und Heuschnupfen, Verdauungsproblemen und Rückenschmerzen, chronischen Infekten und Gelenkproblemen, Zahnproblemen und Pickeln, Bauchweh und Haarausfall, Darminfekten und Zyklusstörungen.

Und wenn ich den Patienten die Zusammenhänge logisch und für sie nachvollziehbar erklären kann, daraus eine Handlungsstrategie entwickle und diese dann umgesetzt wird und zum Erfolg führt, dann bestätigt das die Herangehensweise. Um für mich zu klären, wie hoch die Erfolge wirklich sind, die in meiner Praxis erzielt werden, führen wir seit Februar 2017 eine Studie mit Neupatienten durch, die erfasst, in wie weit sich die Beschwerden bessern, mit denen die Patienten zu uns kommen. Inzwischen können wir knapp 100 Fälle abschließend auswerten (Stand Okt 2017).

Wir können aus diesen Daten ablesen, dass wir in 82% der Fälle eine Besserung erreichen, in 15% keine Veränderung und in 3% der Fälle verschlechtern sich die Beschwerden trotz unserer Therapie.
Auf der Skala von 0 = beschwerdefrei bis 6 = stärkste Beschwerden sind 33 % nach 14 Wochen Therapie auf einem Score von 0 oder 1. Das ist für chronische Patienten mit Leidenszeiten von 1 – 5 Jahren oder länger ein bemerkenswerter Anteil.

Ich kann also behaupten, dass wir nachweisbare Erfolge haben, auch und vor allem in Fällen, bei denen die Patienten an chronischen Beschwerden leiden und sich vorher in vielfältige andere Therapeutenhände begeben haben. Das ist für mich der Anlass, den Kollegen aller Fachgebiete anzubieten, sich auf eine faire Diskussion auf Augenhöhe einzulassen und unsere Sichtweise und unsere Diagnostik zum Wohle des Patienten zusätzlich einzusetzen. Dabei geht es nicht darum, wer jetzt an welcher Stelle besser ist, - im Zentrum des Interesses stehen immer der Patient und dessen Wohlergehen. Und das bestmöglich wiederherzustellen und zu erhalten, muss das gemeinsame Ziel sein.

Die geschilderten Sachverhalte führen mich zu der Erkenntnis, dass neben aller Spezialisierung, die es in bestimmten Bereichen braucht, vor allem auch jemand in der Breite ausgebildet sein muss. Und dazu muss man sich aktiv entscheiden und sich selbst die nützlichen Fortbildungen suchen und sie absolvieren. Das ist auch der Grund, warum wir in unserem interdisziplinären Therapiezentrum versucht haben, Therapeuten mit unterschiedlichem Hintergrund zu bündeln. Einer alleine kann nicht alle Notwendigkeiten abdecken, da ist es für beide Seiten gut, wenn man gemeinsam über Problem und Lösungen nachdenken kann.

Weil sich die Medizin permanent fortentwickelt, ist ein Buch wie dieses schon bei Drucklegung nicht mehr topaktuell. Aber irgendwann muss man als Autor einen Schlussstrich ziehen und akzeptieren, dass etwas nicht im Buch erscheint, das man noch hätte mit hinein nehmen können.

Zum Kapitel über die Floraanalyse (S. 123) ist hinzuzufügen, dass man inzwischen zu genetischen Test wechselt, um die im Stuhl enthaltenen Bakterien zu identifizieren und auch um sie zu quantifizieren. Daraus entwickelt man einen Dysbiose-Index. Diese Untersuchung erfasst zumindest mehr Bakterien bzw. Bakteriengruppen als die in der Routinediagnostik üblichen maximal 5%, aber auch für die genetischen Untersuchungen gilt, dass es sich um Stichproben handeln, die nur eingeschränkt repräsentativ sind. Und, wie im Text beschrieben, ist die Flora, wie man die Mikrobiota des Darmes in diesem Zusammenhang nennt, bei Darmerkrankungen immer Teil des Krankheitsbildes und passt sich den Gegebenheiten an. Veränderungen der Mikrobiota sind also mit Darmerkrankungen, und nicht nur mit diesen, untrennbar verbunden und zeigen als Marker an, dass etwas nicht stimmt. Eine gezielte Therapie, bei der die gestörte Balance gezielt wieder hergestellt wird, kann es nicht geben, weil wir nur wenige Bakterien therapeutisch zur Verfügung haben und diese sich nicht sicher langfristig ansiedeln. Auch Ernährungstipps oder Heilpflanzen beeinflussen das System, aber ebenfalls nur sehr grob. In so fern hilft die auch die genetische Flora-Analyse bei der Auswahl der geeigneten Therapiemaßnahmen nicht und stellt allenfalls ein Dokument dar, mit dem man dem Patienten seine Störung beweisen kann. Die hat er aber sicher auch ohne Stuhlprobe bemerkt, sonst wäre er als Patient mit Darmbeschwerden gar nicht zum Therapeuten gegangen.

Ausblick

Ich bin sicher, dass wir in den kommenden Jahren über die Wechselwirkung von Mikroben mit uns und unseren Regulationssystemen viel mehr erfahren. Wir werden herausfinden und belegen können, dass die Botenstoffe, die unsere Zellen freisetzen und die überall im Körper Wirkungen haben sowohl für Bakterien als auch für Zellen gleichermaßen Informationen tragen. Chronische Infekte werden als eine wesentliche Ursache für chronische Krankheiten erkannt werden und die Umweltbelastungen als Ko-Faktoren der bei Störungen der Zellfunktion besser charakterisiert werden. Wir werden die Zusammenhänge zwischen Stoffwechselstörungen im Verdauungstrakt und den Hirnfunktionen aufdecken, ebenso werden wir beweisen lernen, dass Leberfunktionsstörungen zu Hormonstörungen führen und ebenfalls durch Stoffwechselveränderungen auf die Funktion aller Zellen Einfluss nehmen. Außerdem spielt elektromagnetische Strahlung, die von den Zellen ausgesendet wird, eine wesentliche Rolle in der Steuerung der Stoffwechselvorgänge, insbesondere bei den chemischen, teils enzymatischen, Reaktionen. Die Rolle von Magnetismus und Elektrizität und damit automatisch auch die der elektromagnetischen Strahlung auf Zellen ist zwar bekannt, wird aber ignoriert. Wir werden hoffentlich in Zukunft besser verstehen, wie das auf zellulärer Ebene funktioniert und dann die allgegenwärtige Strahlung durch WiFi, Bluetooth und DECT als Störgröße ernst nehmen.

Auch das Gehirn ist Gegenstand intensiver Forschung; dessen Funktion werden wir in Zukunft als weniger autark erkennen, als wir es heute noch annehmen. Die Quervernetzung im Körper zwischen jetzt in der Medizin als getrennt betrachteten Organsystemen wird zunehmend erkannt werden und am Ende wird hoffentlich stehen, dass wir falsch liegen, wenn wir die Medizin auf die Zelle oder gar das Molekül herunterbrechen, ohne den Körper als Einheit zu betrachten. Man kann eine Sinfonie von Beethoven durchaus in die Summe der einzelnen Noten wie C, D, E, F, G, A, H, der Anzahl der Pausenzeichen und der Viertel und Achtelnoten etc. zerlegen, aber davon weiß man noch nicht, wie die Sinfonie klingt.

Neben allen Einzelanalysen muss der Blick auf das Ganze und alle Wechselwirkungen stehen. Und die vollständig zu erfassen wird aus meiner Sicht in den nächsten Jahrzehnten nicht gelingen. Deswegen glaube ich auch daran, dass man über die Abfrage der Eigenregulation des Körpers bessere Informationen bekommt. Und die nutzen wir mit den beiden in diesem Buch beschriebenen ganzheitlichen Untersuchungsmethoden zum Wohle unserer Patienten.

Dr. Michael Tank (Dezember 2017)

Stichworte – Erklärungen

Allergen
nennt man ein Antigen, das eine überschießende Reaktion des Immunsystems, eine allergische Reaktion, auslöst.

Antigen
ist eine Struktur, die im Körper eine spezifische Immunantwort auslöst.

Amphiphil
bezeichnet die Eigenschaft von Molekülen, sich sowohl polaren als auch in unpolaren Lösungsmitteln zu lösen. Ein Beispiel sind Phospholipide, die den Hauptbestandteil unserer Zellmembranen bilden. In wässriger Lösung wenden sich wasserlöslichen Molekülteile dem Wasser zu und die fettlöslichen ab.

BotenRNA
nennt man eine Form der RNA, die Information der DNA als einsträngige Kopie in der Zelle transportiert.

Chemokin
nennt man ein kleines Signalprotein, das bei Zellen eine Wanderungsbewegung auslöst. Eine Wanderung aufgrund einer chemischen Substanz wird Chemotaxis genannt. Die Zellen bewegen sich dabei entlang eines Konzentrationsgradienten zum Ort der höchsten Chemokinkonzentration.

Chylomikronen
sind Partikel aus Eiweißen und Fetten mit einem Durchmesser von 0,5-1,0 µm, die vom Darm über die Lymphe in die Blutbahn abgegeben werden. Sie umgehen die Leber und gelangen direkt ins Blut und können so ein Faktor bei der Entstehung von Nahrungsmittelunverträglichkeiten sein.

Darmflora
ist die Summe aller den Darm besiedelnden Mikroorganismen und wird gleichgesetzt mit Darm-Mikrobiota.

Darmlumen
nennt man das Innere des Darms, also den Hohlraum den die Darmwände umschließen.

Diarrhoe
Durchfall

Disaccharide
sind Zucker, die aus zwei Einfachzuckern bestehen wie z.B. Laktose, Haushaltszucker (Saccharose).

DNA = Desoxyribonukleinsäure
(engl. Desoxyribonucleinacid) nennt man das meist doppelsträngige Molekül, das die Summe aller Erbinformation trägt und normalerweise im Zellkern liegt.

endokrin
nach innen abgebend. Bezeichnet die Eigenschaft von Drüsen, die ihr Sekret ins Blut oder in Körperflüssigkeiten absondern.

Entoderm
nennt man das innere Keimblatt in der Embryonalentwicklung aus dem unter anderem große Teile der Bauchorgane entstehen. Weiterhin unterscheiden man das mittlere (Mesoderm) und das äußere Keimblatt (Ektoderm).

exokrin
nach außen abgebend. Der Begriff bezieht sich auf Drüsen, z.B. Schweißdrüsen oder ein Teil der Bauchspeicheldrüse, die ihr Sekret nach außen oder in einen Hohlraum des Körpers abgeben.

Flatulenz
Blähungen

Flush
nennt man eine anfallsweise auftretende Rötung der Haut.

gastrointestinal
den Magen (lat. gaster) und den Darm (lat. intestinum) betreffend.

Hapten
sind unvollständige Antigene. Haptene können alleine keine Immunantwort auslösen, allerdings können sie an Strukturen binden und so zu Antigenen werden.

Koprostase
Stauung von Kot im Enddarm.

Leaky gut
englische Bezeichnung für undichter Darm.

Lymphozytentransformationstest (LTT)
ist eine Untersuchungsmethode, bei der Lymphozyten (weiße Blutkörperchen) darauf hin untersucht werden, ob sie auf ein bestimmtes Antigen reagieren. Die Besonderheit ist, dass die Lymphozyten nicht auf freie Allergene, sondern nur auf Allergene reagieren, die durch bestimmte Moleküle an Zelloberflächen präsentiert werden. Damit kann man Reaktionen auf intrazelluläre Erreger messen und Infekte nachweisen, die im Antikörpersuchtest nicht nachzuweisen sind.

Geißeln oder Flagellen
nennt man die beweglichen Anhänge an Bakterien, die diese in die Lage versetzen, sich aktiv fortzubewegen.

Keime
soll in dem hier verwendeten Zusammenhang für Bakterien stehen.

Konstipation
vorübergehende Verdichtung des Stuhls mit Fehlen von Stuhlgang.

Makromolekül
Moleküle mit sehr großer Masse, oft aus kleinen Untereinheiten zusammengesetzt.

Malabsorptionssyndrom
bezeichnet die durch die Tatsache, dass bestimmte Stoffe im Darm nicht aufgenommen werden können, ausgelösten Symptome.

Mikrobiom
ist die Summe aller Gene, die in allen den Menschen besiedelnden Mikroorganismen vorhanden ist. (Wortschöpfung in Anlehnung an Genom)

Mikrobiota
ist die Summe aller einen Wirt, in diesem Falle den Menschen, besiedelnden Mikroorganismen.

Mizellen
sind kleine kugelförmige Zusammenlagerungen von amphiphilen Molekülen, also Fettkügelchen. Fett-Tröpfchen, wie man sie auf manchen Suppen schwimmen sieht, sind Mizellen.

Monosaccharide
sind ein Einfachzucker, wie Glukose, Fruktose, Galaktose.

Nahrungskarenz
bezeichnet die Tatsache, dass man über einen bestimmten Zeitraum keine Nahrung zu sich genommen hat (z.B. vor Blutentnahmen, im Rahmen von Untersuchungen der Verdauungsorgane etc.).

Nosode
(griechisch nosos für ‚Krankheit') ist eine homöopathische Zubereitung aus „krankem" oder pathologischem Material wie Blut, Eiter, Krankheitserregern oder erkranktem Gewebe. Produkte aus Sekreten oder Exkreten wie etwa Hormone werden ebenfalls hinzugezählt.

Nozizeption nennt man die peripheren und zentralen Vorgänge, die im Gehirn zur Schmerzentstehung führen.

Nozizeptor
ist eine Nervenendigung, die im Gewebe liegt und auf chemische, physikalische oder thermische Reize reagiert.

Obstipation
Verstopfung

oligo
aus dem griechischen: wenig oder gering.

Oligopeptide
bestehen aus mehreren Peptiden, stellen also eine Kette von Aminosäuren dar. Bis zu 10 Aminosäuren nennt man die Ketten Oligopeptide, zwischen 10 und 100 Aminosäuren Polypeptide.

Oligosaccharide
sind aus Sacchariden bestehende Molekülketten mit weniger als 10 Einzelbausteinen.

Operon
ist eine Kombination von Genen, die gemeinsam reguliert werden. Das **LAC-Operon**, auch Laktose-Operon, bezeichnet demnach Gene, die gemeinsam reguliert werden, um Laktose verarbeiten zu können.

PCR
Polymerasekettenreaktion (engl. polymerase chain reaction) ist ein Labor-Verfahren zur Vervielfältigung von Erbsubstanz.

Peptid
ist ein aus mindestens zwei miteinander verbundenen Aminosäuren bestehendes Molekül.

Peptidase(n)
sind Peptide spaltende Enzyme, sie verkürzen die Aminosäureketten.

Peristaltik
bezeichnet die Bewegung von Hohlorganen wie Speiseröhre oder Darm, die den Inhalt durchmischt oder fortbewegt.

Plasmid
nennt man eine ringförmige Einheit aus freier Erbsubstanz (DNA), die sich zumeist in Bakterien findet und die zwischen Bakterien weitergegeben werden kann.

RNA
Ribonukleinsäure (engl. Ribonucleinacid) = eine Form von meist einsträngiger Erbsubstanz, die zum Transport von Erbinformation dient.

Sensibilisierung
nennt man den Prozess des Aufbaus einer Immunantwort auf eine Struktur, mit der der Organismus in Berührung gekommen ist.

Syndrom
ist eine beschreibende Bezeichnung eines Symptomenkomplexes, der die unterschiedlichen Ursachen, die zum gleichen Symptomenkomplex führen können, unberücksichtigt lässt.

Virulenz
nennt man die Fähigkeit eines Erregers im Wirt eine Krankheit auszulösen.

Virulenzplasmid
ist ein Plasmid, dass die Virulenz eines Bakteriums erhöht, also dafür sorgt, dass der Träger des Plasmids, im Gegensatz zu einem gleichen Bakterium ohne diese zusätzliche Erbinformation, leichter einer Erkrankung auslösen kann.

Zonulin
ist ein Eiweißstoff, der auf Zellen wirkt. In seiner Anwesenheit werden die Kanäle zwischen den Zellen größer und damit durchlässiger. Zonulin reguliert die Barriere in der Darmwand und der Blut-Hirn-Schranke.

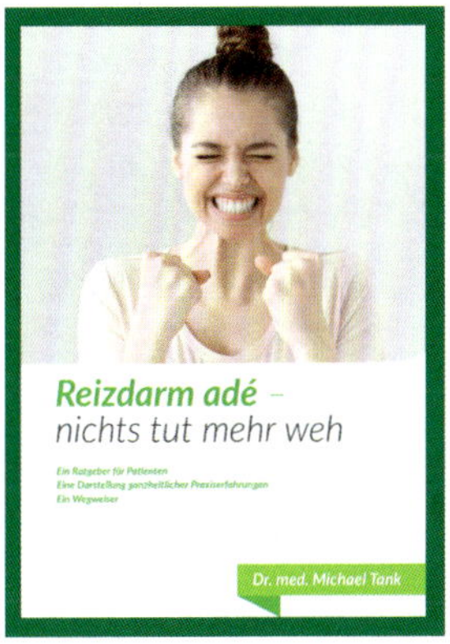

Reizdarm adé E-Book
Das Buch ist auch als E-Book erhältlich bei folgenden Anbietern:
iBooks, Amazon, Google play, bücher.de, Thalia.de, Hugendubel, Weltbild

Danksagung

Dieses Buch wäre nicht möglich gewesen, ohne die Hilfe von Menschen, die mir immer wieder mit Rat und Tat zur Seite gestanden haben. Ihnen allen möchte ich „DANKE“ sagen.

Exemplarisch möchte ich Folgende nennen:
Anna Holst – *die mich von Alltäglichem entlastet und ihre Lektorenqualitäten eingebracht hat.*

Korinna Ebsen – *die mich fachlich und inhaltlich beraten hat und als Kollegin immer ein offenes Ohr hatte*

Meike Lutz – *die in ihrer Freizeit viele der Grafiken in diesem Buch erstellt hat*

Sascha Meichsner – *der mit seiner Firma Formut viel Geduld und Kreativität eingebracht hat und der aus viel Text das Buch erschaffen hat, dass Sie heute in den Händen halten.*

Dr. Michael Tank, Dezember 2017

Bildnachweis:
Shutterstock (www.shutterstock.com): Seite 9, 12, 14, 16, 21, 26, 45, 50, 53, 62, 87, 91, 92, 94, 96, 98, 101, 105, 110, 118, 122, 125, 131, 139, 163, 170, 179, 191, 193, 201, 214, 223, 250, 254, 303, 305

Dr. Michael Tank: Seite 8, 59, 61, 67, 68, 71, 74, 75, 97, 100, 102, 115, 137, 141, 142, 198, 202, 226, 227, 317

Wikipedia: Seite 169, 249, 260

Satz & Gestaltung
Sascha Meichsner / Freiberuflicher Grafikdesigner & Businessfotograf
www.formut.de, www.formut-fotografie.de

Vita

Dr. med. Michael Tank

geboren **5.11.1960**, Skorpion
1980 Abitur in Osnabrück
1982 Bundeswehr Laufbahn der Sanitätsoffiziere
bis 1988 Studium der Humanmedizin in Marburg/Lahn
1988/89 und 1994-1996 Arzt im Bundeswehrkrankenhaus Hamburg in Innerer Medizin, Röntgen und Dermatologie
1989-1994 Truppenarzt in Hamburg, Kreta, Heide
1990-1996 Betreuung einer Sportfördergruppe der Bundeswehr in Hamburg
1992-1994 Aufbau einer Herzsportgruppe
1992 Olympische Spiele Barcelona
1992 Zusatzbezeichnung Sportmedizin
1995 Promotion zum Dr. med.
1996 Zusatzbezeichnung Chirotherapie
1996 Dienstzeitende Bundeswehr, Oberstabsarzt d.R.
1996 Olympische Spiele Atlanta
1998 Facharzt Haut und Zusatzbezeichnung Allergologie
1990 – 2002 kassenärztliche Notdienste, Rettungsdienst
1990 – 2006 Mannschaftsarzt Damen Volleyball Bundesliga
1992 – 2005 Arzt im Fitnesstudio Fun Vital
seit 1993 Nationalmannschaftsarzt Beach-Volleyball
seit 1998 vielfältige Kurse in Applied Kinesiology
seit 2000 Ganzheitsmedizinische Privatpraxis in Hamburg
2004 und 2007 Ausbildung Elektroakkupunktur nach Voll (IST)
2004 Olympiaarzt Athen
seit 2005 Mitglied der Anti-Doping-Kommission des Deutschen Volleyball Verbandes
2008 Olympiaarzt Peking
2009 Beachvolleyball Weltmeister mit Julius Brink /Jonas Reckermann
2009/2010 vorübergehende Praxisschließung und 8 Monate Weltreise
2011 Erstes Buch: Impfen oder nicht – was tun? erscheint
2012 Olympiaarzt London – Olympiasieger
2015 Gründung des Therapeutikums in Hamburg - Interdisziplinäres Zentrum für ganzheitliche Medizin und Sportmedizin
2016 Olympiaarzt Rio de Janeiro - Olympiasieger
2017 Beachvolleyball Weltmeister mit Laura Ludwig und Kira Walkenhorst

Literaturtipps:

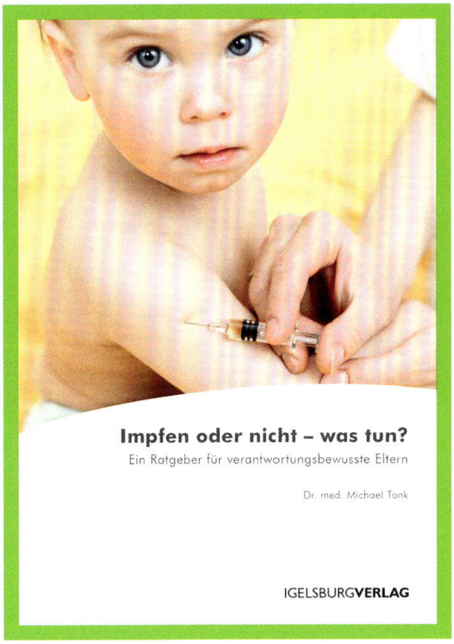

Impfen oder nicht – was tun?
Dr. med. Michael Tank
erschienen im Igelsburg Verlag, 2011
ISBN 978-3-941933-09-5

Ein Ratgeber für verantwortungsbewusste Eltern und für Menschen, die sich aktiv mit ihrem Leben auseinander setzen. Für Neugierige, die wissen wollen, was bei einer Impfung passiert und warum es zunehmend kritische Stimmen gegen Impfungen gibt. Für Eltern, die ihrem Kind nicht in den ersten 4 Lebensmonaten dreimal die Auseinandersetzung mit sieben gefährlichen Krankheiten zumuten wollen und einen anderen Weg suchen. Eine verständliche Entscheidungshilfe für verantwortungsbewusste Menschen.

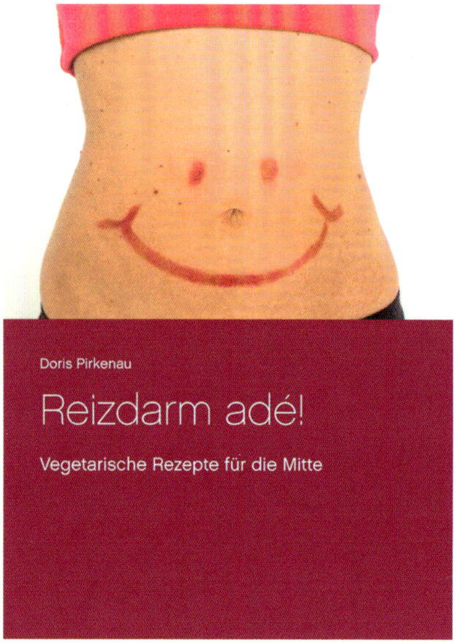

Reizdarm adé! Vegetarische Rezepte für die Mitte
Doris Pirkenau
ISBN: 978-3-84820-426-7

Das vegetarische Kochbuch für die Mitte. Einfach erhältliche Zutaten, schnelle und köstliche Rezepte für Reizdarm - von vegan bis vegetarisch. Ursachen für Reizdarm, wie Reizdarm schnell und wirksam bekämpfen? Rasche Erfolge mit der kostengünstigen und leicht durchführbaren Power-Darm-Sanierung! „Nebenwirkungen": Bessere Gesundheit, müheloser Abbau von Übergewicht, Verjüngung, schönere Haut und vermehrte Energie! Schlemmen ohne Reue, extra lecker.

Über den Autorin: Doris Pirkenau
Doris Pirkenau ist Energetiker in Österreich. Schon in der Kindheit galt ihr größtes Interesse der Heilung von Krankheiten. Seitdem beschäftigt sie sich daher intensiv mit Alternativmedizin wie Frequenztherapie nach Clark, Rife und Beck, Magnet-Resonanz-Analyse, EAV Testung, Bioresonanz, TCM, Sanumtherapie, Paracelsusmedizin, allgemeiner Kräuterheilkunde und Homöopathie. Einen der wichtigsten Pfeiler der Gesundheit sieht sie aber in einer Ernährung die individuell auf den jeweiligen Menschen abgestimmt ist. Die größte, nachhaltigste Verbesserung ihrer eigenen Gesundheit erreichte sie allerdings erst durch richtige, vollständige Amalgamausleitung. Seit vielen Jahren beschäftigt sie sich auch mit Futterzubereitung für Katzen. Ihre 4 Katzen standen als Kritiker für ihre manchmal etwas außergewöhnlichen Futterexperimente überaus gern zur Verfügung und dankten es mit vermehrter Gesundheit und Lebensfreude.

Adressen und Bezugsquellen:

Intest actif (Darmbakterien)
Institut für mitochondriale Medizin (IMM)
Pfalzburger Strasse 43-44
10717 Berlin

GI-Encaps (Darm-Therapeutikum) und andere Präparate
Firma Centrosan
Struenseestraße 3
22767 Hamburg

Therapie-Nosoden und Testsätze
Klösterlapotheke
Färbergraben 12 Rgb.,
80331 München
und
Schlossapotheke
Schloßstraße 17
56068 Koblenz

Lymphozytentransformationstests (LTT) und andere Laboruntersuchungen
Institut für Medizinische Diagnostik (IMD)
Nicolaistraße 22
12247 Berlin

Triple Faeces Test (TFT)
RP Vitamino Analytic GmbH
PF 2362
50123 Kerpen

Therapeutensuche:
Therapeuten finden Sie, zumeist nach Postleitzahlen geordnet, auf den Homepages der Fachgesellschaften:
IST-Diagnostik
www.ist-akademie.de
info@ ist-akademie.de

Applied Kinesiology
www.daegak.de
PAK@daegak.de
und
www.icak-d.de
ak@icak-d.de

Fortbildungen IST-Diagnostik
Geschäftsstelle Dr. Ines Weyer
Verein zur Förderung der klassischen Elektroakupunktur e.V.
Aufkirchner Str. 19
82069 Hohenschäftlarn
www.ist-akademie.de

Fortbildungen PAK
DÄGAK - Deutsche Ärztegesellschaft für Applied Kinesiology
Nederlinger Str. 35
80638 München
www.daegak.de

Fortbildungen des Autors
DMT Therapeutikum GmbH
Borsteler Chaussee 47
22453 Hamburg
www.die-gesundheits-gmbh.de

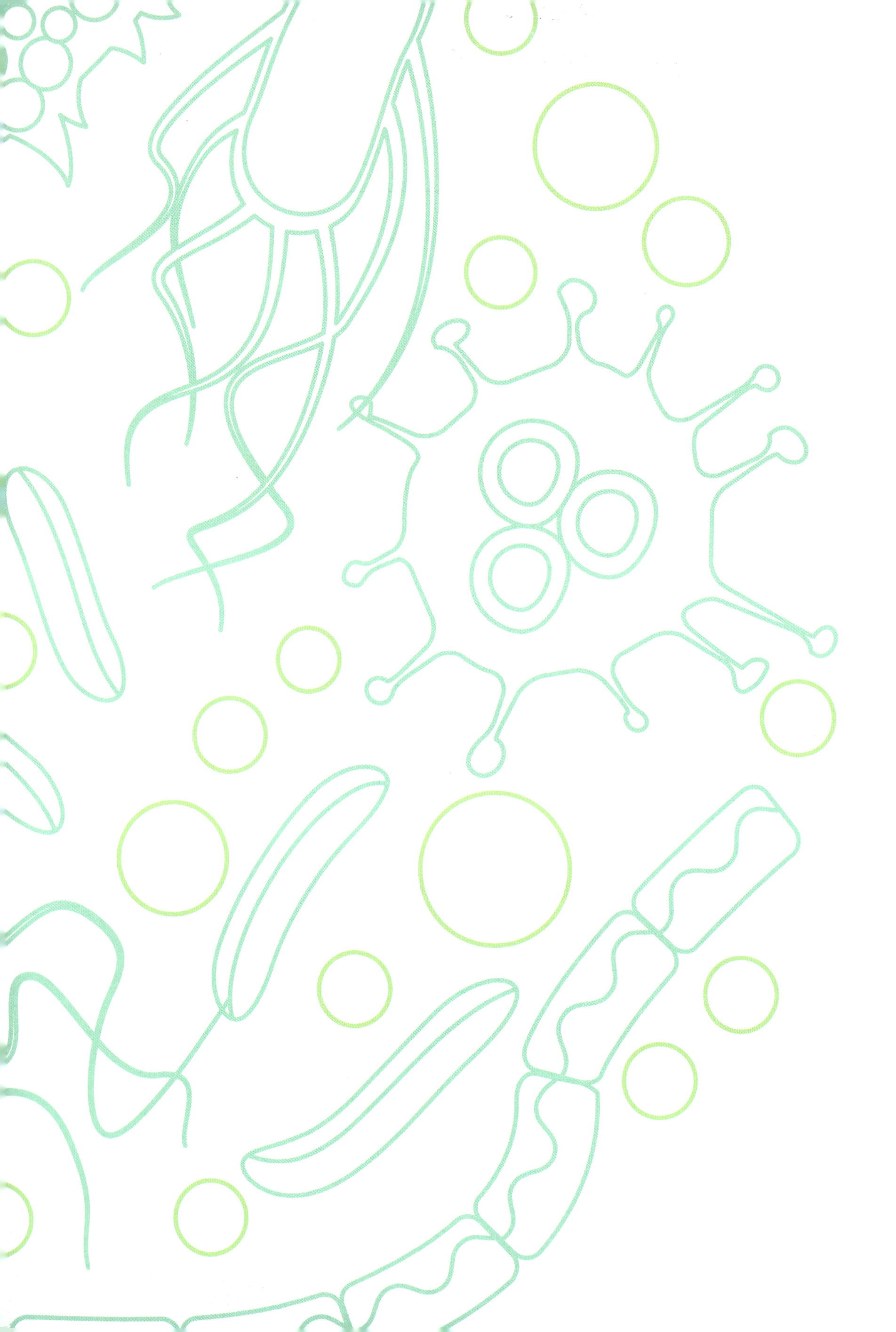